Springer-Lehrbuch

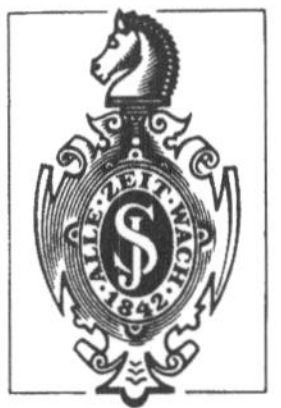

Friedrich Wilhelm Ahnefeld Wolfgang Dick
Jürgen Kilian Hans-Peter Schuster (Hrsg.)

Notfallmedizin

Unter Mitarbeit von
F. W. Ahnefeld, K.-H. Altemeyer, P. Brockerhoff, D. Collo, W. Dick
B. Dirks, R. Dölp, U. H. Engelmann, H. Fabel, H. L. Fehm, D. Glück
B. Gorgaß, K.-D. Grosser, M. Harloff, I. Heuser, W.-K. Hirlinger
H. C. Hopf, G. Hossli, G. H. Jacobi, J. Kilian, L. Kinzl, H. Klingebiel
H. Köhler, G. Krämer, R. Krainau, P. Lemburg, K. H. Lindner
H.-D. Lippert, H. Matthys, H.-H. Mehrkens, P. Merkle, W. G. A. Ohler
P. Oldenkott, E. Pfenninger, T. Pop, R. Rochels, R. Rossi, G. Rudofsky
J. E. Schmitz, H. Schönborn, H.-P. Schuster, W. Seeling, D. Spilke
H. Stopfkuchen, U. Töllner, L. S. Weilemann

Schriftleitung: J. Kilian, K.-H. Altemeyer

Zweite, korrigierte Auflage
mit 75 Abbildungen und 186 Tabellen

Springer-Verlag Berlin Heidelberg New York
London Paris Tokyo Hong Kong

Prof. Dr. FRIEDRICH WILHELM AHNEFELD
Universitätsklinik für Anästhesiologie, Klinikum der Universität Ulm
Steinhövelstraße 9, D-7900 Ulm

Prof. Dr. WOLFGANG DICK
Leiter der Klinik für Anästhesiologie, Klinikum der Johannes Gutenberg-Universität Mainz, Langenbeckstraße 1, D-6500 Mainz

Prof. Dr. JÜRGEN KILIAN
Universitätsklinik für Anästhesiologie, Klinikum der Universität Ulm
Prittwitzstraße 43, D-7900 Ulm

Prof. Dr. HANS-PETER SCHUSTER
Chefarzt der Medizinischen Klinik I, Städtisches Krankenhaus Hildesheim, Weinberg 1, D-3200 Hildesheim

1. Auflage 1986 erschienen unter dem Titel
Klinische Anästhesiologie und Intensivtherapie, Band 30
„Notfallmedizin"

ISBN-13:978-3-540-52027-6 e-ISBN-13:978-3-642-84044-9
DOI: 10.1007/978-3-642-84044-9

CIP-Kurztitelaufnahme der Deutschen Bibliothek
Notfallmedizin / Friedrich Wilhelm Ahnefeld ... (Hrsg.). Unter Mitarb. von F. W. Ahnefeld ... - 2., korrigierte Aufl. - Berlin ; Heidelberg ; New York ; London ; Paris ; Tokyo ; Hong Kong : Springer, 1990 (Springer-Lehrbuch)
ISBN-13:978-3-540-52027-6

NE: Ahnefeld, Friedrich W. [Hrsg.]

Einbandgestaltung: W. Eisenschink, Heddesheim

2117/3145-543210 - Gedruckt auf säurefreiem Papier

Vorwort zur zweiten Auflage

In den zurückliegenden Jahren zeigte sich die Notwendigkeit, aber auch der Erfolg einer engen interdisziplinären Zusammenarbeit. Notfallmedizin ist und muß in aller Zukunft eine interdisziplinäre Aufgabe bleiben und darf nie eine neue und weitere medizinische Subspezialität werden. Das breite Spektrum der Notfallpatienten, wie es sich im außerklinischen Bereich darstellt, erfordert den ständigen Zufluß neuer Erkenntnisse und Impulse aus allen medizinischen Fachgebieten, einschließlich der Subspezialitäten. Nur dann können alle in der Notfallmedizin Tätigen der Aufgabenstellung gerecht werden. Die Bundesrepublik hat in der Notfallmedizin durch die Reorganisation der Rettungsdienste, die Entwicklung der Rettungsmittel, den koordinierten Einsatz von Boden- und Luftrettung, schließlich den Notarzteinsatz im internationalen Vergleich eine Spitzenposition erreicht, die es zu festigen und auszubauen gilt.
Auf diesem Hintergrund war es an der Zeit, eine interdisziplinäre Bestandsaufnahme durchzuführen, Empfehlungen zu überprüfen, zu ändern oder zu ergänzen, um damit eine Zusammenfassung aller in der Notfallmedizin heute eingesetzten diagnostischen und therapeutischen Verfahren zu erstellen.
Dieser Band „Notfallmedizin" ist bewußt so gegliedert, daß die Darstellung den heute abzugrenzenden Aus- und Fortbildungszielen entspricht. Im Kapitel „Grundlagen der Notfallmedizin" haben wir das Basiswissen für die Sofortdiagnostik, die Methoden und die Soforttherapie abgehandelt, das jeder Medizinstudent, aber auch jeder Arzt besitzen sollte, um zumindest die erste kritische Zeitspanne überbrücken und das Leben erhalten zu können. Die schnelle Entscheidung über notwendige Sofortmaßnahmen läßt sich nur durch eine Systematisierung des Untersuchungsganges erreichen. Orientiert an den vitalen Funktionen sind die Schritte der Analyse und die daraus resultierenden Aufgaben abgehandelt.
In dem Kapitel „Spezielle Notfallmedizin" haben die Fachspezialisten, allerdings unter Gewichtung der Aufgaben und Möglichkeiten in der Notfallmedizin, nach einem vorgegebenen Raster die Häufigkeit spezieller Notfälle, die wesentlichsten pathogenetischen Mechanismen sowie erweiterte diagnostische und therapeutische Maßnahmen dargestellt.
In dem Kapitel „Fachspezifische Notfälle" sind die Notfälle und Notsituationen abgehandelt, die zur Ergänzung der Diagnostik und Therapie, z. B. bei pädiatrischen, gynäkologischen oder neurologi-

schen Patienten, notwendig erscheinen. Empfehlungen für die Notfalldiagnostik in der Klinik geben Hinweise für das Vorgehen, die Auswahl von Labor- und sonstigen diagnostischen Verfahren.
In einem weiteren Kapitel haben wir schließlich Empfehlungen für die Ausstattung eines Notfallkoffers aufgenommen. Sie beinhalten in bezug auf die Ausrüstung mit Geräten, Instrumentar und Medikamenten die von den Fachreferenten aufgestellten Anforderungen. Ergänzt wird dies durch Darstellungen juristischer und organisatorischer Probleme und durch einen Überblick über Fortbildungskonzepte für den Notarzt.
Während der erste Teil dieses Bandes, wie bereits ausgeführt, die Grundlagen für Medizinstudenten und Ärzte beinhaltet, ergänzen die folgenden Kapitel die Kenntnisse, die für den „Fachkundenachweis Rettungsdienst", also für den Notarzteinsatz erforderlich erscheinen. Aber auch Medizinstudenten und Ärzten erschließt sich die Möglichkeit, ihr Wissen in bestimmten notfallmedizinischen Fragestellungen zu ergänzen.
Die Herausgeber haben allen Beteiligten nicht nur für ihre Beiträge zu danken, sondern darüber hinaus für die gute interdisziplinäre Zusammenarbeit. Wir alle hoffen, daß es uns gelungen ist, die beabsichtigte Bestandsaufnahme zu diesem wichtigen und erfolgreichen gemeinsamen Arbeitsgebiet vorzulegen. Einzelne Empfehlungen stellen Kompromisse dar. Hier kann und soll die Kritik ansetzen. Notfallmedizin besteht aber oft aus Kompromissen und Improvisationen.
Zu danken haben wir den Firmen, die dieses Vorhaben unterstützten und ermöglichten: AMBU International, Bayer AG, Boehringer Ingelheim International GmbH, Drägerwerk AG, Eli Lilly GmbH, E. Merck, Parke, Davis & Company, Physio-Control Medizintechnik GmbH, Willy Rüsch GmbH & Co. KG und Dr. Karl Thomae GmbH.
Unser Dank gilt auch Herrn Priv.-Doz. Dr. Altemeyer für die zusammenfassende Bearbeitung, die insbesondere der Harmonisierung der Empfehlungen galt. Der Schriftleiter Prof. Kilian hat in bewährter Weise gemeinsam mit Frau Schlenk und Frau Iwers die wichtige Koordination für die Publikation sichergestellt.
Die erste Auflage dieses Buches erschien in der Reihe „Klinische Anästhesiologie und Intensivtherapie". Die Reaktionen auf die 1. Auflage zeigten, daß das Buch zu einem wichtigen Bestandteil der Aus- und Weiterbildung geworden ist. Um der besonderen Resonanz bei Studierenden auch äußerlich Rechnung zu tragen, erscheint die 2. Auflage der Notfallmedizin nun als Springer-Lehrbuch. Wir hoffen, daß dem Buch auch als Springer-Lehrbuch Erfolg und Anerkennung beschieden ist.

Ulm, Februar 1990

Für die Herausgeber
F. W. Ahnefeld

Inhaltsverzeichnis

Grundlagen der Notfallmedizin

Begriffe und Definitionen in der Notfallmedizin
F. W. AHNEFELD 3

Systematik des Vorgehens am Notfallort
E. PFENNINGER 10

Störungen der vitalen Funktionen – Entstehungsmechanismen
D. GLÜCK und F. W. AHNEFELD 17

Basismaßnahmen der Notfallmedizin – Sofortdiagnostik und Soforttherapie am Notfallort 23

Untersuchungsgang
W. DICK und H. KLINGEBIEL 25

Rettung und Lagerung
E. PFENNINGER 42

Blutstillung
H.-H. MEHRKENS 53

Wiederherstellung und Stabilisierung der Atemfunktion
W.-K. HIRLINGER und J. KILIAN 57

Wiederherstellung und Stabilisierung der kardialen Funktion
K. H. LINDNER 69

Wiederherstellung und Stabilisierung der zirkulatorischen Funktion
J. E. SCHMITZ 79

Schmerzbekämpfung, Sedierung, Anästhesie
W. DICK 83

Erstversorgung von Frakturen
L. KINZL 91

Besonderheiten der Maßnahmen und Methoden im Kindesalter 95

Erstversorgung und Reanimation von Neugeborenen
P. LEMBURG 97

Transport vital bedrohter Neugeborener
U. TÖLLNER 106

Erstversorgung und Reanimation von Kindern
K.-H. ALTEMEYER und P. LEMBURG 110

Spezielle Notfallmedizin

Leitsymptomatik - Bewußtseinsstörung
L. S. WEILEMANN 117

Leitsymptomatik - kardiozirkulatorische Störungen: kardiogener Schock, Synkopen
K.-D. GROSSER 122

Schockformen aus dem Bereich der operativen Medizin
J. KILIAN 133

Leitsymptomatik - akuter Thoraxschmerz
H.-P. SCHUSTER 139

Leitsymptomatik - Herzrhythmusstörungen
H.-P. SCHUSTER 145

Leitsymptomatik - akutes Herzversagen
H.-P. SCHUSTER 152

Störungen des Wasser-Elektrolyt- und Säuren-Basen-Haushalts
W. SEELING 157

Störungen im Wärmehaushalt: Hitzeschäden
W. SEELING 165

Störungen im Wärmehaushalt: akzidentelle allgemeine Hypothermie
G. HOSSLI 172

Leitsymptomatik - respiratorische Störungen: akute Erkrankungen aus der inneren Medizin
H. FABEL 180

Leitsymptomatik - respiratorische Störungen: akute Erkrankungen und Verletzungen aus der operativen Medizin
R. ROSSI und D. SPILKER 184

Der Traumatisierte als Notfallpatient
D. SPILKER 194

Der Intoxikierte als Notfallpatient
M. HARLOFF 200

Der Ertrinkungsunfall
K. H. LINDNER 210

Der Notfallpatient mit thermischen und chemischen Schädigungen
H.-H. MEHRKENS 214

Der Notfallpatient mit akuter Bauchsymptomatik und gastrointestinaler Blutung: akute Erkrankungen aus der inneren Medizin
H. SCHÖNBORN und R. KRAINAU 222

Der Notfallpatient mit akuter Bauchsymptomatik und gastrointestinaler Blutung: akute Erkrankungen und Verletzungen aus der operativen Medizin
P. MERKLE 227

Der Notfallpatient mit Barotrauma
H. MATTHYS 231

Der Notfallpatient mit akutem Gefäßverschluß
G. RUDOFSKY 236

Notfälle bei Schrittmacherpatienten
T. POP 242

Notfälle bei Dialysepatienten
H. KÖHLER 244

Notfälle bei Patienten mit Störungen der Hämostase
W. G. A. OHLER 247

Notfälle bei Patienten mit Bluthochdruck
H. KÖHLER 250

Notfälle bei Patienten mit endokrinen Erkrankungen
H. L. FEHM 253

Fachspezifische Notfälle

Notfälle im Kindesalter: akute Erkrankungen und Vergiftungen
H. STOPFKUCHEN 261

Notfälle im Kindesalter: Verletzungen
K.-H. ALTEMEYER 266

Notfälle aus der Gynäkologie und Geburtshilfe
P. BROCKERHOFF 271

Notfälle aus der Ophthalmologie
R. ROCHELS 280

Notfälle aus der Hals-Nasen-Ohren-Heilkunde
D. COLLO 286

Notfälle aus der Urologie
G. H. JACOBI und U. H. ENGELMANN 294

Notfälle aus der Neurologie
G. KRÄMER und H. C. HOPF 298

Notfälle aus der Neurochirurgie
P. OLDENKOTT 312

Notfälle aus der Psychiatrie
I. HEUSER 319

Fortführung der Erstversorgung von Notfallpatienten in der Klinik
R. DÖLP und H.-P. SCHUSTER 325

Die Ausstattung des Notarztes 331

Rettungsfahrzeuge und Notfallarztkoffer
E. PFENNINGER 333

Notfallmedikamente - Infusionslösungen - Antidota
B. DIRKS 337

Rechtliche Aspekte zur Notfallmedizin
H.-D. LIPPERT 345

Rettungsmittel und organisatorischer Einsatz
B. GORGASS 357

Personelle Qualifikation - Fortbildungskonzepte für den Notarzt
H.-H. MEHRKENS 367

Anhang 377

Sachverzeichnis 379

Adressen der Autoren

Prof. Dr. F. W. AHNEFELD
Universitätsklinik für Anästhesiologie, Klinikum der Universität Ulm, Steinhövelstraße 9, D-7900 Ulm (Donau)

Priv.-Doz. Dr. K.-H. ALTEMEYER
Chefarzt der Klinik für Anästhesiologie und operative Intensivmedizin, Kliniken der Stadt Saarbrücken - Winterberg - D-6600 Saarbrücken

Dr. P. BROCKERHOFF
Klinik für Geburtshilfe und Frauenkrankheiten, Klinikum der Johannes Gutenberg-Universität Mainz, Langenbeckstraße 1, D-6500 Mainz

Prof. Dr. D. COLLO
Hals-, Nasen-, Ohrenklinik und Poliklinik Klinikum der Johannes Gutenberg-Universität Mainz, Langenbeckstraße 1, D-6500 Mainz

Prof. Dr. W. DICK
Leiter der Klinik für Anästhesiologie, Klinikum der Johannes Gutenberg-Universität Mainz, Langenbeckstraße 1, D-6500 Mainz

Dr. Dr. B. DIRKS
Universitätsklinik für Anästhesiologie, Klinikum der Universität Ulm, Prittwitzstraße 43, D-7900 Ulm (Donau)

Prof. Dr. R. DÖLP
Chefarzt der Klinik für Anästhesiologie, Städtische Kliniken Fulda, Pacelliallee 4, D-6400 Fulda

Dr. U. H. ENGELMANN
Urologische Klinik und Poliklinik, Klinikum der Johannes Gutenberg-Universität Mainz, Langenbeckstraße 1, D-6500 Mainz

Prof. Dr. H. FABEL
Medizinische Klinik im Krankenhaus Oststadt, Medizinische Hochschule Hannover, Podbielskistraße 380, D-3000 Hannover 51

Prof. Dr. H. L. FEHM
Medizinische Universitätsklinik und Poliklinik, Klinikum der Universität Ulm, Robert-Koch-Straße 8, D-7900 Ulm (Donau)

Dr. D. GLÜCK
Blutspendezentrale des DRK-Blutspendedienstes Baden-Württemberg,
Helmholtzstraße 10, D-7900 Ulm (Donau)

Dr. B. GORGASS
Chefarzt der Abteilung für Anästhesiologie und Intensivmedizin,
St.-Lukas-Klinik GmbH, Schwanenstraße 132,
D-5650 Solingen 11

Prof. Dr. K.-D. GROSSER
Direktor der Medizinischen Klinik I,
Städtische Krankenanstalten Krefeld,
Lutherplatz 40, D-4150 Krefeld

Dr. M. HARLOFF
Chefarzt der Medizinischen Klinik I,
St. Elisabeth-Klinik, Kapuzinerstraße 4,
D-6630 Saarlouis

Dr. I. HEUSER
Psychiatrische Klinik und Poliklinik,
Klinikum der Johannes Gutenberg-Universität Mainz,
Langenbeckstraße 1, D-6500 Mainz

Dr. W.-K. HIRLINGER
Universitätsklinik für Anästhesiologie,
Klinikum der Universität Ulm,
Steinhövelstraße 9, D-7900 Ulm (Donau)

Prof. Dr. H. C. HOPF
Direktor der Klinik und Poliklinik für Neurologie,
Klinikum der Johannes Gutenberg-Universität Mainz,
Langenbeckstraße 1, D-6500 Mainz

Prof. Dr. G. HOSSLI
Im Brächli 55
CH-8053 Zürich

Prof. Dr. G. H. JACOBI
Urologische Klinik und Poliklinik,
Klinikum der Johannes Gutenberg-Universität Mainz,
Langenbeckstraße 1, D-6500 Mainz

Prof. Dr. J. KILIAN
Universitätsklinik für Anästhesiologie, Klinikum der Universität Ulm, Prittwitzstraße 43, D-7900 Ulm (Donau)

Prof. Dr. L. KINZL
Chirurgische Universitätsklinik und Poliklinik, Abteilung Unfall-, Extremitäten-, plastische und Wiederherstellungschirurgie, Klinikum der Universität Ulm, Steinhövelstraße 9, D-7900 Ulm (Donau)

Dr. H. KLINGEBIEL
Podbielskistraße 31, D-3000 Hannover

Prof. Dr. H. KÖHLER
I. Medizinische Klinik und Poliklinik, Klinikum der Johannes Gutenberg-Universität Mainz, Langenbeckstraße 1, D-6500 Mainz

Dr. G. KRÄMER
Klinik und Poliklinik für Neurologie, Klinikum der Johannes Gutenberg-Universität Mainz, Langenbeckstraße 1, D-6500 Mainz

Prof. Dr. P. LEMBURG
Abteilung für pädiatrische Intensivmedizin, Universitäts-Kinderklinik, Medizinische Einrichtungen der Universität Düsseldorf, Moorenstraße 5, D-4000 Düsseldorf

Priv.-Doz. Dr. K. H. LINDNER
Universitätsklinik für Anästhesiologie, Klinikum der Universität Ulm, Steinhövelstraße 9, D-7900 Ulm (Donau)

Dr. jur. H.-D. LIPPERT
Von-Stadion-Straße 1, D-7906 Blaustein-Arnegg

Prof. Dr. H. MATTHYS
Ärztlicher Direktor der Abteilung Pulmologie, Klinikum der Albert-Ludwigs-Universität Freiburg, Hugstetter Straße 55, D-7800 Freiburg

Prof. Dr. H.-H. MEHRKENS
Chefarzt der Abteilung Anästhesiologie, Rehabilitationskrankenhaus Ulm, Oberer Eselsberg 45, D-7900 Ulm (Donau)

Prof. Dr. P. Merkle
Chefarzt der Abteilung für Allgemein- und Thoraxchirurgie,
Katharinenhospital Stuttgart, Kriegsbergstraße 60,
D-7000 Stuttgart 1

Prof. Dr. W. G. A. Ohler
I. Medizinische Klinik und Poliklinik,
Klinikum der Johannes Gutenberg-Universität Mainz,
Langenbeckstraße 1, D-6500 Mainz

Prof. Dr. P. Oldenkott
Leitender Arzt der Abteilung Neurochirurgie,
Bundeswehrkrankenhaus Ulm,
Oberer Eselsberg 40, D-7900 Ulm (Donau)

Priv.-Doz. Dr. E. Pfenninger
Universitätsklinik für Anästhesiologie,
Abteilung Experimentelle Anästhesiologie,
Klinikum der Universität Ulm,
Albert-Einstein-Allee 11, D-7900 Ulm (Donau)

Prof. Dr. T. Pop
II. Medizinische Klinik und Poliklinik,
Klinikum der Johannes Gutenberg-Universität Mainz,
Langenbeckstraße 1, D-6500 Mainz

Prof. Dr. R. Rochels
Augenklinik und Poliklinik,
Klinikum der Johannes Gutenberg-Universität Mainz,
Langenbeckstraße 1, D-6500 Mainz

Dr. R. Rossi
Universitätsklinik für Anästhesiologie, Klinikum der Universität
Ulm, Prittwitzstraße 43, D-7900 Ulm (Donau)

Prof. Dr. G. Rudofsky
Medizinische Klinik und Poliklinik,
Abteilung für Angiologie,
Universitätsklinikum Essen,
Hufelandstraße 55, D-4300 Essen

Priv.-Doz. Dr. J. E. Schmitz
Chefarzt der Klinik für Anästhesiologie und Intensivmedizin,
Klinikum der Landeshauptstadt Wiesbaden,
Dr.-Horst-Schmidt-Kliniken,
Ludwig-Erhard-Straße 100, D-6200 Wiesbaden

Prof. Dr. H. Schönborn
Leitender Arzt der Medizinischen Klinik I,
Nordwest-Krankenhaus, D-2945 Sanderbusch

Prof. Dr. H.-P. Schuster
Chefarzt der Medizinischen Klinik I,
Städtisches Krankenhaus Hildesheim,
Weinberg 1, D-3200 Hildesheim

Prof. Dr. W. Seeling
Universitätsklinik für Anästhesiologie,
Klinikum der Universität Ulm,
Steinhövelstraße 9, D-7900 Ulm (Donau)

Priv.-Doz. Dr. D. Spilker
Chefarzt der Abteilung für Anästhesiologie und Intensivmedizin,
Krankenanstalten des Landkreises Ludwigsburg,
Posilipostraße 49, D-7140 Ludwigsburg

Prof. Dr. H. Stopfkuchen
Kinderklinik und Kinder-Poliklinik,
Klinikum der Johannes Gutenberg-Universität Mainz,
Langenbeckstraße 1, D-6500 Mainz

Priv.-Doz. Dr. U. Töllner
Chefarzt der Kinderklinik, Städtische Kliniken Fulda,
Pacelliallee 4, D-6400 Fulda

Prof. Dr. L. S. Weilemann
II. Medizinische Klinik und Poliklinik,
Klinikum der Johannes Gutenberg-Universität Mainz,
Langenbeckstraße 1, D-6500 Mainz

Grundlagen der Notfallmedizin

Begriffe und Definitionen in der Notfallmedizin

F. W. Ahnefeld

Allgemeines

Notfallmedizin ist keine neue Spezialdisziplin. Unter dieser Kennzeichnung werden diagnostische und therapeutische Maßnahmen und Verfahren zusammengefaßt, die aufgrund neuer Erkenntnisse über die Pathophysiologie des plötzlichen Todes in allen medizinischen Fächern entwickelt wurden. Dieses Methodenreservoir kommt hauptsächlich außerhalb, aber auch innerhalb der Klinik dann zur Anwendung, wenn durch ein akutes, nicht voraussehbares Ereignis das Leben bedroht ist oder nur durch den gezielten Einsatz von Sofortmaßnahmen die Lebensbedrohung abgewendet und das Überleben gesichert werden kann. Diese *lebensrettenden Sofortmaßnahmen* müssen daher so schnell wie möglich am Orte des Geschehens einsetzen. Sie sind darauf ausgerichtet, die vitalen, für das Leben und Überleben entscheidenden Funktionen aufrechtzuerhalten, zumindest einer weiteren Verschlimmerung vorzubeugen. Laienhelfer, Berufshelfer wie Schwestern, Pfleger und Rettungssanitäter, Ärzte, Fachärzte und speziell ausgebildete Notärzte nehmen, wenn auch mit einem entsprechend abgestuften Methodenreservoir, ohne und mit Hilfsmitteln und Medikamenten die gleiche Aufgabenstellung wahr.

Jede Soforthilfe beginnt mit der Beantwortung der Frage, welche Auswirkungen haben die infolge einer Gewalteinwirkung (Trauma) oder einer akuten Erkrankung entstandenen Schäden auf die lebenswichtigsten Funktionen des Körpers. Nicht die eigentliche Ursache, sondern die Auswirkungen und die dadurch hervorgerufene Beeinträchtigung der Lebensvorgänge stehen im Vordergrund. Nicht die eigentliche Diagnose, sondern das Ergebnis einer schnell durchzuführenden Funktionsanalyse ist vorrangig. Nicht die äußerlich sichtbare Verletzung, sondern der damit verbundene Blutverlust, der einen Schock bewirken kann, verdient die besondere Aufmerksamkeit. Nicht die Wundabdekkung, die Schienung eines Bruches, sondern eine spezielle Lagerung, die Normalisierung der Atemfunktion sichern das Überleben, gehören zu den *primären Aufgaben* der Notfallmedizin. Selbstverständlich werden Wunden verbunden, Brüche geschient, aber erst dann, wenn das Überleben gesichert ist. Diese Maßnahmen gehören zu den *sekundären Aufgaben.*

Ursachen der Lebensbedrohung

Bei *Verletzungen* handelt es sich vorwiegend um mechanische, thermische oder chemische Einwirkungen, die von außen kommen und Schäden an der Oberfläche oder an den Organen und Funktionssystemen hervorrufen.

Bei *akut einsetzenden Erkrankungen* entsteht das plötzliche Ereignis, nachdem krankhafte Veränderungen an den Organen oder Funktionssystemen vorausgegangen sind.

Bei *Vergiftungen* werden von außen Stoffe zugeführt oder dringen in den Organismus ein, die infolge ihrer toxischen Wirkung Organe oder Funktionssysteme schädigen.

Vitale Funktionen und Funktionskreise

Verletzungen, Erkrankungen und Vergiftungen können somit unterschiedlich ausgelöst werden und mit unterschiedlichen Auswirkungen zu einer lebensbedrohlichen Störung der *Vitalfunktionen Atmung und Herz-Kreislauf* und/oder der für das Leben ebenfalls wichtigen *Funktionskreise Bewußtsein, Wasser-Elektrolyt-Haushalt, Wärmehaushalt, Stoffwechsel* und *Säuren-Basen-Haushalt* führen. Die primäre Schädigung kann zunächst an einer der Funktionen ansetzen. In Abhängigkeit von der Schwere und Dauer können schließlich mehrere oder alle Systeme betroffen sein. Das für das Leben wichtige und unabdingbar notwendige Verbundsystem, in dem alle Funktionen zusammengeschlossen sind, hat begrenzte Kompensationsmöglichkeiten, damit aber auch die Gefahr der schnellen Ausweitung einer zunächst isolierten Störung auf eine globale Beeinträchtigung aller Funktionen.

Aufgabenstellung in der Notfallmedizin

Gelingt es, die isolierte Störung z. B. der Atmung durch Sofortmaßnahmen zu beseitigen, ist damit auch die Gefahr der Ausdehnung auf andere Funktionen gebannt. Daraus ergibt sich die Notwendigkeit, möglichst schon die sich anbahnende Störung im Ansatzpunkt zu erkennen und Sofortmaßnahmen auszuwählen, die der Lebensbedrohung entgegenwirken. Nicht nur der *zeitgerechte Einsatz* der Maßnahmen ist von Bedeutung, in gleicher Weise die *Kontinuität.* Am Orte des Geschehens und auf dem Transport lassen sich die eigentlichen Ursachen der Lebensbedrohung häufig nicht oder nicht vollständig beseitigen. Die ununterbrochene Fortführung der eingeleiteten Maßnahmen oder, falls z.B. die Atemfunktion normalisiert werden konnte, die *sorgfältige Überwachung,* gegebenenfalls die Wiederaufnahme einer Beatmung, gehören zu den Grundaufgaben der Notfallmedizin.

Notfallmedizin bedeutet die Einleitung einer Intensivtherapie mit eingeschränkten diagnostischen, therapeutischen und personellen Möglichkeiten unter erschwerten äußeren Bedingungen möglichst kurzfristig nach Eintritt des Geschehens mit der Zielsetzung, das Überleben zu sichern, irreversible Schäden zu vermeiden und damit die Voraussetzungen für eine auf das Grundleiden ausgerichtete klinische Behandlung und schließlich die Wiederherstellung zu schaffen.

Notfälle und Notsituationen

Alle akut lebensbedrohlich Erkrankten, Vergifteten und Schwerverletzten, bei denen Störungen an den vitalen Funktionen nachweisbar, aufgrund des Geschehens nicht sicher auszuschließen oder auch nur zu vermuten sind, werden als *Notfallpatienten* bezeichnet. Diese Patienten sind durch unterschiedliche Ursachen jener Fähigkeiten beraubt, die ihnen Leben, Gesundheit und Selbständigkeit garantieren. Ursache und Ausmaß der Schädigung sind oftmals nicht sofort und in vollem Umfange erkennbar.

An der Gesamtzahl der *Notfälle* sind heute akute Erkrankungen, einschließlich der Vergiftungen, mit einem Anteil von ca. 60%, Unfallverletzte mit ca. 40% vertreten. Insbesondere die Erkrankungen umfassen ein breites Spektrum, das vom geschädigten Neugeborenen über akute kardiale, pulmonale, metabolische Ursachen bis zu schweren Blutungen, psychiatrischen Erkrankungen, Vergiftungen und Drogennotfällen reicht.

Als *akute Notsituation* sind dagegen Krankheitszustände mit gravierenden, aber isolierten Störungen von Organfunktionen und/oder heftige Schmerzen zu bezeichnen, bei denen jedoch keine aktuelle Lebensbedrohung besteht.

Voraussetzungen für Organfunktionen

Das Zusammenwirken der Organe und damit die *Gesamtleistung des Organismus* setzt eine kontinuierliche Sauerstoffzufuhr und eine ebenfalls ununterbrochene Elimination der Stoffwechselendprodukte, insbesondere der Kohlensäure voraus. Die Gesamtleistung aller Organe erfüllt den ständig wechselnden Sauerstoff- und Energiebedarf des Organismus und beinhaltet bei Gesunden zusätzliche Leistungsreserven als Grundlage für die *Sicherung aller Lebensvorgänge.*

Für die *Funktion eines Organs* sind zwei Voraussetzungen erforderlich:

1. Die *Leistungsfähigkeit,* d.h. die Suffizienz des Organs,
2. Die *Leistungsbedingungen,* die die störungsfreie Funktion eines Organs ermöglichen.

Eine Störung kann zwei grundsätzlich unterschiedliche Ursachen haben:

a) eine Leistungsunfähigkeit, d.h. eine Organinsuffizienz, oder
b) eine Leistungsbehinderung, falls die Leistungsbedingungen fehlen.

Als Beispiel: Ein primär suffizientes Herz benötigt zur Aufrechterhaltung des dem Bedarf angepaßten Herzzeitvolumens einen ausreichenden Zufluß an oxygeniertem Blut. Tritt ein Volumenverlust ein, nimmt die Herzleistung ab, es liegt der Störung jedoch keine Insuffizienz des Organs zugrunde, es fehlen lediglich die Leistungsbedingungen, also ein ausreichendes Blutvolumen. Im Bereich der Notfallmedizin fehlen weitaus häufiger die Leistungsbedingungen, z.B. die ausreichende Blutmenge oder die ausreichende Zufuhr von Sauerstoff, seltener ist die primäre Organinsuffizienz, wie z.B. beim Herzinfarkt. Die Leistungsbedingungen lassen sich leichter korrigieren als eine Leistungsinsuffizienz.

Definition des Todes

Ist die Zufuhr von Sauerstoff an einer Stelle der Versorgungskette (Atmosphäre, Atmung und Herz) unterbrochen, fallen nach Verbrauch der geringen Reserven nacheinander die für das Überleben wichtigen Gehirn- und Kreislauffunktionen aus, der Tod tritt ein.

Atem- und Kreislaufstillstand rufen den *klinischen,* für wenige Minuten noch reversiblen Tod hervor, nach 3-5 min tritt dann der endgültige *biologische* und *nicht mehr reversible Tod* ein.

Die Chancen einer Wiederbelebung sind zeitabhängig, der Zeitfaktor entscheidet, ob der klinische Tod abgewendet werden kann oder bei bereits eingetretenem klinischem Tod noch eine Wiederbelebung möglich ist.

Der Zeitfaktor *(Wiederbelebungszeit)* entscheidet auch darüber, ob die Wiederbelebung zur vollständigen oder nur teilweisen Wiederherstellung des Patienten, insbesondere seiner Hirnfunktion, führt. Ein Mensch kann an bedeutend weniger *Todesursachen* sterben, als an Krankheiten leiden. Auch hier herrscht die Regel, daß es häufige und seltene Vorkommnisse gibt.

Die Kenntnis der häufigsten definierbaren Gefährdungen des Lebens ist für die Aufgabenstellung der Notfallmedizin von entscheidender Bedeutung. Jeder kann zunächst die bedrohlichen Zeichen der Lebensgefährdung durch Sehen, Hören oder Tasten, also ohne Hilfsmittel, feststellen. Der Versuch einer differenzierten Diagnostik bedeutet zumindest in der akuten Situation Zeitvergeudung, *nicht die Diagnose* des *Grundleidens, die Analyse der Lebensbedrohung ist entscheidend.*

Die Rettungskette

Ausgehend von der Definition des Notfallpatienten, der Aufgabenstellung und Zielsetzung der Notfallmedizin ist für die außerklinische Erstversorgung vom Orte des

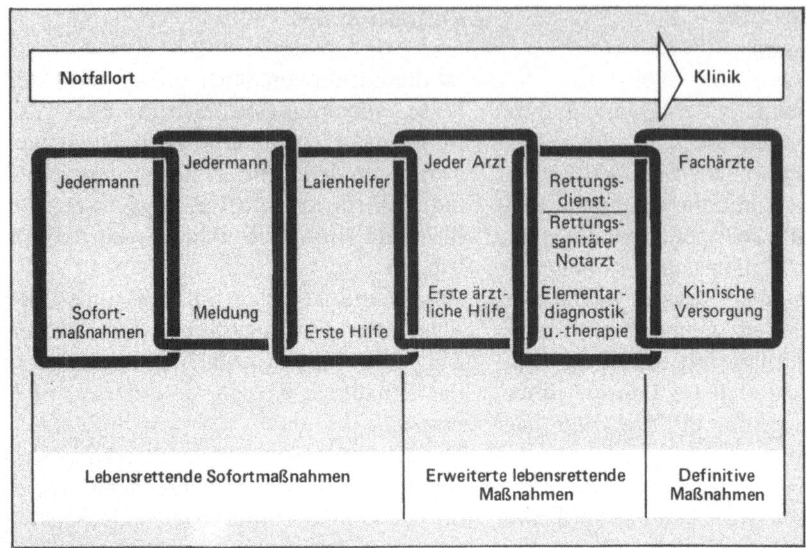

Abb. 1

Geschehens bis zur Klinikaufnahme eine *Rettungskette* sicherzustellen (Abb. 1).

Den einzelnen Gliedern sind dabei bestimmte Funktionen zugeordnet: Lebensrettende Sofortmaßnahmen, die den ersten Versorgungsabschnitt bestimmen, erfordern eine Ausbildung, d. h. den Erwerb von Kenntnissen und Fähigkeiten in den *Basismaßnahmen*. Dazu gehören unter anderem die Blutstillung, die Lagerung, die Atemspende, die Herzmassage, also Maßnahmen, die jederzeit von jedermann und ohne jedes Hilfsmittel durchführbar sind.

Erweiterte lebensrettende Sofortmaßnahmen kommen in Abstufungen im zweiten Versorgungsabschnitt, aber noch am Orte des Geschehens zur Anwendung. Hierzu gehört eine Ausstattung, wie sie z. B. in Notfallkoffern, Rettungs- und Notarztwagen sowie im Rettungshubschrauber vorrätig gehalten wird. Dazu gehören unter anderem handbetriebene oder automatisch arbeitende Beatmungsgeräte, Intubationsbestecke, Infusionslösungen, schließlich eine begrenzte Ausstattung mit Medikamenten und diagnostischen Hilfsmitteln bis zum EKG. Darüber hinaus Sets für die Neugeborenenreanimation, die Durchführung einer Narkose sowie Material für die Schienung einer Fraktur.

Personal im Rettungsdienst

Für *Rettungssanitäter* gibt es in der Bundesrepublik kein Berufsbild. Sie erhalten eine programmierte, auf das Wesentlichste begrenzte Ausbildung in der Notfallmedizin (520 h). Von den erweiterten lebensrettenden Sofortmaßnahmen dürfen Rettungssanitäter nach entsprechender Ausbildung Intubationen durchführen, Beatmungsgeräte einsetzen und Infusionen anlegen, jedoch keine Medikamente verabreichen.

Rettungshelfer erhalten eine ebenfalls definierte Ausbildung in den Basismaßnahmen und in übrigen Aufgabenbereichen des Rettungsdienstes. Sie erreichen einen Ausbildungsstand, der zwischen dem eines Laienhelfers und dem eines Rettungssanitäters liegt. (Weitere Hinweise zur Problematik des Fachkundenachweises und der Notkompetenz siehe Beitrag Lippert).

Auf einem Rettungs- und Notarztwagen werden heute im allgemeinen ein Rettungssanitäter und ein Rettungshelfer eingesetzt.

Ärzte der unterschiedlichen medizinischen Fachgebiete verfügen über unterschiedliche Kenntnisse und auch über eine den Kenntnissen angepaßte unterschiedliche Ausstattung, so daß zur Zeit sicher nicht je-

der Arzt fähig ist, erweiterte lebensrettende Sofortmaßnahmen durchzuführen.
Notärzte, die in den Rettungsmitteln Notarztwagen und Rettungshubschrauber zum Einsatz kommen, wurden für diese Aufgabe bisher nicht speziell aus-, weiter- und fortgebildet. Eingesetzt werden vorwiegend Anästhesisten, Chirurgen, Internisten und Pädiater. Die Novellierung des Rettungsdienstgesetzes in Baden-Württemberg (1984) enthält erstmals eine Forderung für eine dem Aufgabenbereich entsprechende fachliche Qualifikation.
Die Bundesärztekammer, die Deutsche Gesellschaft für Anästhesiologie und Intensivmedizin und die Sektion Rettungswesen der Deutschen Interdisziplinären Vereinigung für Intensivmedizin haben Kriterien für eine Mindestausbildung bzw. einen Fachkundenachweis erstellt. Der Notarzt muß imstande sein, mit einer begrenzten personellen und materiellen Ausstattung ein breites Spektrum von Notfallpatienten mit der dargestellten Zielsetzung zu versorgen.

Aufgaben der Klinik

Das letzte Glied der Rettungskette betrifft die *Klinik.* Hier sollen möglichst in einer *Zentralen Notaufnahme* alle diagnostischen und therapeutischen Voraussetzungen vorhanden sein, die außerhalb der Klinik begonnene Soforttherapie fortzusetzen, die vitalen Funktionen endgültig zu stabilisieren, eine differenzierte Diagnostik zu betreiben, unter Zuziehung von Konsiliardiensten die Prioritäten der klinischen Versorgung und die definitiven Behandlungseinheiten (OP, Intensivstation etc.) festzulegen.

Rettungsdienst

Die Aufgabe der Rettungsdienste fällt in die Zuständigkeit der Bundesländer. In den meisten Ländern regeln *Rettungsdienstgesetze* die Aufgaben und Zuständigkeiten.
Der Rettungsdienst wird in den einzelnen Ländern unterschiedlich von der Feuerwehr oder den Hilfsorganisationen wahrgenommen (Deutsches Rotes Kreuz, Arbeiter-Samariter-Bund, Johanniter-Unfall-Hilfe, Malteser-Hilfsdienst).

Rettungsdienstbereiche

Die heute allgemein gültige Organisationsform umfaßt *Rettungsdienstbereiche,* die im wesentlichen mit den Stadt- oder Kreisgrenzen übereinstimmen. Alle im Rettungsdienstbereich arbeitenden Rettungsdienste sind in einer *zentralen Leitstelle* (Rettungsleitstelle) zusammengefaßt, die Rettungsmittel kommen geleitet durch die Leitstelle von dezentral untergebrachten *Rettungswachen* zum Einsatz. Die Einsatzkoordination der Rettungsmittel, auch die Verbindung zu Einrichtungen für technische Hilfe und zu den Krankenhäusern erfolgt über Funk oder Draht durch die Rettungsleitstelle. (Weitere Hinweise zu diesem Problem in den Beiträgen von Gorgaß und Pfenninger).

Rettungsmittel

An *Rettungsmitteln* stehen neben Krankentransportwagen (KTW), die lediglich für Transportaufgaben bei *Nichtnotfallpatienten* vorgesehen sind,
a) Rettungswagen (RTW),
b) Notarztwagen (NAW),
c) Rettungshubschrauber (RTH)
zur Verfügung.

Alle Rettungsmittel sind nach DIN genormt, dies betrifft sowohl die konstruktiven Merkmale, die Abmessungen als auch die Ausstattung. Der Rettungswagen ist mit einem Rettungssanitäter und einem Rettungshelfer besetzt, der Notarztwagen zu-

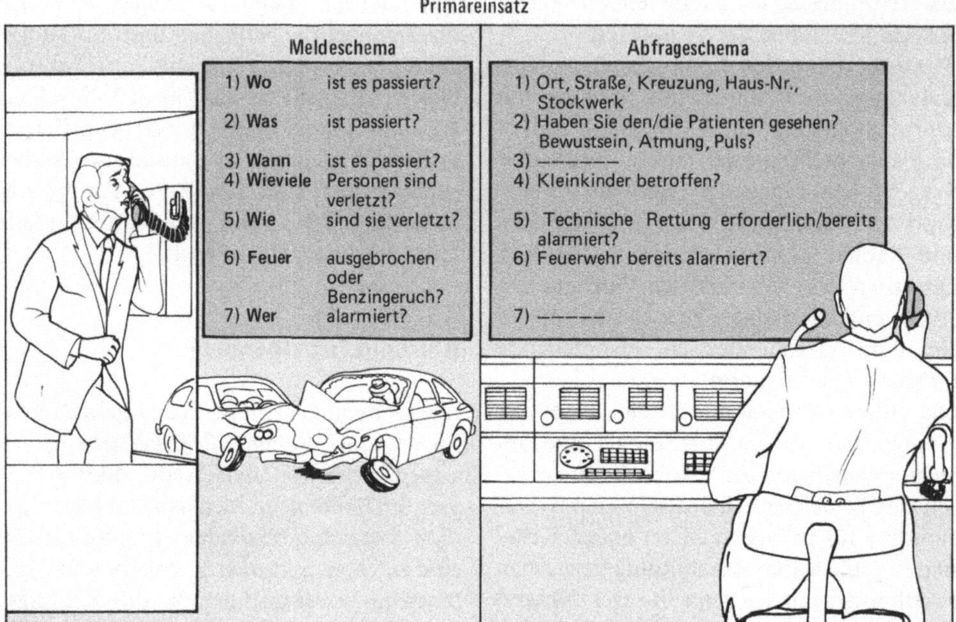

Abb. 2

sätzlich mit einem Notarzt. Das gleiche gilt für den Rettungshubschrauber.

Notarzteinsatz

Der *Einsatz der Notärzte* erfolgt im wesentlichen in zwei unterschiedlichen Systemen:

Stationssystem

Notarzt und Rettungssanitäter arbeiten in der einsatzfreien Zeit in der Klinik und sind jederzeit über Funk abrufbar. Notarzt und Rettungssanitäter fahren mit dem Notarztwagen zum Einsatzort. Der Notarzt begleitet den Patienten nach der Erstversorgung in die Klinik.

Rendezvous-System

Der Notarzt arbeitet in der einsatzfreien Zeit in der Klinik, der Notarztwagen und die Rettungssanitäter sind auf einer Rettungswache stationiert. Die Leitstelle alarmiert gleichzeitig den Notarzt und die Rettungssanitäter. Der Notarzt erreicht mit dem *Notarzteinsatzfahrzeug* (NEF - zusätzlich besetzt mit einem Rettungssanitäter) den Einsatzort, die Rettungssanitäter kommen getrennt mit dem RTW, der durch Zusteigen des Arztes zum NAW wird. Aufgrund ihrer Ausstattung sind sie jedoch auch getrennt einsatzfähig. Der Notarzt begleitet den Patienten nur, falls dafür eine absolute Indikation besteht, anderenfalls meldet er sich nach Abschluß der Erstversorgung bei der Leitstelle wieder einsatzbereit.

Meldung eines Notfalls

Für die Funktion der Rettungskette ist die Meldung des Notfalls von entscheidender Bedeutung. Nur die schnell und richtig abgegebene Meldung garantiert das schnelle Eintreffen und die richtige Auswahl der Rettungsmittel. In besonderen Fällen ermöglicht sie die zusätzliche Alarmierung

z. B. der Feuerwehr, des Technischen Hilfswerkes etc. Die Meldung ist nach wie vor eines der schwächsten Glieder der Rettungskette. Die Bevölkerung ist trotz wiederkehrender Hinweise nicht genügend über den notwendigen Inhalt einer Meldung informiert. Bei einem plötzlich eintretenden Geschehen muß entschieden werden, wer die Sofortmaßnahmen durchführt und wer die Meldung abgibt. Derjenige, der meldet, sollte die Informationen besitzen, die mit der Meldung weiterzugeben sind. Unvollständige Meldungen führen zu Zeitverzögerungen.

Systematik des Vorgehens am Notfallort

E. Pfenninger

Für den Erfolg der außerklinischen Therapie sind eine Anzahl taktischer und organisatorischer Aspekte mitentscheidend, deren Beachtung und Einhaltung nicht nur einen reibungslosen Ablauf des Rettungseinsatzes garantieren helfen; sie können neben den eigentlichen lebensrettenden Sofortmaßnahmen dazu beitragen, das Überleben des Notfallpatienten zu sichern.

Taktisches Vorgehen

Der Ablauf eines Rettungseinsatzes läßt sich grundsätzlich in verschiedene Phasen einteilen, die unabhängig vom Einsatzanlaß uniform ablaufen (siehe Beitrag Gorgaß). Unterschiedliche Gesichtspunkte ergeben sich allenfalls aus der Organisationsform des Rettungswesens, das in drei Formvarianten unterteilt wird:

Stationssystem,
Rendezvous-System,
Spezialrettungssysteme (Luft-, Berg-, Seerettung).
(Einzelheiten siehe auch Beiträge Ahnefeld und Gorgaß).

Für das *Vorgehen an der Notfallstelle* lassen sich allgemeingültige Regeln erstellen, die einen geordneten Ablauf erleichtern und somit zur Sicherstellung des Rettungsauftrages entscheidend beitragen (Tabelle 1).
Noch vor jeglicher medizinischer Hilfeleistung muß sich der Notarzt einen orientierenden Überblick über die gesamte Situation am Notfallort verschaffen. Dazu gehört auch ein kurzes Befragen beteiligter Personen. Diese Erstinformationen sind besonders wichtig bei Verkehrsunfällen, um Anzahl der verletzten Personen und Ausmaß des Schadensereignisses abwägen zu können. Unbedingt ist bei allen vorzunehmenden Maßnahmen auf eine eventuelle Selbstgefährdung zu achten (Sicherungsmaßnahmen wie z. B. das Absichern der Unfallstelle, die Benutzung von Atemschutzgeräten usw.). Sicherungsmaßnahmen zielen dabei darauf ab, Gefahren abzuwenden, die auf den Notfallpatienten einwirken, aber auch Helfer und Notarzt bedrohen können. Der Umfang der jeweiligen Sicherungsmaßnahmen ergibt sich dabei aus dem Lagebefund.

Tabelle 1. Vorgehen an der Notfallstelle

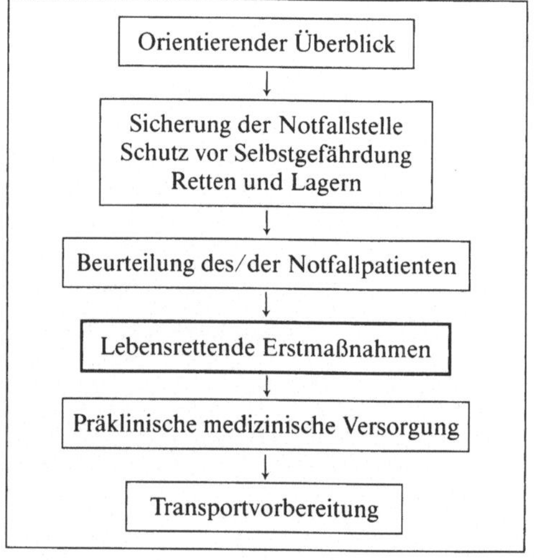

Zusammenarbeit mit anderen Organisationen

Vielfach wird die medizinische Versorgung durch äußere Störeinflüsse erschwert. Eine effektive Koordination der medizinischen Rettungsmaßnahmen mit anderen Organisationen wie Polizei, Feuerwehr, Technisches Hilfswerk ist in diesen Fällen unumgänglich. Steht eine Benachrichtigung dieser Organisationen beim Eintreffen an der Notfallstelle noch aus, muß diese unverzüglich erfolgen.

Zusammenarbeit mit der Polizei

Die Polizei sollte bei *Verkehrsunfällen mit Verletzten* nach Möglichkeit schon vor dem Eintreffen des Rettungsdienstes die Unfallstelle absichern sowie den Unfallhergang klären, um so dem Notarzt eventuelle Hinweise über die Art des Unfalls geben zu können. Bei *kriminellen Delikten* fungiert die Polizei nicht nur als aufklärende Behörde, sondern dient unter Umständen auch dem Schutz des Rettungspersonals. Ebenso ist sie bei *Selbstmorden* und *tödlichen Unfällen* zuzuziehen.

Zusammenarbeit mit Feuerwehr, Technischem Hilfswerk, Fachpersonal

Bei *Unfällen durch Veränderung der Einatemluft* (Silo, Gärgruben, Jauchegruben, Rauch, Autoabgase) ist sofort die Feuerwehr zu alarmieren, da in der Regel nur sie schweren Atemschutz zur Rettung von Verunfallten vorrätig hält. In Personenwagen oder Maschinen *eingeklemmte Personen* sowie nach einem Explosionsunglück *Verschüttete* werden mit großtechnischen Geräten der Feuerwehr oder des Technischen Hilfswerks gerettet. Fachpersonal der Elektrizitätswerke muß Leitungen freischalten sowie gegen versehentliches Wiedereinschalten schützen, wenn bei *Hochspannungsunfällen* Personen zu Schaden gekommen sind.

Allgemeine Gesichtspunkte

Beim Zusammenwirken mehrerer Organisationen sollten immer folgende taktische Gesichtspunkte berücksichtigt werden:

- Die Einsatzfahrzeuge der beteiligten Einheiten sind an der Notfallstelle so aufzustellen, daß eine sinnvolle Versorgung und ein reibungsloser Abtransport des oder der Notfallpatienten sichergestellt ist. Empfehlenswert ist das Ausrichten der Einsatzfahrzeuge mit dem rückwärtigen Teil zum Patienten, so daß Material leicht entnommen sowie der Patient bequem eingeladen werden kann.
- Die technische Rettungsorganisation bestimmt zwar das Vorgehen der Bergung, das medizinische Team hat jedoch Sorge dafür zu tragen, daß der Patient nicht zusätzlich gefährdet wird. Eine Absprache über das praktische Vorgehen ist wichtig, ein simultanes Arbeiten oft angebracht.
- An der Einsatzstelle sollten sich nur die Personen aufhalten, die eine definierte Aufgabe haben, um eine gegenseitige Behinderung zu vermeiden. Aufgabe der Polizei ist es, Schaulustige fernzuhalten.
- In der unmittelbaren Nähe des Notfallpatienten sollte frühzeitig das gesamte, für die medizinische Versorgung sowie die Transportvorbereitung notwendige Material bereitgestellt werden. Hier hat sich vor allem das sogenannte „Koffersystem“ bewährt.

Praktisches Vorgehen bei der Versorgung des Notfallpatienten

Eine unter den gegebenen Umständen mit minimalem Aufwand durchzuführende Diagnostik - meist ist der Notarzt fast ausschließlich auf seine fünf Sinne angewiesen - führt über die Beurteilung des Notfallpatienten zum entsprechenden therapeutischen Handeln; hierbei ist jedoch das Behandlungsergebnis permanent durch Beobachtung des Patienten (Diagnostik) zu überprüfen und gegebenenfalls zu korrigieren. Entsprechende Störeinflüsse von außen (winterliche Kälte, schwierige Bergungsaktionen etc.) sind zu berücksichtigen.

Primär muß der erstversorgende Arzt versuchen, an der Notfallstelle einen Überblick über das Ausmaß und den Schweregrad des Notfalles zu gewinnen. Als erstes muß eine unmittelbare Bedrohung vitaler Funktionen ausgeschlossen werden. Dabei hat sich die Anwendung einer Checkliste bewährt. Kardinalpunkte sind das Bewußtsein, die Atmung sowie das Herz-Kreislauf-System (siehe dazu Beitrag Dick und Klingebiel).

Die dabei erhobenen Befunde bestimmen zwangsläufig die Erstmaßnahmen. Erst nach der Durchführung der lebensrettenden Sofortmaßnahmen steht an zweiter Stelle die erweiterte Diagnostik mit der daraus folgenden Therapie (Tabelle 2).

Für die Auswahl der Therapiemaßnahmen kann der Leitsatz gelten: Je schneller eine Störung eingetreten ist, desto schneller muß sie korrigiert werden. Protrahiert entstandene Zustandsbilder bedürfen in der Regel, abgesehen von der möglicherweise sekundär entstandenen Vitalgefährdung, keiner notfallmäßigen kausalen Therapie. Zum Beispiel wird beim hypoglykämischen Koma die sofortige Gabe einer hochprozentigen Glukoselösung angezeigt sein, während ein hyperglykämischer Zustand zwar an der Notfallstelle einer rehydrierenden Therapie bedarf, die Insulintherapie aber erst in der Klinik begonnen wird. Elementartherapeutische Maßnahmen (Intubation, Bergung, Schockbekämpfung, Pleurapunktion, Defibrillation usw.) sind symptomatisch und obligat. Sie haben keinen fachspezifischen Charakter und für ihre Durchführung wird nur eine begrenzte Ausstattung an Geräten und Medikamenten benötigt.

Tabelle 2. Erstversorgung des Notfallpatienten

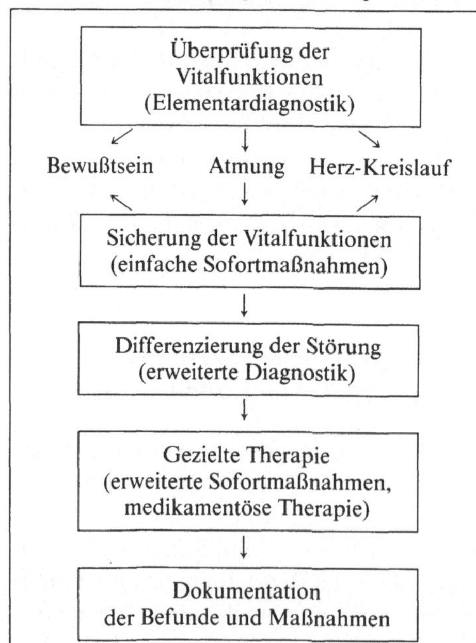

Vorgehen bei der Versorgung mehrerer Verletzter (Massenunfall)

In diesen Fällen hat der erste am Schadensort eintreffende Arzt (in aller Regel der diensthabende Notarzt) sich so schnell wie möglich über Art, Ausmaß und Gefährlichkeit der Verletzungen sowie Anzahl der Verletzten zu orientieren. Bis zum Eintreffen eines „Leitenden Notarztes" übernimmt der ersteintreffende Notarzt diese Funktion. Oberstes Ziel aller Maßnahmen bei einem Massenunfall ist die Sicherung des Überlebens einer größtmöglichen Zahl von Verletzten trotz eines bestehenden Mißverhältnisses zwischen Behandlungsbedürftigkeit und den verfügbaren therapeutischen Möglichkeiten.

Dem „Leitenden Notarzt" obliegt die medizinische Einsatzleitung am Notfallort und die Koordination mit anderen Hilfsorganisationen. Im einzelnen fallen ihm folgende Aufgaben zu:

- Feststellung des Schadensausmaßes, Zahl der Verletzten sowie Art und Schwere der Verletzungen.

Tabelle 3. Dringlichkeitsstufen der Verletztenversorgung

Dringlichkeitsstufe I:	sofortige Behandlung, lebensrettende Sofortmaßnahmen
Dringlichkeitsstufe II:	Transportpriorität, einfache Erstversorgung, dringliche klinische Behandlungsindikation
Dringlichkeitsstufe III:	Verletzungen ohne dringliche Behandlungsindikation, Leichtverletzte

- Weitergabe dieser Feststellung über die Rettungsleitstelle zur Vorinformation der aufnehmenden Kliniken.
- Sichtung der Verletzten (Feststellung der Behandlungs- und Transportprioritäten).
- Einrichtung einer Sammelstelle zur Erstversorgung der Verletzten, Überwachung und Koordination der medizinischen Hilfsmaßnahmen.
- Anforderung von weiteren Ärzten, Hilfskräften und Materialien.
- Lenkung der Transporte und Verteilung der Verletzten auf die in Frage kommenden Krankenhäuser.
- Dokumentation der medizinischen Versorgung.

Aus dem Mißverhältnis zwischen Versorgungskapazität und Hilfsbedürftigkeit ergibt sich die Notwendigkeit der Sichtung („Triage") der Verletzten und deren Einteilung in die Dringlichkeitsstufen für die Behandlung (Tabelle 3).
Auf die Durchführung eines kardiopulmonalen Reanimationsversuchs nach eingetretenem klinischem Tod sollte unter den Verhältnissen eines Massenunfalls verzichtet werden.

Auswahl des geeigneten Transportmittels

Definitionsgemäß erfolgt der Einsatz eines Krankenwagens (KTW) nur zum Transport von „Nichtnotfallpatienten". Rettungswagen ohne Notarzt (RTW) oder mit Notarzt (NAW) bleibt die Beförderung von Notfallpatienten vorbehalten. Dabei transportieren Rettungswagen Patienten, die nach entsprechender notärztlicher Versorgung ohne ärztliche Begleitung in die Klinik gebracht werden (Voraussetzung hierfür ist ein Rendezvous-System).
Rettungshubschrauber und Notarztwagen sind hinsichtlich der Möglichkeiten der notfallmedizinischen Versorgung als gleichwertig anzusehen. Ausschlaggebend für die Entscheidung, welches Rettungsmittel einzusetzen ist, sind ausschließlich einsatztaktische Gesichtspunkte (Entfernung, Straßenverkehrslage, Sichtbehinderung, Landemöglichkeit).
Einsatztaktisch hat es sich bewährt, bei Notfällen, die weniger als 15 km vom Stationierungsort entfernt stattfinden, primär einen Rettungswagen einzusetzen. Dagegen ist in einer Entfernung von 15-50 km der Hubschrauber in aller Regel schneller am Notfallort. Jenseits dieser Distanz wird bei dem relativ gut ausgebauten Rettungssystem der Bundesrepublik Deutschland ein Rettungshubschrauber nur zu Sekundärtransporten verwendet.
Beachtet werden müssen jedoch beim Einsatz eines Rettungshubschraubers die Besonderheiten des Lufttransportes (siehe Beitrag Gorgaß).

Auswahl des geeigneten Krankenhauses

Grundsätzlich bestimmt der an der Notfallstelle tätige Arzt, in welche Klinik der Notfallpatient eingeliefert werden soll. Das nächstgelegene Krankenhaus ist für einen Teil der Notfallpatienten dabei nicht immer das geeignetste. Nach durchgeführter suffizienter Erstversorgung am Notfallort mit ausreichender Stabilisierung der Vitalfunktionen wird der Patient in die Klinik transportiert, die zu einer dem Schweregrad des Notfallpatienten angepaßten Ver-

NOTARZTEINSATZ – PROTOKOLL

AF-Nr. ____________

AOK	LKK	BKK	IKK	Knappschaft

Name des Versicherten — Vorname — geb. am

Ehegatte/Sonst. Angeh. — Vorname — geb. am

Arbeitgeber[Dienststelle]/Mitgl.-Nr./Freiw./Rentner

Wohnung des Patienten

Datum:
Einsatzort:
Rettungsmittel: RTW ☐ NAW ☐ RTH ☐

Hausarzt:

ART DES NOTFALLS	Akute Erkrankung	Unfall	Vergiftung	Unklares Geschehen	Sekundär-Einsatz
Anamnese Erläuterungen	________				

ERSTBEFUNDE

Neurologie

Glasgow Coma Scale — Summe: ☐

Augen öffnen:		**Verbale Anwort:**		**Motorische Antwort:**	
spontan	4	orientiert, prompt	5	gezielt (Aufford.)	6
Aufforderung	3	verwirrt	4	gezielt (Schmerz)	5
Schmerz	2	inadäquat	3	ungezielt (Schmerz)	4
nicht	1	unverständlich	2	Beugemechanismen	3
		keine	1	Streckmechanismen	2
				keine	1

Neurologie	Pupillen weit re li	Lichtreaktion keine re li	
	path. Reflexe re li	Krämpfe	Lähmungen
Atmung	Dyspnoe	Cyanose	Atemwegs-verlegung
	Atem-stillstand	Stridor	Spastik
	Rassel-geräusche	Aspiration	
Herz-Kreislauf	Brust-schmerz	Schock	Tachy-/Brady- Kardie
	Hypo-/Hyper- Tonie	Arrhythmie	Hyposystolie
	Kammer-flimmern	Asystolie	

Verletzungen

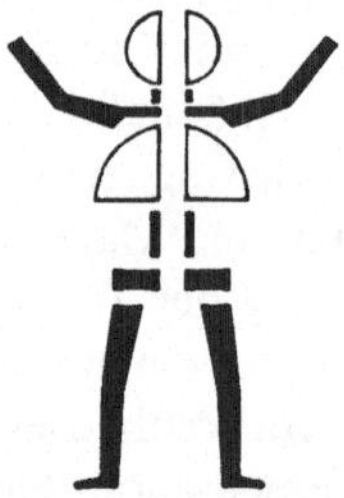

Stumpfes Trauma ↓ — Fraktur offen (#) geschlossen (#)

Weitere Befunde	________
Wichtige Informationen	________ Medikamente
vorläufige DIAGNOSEN	________

Notarzt: ________ Unterschrift: ________

Abb. 1a

MASSNAHMEN – VERLAUF Name: ______________________

INFUSIONEN ZEIT SUMME:

Elektrolytlösung

Volumenersatzmittel

Sonstige

MEDIKAMENTE

Puls ●●● 220

RR V V V Λ Λ Λ 200

BEATMUNG 180

spontan ○

assistiert ◉ 160

kontrolliert •

IN-/EXTUBATION ↓↑ 140

HERZMASSAGE 120

HERZRHYTHMUS 100

Hyposystolie

Kammerflimm. 80

Asystolie 60

DEFIBRILLATION 40

TRANSPORT T 20

WEITERE MASSNAHMEN

KOMPLIKATIONEN

TRANSPORTZIEL: NOTARZTBEGLEITUNG nein / ja

Abb. 1b

sorgung in der Lage ist (Intensivstation, Verbrennungsbetten etc.). Wenn die aus medizinischer Sicht am besten geeignete Klinik zu weit entfernt ist, sollte das nächstgelegene Krankenhaus - in der Regel das Stationierungskrankenhaus - angefahren werden. Dort erfolgt die Primärversorgung, um danach den Sekundärtransport vornehmen zu können. Bei einem Massenanfall von Verletzten wird die Verteilung der Patienten mit Hilfe der Rettungsleitstelle auf die in Frage kommenden Krankenhäuser vorgenommen. Schwerverletzte sollten dabei vom bodengebundenen Rettungsdienst in die nahegelegenen Krankenhäuser gebracht werden, vom Rettungshubschrauber sollten hingegen weiter entfernt liegende Behandlungszentren angeflogen werden.

Kommunikation mit der aufnehmenden Klinik

Besondere Bedeutung hat die rechtzeitige Verständigung der aufnehmenden Klinik, und dies um so mehr, je ernster der Zustand des Notfallpatienten ist. Je früher und präziser die Weitergabe von Informationen erfolgt, um so eher können vorbereitende Maßnahmen in der Klinik getroffen werden. Insbesondere sind Alter, Verdachtsdiagnose oder -diagnosen sowie der aktuelle Zustand des Patienten mitzuteilen. Als ausführendes Organ zur Weitergabe der Informationen fungiert die Rettungsleitstelle. Die aufnehmende Klinik ist aber nicht nur in dieser Weise vorzuinformieren, sondern bei Einlieferung des Patienten muß auch eine lückenlose Dokumentation aller erhobenen Befunde sowie der therapeutischen Maßnahmen während der Erstversorgung übergeben werden. Dies nicht nur aus forensischen Gründen, sondern auch, damit für die nachbehandelnden Ärzte kein Informationsverlust entsteht. Ein Beispiel für ein Einsatzprotokoll ist in der Abb. 1 dargestellt.

Zur Vergleichbarkeit medizinischer und organisatorischer Ergebnisse sowie als Ausgangspunkt für wissenschaftliche Auswertungen sollten nach Abschluß des Rettungseinsatzes neben den personenbezogenen Daten organisatorische und einsatztaktische Gesichtspunkte sowie medizinische Daten und Bewertungen in einem Dokumentationsprotokoll niedergelegt werden (2).

Die Auswirkungen einer qualifizierten ärztlichen Erstversorgung des Notfallpatienten sind heutzutage unumstritten. Klare Abgrenzungen der Aufgaben der beteiligten Personen sowie die Berücksichtigung taktischer Gesichtspunkte sichern die Wirksamkeit der durchzuführenden medizinischen Maßnahmen.

Literatur

1. Ahnefeld FW (1981) Sekunden entscheiden. Springer, Berlin Heidelberg New York
2. Wollinsky KH, Mehrkens HH, Haas S (1984) Der traumatologische Notfallpatient im Rettungsdienst. Anaesthesist 33: 47

Störungen der vitalen Funktionen – Entstehungsmechanismen

D. Glück und F. W. Ahnefeld

Leben und Gesundheit werden durch das geordnete Zusammenwirken aller Organe und Funktionssysteme sichergestellt. Die damit erreichte Gesamtleistung des Organismus deckt den aktuellen Bedarf ab und beinhaltet im Normalfall Leistungsreserven. Die entscheidende Voraussetzung für die Gesamtleistung und die Möglichkeit der Adaptation an den jeweiligen Bedarf liegt einerseits in der kontinuierlichen Zufuhr des „Betriebsmittels" Sauerstoff und der Bereitstellung von Energie für den Zellstoffwechsel, andererseits in der ebenfalls ununterbrochenen Elimination von Kohlensäure sowie anderen Stoffwechselendprodukten. Unter Sicherung dieser Grund-

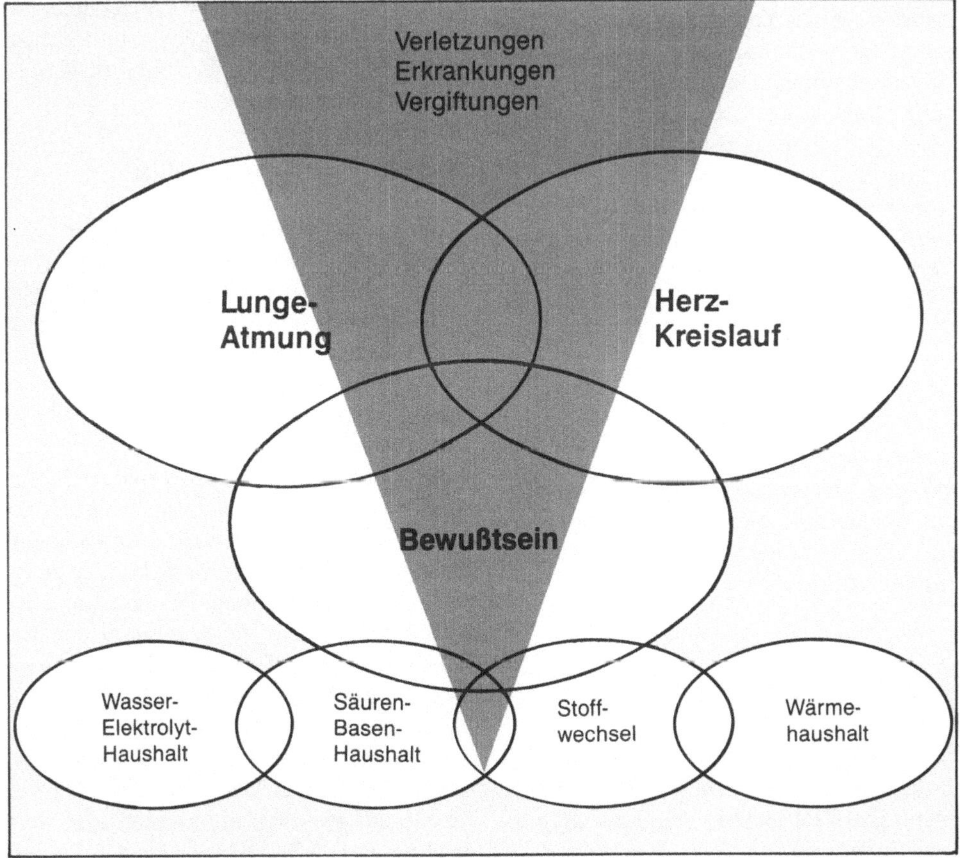

Abb. 1. Verbundsystem der Vitalfunktionen und Funktionskreise

voraussetzungen werden die Leistungsbedingungen geschaffen, die die Vitalfunktionen und die damit eng verbundenen Funktionskreise benötigen, um die jeweilige, an den Bedarf adaptierte Leistung zu erbringen (Abb. 1).

Wir unterscheiden drei vitale Funktionen:

- Lunge und Atmung
- Herz und Kreislauf
- Bewußtsein

sowie die fünf Funktionskreise:

- zentrales Nervensystem,
- Wasser-Elektrolyt-Haushalt,
- Säuren-Basen-Haushalt,
- Stoffwechsel,
- Wärmehaushalt.

Vitalfunktionen und Funktionskreise arbeiten in einem engen Verbundsystem zusammen. Dieses Verbundsystem garantiert unter der Voraussetzung ausreichender Leistungsbedingungen und einer Leistungsfähigkeit der beteiligten Organe das Leben, d.h. eine ungestörte Gesamtfunktion des Organismus.
Eine Störung in diesem Verbundsystem kann durch unterschiedliche Ursachen (Verletzungen, Erkrankungen, Vergiftungen) eintreten und sich primär an einer der vitalen Funktionen oder einem der Funktionssysteme auswirken. Im folgenden sollen die wesentlichen *Entstehungsmechanismen* für die Störungen der vitalen Funktionen: *Lunge* und *Atmung, Herz* und *Kreislauf* und *Bewußtsein* dargestellt werden. Das Verständnis dieser Mechanismen ist eine Grundvoraussetzung für das Erkennen der Störung.

Vitalfunktion Lunge - Atmung

Alle Störungen der *Vitalfunktion Atmung* können eine Verminderung des Sauerstoffgehaltes im Blut bewirken und zur *Hypoxämie* führen. Daraus folgt unmittelbar die Mangelversorgung des Körpergewebes mit O_2 - die *Hypoxie.* Diese elementare Gefährdung des Organismus steht an erster Stelle, weit vor der durch eingeschränkte Ventilation entstehenden CO_2-Anreicherung des Blutes - der *Hyperkapnie.* Nahezu allen bedrohlichen Störungen der Atemfunktion gemeinsam ist das Leitsymptom *Dyspnoe,* die erschwerte, nur unter zusätzlichem Kraftaufwand mögliche Atmung, häufig vergesellschaftet mit einer *Zyanose.*
Eine Hypoxie kann vielfältige Ursachen haben:

Hypoxie durch unzureichendes O_2-Angebot

Als Ursachen sind zu nennen:
Veränderungen in der Zusammensetzung der eingeatmeten Luft durch einen reduzierten O_2-Partialdruck in Höhenlagen, durch Fremdgase in der Umgebungsluft, durch veränderte Bedingungen im Rahmen von Ertrinkungs- und Verschüttungsunfällen sowie beim Ersticken.

Hypoxie durch Hypoventilation

Störungen der zentralen Atemregulation

Als Ursachen kommen z. B. in Frage:
Schädel-Hirn-Traumen, Medikamente, zentrale Perfusionsstörungen, Intoxikationen oder eine Hypothermie.

Verlegung der Atemwege

Als Ursachen sind zu nennen:
Eine Hypoventilation bei partieller oder totaler Verlegung der Atemwege. Die zurückgefallene Zunge des bewußtlosen Patienten kann bereits innerhalb von Sekunden zu einer vitalen Bedrohung führen. Ähnliche Auswirkungen hat die Aspiration von Erbrochenem, von Sekret, Blut oder einem Bolus. Genauso kann aber auch eine Schleimhautschwellung im Larynx bei Insektenstich, allergischen Reaktionen usw. zur mechanischen Verlegung der Atemwege führen, wie auch die krampfartige Verengung der Stimmbänder, der Laryngospasmus, z. B. beim Ertrinken. Ein Spas-

mus der glatten Bronchialmuskulatur im Bereich der unteren Luftwege führt zu einer Obstruktion und damit zu einer Hypoventilation.

Einschränkung der Atemmechanik
Als Ursachen kommen in Frage:
Thoraxtraumen mit Kompression oder Kontusion der Lunge, Rippenfrakturen, ein Pneumo-, Hämato- oder Hämatopneumothorax. Alle aufgeführten Erkrankungen können einzeln oder in Kombination die Atmung behindern und zu einer Hypoventilation führen. Das gleiche gilt für Zwerchfellrupturen oder auch ausgeprägte oder akute Pleuraergüsse. Vorbestehende Deformitäten können gleichwertige Konsequenzen nach sich ziehen.

Neuromuskuläre Erkrankungen
Als Ursachen kommen in Frage:
Verletzungen, Erkrankungen oder medikamententoxische Wirkungen, wie sie z. B. bei Rückenmarksverletzungen oberhalb von C4, bei der Poliomyelitis oder beim Tetanus anzutreffen sind. Durch diese Erkrankungen des neuromuskulären Systems wird die Atemfunktion so weit gestört, daß es zu einer ausgeprägten Hypoventilation kommen kann.

Hypoxie durch Störungen des Gasaustausches

Neben der mechanischen Behinderung der Atmung können Störungen des *Gasaustausches* zur Hypoxie führen. Hierfür sind folgende Ursachen zu nennen:

Verteilungsstörungen
Verteilungsstörungen finden sich z. B. beim Lungenemphysem durch einen Elastizitätsverlust des Lungengewebes, beim Asthma bronchiale durch eine regionale Obstruktion, bei einer Atelektase durch einen regionalen Bronchialverschluß oder bei einer Kontusion des Lungengewebes mit regionaler Einschränkung der Atemexkursionen.

Diffusionsstörungen
Diffusionsstörungen von Sauerstoff und Kohlendioxyd aus der Alveole in die Lungenkapillare bzw. umgekehrt bewirken ebenfalls eine Hypoxie. Ist die Alveole kollabiert oder flüssigkeitsgefüllt, kann keine Diffusion stattfinden. Typische Krankheitsbilder hierfür sind das Lungenödem, die Pneumonie oder die Atelektase.

Perfusionsstörungen
Die suffiziente Perfusion ist neben den Diffusionsvorgängen eine entscheidende Voraussetzung für den O_2-Transport. Eine akute Vitalgefährdung durch eine Störung der Lungenperfusion findet sich z. B. typischerweise bei der Lungenembolie.
Alle oben aufgeführten Störungen können isoliert auftreten, häufiger liegen jedoch Mischformen vor, so daß das Ventilations-Perfusions-Verhältnis insgesamt verändert ist und so zur Hypoxie führt.

Vitalfunktion Herz-Kreislauf

Die Vitalfunktion Herz-Kreislauf stellt das zentrale Transportsystem des Organismus dar. Das *Herz* bildet als Pumpe den dynamischen Mittelpunkt. Die bedarfsadäquate Förderleistung ist dabei das Ziel.

Herzinsuffizienz
Eine *Herzinsuffizienz* liegt vor, wenn bei ausreichendem venösem Rückstrom und unter Ausschöpfung von Kompensationsmechanismen das Herz als Pumpe nicht mehr in der Lage ist, ein zur Versorgung des Gesamtorganismus mit O_2 ausreichendes Blutvolumen zu fördern.
Als Ursachen kommen in Frage:

Myokardinsuffizienz
Ursachen der Insuffizienz können Störungen der Myokardfunktion sein. Am häufigsten ist dabei die Insuffizienz nach einem Myokardinfarkt oder bei Myokarditis. Hier entsteht durch Muskelfaserverlust akut ein mechanisches Pumpversagen. Da-

neben stehen Schädigungen des Herzklappenapparates und des Papillarmuskels, die eine mechanisch bedingte, meist über einen gewissen Zeitraum sich entwickelnde Myokardinsuffizienz verursachen. Weitere Ursachen, die zur Einschränkung der Myokardkontraktilität führen können, sind Medikamente, Toxine oder Stoffwechselstörungen.

Herzrhythmusstörungen
Eine Herzinsuffizienz kann auch bedingt sein durch Herzrhythmusstörungen mit Veränderungen der Reizleitung und/oder der Erregungsleitung. Hier sind alle Formen der supraventrikulären und ventrikulären Extrasystolien und Tachykardien zu nennen, das Vorhofflattern, das Vorhofflimmern, das Kammerflattern und -flimmern. Hierzu gehören auch die Erregungsleitungsstörungen, die meist zu Bradykardien, eventuell gekoppelt mit Ersatzaktionen, führen. Ursachen für Rhythmusstörungen können zurückliegende Herzerkrankungen wie Infarkt oder Myokarditis, Vitien oder Medikamente sein. Hypoxie, akute Ischämie, Elektrolyt- und Stoffwechselstörungen können aber gleichfalls zu Veränderungen des Herzrhythmus führen, die zu einem vorübergehenden oder permanenten Ausfall der Herzaktion führen können (siehe Beitrag Schuster).

Einschränkung der Bewegungs- und Ausdehnungsfähigkeit

Als Ursachen kommen in Frage:
Entzündliche Veränderungen, Strukturveränderungen oder Flüssigkeitsansammlungen im Herzbeutel, wie z. B. beim Hämatoperikard. Nach Traumen kann es zu einer Herzinsuffizienz - neben direkten Verletzungen - speziell im Gefolge eines Pneumothorax kommen, wenn durch Mediastinalverschiebung oder -flattern mit Behinderung des venösen Rückstroms eine unzureichende Füllung des Herzens mit Blut erfolgt.

Die Vitalfunktion Herz-Kreislauf stellt einen letztlich untrennbaren Komplex dar.

Zirkulatorische Insuffizienz

Zur Abhandlung der Entstehungsmechanismen wird als *zirkulatorische Insuffizienz* jener Teilbereich an Störungen dargestellt, dessen Ursprung primär nicht beim Herzen selbst liegt. Als Ursachen für eine zirkulatorische Insuffizienz kommen in Frage:

Veränderungen an den Gefäßen
Veränderungen an den Gefäßen, die zur zirkulatorischen Insuffizienz führen, können struktureller, aber auch funktioneller Natur sein. Lokale Strukturveränderungen wie Stenosen, Embolien oder ein Aneurysma mit primär erhaltener Regulationsfähigkeit des Gefäßsystems, aber auch die generalisierte Gefäßsklerose können über die Folgeschäden und/oder sekundär über funktionelle Störungen zur Kreislaufinsuffizienz führen.
Neurogene, endokrine sowie toxische Einflüsse sind ebenfalls in der Lage, über eine Tonusveränderung und/oder über eine erhöhte Gefäßwandpermeabilität zu einem *relativen* oder *absoluten Volumenmangel* zu führen.

Veränderungen des Blutvolumens
Für die Zirkulation, damit die Gewebsperfusion, spielt das intravasale Volumen eine entscheidende Rolle. Veränderungen des Gefäßinhaltes sind im Bereich der Notfallmedizin häufig. *Vollblutverluste* treten z. B. nach Traumen, bei gastrointestinalen Blutungen oder bei einer Extrauteringravidität auf. *Plasmaverluste* herrschen bei Verbrennungen vor, *Wasser- und Elektrolytverluste* sind typisch bei schweren Durchfallerkrankungen oder beim Ileus.

Veränderungen der Blutzusammensetzung
Veränderungen der Blutzusammensetzung, die aus Erkrankungen wie z. B. einer Anämie oder Polyzythämie resultieren, können eine Kreislaufinsuffizienz auslösen.

Eine Erhöhung des Hämatokritwertes führt zu einer Viskositätserhöhung und damit zu verschlechterten Fließeigenschaften des Blutes und zu einer Behinderung der kapillären Perfusion. Bei einer Anämie kommt es durch einen Mangel an Erythrozyten zu einer Verminderung der O_2-Transportkapazität.
Alle genannten Ursachen können je nach Dauer und Ausprägung zum *Schock* führen. Alle Schockformen sind letztlich Manifestationen eines Zustandes, bei dem das Stromzeitvolumen absolut oder relativ nicht mehr zur Deckung des Sauerstoffbedarfs der Gewebe ausreicht. Die Mangelversorgung auch lebenswichtiger Organsysteme führt über Funktionseinschränkung schließlich zur irreversiblen morphologischen Schädigung der Zellen. Der Schockprozeß beginnt vielfach im Bereich der Makrozirkulation, breitet sich aber frühzeitig auf die Mikrozirkulation aus und endet in biochemischen und morphologischen Veränderungen, die unabhängig vom ursprünglichen Ausgangspunkt sind und damit einen eigengesetzlichen Verlauf nehmen.

Kreislaufstillstand
Die folgenschwerste Form der Herz-Kreislauf-Insuffizienz stellt der Kreislaufstillstand dar. Neben den respiratorischen Ursachen mit der Folge eines hypoxischen Herzstillstandes erscheint die weitere Aufteilung in kardiale und kardiozirkulatorische Ursachen des Kreislaufstillstandes sinnvoll und notwendig, nicht zuletzt im Hinblick auf die Anwendung erweiterter Sofortmaßnahmen.

Vitalfunktion Bewußtsein

Akute Störungen des Bewußtseins können *zerebral, metabolisch* und *exogen-toxisch* bedingt sein. In der folgenden Tabelle 1 sind einige Krankheitsbilder aufgeführt, die als Ursache hierfür in Frage kommen können (weitere Einzelheiten in den Beiträgen Weilemann, Harloff, Krämer und Hopf, Oldenkott).
Die aufgeführten Vitalfunktionen Lunge und Atmung, Herz und Kreislauf sowie Bewußtsein beeinflussen und werden beeinflußt von den nachgeschalteten Funktionskreisen Wasser-Elektrolyt-Haushalt, Säuren-Basen-Haushalt, Stoffwechsel und Wärmehaushalt. Die notfallmedizinisch relevanten Störungen dieser Funktionskreise werden in speziellen Kapiteln abgehandelt (siehe Beiträge Seeling, Mehrkens, Fehm).

Tabelle 1. Akute Störungen des Bewußtseins

Zerebral:	z. B. durch Traumen, Entzündungen, Tumoren, Durchblutungsstörungen, Ischämie
Metabolisch:	z. B. durch Leberversagen, Nierenversagen, Glukosestoffwechselstörungen
Exogen-toxisch:	z. B. durch Vergiftungen

Basismaßnahmen der Notfallmedizin – Sofortdiagnostik und Soforttherapie am Notfallort

Untersuchungsgang

W. Dick und H. Klingebiel

Bei jedem Notfallpatienten ist die orientierende Untersuchung der folgenden Vitalfunktionen unabdingbar:

1. Atemfunktion,
2. Herz-Kreislauf-Funktion,
3. Bewußtseinslage.

Umweltinformationen und Untersuchungsbefunde lassen sich sodann werten in:

Alarmsymptome	= Zeichen einer akuten Störung der Vitalfunktionen,
Warnsymptome	= Hinweise auf drohende Störungen der Vitalfunktionen,
Begleitsymptome	= unspezifische Zeichen, die eine weitere Differenzierung erlauben.

Alarmsymptome und Warnsymptome stellen die *Leitsymptomatik* zur Notfalldiagnose dar.

Tabelle 1. Untersuchung des Notfallpatienten – Informationen

Inspektion:	Farbe, Turgor, Feuchte, Schweiß, Exantheme, Schwellungen, Haltungen, Pupillen
Palpation, Auskultation, Perkussion:	Pulse, Schmerz, Temperatur, Abwehrspannung, Töne/Geräusche, Drucke, Rhythmus, Seitendifferenzen
Anamnese (Eigen-, Fremd-, Umgebungs-)	Beschwerden, Spontanäußerungen, Vorerkrankungen, Operationen, Medikation, Unfallhergang, Beobachtungen, Entwicklungen

Das praktische Vorgehen erfolgt durch Sehen, Hören, Fühlen und Befragen (Tabelle 1).

Die *orientierende Untersuchung der Atemfunktion* richtet sich an einfachen Kriterien aus (Tabelle 2). Pathologische Atemtypen sowie Schnappatmung und Atemstillstand bedingen stets die Diagnose „Notfall mit vitaler Gefährdung".

Die *orientierende Untersuchung der Herz-Kreislauf-Funktion* richtet sich nach vergleichbaren Kriterien (Tabelle 3). Akute Herzinsuffizienz, Schock und Herz-Kreislauf-Stillstand sind ebenfalls mit der Sofortdiagnose „Notfall mit vitaler Gefährdung" verbunden.

Die orientierende Untersuchung der Atemfunktion und der Herz-Kreislauf-Funktion

Tabelle 2. Untersuchungsgang beim Notfallpatienten

Atemfunktion	
	stabil
	Zyanose, Dyspnoe
	Stridor
	pathologische Atemtypen
	inverse Atmung Schnappatmung Atemstillstand

Tabelle 3. Untersuchungsgang beim Notfallpatienten

Herz-Kreislauf-Funktion	
	stabil
	Rhythmusstörungen
	akute Herzinsuffizienz
	Schock
	Herz-Kreislauf-Stillstand

ist in wenigen Augenblicken durchführbar.

Vielfach wird die Reihenfolge der Überprüfung der Vitalfunktionen mit der Bewußtseinslage begonnen. Im Interesse einer möglicherweise indizierten lebensrettenden Soforttherapie sollte jedoch mit der Überprüfung der Atem- und Herz-Kreislauf-Funktion begonnen werden. Sind Alarmsymptome der Atmung und der Herz-Kreislauf-Funktion feststellbar (siehe oben), so handelt es sich mit Sicherheit um einen Notfall mit vitaler Gefährdung, der

Tabelle 5. Untersuchungsgang beim Notfallpatienten

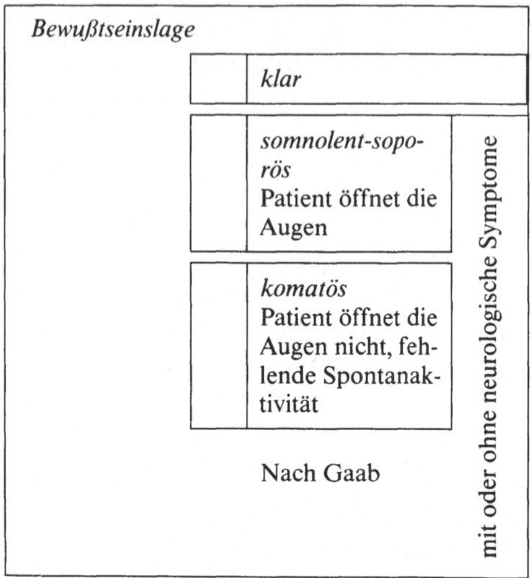

Bewußtseinslage		
	klar	
	somnolent-soporös Patient öffnet die Augen	mit oder ohne neurologische Symptome
	komatös Patient öffnet die Augen nicht, fehlende Spontanaktivität	

Nach Gaab

ohne weitere Untersuchungen der Bewußtseinslage die Einleitung der lebensrettenden Sofortmaßnahmen nach sich ziehen muß. Nach Restitution der Atemfunktion und der Herz-Kreislauf-Funktion kann die Bewußtseinslage sekundär überprüft werden. Sind Alarmsymptome von seiten der

Tabelle 4

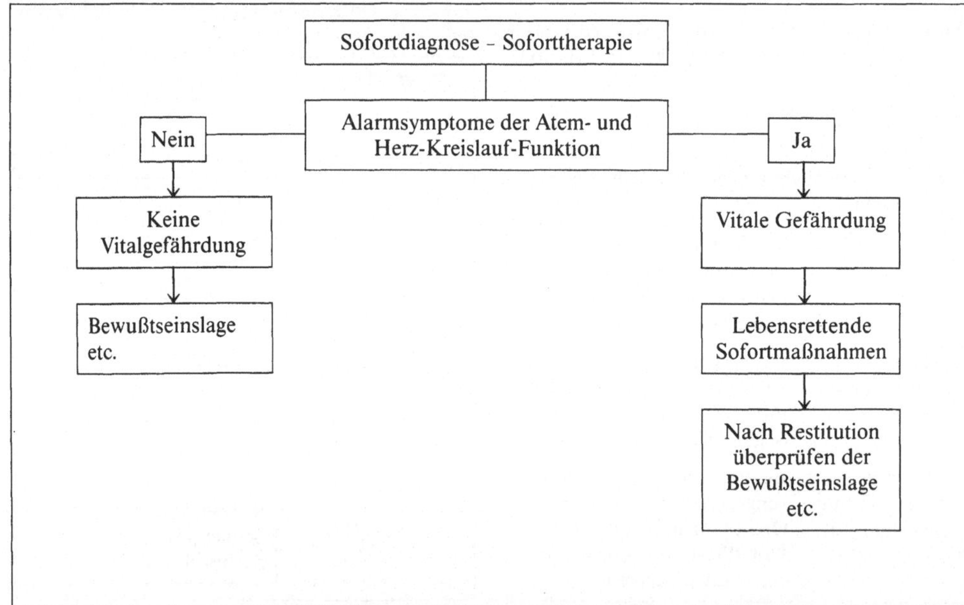

Atmung oder der Herz-Kreislauf-Funktion nicht feststellbar, so handelt es sich primär auch nicht um eine akute vitale Gefährdung, Bewußtseinslage und übrige Körperfunktionen können unter Sicherung der Atmung und der Herz-Kreislauf-Funktion in Ruhe überprüft werden (Tabelle 4).

Die Untersuchung der Bewußtseinslage sollte sich für die oberflächliche Orientierung ebenfalls an einfachen Kriterien ausrichten (Tabelle 5).

Damit ist die orientierende Untersuchung des Notfallpatienten im Hinblick darauf abgeschlossen, ob er an einer akuten vitalen Bedrohung leidet, die nur soviel sofortdiagnostischen Spielraum läßt, um die lebensrettenden Sofortmaßnahmen einzusetzen. Sind die Vitalfunktionen lediglich bedroht bzw. konnten sie durch die elementaren lebensrettenden Sofortmaßnahmen wiederhergestellt werden, so folgt als nächster Schritt die Differenzierung nach bestimmten Symptomkombinationen im Hinblick auf die Zuordnung zu bestimmten Notfalldiagnosen und im Hinblick auf die Soforttherapie. Dabei kann unterschieden werden in Patienten mit Organstörungen, die zu einer direkten Beeinträchtigung der vitalen Funktionen führen (primäre Störungen der vitalen Funktionen), oder Patienten mit Organstörungen, die indirekt die Vitalfunktionen beeinträchtigen (z. B. Erkrankungen oder Schädigungen des Verdauungssystems, des Urogenitalsystems etc.).

Die grob orientierende Erstuntersuchung

Tabelle 6. Schweregradeinteilung nach dem National Advisory Committee for Aeronautics (NACA)

Schweregradeinteilung		
Schweregrad 0: Keine Verletzung, keine Erkrankung. *Schweregrad 1:* Geringfügige Verletzung (Prellung, Hautwunden). Geringe Funktionsstörung (leichte Atemnot, Herz- oder Kreislaufstörung). *Schweregrad 2:* Mäßig schwere Verletzung (Distorsion, Luxation kleiner Gelenke, periphere geschlossene Frakturen). Mäßig schwere Funktionsstörung (Atemnot, Asthma, Herz-Kreislauf-Störung). *Schweregrad 3:* Schwere, aber nicht gefährliche Verletzung einer Körperregion (Schädel-Hirn-Trauma 1. Grades, geschlossene Schaftfraktur langer Röhrenknochen, Rippenserienfraktur, kompensierter hämorrhagischer Schock). Schwere, aber nicht bedrohliche Störung einer Vitalfunktion (Asthmaanfall, Kreislaufkollaps, Angina pectoris).	*Schweregrad 4:* Schwere, aber allein nicht gefährliche Verletzung mehrerer Körperregionen oder multiple Verletzungen einer Körperregion (Schädel-Hirn-Trauma 2. Grades, geschlossene Serienfrakturen einer Extremität, offene Frakturen, Verbrennung bis 20%). Schwere, aber nicht lebensbedrohliche Störung der Vitalfunktion (Asthmaanfall mit Herzrhythmusstörung, Herzinsuffizienz mit schwerer Atemnot, zerebraler Krampfanfall). *Schweregrad 5:* Schwere, gefährliche Verletzung einer Körperregion (Schädel-Hirn-Trauma 2. Grades mit tiefer Bewußtlosigkeit, Trümmerfraktur, Beckenfraktur, Organverletzung, Verbrennung bis 30%, manifester hämorrhagischer Schock, arterielle Schnittverletzungen). Schwere, lebensbedrohliche Störung der Vitalfunktion (bedrohlicher Asthmaanfall, schwere Angina pectoris, Coma diabeticum, Vergiftung mit Bewußtlosigkeit).	*Schweregrad 6:* Schwere, gefährliche Verletzungen mehrerer Körperregionen (schweres Schädel-Hirn-Trauma mit schwerem Thoraxtrauma oder intraabdomineller Organverletzung, mehrfache Gliedmaßenfrakturen mit Körperhöhlenverletzung, Verbrennung über 30%). Schwere, akut lebensbedrohliche Störung der Vitalfunktion (Herzinfarkt mit Lungenödem oder Kammerflimmern. Bewußtlosigkeit mit Atemstillstand, Vergiftung mit Bewußtlosigkeit und Kreislaufversagen, Elektrounfall mit Kammerflimmern). *Schweregrad 7:* Primär tödliche oder zum Tod führende Verletzungen oder Notfälle.

erlaubt schließlich die Differenzierung in Traumatisierung und akute Erkrankung sowie die Einteilung des Notfallpatienten in Schweregrade seiner Erkrankung (NACA-Schema, Tabelle 6).

Fortsetzung des Untersuchungsgangs nach Abschluß der orientierenden Erstuntersuchung

Untersuchungsgang bei respiratorischen Störungen

Zur ersten Orientierung dienen gegebenenfalls erreichbare Umfeldinformationen wie Spontanäußerungen des Patienten, eigenanamnestische oder fremdanamnestische Angaben, etwa zu Schmerzzuständen, Fieber, Medikation etc. Die Inspektion vermittelt einen ersten Eindruck über die Atemfunktion (Atemexkursionen, Atemtyp), über Stridor, Dyspnoe, Zyanose etc. Mit Palpation, Perkussion und Auskultation werden insbesondere pulmonale Zeichen erhoben, ebenso aber auch auf kardiale Symptome und das Blutdruckverhalten geachtet. Die Beurteilung der Bewußtseinslage, gegebenenfalls eine EKG-Untersuchung sowie der Nachweis von Azeton mit Hilfe von Teststreifen mag etwa bei pathologischen Atemtypen weitere diagnostische Hinweise vermitteln (Tabelle 7).

Alarmzeichen der respiratorischen Funktion sind Atemstillstand, Schnappatmung, massive Dyspnoe, massive Hämoptoe und inverse Atmung. Jedes dieser Alarmsymptome für sich oder insbesondere die Kombination mehrerer dieser Alarmsymptome muß zur Sofortdiagnose „respiratorischer Notfall mit akuter Lebensgefahr" führen. Weitergehende sofortdiagnostische und insbesondere differentialdiagnostische Erwägungen sind fehl am Platze.

Warnzeichen sind insbesondere Orthopnoe, Zyanose und Stridor. Die spontane Lage des Patienten kann anzeigen, daß es sich um einen respiratorischen Notfall handelt, wenn der Patient versucht, durch Erhöhung des Oberkörpers und Aufstützen der Arme die Atemhilfsmuskulatur einzusetzen, dadurch wird sogleich die Sauerstoffaufnahme in den gestauten und ödematösen Lungen erleichtert. Diese Orthopnoe kommt bei schwerer Linksherzinsuffizienz (z. B. Lungenödem) und bei akuter bronchialer Obstruktion (z. B. Asthma bronchiale) vor. Stridor kann in- und exspiratorisch auftreten. Er weist inspiratorisch auf akute Verlegungen im Bereich des Kehlkopfes und subglottischen Raumes hin, als Stridor in der Exspirationsphase eher auf Hindernisse im Mehrröhrensystem, etwa beim Asthma bronchiale.

Hustenanfälle kommen vor allem bei Aspiration vor. Im manifesten Lungenödem wird schaumiges oder blutiges Sekret abgehustet.

Ein Pneumo- oder Hämatothorax bzw. ein großer Pleuraerguß können perkussorisch durch veränderten Klopfschall oder Klopfschalldifferenzen imponieren. Bei der Auskultation fallen gegebenenfalls Giemen, Brummen und Pfeifen, abgeschwächtes oder gar fehlendes Atemgeräusch auf.

Tabelle 7. Untersuchungsgang bei der Leitsymptomatik „respiratorische Störungen"

Anamnese	Husten, Auswurf, Hämoptoe, Dyspnoe, Stridor, Fieber, Schmerz, Medikation
Inspektion	Atemexkursionen, Atemtypen, Hautfarbe (Zyanose), Dyspnoe, Stridor, Nagelbettdurchblutung, Pupillen, Venenstauung
Palpation Perkussion	Seitendifferente Atemexkursionen, Klopfschalldifferenzen
Auskultation	
Herz Kreislauf	Frequenz, Rhythmus, Töne/Geräusche, Blutdruckamplitude
Lunge	Atemgeräusch, Nebengeräusche
Zusatzuntersuchungen	Bewußtsein, Herz-Kreislauf-Funktion, EKG, Glukosebestimmung

Rasselgeräusche können bei schwerer Ansammlung von Sekret im Tracheobronchialsystem auch schon auf die Distanz ohne Stethoskop hörbar sein. Solche Sekretansammlungen können Ausdruck einer massiven Sekretverhaltung im Rahmen einer chronischen Bronchitis oder Ausdruck einer Aspiration sein und kommen weiterhin bei schwerem Lungenödem vor (Tabelle 8).

Begleitsymptome respiratorischer Funktionsstörungen sind solche, die auf Folgen des Sauerstoffmangels hindeuten, wie Angst, Unruhe, Bewußtseinsstörungen und Schock. Sie sind im Hinblick auf eine Notfalldiagnose uncharakteristisch. Beseitigung der respiratorischen Störung führt meist auch zur Beseitigung der unspezifischen Symptome des Sauerstoffmangels. *Sofortdiagnostik und Soforttherapie* respiratorischer Störungen greifen vielfach stufenlos ineinander (Tabelle 9). Die Sofortmaßnahmen „ex juvantibus" erweisen sich nur dann als richtig, wenn die Sofortdiagnose zutraf. Anderenfalls muß bei Versagen der initialen Sofortmaßnahmen die Sofortdiagnose gegebenenfalls überprüft und geändert werden.
Einige Beispiele sollen den Weg von der Leitsymptomatik und den Begleitsymptomen bis zur Notfalldiagnose verdeutlichen.

1. Ein Patient, der unter Atemnot leidet, bewußtseinseingeschränkt ist, einen inspiratorischen Stridor aufweist, massiv zyanotisch ist, die Atemhilfsmuskulatur einsetzt, bei der Einatmung keucht, wird unter der Sofortdiagnose „akute Obstruktion der oberen Luftwege" behandelt werden (Tabelle 10).
2. Steht im Vordergrund des respiratorischen Notfalls die Kombination Ateminsuffizienz oder gar Apnoe mit pathologischen Atemtypen und komatösem Bewußtseinszustand, so wird die Sofortdiagnose zerebral oder metabolisch bzw. medikamentös ausgelöster respiratorischer Notfall lauten (Tabelle 11).
3. Große Ähnlichkeit mit den Leitsymptomen der oberen Obstruktion kann die Leitsymptomatik: Dyspnoe, Zyanose, Schockzeichen haben. Die sofortige Unterscheidung gegenüber der oberen Obstruktion bringen jedoch die Leitsymptome: exspiratorische Atembehinderung, inspiratorisch eingestellte Thoraxweite, Giemen und Brummen sowie anamnestische Angaben. Aufgrund dieser Symptome, die durch Bewußtseinstrübung und andere zusätzliche unspezifische Zeichen kompliziert werden können, wird die Diagnose „diffuse Obstruktion" oder „Obstruktion im Mehrröhrensystem" gestellt (Tabelle 12).
4. Akute Dyspnoe zusammen mit retrosternalem Schmerz ohne Ausstrahlung, Angstgefühl, Unruhe und gegebenenfalls Schockzeichen, Hustenreiz und Zyanose weisen auf zwei Krankheitsbilder hin, den Pneumothorax und die Lungenembolie. Klopfschalldifferenzen, Differenzen im Atemgeräusch, Kreislaufzeichen sind ebenfalls Symptome und Untersuchungsbefunde, die keinesfalls spezifisch für den einen oder anderen respiratorischen Notfall sind. Ist ein Hautemphysem erkennbar, etwa nach Thoraxtrauma, so ist die Sofortdiagnose Pneumothorax am wahrscheinlichsten. Die sofortdiagnostischen Überlegungen müssen wiederum davon geleitet sein, ob akute Lebensgefahr besteht oder nicht. Für die Sofortdiagnose der Lungenem-

Tabelle 8. Untersuchungsgang bei der Leitsymptomatik „respiratorische Störungen"

Alarmzeichen	Atemstillstand, inverse Atmung, Schnappatmung, massive Hämoptoe, massive Dyspnoe, Schocksymptome
Warnzeichen	Schmerz, Zyanose, Stridor, Orthopnoe, Hypo-/Hyperpnoe, Hautemphysem, fehlendes Atemgeräusch, Klopfschalldifferenzen, pathologische Atemtypen, pathologische Atemgeräusche
Begleitsymptome	Unruhe, Angst, Bewußtseinsstörungen etc.

Tabelle 9. Sofortmaßnahmen bei respiratorischer Störung

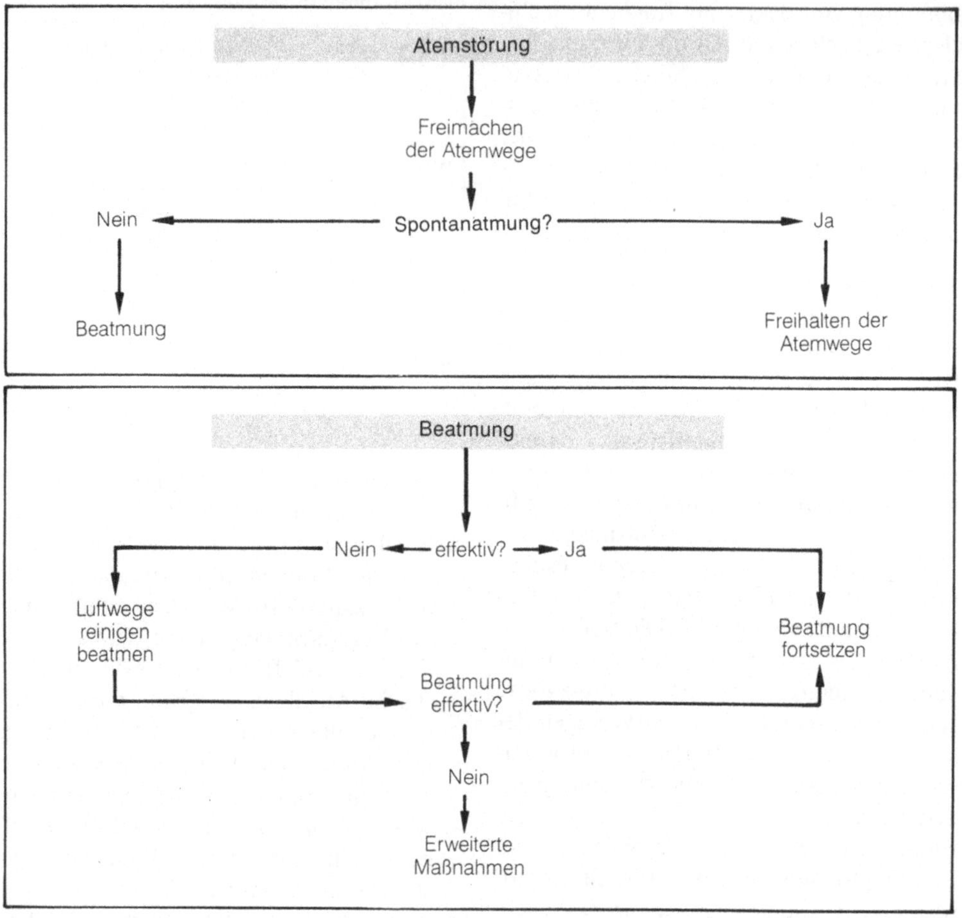

Atemstörung
Freimachen der Atemwege
Spontanatmung?
Nein
Ja
Beatmung
Freihalten der Atemwege
Beatmung
effektiv?
Nein
Ja
Luftwege reinigen beatmen
Beatmung fortsetzen
Beatmung effektiv?
Nein
Erweiterte Maßnahmen

Tabelle 10. Respiratorischer Notfall „obere Obstruktion". Sofortdiagnostisches Vorgehen

Dyspnoe
Inspiratorischer Stridor, Zyanose, Schockzeichen
Einziehungen, Keuchen, Anamnese?
?
Obere Obstruktion! Lebensgefahr?
Nein
Ja
Steroide
Lebensrettende Sofortmaßnahme Adrenalin

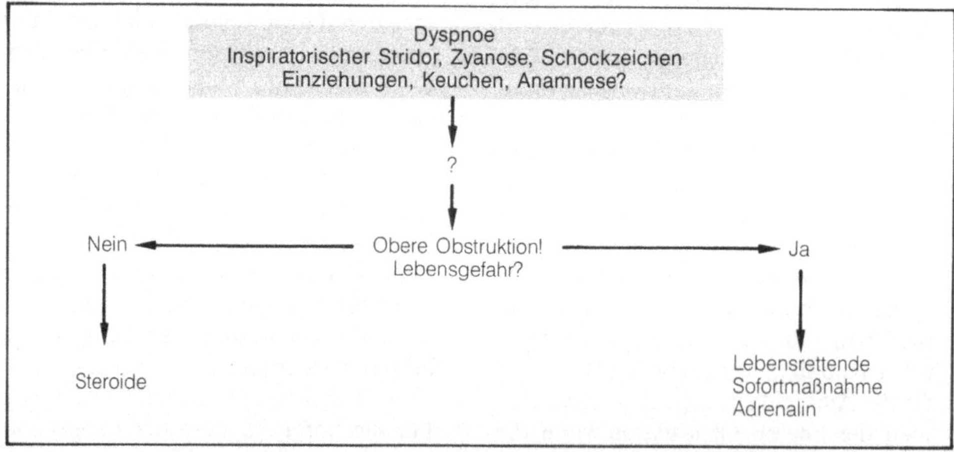

Tabelle 11. Sofortdiagnostische Maßnahmen beim respiratorischen Notfall zerebraler oder metabolischer Genese

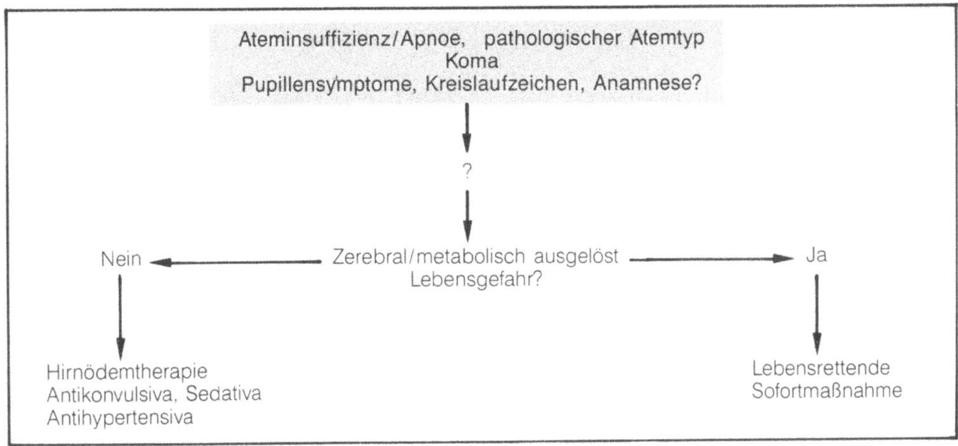

Tabelle 12. Sofortdiagnostische Maßnahmen beim respiratorischen Notfall - diffuse Obstruktion

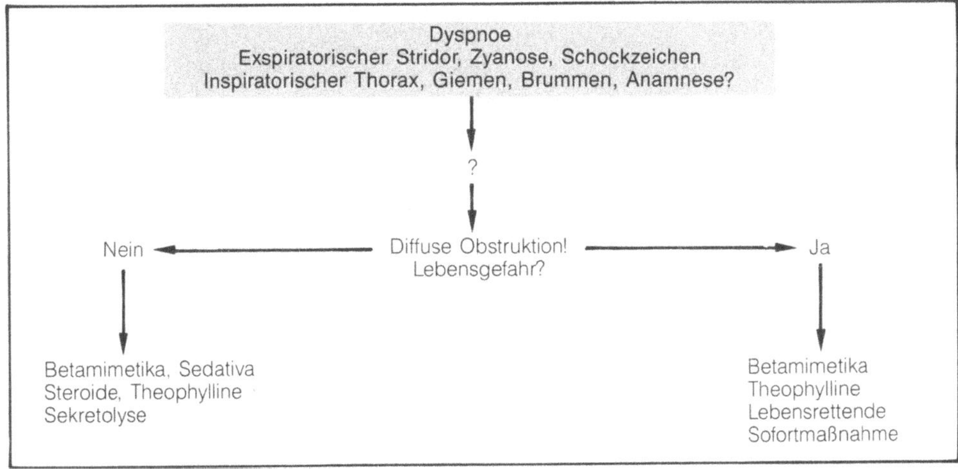

bolie würden eher anamnestische Hinweise auf thrombotische Erkrankungen, Immobilisation, Ruhigstellung einer Extremität und zurückliegende Thromboemboliesyndrome sprechen (Tabelle 13).

5. Dyspnoe, Abhusten von schaumigem Sekret, Distanzrasseln, Zyanose, Schockzeichen und das auskultatorische Phänomen der sogenannten „kochenden“ Lunge sind Leitsymptome, die zusammen mit anamnestischen Hinweisen zur Sofortdiagnose des nicht kardialen oder kardialen Lungenödems führen sollten (Tabelle 14).
6. Dyspnoe, Bluthusten, Zyanose, Schockzeichen und rasselnde Lungen stellen eine solch alarmierende Leitsymptomatik dar, daß die Diagnose Hämoptoe oder Hämoptyse nahezu unverzüglich zu stellen ist. Für den weiteren sofortdiagnostischen und insbesondere therapeutischen Entscheidungsprozeß ist die Frage unerheblich, woher das Blut stammt (Tabelle 15). Der Patient stirbt primär nicht an

Tabelle 13. Sofortdiagnostische Maßnahmen zur Differenzierung Pneumothorax/Lungenembolie

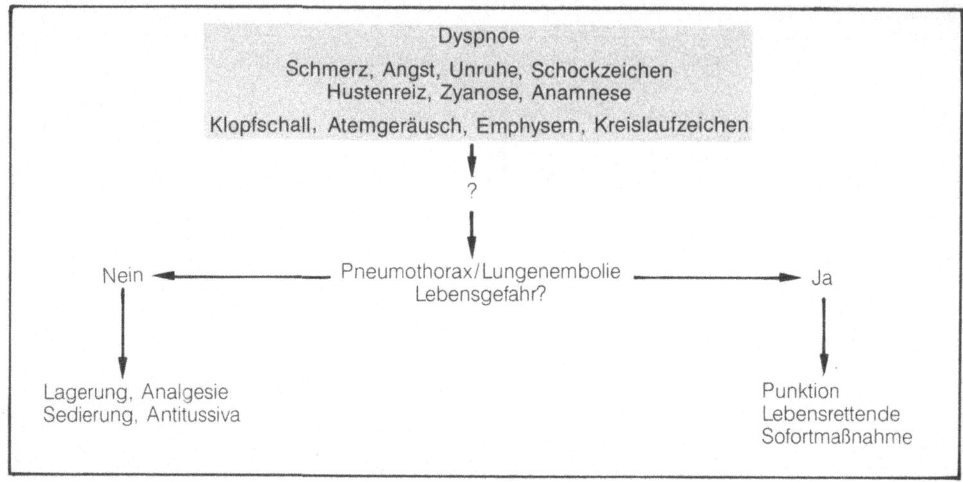

Tabelle 14. Sofortdiagnostische Maßnahmen beim respiratorischen Notfall - Lungenödem

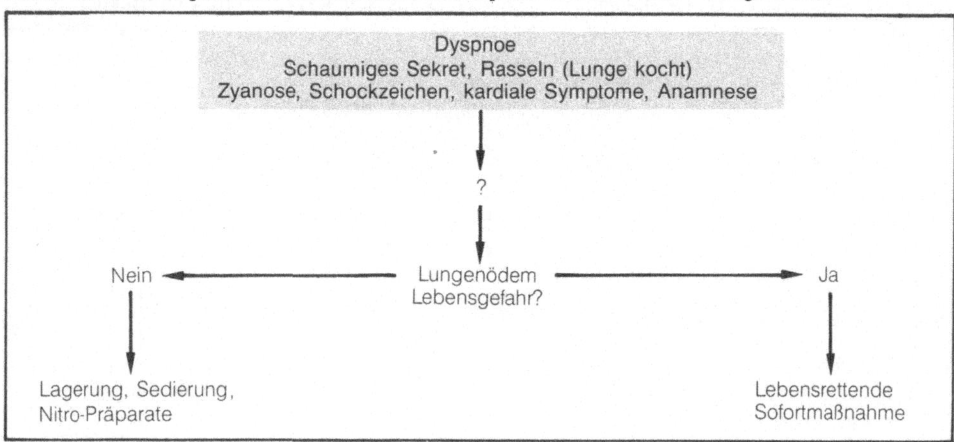

Tabelle 15. Sofortdiagnostische Maßnahmen beim respiratorischen Notfall - Hämoptoe

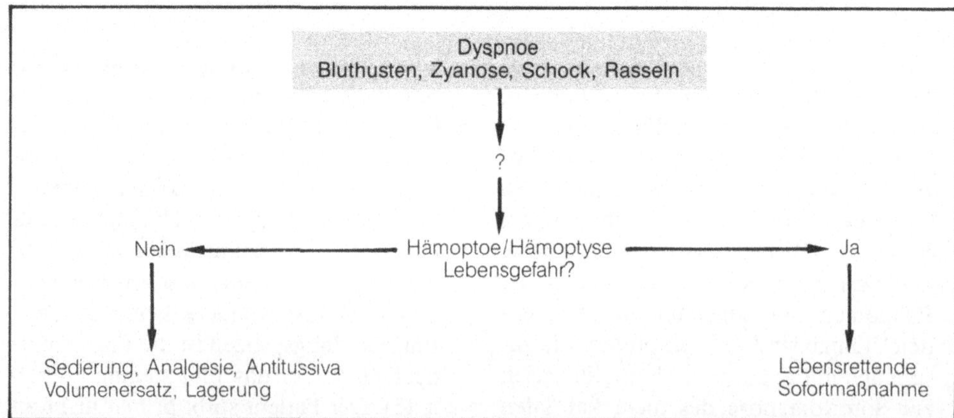

verschlucktem oder aspiriertem Blut, sei es nun primär regurgitiert und dann aspiriert oder primär als Folge pulmonaler Verletzungen oder Erkrankungen aspiriert worden.

Untersuchungsgang bei kardiozirkulatorischen Störungen

Auch bei kardiozirkulatorischen Notfällen kann unterschieden werden in Alarmsymptome, Warnsymptome und Begleitsymptome.
Zu dieser Leitsymptomatik gelangt man anhand der einfachen notfallmedizinischen Untersuchungsmethoden. Anamnestisch werden Thoraxschmerz, Kopf- oder Extremitätenschmerz in Dauer und Ausstrahlung angegeben, über Synkopen, Rhythmusstörungen oder Parästhesien berichtet.
Die Inspektion des Patienten wird Auskunft darüber geben, ob er dyspnoisch, tachypnoisch oder bradypnoisch ist, ob er einen Bronchospasmus aufweist oder im Schock ist, ob er zyanotisch ist, ob seine Halsvenen gestaut sind. Ein Blick auf die Extremitäten kann Hinweise auf eine arterielle Embolie oder eine venöse Thrombose geben. Die Palpation, die Auskultation und die Blutdruckmessung vermitteln Hinweise über die Herzfrequenz und den Herzrhythmus (Tachykardie oder Bradykardie, Rhythmusstörungen), Hypotension oder Hypertension, Bronchospasmus, Rasselgeräusche, Arrhythmien etc., aber auch über periphere Gefäßverschlüsse (Tabelle 16).
Die Existenz von Alarm- und Warnzeichen wird auf die Dringlichkeit der einzuschlagenden Sofortmaßnahmen aufmerksam machen.
Wird der Arzt mit einem Patienten unter den Leitsymptomen eines kardialen Notfalls, jedoch ohne direkte akute Lebensbedrohung konfrontiert, so müssen anamnestische Hinweise und weitere Untersuchungen die Notfalldiagnose klären.
Thoraxschmerz, Kopfschmerz, Extremitätenschmerz als anamnestische Angaben und akute Beschwerden lassen - in Verbindung mit der Wertung von Dauer, Intensität und Ausstrahlung - bestimmte Schlußfolgerungen zu. Auch muß zwischen kurzfristigen Thoraxschmerzen und solchen über 20 min Dauer (Stenokardien) unterschieden werden. Fehlen beim Patienten mit dem Leitsymptom Brustkorbschmerz in der Anamnese die erwähnten lebensbe

Tabelle 16. Untersuchungsgang bei der Leitsymptomatik „kardiozirkulatorische Störungen"

Anamnese	z. B. Thoraxschmerz, Extremitätenschmerz, Kopfschmerz (Dauer, Ausstrahlung) Dyspnoe, Synkope, Parästhesien, Rhythmusstörungen, synkopenähnliche Zustände
Inspektion	Atmung, Hautzustand, Nagelbettdurchblutung, Halsvenen, periphere Venen, Ödeme, Pupillen, Zustand der Extremitäten
Palpation Perkussion	Pulse (Radialis, Fußpulse, Karotis), Frequenz, Qualität, Rhythmus
Auskultation Herz Kreislauf Lunge	 Frequenz, Rhythmus, Töne/Geräusche Blutdruckmessung Rasselgeräusche
Zusatzuntersuchungen	Bewußtsein, Atemfunktion, EKG

Tabelle 17. Untersuchungsgang bei der Leitsymptomatik „kardiozirkulatorische Störungen"

Alarmzeichen	Herz-Kreislauf-Stillstand, Schock, Lungenödem
Warnzeichen	Thoraxschmerz, Rhythmusstörungen, Tachykardie, Bradykardie, Zyanose, Dyspnoe, Venenstauung, Krämpfe, respiratorische Warnzeichen
Begleitsymptome	Unruhe, Angst, Übelkeit, Bewußtseinsstörungen, Krämpfe, Ödeme, Zeichen einer Thrombose, Strommarken

Tabelle 18. Funktionelle Herzschmerzen

?	Thoraxschmerz mit unterschiedlicher Ausstrahlung
	Hyperventilation Pfötchen-Stellung Oraler Muskelkrampf
	normal
	normal
	o.B.
	o.B.
	o.B.
?	Parästhesien, psychische Erregung, Angst
	normal

drohlichen Zeichen, ergibt aber die Anamnese lang anhaltende Stenokardien oder ähnliche Zusatzsymptome, so sollte ebenfalls von einem kardialen Notfall ausgegangen werden (Tabelle 17).

Einige Beispiele sollen den Weg von der Leit- und Begleitsymptomatik zur Notfalldiagnose verdeutlichen:

1. Ist die kardiovaskuläre Grunduntersuchung nach den Kriterien Anamnese, Inspektion, Beurteilung der Pulsqualität und Blutdruckmessung, Auskultation der Lunge und des Herzens sowie Untersuchung der unteren Extremitäten, gegebenenfalls Elektrokardiogramm beendet, liegen keine Auffälligkeiten vor, so liegt auch kein kardiovaskulärer Notfall vor. Bei diesen Patienten müssen die angegebenen Symptome, etwa Thoraxschmerz oder Dyspnoe, anders erklärt werden (Tabelle 18).
2. Ist der Schmerz jedoch akut, heftig und anhaltend, verbunden mit Engegefühl und Druck sowie Vernichtungsgefühl und Todesangst, wird er retrosternal mit

Tabelle 19. Infarktbedingter Thoraxschmerz

?	Thoraxschmerz, heftig und anhaltend, retrosternal mit Ausstrahlung, mit Druck und Engegefühl
	schwerkranker Patient
	Komplikationen?
?	Übelkeit, Brechreiz, Schweißausbruch
	pathologisch

typischer Ausstrahlung oder im gesamten Thorax empfunden, wird er durch Übelkeit, Brechreiz, Schweißausbruch begleitet, liegt die Notfalldiagnose „akuter Myokardinfarkt" nahe. In unkomplizierten Fällen kann der Untersuchungsbefund unauffällig sein, meist jedoch sind die Rhythmusstörungen, Zeichen einer Herzinsuffizienz oder des kardialen Schocks erkennbar. Oft ist bereits das erste EKG pathologisch (Tabelle 19).

3. Rhythmusstörungen, also Herzstolpern, können mit normalen Frequenzen, aber auch in Verbindung mit Tachykardie oder Bradykardie einhergehen. Die Erkennung von Herzrhythmusstörungen stellt vielfach das größte Problem dar (Tabelle 20).
4. Zum einen sind Arrhythmien ohne Elektrokardiogramm praktisch nie exakt zu klassifizieren, zum anderen ist es ausgesprochen schwierig zu entscheiden, welcher Bedrohungsgrad vorliegt und inwieweit Sofortmaßnahmen erforderlich sind. Supraventrikuläre, paroxysmale Tachykardien sind wenig bedrohlich,

Tabelle 20. Herzrhythmusstörungen

	Herzinsuffizienz? Schock?
	sehr rasch – sehr langsam – unregelmäßig
	→ ↗ ↘
	Rasselgeräusche?
	Tachykardie/Tachyarrhythmie – Bradykardie/Bradyarrhythmie – Extrasystolie
	pathologisch

paroxysmale absolute Tachyarrhythmien durch Vorhofflimmern mit rascher Kammerfrequenz können jedoch zu erheblichen Komplikationen führen.
Im Rahmen der Rhythmusstörungen hat der Untersuchungsgang zudem zu berücksichtigen, ob Zeichen der Herzinsuffizienz oder des Schocks bestehen. Die Pulspalpation deckt die Rhythmusstörungen auf, der Blutdruck kann ganz uncharakteristisch sein. Bei der Auskultation der Lunge gilt es, nach Rasselgeräuschen zu fahnden.

Auch einige *soforttherapeutische Maßnahmen* können in die sofortdiagnostischen Überlegungen einbezogen werden. Lassen sich die Folgen einer Synkope z. B. durch Anheben der Beine oder Flachlagerung des Patienten schlagartig beseitigen, so handelt es sich am ehesten um eine vasovagale Synkope ohne schwerwiegenden Krankheitswert (Tabelle 21). Läßt sich mit Hilfe eines Nitropräparates, oral oder nasal appliziert, ein thorakaler Schmerzzustand beseitigen, so lag dem Notfall mit einiger Wahrscheinlichkeit eine Stenokardie zugrunde. Funktionelle Beschwerden lassen sich vielfach durch Sedierung, etwa mit Benzodiazepinen, kupieren. Fordert ein thorakaler Schmerzzustand mit hämodynamischen Störungen wiederholte Dosen eines Opiats, so liegt am ehesten ein Myokardinfarkt vor. Spricht eine Bradykardie auf Atropin rasch an, so ist wiederum eine vasovagale Synkope am wahrscheinlichsten (Tabelle 22).

Untersuchungsgang bei Störungen im Wasser- und Elektrolythaushalt

Der Untersuchungsgang bei Notfallpatienten mit der Leitsymptomatik „Störungen im Wasser-Elektrolyt- und Säuren-Basen-Haushalt“ orientiert sich an Kriterien, die

Tabelle 21. Untersuchungsgang bei kardiozirkulatorischen Störungen. Diagnostischer Stellenwert der Soforttherapie

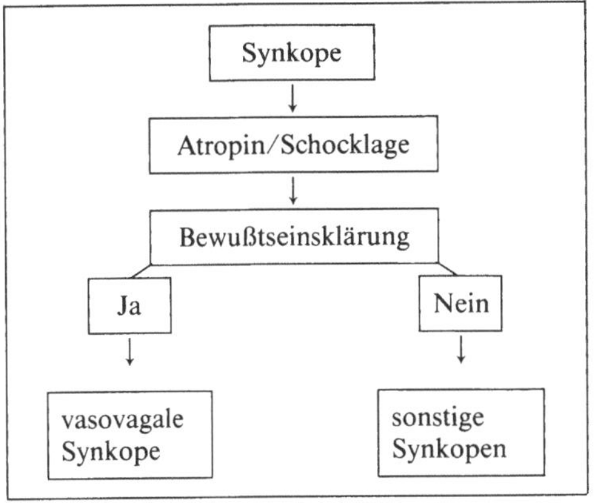

Tabelle 22. Untersuchungsgang bei kardiozirkulatorischen Störungen. Diagnostischer Stellenwert der Soforttherapie

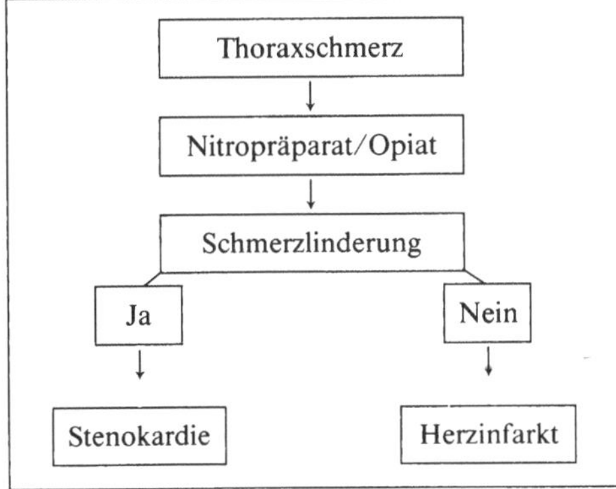

Tabelle 23. Untersuchungsgang bei der Leitsymptomatik „Störungen im Wasser-Elektrolyt- und Säuren-Basen-Haushalt“

Anamnese	Alter, Fieber, Durchfall, Medikation, Durst, Apathie, Stoffwechselerkrankungen, Krämpfe, Koma, Erbrechen, Schwäche
Inspektion	Zunge, Haut/Schleimhäute, Atmung, Tetanie
Palpation Perkussion	Hautfalten, Hauttemperatur, Pulsfrequenz, Qualität, Rhythmus, Dämpfungen
Auskultation Kreislauf Herz Lunge	 Druck und Amplitude Frequenz, Töne, Geräusche, Rhythmus Rasselgeräusche
Zusatzuntersuchungen	Atemfunktion, Herz-Kreislauf-Funktion, Bewußtseinslage, Reflexverhalten, Bulbi, Pupillen, EKG, Glukose- und Azetonbestimmung

Tabelle 24. Untersuchungsgang bei der Leitsymptomatik „Störungen im Wasser-Elektrolyt- und Säuren-Basen-Haushalt“

Alarmzeichen	Koma, Krämpfe, Schock
Warnzeichen	Apathie, Erbrechen, Tachykardie, Arrhythmie, pathologische Atemtypen, pathologische Reflexe
Begleitsymptome	trockene Haut und Schleimhäute, trockene Zunge, Fieber, Durst, Übelkeit/Erbrechen

zur Untersuchung bei respiratorischen, kardiozirkulatorischen und zerebral-metabolischen Störungen herangezogen werden (Tabelle 23). Auch für diese Störungen läßt sich die Leitsymptomatik nach Alarmzeichen und Warnzeichen differenzieren, die auf die Dringlichkeit einer Soforttherapie hinweisen. Begleitsymptome sind mehr unspezifisch und können sowohl auf zirkulatorische als auch auf metabolische oder respiratorische Notfälle hindeuten (Tabelle 24).

Untersuchungsgang bei Störungen des Bewußtseins

Unter der Notfalldiagnose „Störungen des Bewußtseins“ werden die verschiedensten Syndrome zusammengefaßt. In vielen Fällen ist die Störung des Bewußtseins schon so ausgeprägt, daß der Patient bei der Erstuntersuchung durch den Notarzt ohne Spontanaktivität angetroffen wird. Bei an-

Tabelle 25. Bewußtsein. Beurteilung nach dem Glasgow-Koma-Index

GLASGOW-KOMA-INDEX		PUNKTE
1. Augen öffnen		
Spontan	4	
Aufforderung	3	
Schmerz	2	
Nicht	1	□
2. Motorische Antwort		
Gezielt (Aufforderung)	6	
Gezielt (Schmerz)	5	
Ungezielt (Schmerz)	4	
Beugemechanismen	3	
Streckmechanismen	2	
Keine	1	□
3. Verbale Antwort		
Orientiert, prompt	5	
Verwirrt	4	
Inadäquat	3	
Unverständlich	2	
Keine	1	□
GESAMTPUNKTZAHL:		□

Tabelle 26. Untersuchungsgang bei der Leitsymptomatik „Bewußtseinsstörung"

Anamnese	Verletzungen, Erkrankungen, Medikation, Umgang mit Chemikalien, Kopfschmerz, Erbrechen, Lähmungen, Krämpfe
Inspektion	Haut (Farbe, Turgor, Temperatur, Blasen, Exantheme), Geruch, Krämpfe, Lähmungen, Struma
Palpation	Puls, Haut, Pupillen, Bulbi
Perkussion	Lungen (Dämpfung, Klopfschalldifferenzen)
Auskultation	
Herz	Frequenz, Rhythmus, Töne, Geräusche
Lungen	Atemgeräusch
Kreislauf	Druck, Amplitude
Zusatzuntersuchungen	Atemfunktion, Herz-Kreislauf-Funktion, Reflexe, Meningismus, EKG, Glukose- und Azetonbestimmung

deren wird die Störung des Bewußtseins nicht so ausgeprägt sein, trotzdem können bereits manifeste oder drohende Störungen der vitalen Funktionen mit einer eingeschränkten Bewußtseinslage verbunden sein. Um den Schweregrad und den zeitlichen Verlauf von Bewußtseinsstörungen objektiv erfassen zu können, empfiehlt sich der Gebrauch von Bewertungsskalen, wie z. B. dem Glasgow-Koma-Index (Tabelle 25). Der Glasgow-Koma-Index gibt lediglich Auskunft über die Intensität der Bewußtseinsstörung. Erst mit Hilfe der Umweltinformationen und zusätzlichen Untersuchungen wird die Notfalldiagnose erreicht (Tabelle 26).

Alarm- und Warnzeichen machen auf die Dringlichkeit der Soforttherapie aufmerksam, Begleitsymptome helfen, die Notfalldiagnose zu erhärten (Tabelle 27). Zu den Alarmzeichen zählen generell die Störungen der Vitalfunktionen, entweder als Ursache der Bewußtseinsstörung oder als deren Folge. Akute Veränderungen der Pupillenmotorik, akute Blutungen, Hämatome, Wunden, Frakturen, Krämpfe, Lähmungen, Meningismus sind Warnsymptome. Als Begleitsymptome verwertet werden können insbesondere anamnestische Angaben über Übelkeit, Kopfschmerz, Erbrechen, Anfälle etc. Verletzungen, Blutungen und Einstiche mögen auf Komabegleitfaktoren aufmerksam machen, aber auch auf die Möglichkeit von exogenen Intoxikationen, Medikamentenapplikation, Drogenmißbrauch etc. Lähmungen und Krämpfe sind zwar weniger charakteristische Symptome, sie kommen so gut wie bei allen Komaformen in irgendeiner Phase des Geschehens vor, sie mögen jedoch differenzieren helfen zwischen Coma diabeticum und hypoglykämischem Schock.

Exantheme und charakteristischer Fötor können bereits in der Frühphase des Untersuchungsganges auf ein hepatisches, urämisches oder diabetisches Koma aufmerksam machen. Der Fötor kann darüber hinaus grob differenzieren helfen zwischen Intoxikationen, zerebralem Koma und kardiozirkulatorischen bzw. metabolischen Komaformen.

Tabelle 27. Untersuchungsgang bei der Leitsymptomatik „Bewußtseinsstörung"

Alarmzeichen	Koma, Schock, Atemstillstand, Herz-Kreislauf-Stillstand
Warnzeichen	Pupillenveränderungen, Blutungen, Hämatome, Wunden, Frakturen, Krämpfe, Lähmungen, Meningismus, Entwicklung des Notfalls, respiratorische, kardiozirkulatorische Warnzeichen
Begleitsymptome	Kopfschmerz, Übelkeit, Erbrechen, Seh- und Hörstörungen, Muskelschwäche, Apathie, Unruhe, Tetanie, respiratorische und kardiozirkulatorische Begleitsymptome

Tabelle 28. Untersuchungsgang bei der Leitsymptomatik „Trauma"

Anamnese	Traumaanamnese (vertikal/horizontal, Dezelerationstrauma), Medikation, Erkrankungen
Inspektion	Wunden, Prellmarken, Hämatome, Blutungen, Schmerz, Bewußtseinsstörungen, Thoraxexkursionen, Hautzustand, Fehlstellungen
Palpation Perkussion	Pulse (Radialis, Karotis, Extremitäten), Abwehrbewegungen, abnorme Beweglichkeit, Krepitation, Abwehrspannung, Dämpfungen
Auskultation Kreislauf Herz Lunge	 Drucke, Amplitude Frequenz, Rhythmus, Töne Atemgeräusche
Zusatzuntersuchungen	Frakturen, die einer notfallmäßigen Stabilisierung bedürfen

Untersuchungsgang bei der Leitsymptomatik „Traumatisierung"

Ein Paradebeispiel für einen Untersuchungsgang, bei dem respiratorische, kardiozirkulatorische und traumatisch-zerebrale Bewußtseinsstörungen vorliegen können, ist der Untersuchungsgang bei der Leitsymptomatik Trauma. Ein solcher Patient weist vielfach die Kombination eines Schädel-Hirn-Traumas mit einem Halswirbelsäulentrauma, einem Thoraxtrauma, einem Abdominal- und Urogenitaltrauma sowie multiplen Extremitätenverletzungen auf. Gelegentlich ist der Unfallhergang noch rekonstruierbar, die Traumatisierungsanamnese läßt über den Unfallmechanismus gewisse Rückschlüsse auf mögliche Verletzungskombinationen zu. Eventuell sind Auskünfte darüber erhältlich, ob der Patient vor dem Trauma unter einer Medikation gestanden hat oder unter einer sonstigen Erkrankung gelitten hat (Tabelle 28).

Die Inspektion gibt eine Vielfalt von Eindrücken wieder. Zu den Alarmzeichen bei der Untersuchung des traumatisierten Patienten gehören Koma, respiratorische Störungen, massive arterielle Blutungen, Schock und Zeichen von Querschnittslähmung (Tabelle 29).

Warnzeichen, die jedoch jederzeit in Alarmzeichen umschlagen können, sind Gesichtsschädelverletzungen, Thoraxverletzungen, multiple Extremitätenfrakturen etc. Als zunächst unklare Begleitsymptome sind Wunden, Hämatome, Prellmarken und Fehlstellungen zu werten. Die allgemeine Palpation konzentriert sich auf die Palpation bestimmter Pulse, die orientierende abdominelle Palpation zeigt Abwehrspannungen und grobe Resistenzen.

Die Auskultation und Druckmessung zeigt an, in welcher hämodynamischen Situation der Traumatisierte ist, darüber hinaus, ob bei entsprechendem Unfallmechanismus bzw. Inspektionsbefund thorakale Mitverletzungen (Hämatothorax, Pneumothorax etc.) bestehen. Die grob orientierende Untersuchung muß auch feststellen, ob Frakturen bestehen, die noch am Notfallort einer besonders dringlichen Stabilisierung bedürfen.

Über die allgemeine Untersuchung hinaus

Tabelle 29. Untersuchungsgang bei der Leitsymptomatik „Trauma"

Alarmzeichen	Koma, respiratorische Störungen, massive Blutung, Schock, Lähmungen
Warnzeichen	Gesichtsverletzungen, Thoraxverletzungen, multiple Frakturen, Abdominaltrauma, Schmerz
Begleitsymptome	Wunden, Hämatome, Prellmarken, Fehlstellungen

muß wegen der Bedeutung für das Schicksal des Patienten beim Thoraxtrauma nach Prellmarken, Hämatomen und Wandinstabilität geforscht werden. Bei Verdacht auf Abdominaltrauma ist nach offenen oder geschlossenen Wunden, Abwehrspannung, Flankenschmerz, Peristaltik und Umfangsänderungen zu fahnden. Blutungen aus der Harnröhre oder dem Darm sind von Bedeutung.

Aus der Erfassung von Zahl und Ausdehnung von Hämatomen schließlich läßt sich entscheiden, ob der Patient unter Umständen in kürzester Zeit in einen Volumenmangelschock gerät, oder auch überschlägig kalkulieren, welche Mengen an Volumenersatz benötigt werden. Von entscheidender Bedeutung ist schließlich die Beantwortung der Frage, ob der Patient bereits vor der Untersuchung und Behandlung mediziert worden ist (z. B. Opiate etc.).

Der Untersuchungsgang in Kombination mit Alarmzeichen, Warnzeichen und Begleitsymptomen ergibt schließlich die Diagnose des Einfach-, Mehrfach- oder Polytraumas.

Untersuchungsgang bei der Leitsymptomatik „akutes Abdomen, gastrointestinale Blutung, abdominelle Verletzung"

An der Grenze zwischen Notfall und Notsituation sind solche Patienten anzusiedeln, bei denen die Leitsymptomatik eines akuten Abdomens, einer gastrointestinalen Blutung oder Verletzung besteht.

Aus der Anamnese wird man Aufschlüsse über durchgemachte Erkrankungen und Operationen, Dauermedikation oder zurückliegende Reisen erhalten, ebenso über eine bestehende Schwangerschaft oder Menopause (Tabelle 30). Anamnestische Hinweise sind weiter Schmerzen, Übelkeit, Erbrechen, Diarrhö, Stuhlverhaltung und Durst. Die Inspektion läßt eventuell bestehende Blutungen nach außen sowie Bluterbrechen oder Bluthusten erkennen. Bei der Palpation werden Pulsfrequenz und -qualität, Abwehrspannung, abdominelle Klopfschallbesonderheiten etc. erfaßt. Das Blutdruckverhalten gibt Auskunft über die hämodynamische Mitbeteiligung. Die Auskultation und Perkussion des Abdomens gibt Hinweise auf pathologische Darmgeräusche, Plätschern, Peristaltikänderungen oder Grabesstille. Unspezifische Begleitsymptome können schließlich Bewußtseinsstörungen, Durst, Schmerzausstrahlung sowie Hypo- oder Hyperventilation sein.

Auch bei der Leitsymptomatik „akutes Abdomen" lassen sich Alarmzeichen und Warnzeichen von Begleitsymptomen trennen. Alarmzeichen wie Schock und Bewußtseinsstörung müssen sofort zu therapeutischen Maßnahmen führen, Warnzeichen wie Schmerz, Blutungen, Bluterbrechen, Abwehrspannung, Durst etc. erhöhte Aufmerksamkeit wecken. Mehr unspezifische Begleitsymptome, die aber letztlich zur Komplettierung der Notfalldiagnose führen können, sind Übelkeit, Erbrechen, Fieber, Schmerzausstrahlung etc. (Tabelle 31).

Naturgemäß sind die Möglichkeiten von Zusatzuntersuchungen und labordiagnostischen Verfahren am Notfallort und außerhalb der Klinik außerordentlich limitiert. Letztlich stehen drei Möglichkeiten zur Verfügung, die in den Untersuchungsgang jeglicher Leitsymptomatik eingebaut werden sollten, die EKG-Ableitung, die Blutglukosebestimmung und die Azetonbe-

Tabelle 30. Untersuchungsgang bei Patienten mit der Leitsymptomatik „akutes Abdomen"

Anamnese	Erkrankungen, Medikation, Operationen, Reisen, Schwangerschaft, Menopause, Schmerzen, Übelkeit, Erbrechen, Diarrhö, Durst
Inspektion	Blutungen (Erbrechen, Husten, Darmblutung, Blutung aus dem Urogenitalsystem), Haut, angezogene Beine
Palpation Perkussion	Puls, Abwehrspannung, abdominaler Klopfschall, Klopfschmerz
Auskultation Herz Lunge Abdomen Kreislauf	 Frequenz, Rhythmus, Töne Geräusche, Atemgeräusche Peristaltik, Darmgeräusche, Plätschern Drucke, Amplitude
Zusatzuntersuchungen	Atemfunktion, Herz-Kreislauf-Funktion, Bewußtseinslage, EKG, Glukose- und Azetonbestimmung

Tabelle 31. Untersuchungsgang bei der Leitsymptomatik „akutes Abdomen"

Alarmzeichen	Schock, Bewußtseinsstörungen
Warnzeichen	Schmerz, Blutung, Abwehrspannung, „Grabesstille", respiratorische und kardiozirkulatorische Warnzeichen
Begleitsymptome	Übelkeit, Erbrechen, Fieber, Schmerzausstrahlung, respiratorische und kardiozirkulatorische Begleitsymptome

stimmung mit Teststreifen. Allenfalls kann bei exogenen Intoxikationen ein Inhalationsnachweis mit entsprechenden Sets zusätzlich durchgeführt werden.

Zusammenfassend läuft der Untersuchungsgang beim Notfallpatienten nach folgenden einfachen Kriterien:

1. Überprüfung der Vitalfunktionen Atmung, Herz-Kreislauf-Funktion und Bewußtseinslage anhand einfacher Zeichen.
2. Nach Abwendung akuter Lebensgefahr bzw. deren Fehlen richtet sich der weitere Untersuchungsgang nach der Leitsymptomatik
   - respiratorische Störung,
   - kardiozirkulatorische Störung,
   - Störung der Bewußtseinslage,
   - Traumatisierung,
   - akutes Abdomen.

Untersucht wird mit Hilfe von Umfeldinformationen, der Inspektion, Palpation, Perkussion und Auskultation. Zusatzuntersuchungen konzentrieren sich auf die jeweils ergänzenden Vitalfunktionen sowie EKG, Blutglukosebestimmung, Azetonbestimmung im Urin, gegebenenfalls Analyse der Atemgase mit Teströhrchen. Im Interesse einer raschen Notfalldiagnose mit entsprechenden soforttherapeutischen Ansätzen sollte in Alarmzeichen und Warnzeichen als Leitsymptomatik einerseits sowie weiterführende Begleitsymptome differenziert werden.

Rettung und Lagerung

E. Pfenninger

Retten

Eine Rettung ist oftmals als erste lebenserhaltende Sofortmaßnahme zu ergreifen, sofern sich der Notfallpatient in einer Gefahrensituation befindet, aus der er sich durch gegebene Umstände (Bewußtseinsverlust, Einklemmung, schwerwiegende Verletzungen) nicht mehr selbst befreien kann. In speziellen Fällen ist die Rettung nur durch Fachpersonal (Feuerwehr, Technisches Hilfswerk oder Fachpersonal der Elektrizitätswerke) möglich. Dies gilt insbesondere bei Hochspannungsunfällen, Rettung von eingeklemmten Personen, Rettung aus Gewässern oder Silo und Gärkellern (schweres Atemschutzgerät!) sowie bei Brandkatastrophen.

Retten - einfache Handgriffe

Rautek-Rettungsgriff

Dieser Rettungsgriff wird bei liegenden und sitzenden Patienten angewendet (Abb. 1a-d).

Durchführung

Liegender Patient:

Der Helfer stellt sich mit leicht gespreizten Beinen - die Füße stehen parallel - an den Kopf des Notfallpatienten. Falls der Verletzte nicht ausgestreckt auf dem Rücken liegt, bringt er ihn zunächst in diese Lage.

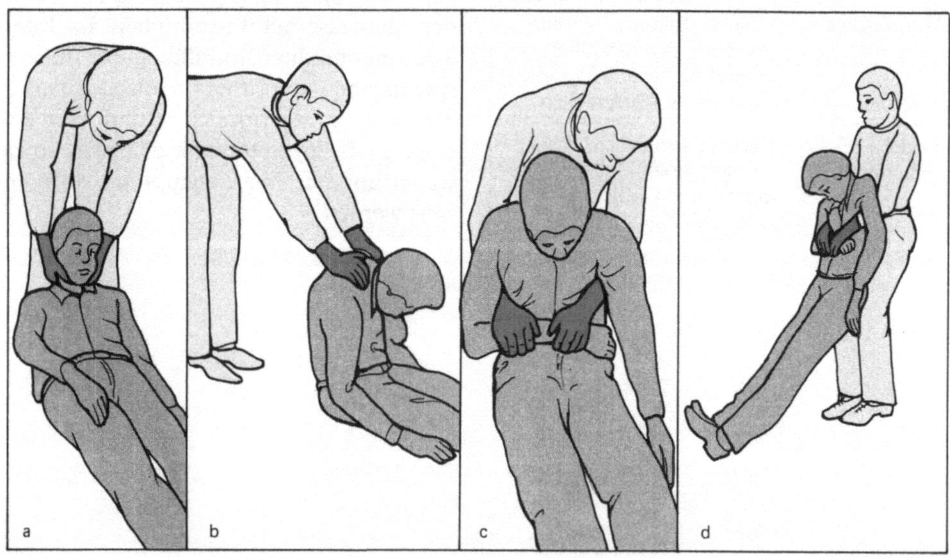

Abb. 1a-d

Er beugt sich zum Verletzten herunter, umfaßt mit den ausgestreckten Händen den Nacken und den Hinterkopf und richtet den Betroffenen mit Schwung so auf, daß er in eine sitzende Stellung kommt, wobei der Oberkörper leicht nach vorne geneigt ist. Der Helfer verändert in dieser Phase zunächst nicht die Stellung seiner Füße, seine Hände gleiten vom Nacken auf die Schultergegend des Verletzten, auf diese Weise wird die erreichte sitzende Stellung fixiert. Er tritt nunmehr dicht an den Körper des Verletzten heran, beide Füße stehen parallel zueinander, mit den Knien wird der Körper des Notfallpatienten so abgestützt, daß die Stellung des Oberkörpers erhalten bleibt.

Nunmehr schiebt der Helfer seine beiden ausgestreckten Arme unter den Achselhöhlen des Verletzten hindurch, legt einen der Unterarme quer zum Oberkörper und umfaßt diesen Unterarm mit dem „Affengriff", d.h. Finger und Daumen umgreifen von vorne den Unterarm. Der Helfer richtet sich jetzt in der Wirbelsäule auf, die Knie bleiben gebeugt, er verlagert sein Körpergewicht nach hinten und zieht dabei den Bewußtlosen mit gestreckten Armen auf seine Oberschenkel. Mit kleinen Schritten geht er rückwärts und entfernt den Notfallpatienten aus dem Gefahrenbereich.

Mit dem Rautek-Rettungsgriff lassen sich, bei Einhaltung der beschriebenen Technik, auch relativ schwere Patienten retten, da es nicht nur auf die Kraft des Helfers ankommt, sondern die Technik durch Gewichtsverlagerung und Hebelwirkung ermöglicht wird.

Sitzender Patient:

Ist nach einem Autounfall die Rettung eines verletzten oder bewußtlosen Patienten aus dem Fahrzeug erforderlich, so kommt eine Modifikation des Rautek-Rettungsgriffes zur Anwendung. Der Helfer überprüft zunächst, ob der Betroffene z.B. an den unteren Extremitäten eingeklemmt ist. Durch geeignete Maßnahmen, unter anderem durch das Zurückstellen des Sitzes, werden die Voraussetzungen für die Rettung geschaffen. An den Kleidungsstücken umgreift der Helfer die Hüftpartien des Verletzten und zieht ihn so weit herum, daß der Rücken frei wird. Dann folgen die bereits beschriebenen Phasen des Rettungs-

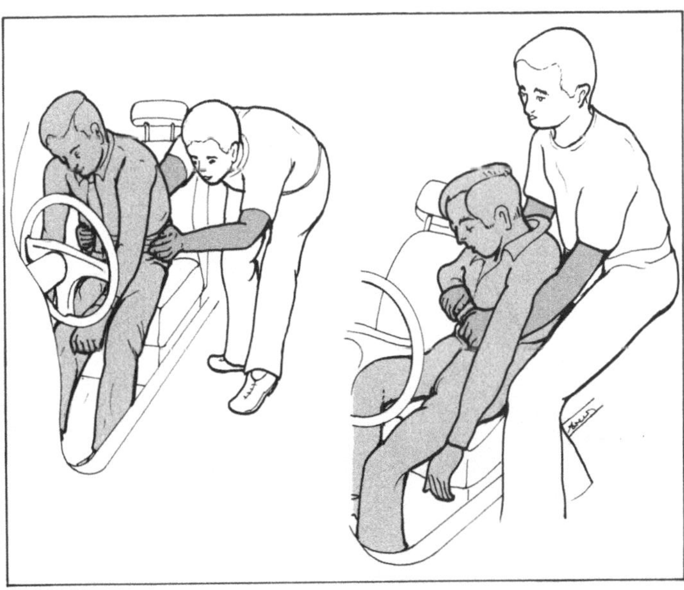

Abb. 2

griffes, der Helfer greift mit gestrecken Armen unter den Achselhöhlen des Verletzten durch, legt den unverletzten Unterarm quer zum Körper, umfaßt diesen Unterarm, geht in leichte Kniebeuge, richtet sich wiederum in der Wirbelsäule auf und zieht den Verletzten auf seine Oberschenkel. Kopf, Hals und Brust wegen möglicher Wirbelsäulenverletzung als Einheit behandeln! Der Kopf wird in Mittelposition gehalten, indem man ihn mit Schulter und Kinn stützt oder von einem Helfer mit beiden Händen halten läßt. Bei Verdacht auf Halswirbelverletzungen eventuell zuvor eine vorgefertigte Halskrawatte anlegen, hier sollte auch nicht die erste Phase des Rautek-Rettungsgriffes (Aufrichten des Oberkörpers) zur Anwendung kommen. Es ist dabei besser, zuerst eine feste Unterlage (kurzes Brett, Trage usw.) unter den Patienten zu schieben und ihn dann vorsichtig aus dem Gefahrenbereich zu entfernen (Abb. 2).

Retten - Besonderheiten

Schutzhelmabnahme bei Zweiradfahrern

Für Fahrer motorisierter Zweiräder ist das Tragen von Schutzhelmen gesetzlich vorgeschrieben. Da bei bewußtlosen Patienten unter dem Schutzhelm zum einen die Atmung behindert sein kann, zum anderen es beim Erbrechen zur Verlegung der Atemwege sowie Aspiration kommen kann, muß der Helm vom Kopf des Verunfallten entfernt werden, ohne das Rückenmark der möglicherweise verletzten Halswirbelsäule zu gefährden.

Vorgehen (Zweihelfermethode): Erster Helfer übernimmt Extension des Kopfes durch Zug am Unterkiefer (C-Griff), zwei-

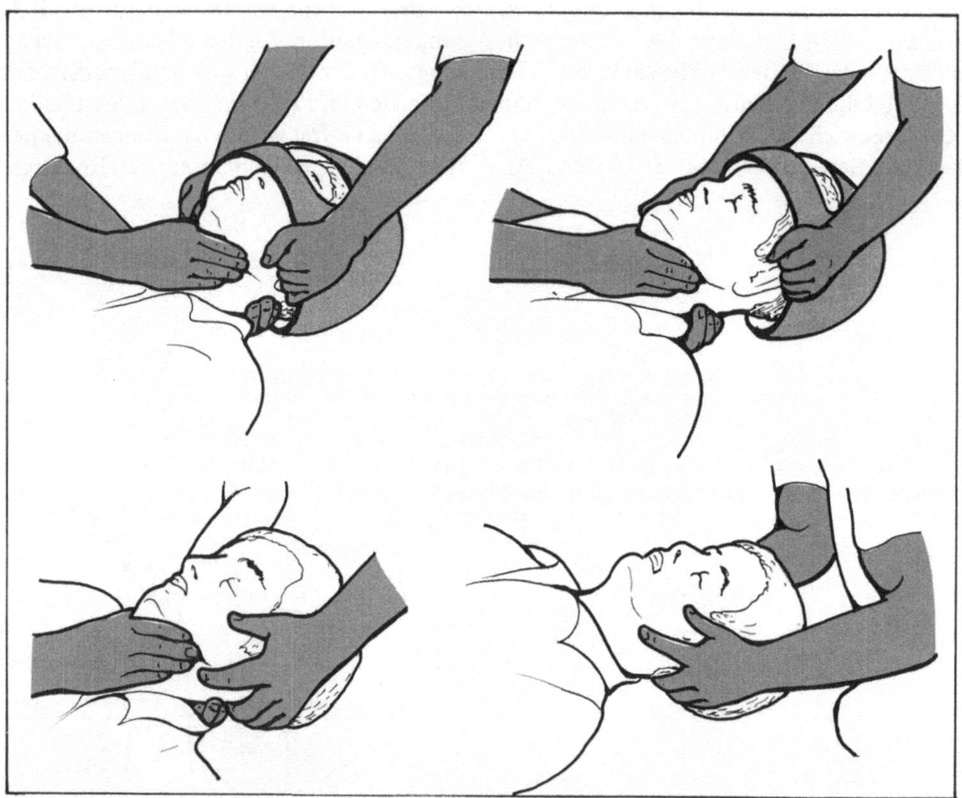

Abb. 3. Abnahme des Schutzhelmes

ter Helfer löst Kinnriemen. Zweiter Helfer übernimmt jetzt Extension durch beidhändigen Druck auf Kinn und Okzipitalschuppe, erster Helfer entfernt den Helm. Bei Integralhelm zuvor Gesichtsschutz hochklappen. Nach Helmabnahme wieder Extension des Kopfes durch ersten Helfer bis weitere Versorgung gesichert ist (Abb. 3).

Retten von unterkühlten Patienten
Patienten mit Unterkühlung nach Lawinenunglücken, bei winterlichen Verkehrsunfällen, nach Bergung aus kaltem Wasser oder nach Intoxikationen bei niedrigen Außentemperaturen dürfen zur Rettung nur so wenig wie möglich passiv bewegt werden. Aktive Bewegungen beim präkomatösen oder somnolenten Patienten sollten ebenfalls vermieden werden. Werden diese Regeln nicht beachtet, kann es durch eine Umverteilung von kaltem Blut aus den Extremitäten in den Körperkern zu einem Herz-Kreislauf-Stillstand kommen (Bergungstod, „After drop“).

Lagerung

Unterschiedliche Notfallsituationen verlangen unterschiedliche Lagerungstechniken. Lagerungsmaßnahmen dienen nicht nur der Verminderung von Schmerzen, Blutverlusten, Atembehinderungen usw., sondern helfen auch, irreparable Sekundärschäden zu vermeiden. Die Lagerungsart des Patienten muß daher den verschiedenen Notfallsituationen entsprechend angepaßt werden.

Lagerung bei Störung des Bewußtseins

Stabile Seitenlagerung
Indikationen: Somnolenz, Stupor, Koma. Ist ein Patient bewußtlos, atmet aber ausreichend, und es besteht keine Zyanose, wird nach Inspektion der Mundhöhle und eventueller Entfernung von Fremdkörpern der Patient schonend in die „stabile Seitenlagerung“ gebracht. Diese garantiert im Normalfall freie Atemwege und bietet Schutz gegen Aspiration, z. B. bei Blutungen oder Erbrechen. Vermutete Wirbelsäulenverletzungen sind primär keine Kontraindikationen für die Seitenlagerung, solange sie nur vorsichtig durchgeführt wird. Alternativ kommt bei entsprechender Erfahrung sowie Ausrüstung eine Rückenlage mit Esmarchschem Handgriff in Absaugbereitschaft in Frage. Die stabile Seitenlagerung ist vor allem bei Massenunfällen zu empfehlen, da hier notgedrungen der Überwachungsaufwand pro Patient reduziert sein muß (Abb. 4).

Durchführung
Der Helfer tritt seitlich an den Patienten heran, hebt das Becken in Höhe des Hüftgelenkes an und schiebt den gleichseitigen Arm gestreckt unter das Gesäß. Die Handfläche ist dabei der Unterlage zugewandt. Das Bein der gleichen Seite wird im Knie- und Hüftgelenk gebeugt, die Ferse so weit wie möglich dem Gesäß des Patienten genähert. Diese Ausgangssituation ist für die Stabilität der Lagerung von entscheidender Bedeutung. Danach wird der Bewußtlose an Schulter- und Hüftpartie der gegenüberliegenden Seite erfaßt und mit leichtem Schwung auf die dem Helfer zugewandte Seite herübergezogen. Der Kopf wird anschließend überstreckt und leicht der Unterlage zugedreht, und die unterliegende Hand wird zur Fixierung der Kopfstellung unter die Wange geschoben.

Lagerung bei Störung der Atemfunktion

Eine Atemnot, z. B. im Rahmen einer bronchialen Obstruktion, eines Thoraxtraumas oder eines Lungenödems, macht eine gezielte Lagerung erforderlich.

Lagerung bei Atemnot
Bei Erschwerung der Ein- und/oder Ausatmung des Patienten wird der Oberkörper hochgelagert. Die Oberkörperhochlagerung verbessert die Beweglichkeit des Zwerchfells durch Tiefertreten der Bauch-

Seitenlagerung
– Unterlegen des Armes
– Beugen des Beines
– Herüberziehen des Patienten
– Überstrecken des Kopfes
– Anwinkeln des Armes

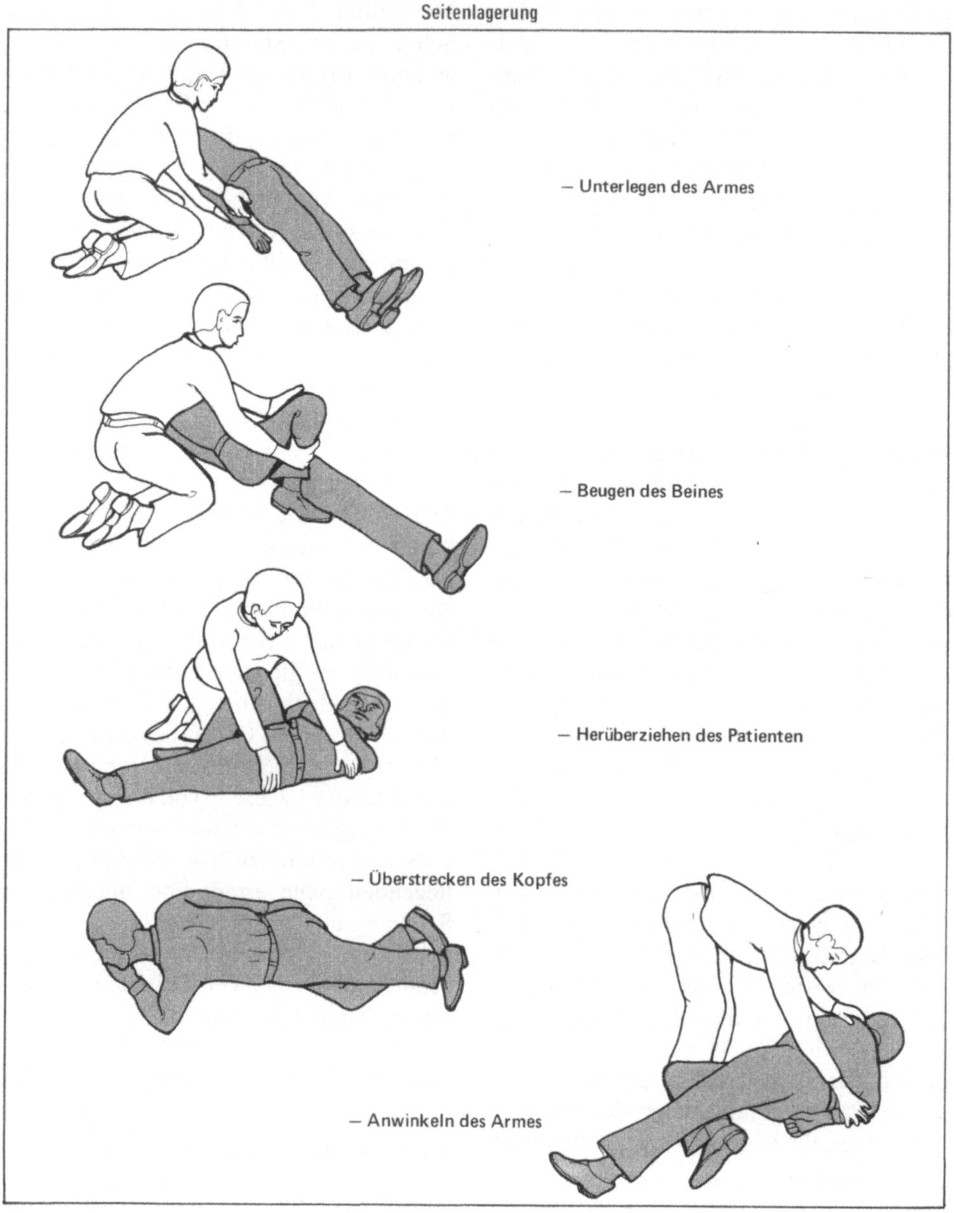

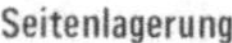

Abb. 4

organe. Die Patienten geben meistens von sich aus Hinweise, welche Höhe des Oberkörpers für sie optimal ist (Abb. 5).

Lagerung bei Thoraxtrauma

Die Lagerung auf die verletzte Seite mit gleichzeitiger Oberkörperhochlagerung soll durch Ruhigstellung der verletzten Seite eine Schmerzlinderung sowie eine Verbesserung der Atemfunktion ermöglichen. Gelegentlich können jedoch durch diese Lagerung die Schmerzen des Patienten verstärkt werden, hier empfiehlt sich, daß die Spontanangaben des Patienten bei der Lagerung berücksichtigt werden (Abb. 6).

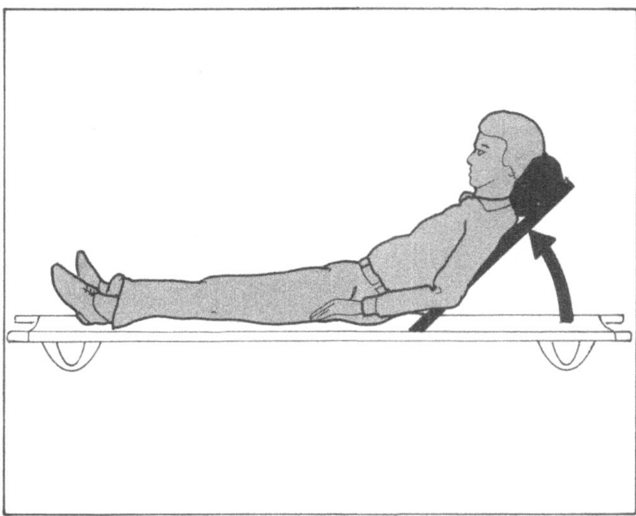

Abb. 5

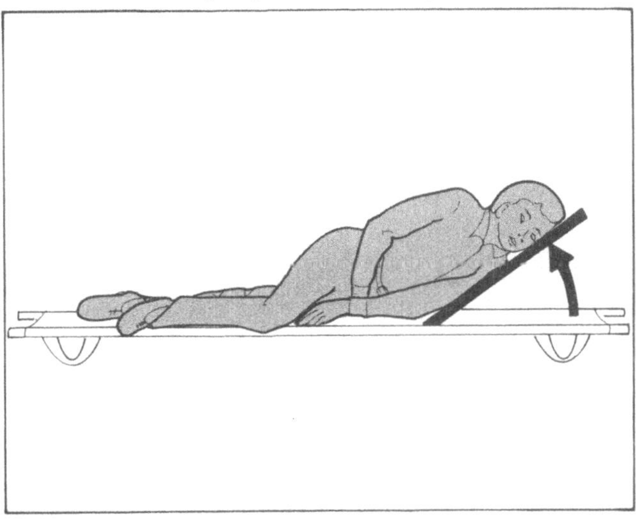

Abb. 6

Lagerung beim Lungenödem

Patienten mit einem Lungenödem werden in eine sitzende Position, möglichst mit herabhängenden Beinen, gebracht. Ein dadurch bedingtes venöses Pooling bewirkt eine Senkung der Vorlast des rechten Herzens und eine Entlastung des Pulmonalkreislaufs (Abb. 7).

Lagerung bei Störungen der kardiozirkulatorischen Funktion

Alle schwerwiegenden Störungen des Herz-Kreislauf-Systems verlangen unterschiedliche Lagerungsformen. Von besonderer Wichtigkeit sind dabei die Lagerungsmaßnahmen beim Herzinfarkt, beim kardiogenen Schock, beim Volumenmangelschock und beim aortokavalen Syndrom.

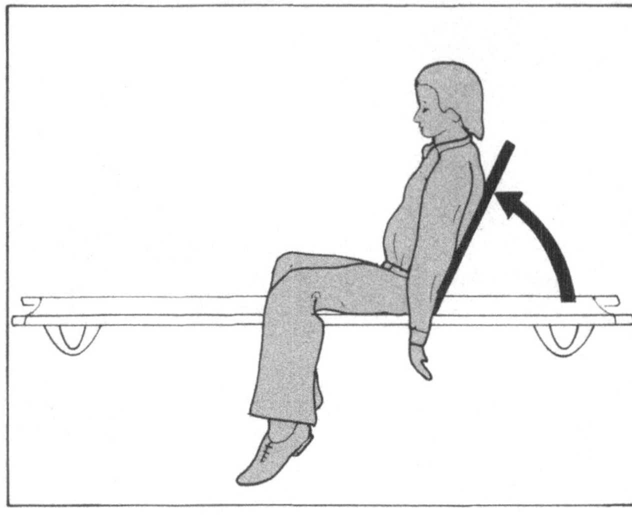

Abb. 7

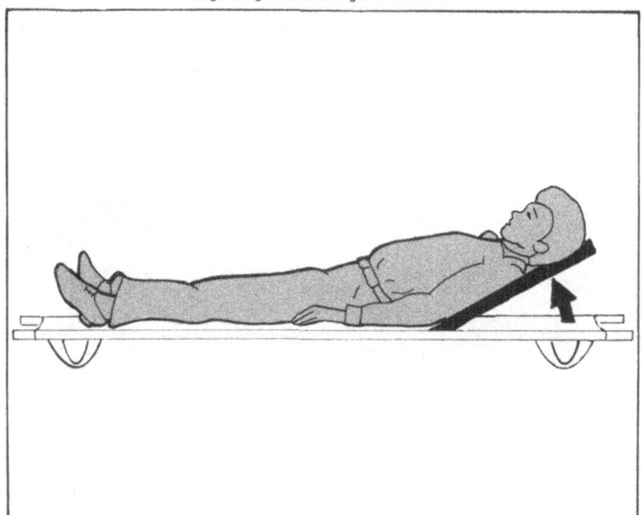

Abb. 8

Lagerung bei Verdacht auf Herzinfarkt
Die Lagerung bei Verdacht auf Herzinfarkt oder langanhaltenden Stenokardien erfolgt, wenn keine Hypotonie vorliegt, mit leicht angehobenem Oberkörper.

Lagerung beim kardiogenen Schock
Patienten mit kardiogenem Schock müssen trotz niedriger Blutdruckwerte mit mäßig erhöhtem Oberkörper gelagert werden. Die Oberkörperhochlagerung vermindert die Vorlast des Herzens und bessert die kardial bedingte Stauung im kleinen Kreislauf (Abb. 8).

Volumenmangelschock
Bereits bei jedem Verdacht auf einen Volumenmangel - relativer oder absoluter Natur - erfolgt als erstes eine *Flachlagerung*. Bei stärkeren Blutverlusten reicht diese Form der Lagerung nicht mehr aus, es werden die Beine des Patienten durch Anhe-

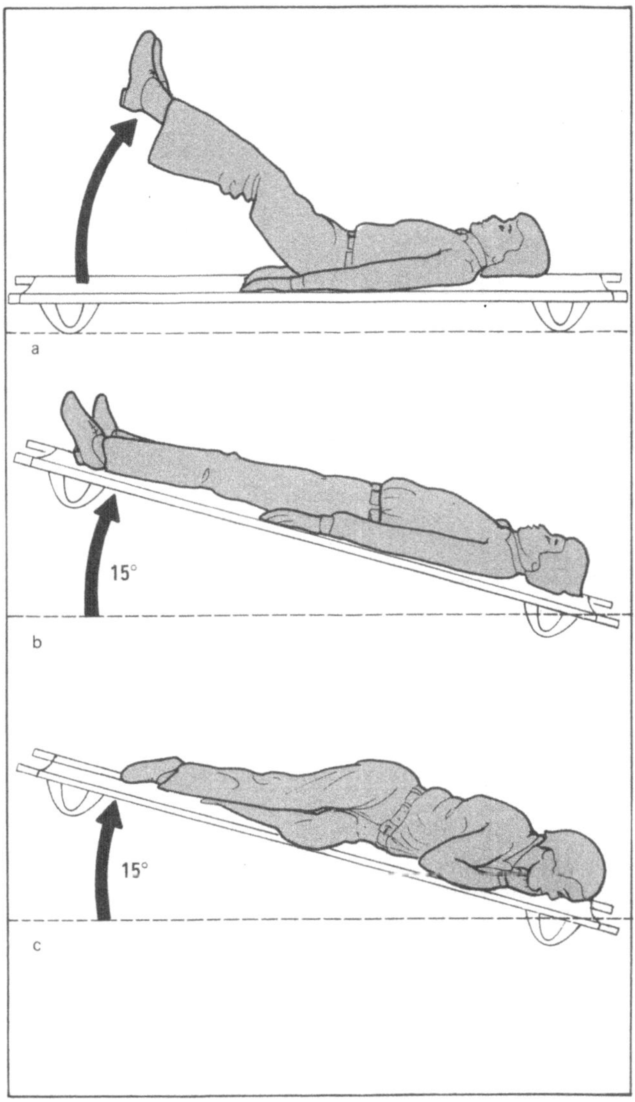

Abb. 9a–c

ben in die sogenannte „*Taschenmesserposition*" gebracht. Bei ausgeprägter Schocksymptomatik wird eine leichte „Kopftieflagerung" hergestellt, jedoch nicht mehr als 15 °, da ansonsten die Zwerchfellatmung behindert werden kann. Grundsätzlich ist die Kopftieflagerung auch in Seitenlage bei bewußtlosen Patienten durchführbar (Abb. 9a–c).

Das aortokavale Syndrom

Bei Schwangeren kann der Uterus in Rükkenlage die Vena cava inferior komprimieren und so einen relativen Volumenmangel verursachen. Durch eine Linksschräglage wird erreicht, daß die rechts der Wirbelsäule laufende Vena cava inferior entlastet wird (Abb. 10).

Verletzungsspezifische Lagerungen

Verletzungen wie Schädel-Hirn-Traumen, Wirbelsäulenverletzungen, Bauchverletzungen und Frakturen und Luxationen er-

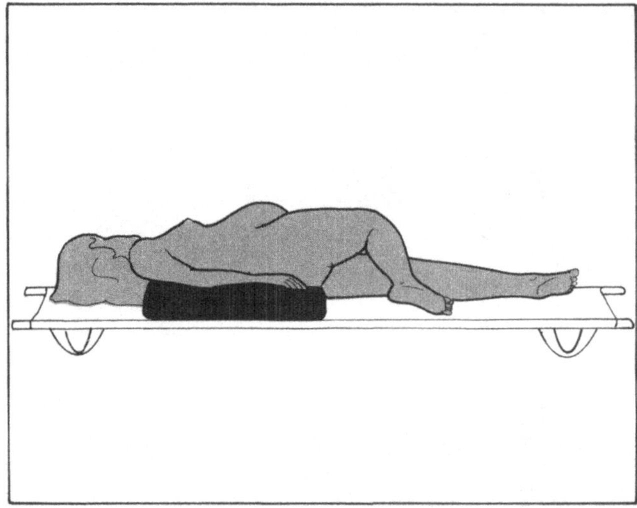

Abb. 10

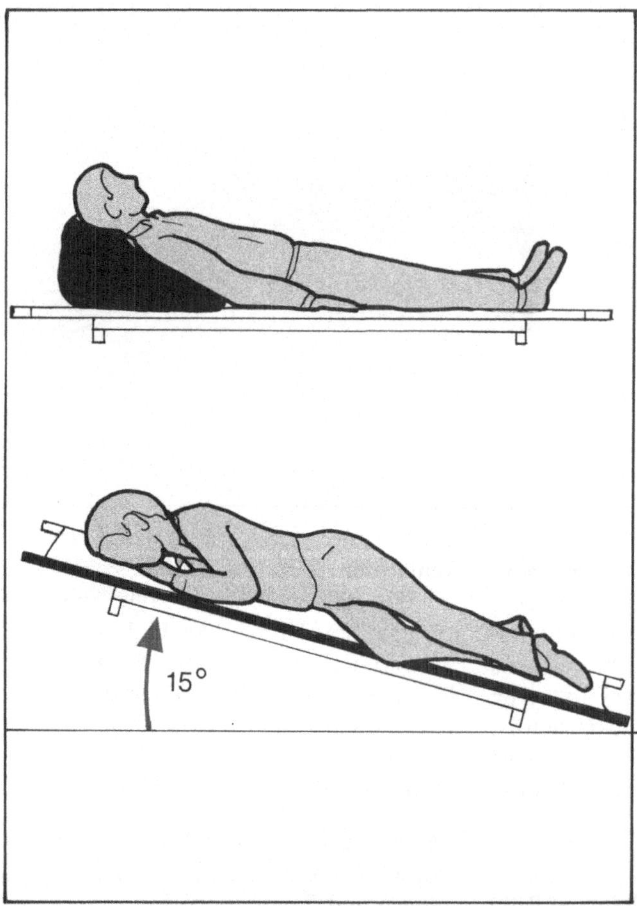

Abb. 11. Lagerung bei Schädel-Hirn-Trauma

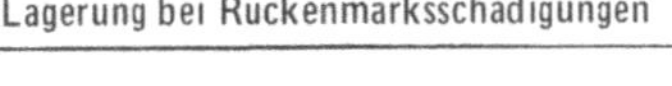

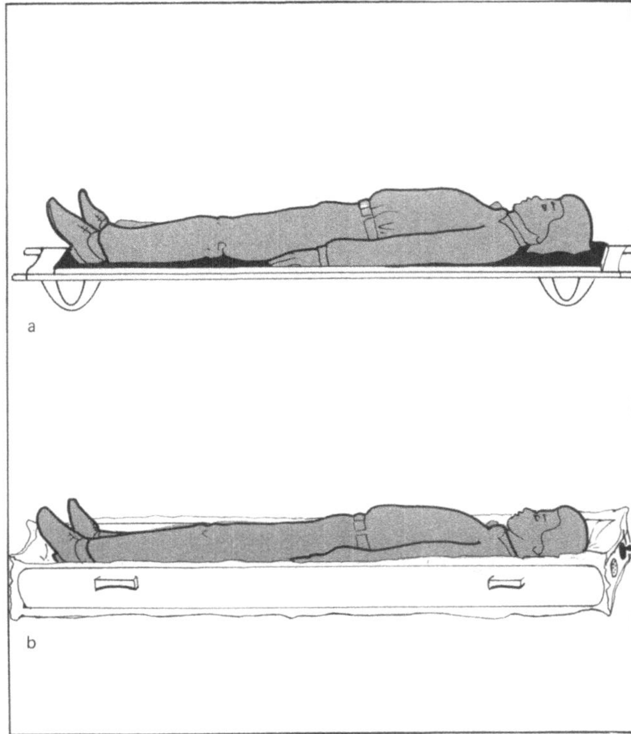

Abb. 12 a, b

fordern eine spezielle Lagerung des Patienten.

Lagerung bei Schädel-Hirn-Trauma
Soweit dies die arteriellen Blutdruckverhältnisse zulassen, erfolgt die Lagerung mit leicht erhöhtem Oberkörper (15-30 °), bei wachen Patienten in Rückenlage, bei bewußtlosen Patienten in stabiler Seitenlage. Die Oberkörperanhebung hat durch einen verbesserten venösen Rückfluß eine Senkung des intrakraniellen Drucks zur Folge. Eine Anhebung über 30 ° hinaus sollte jedoch nicht erfolgen, da durch Abknicken der Achse Kopf-Hals-Thorax ein Wiederanstieg des Hirndrucks droht (Abb. 11).

Wirbelsäulenverletzungen
Der Verletzte ist auf einer festen Unterlage möglichst immobil und flach zu lagern. Im Rettungsdienst wird hierfür sinnvoll die evakuierte Vakuummatratze verwendet. Bei Verletzungen der Halswirbelsäule wird der Nacken zusätzlich auf einem flachen Polster gelagert und der Kopf durch zwei seitlich gerollte Decken fixiert (Abb. 12 a, b). Um den Verletzten mit vermuteter Wirbelsäulenverletzung auf der Trage zu lagern, muß er möglichst schonend von drei Helfern angehoben werden. Der Notarzt sollte dabei die Halswirbelsäule durch mäßigen Zug am Kopf weitgehend stabilisieren (Abb. 13).

Bauchverletzungen
Bei Patienten mit stumpfen oder offenen Bauchverletzungen oder auch mit akutem Abdomen muß durch eine entsprechende Lagerung über eine Entspannung der Bauchdecken die peritoneale Reizung vermindert werden. Der Oberkörper wird hierzu durch Unterpolsterung von Kopf und Nacken leicht angehoben, die Knie mit einer Rolle unterpolstert. Eine beste-

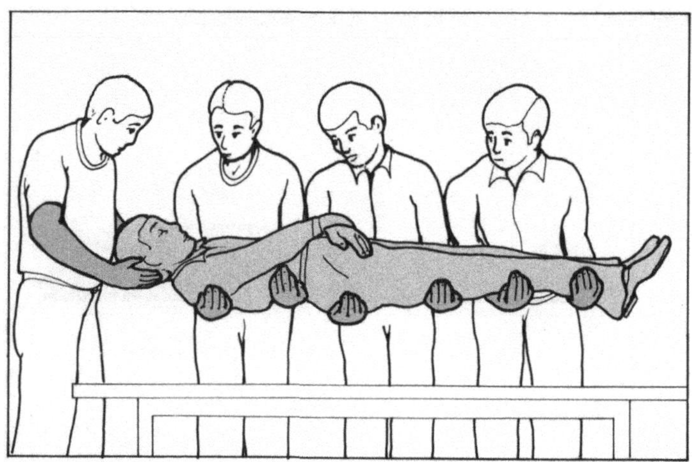

Abb. 13. Transport bei „Rückenmarksverletzung"

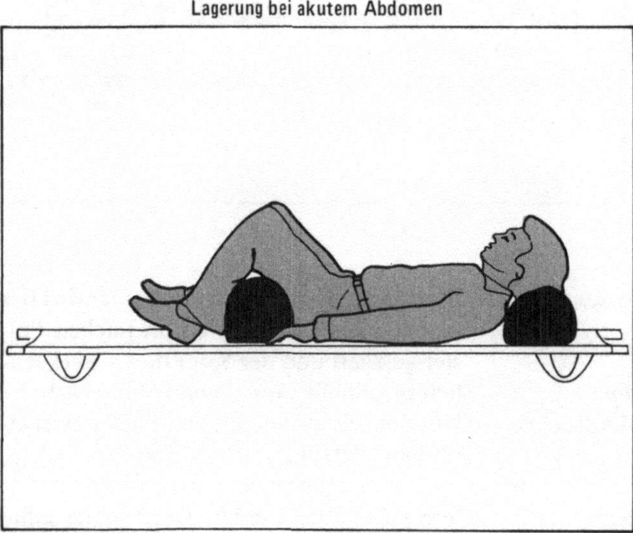

Abb. 14

hende Schocksymptomatik wird durch leichtes Anheben des Fußendes der Unterlage behandelt (Abb. 14).

Frakturen und Luxationen (siehe Beitrag Kinzl)
Rettungs- und Lagerungsmaßnahmen dienen der Unterstützung lebensrettender Sofortmaßnahmen und helfen, mit wenig technischem Aufwand weitreichende Sekundärschäden zu vermeiden. Sie sind im allgemeinen schnell und leicht erlernbar, können vom Rettungspersonal als Ersttherapie selbständig durchgeführt werden und erlauben eine entsprechende Modifikation adaptiert an das Verletzungsmuster und die Umfeldbedingungen.

Literatur

1. Ahnefeld FW (1981) Sekunden entscheiden. Springer, Berlin Heidelberg New York
2. Caroline NL (1979) Emergency care in the streets. Little, Brown, Boston
3. Safar P (1984) Wiederbelebung. Thieme, Stuttgart New York

Blutstillung

H.-H. Mehrkens

Viele Verletzungen haben eine mehr oder minder starke äußere Blutung zur Folge. Auch wenn das Ausmaß einer solchen Blutung - insbesondere von Laien - eher überschätzt wird, stellt die Blutstillung doch eine wichtige Erstversorgungsmaßnahme zur Vermeidung eines lebensbedrohlichen Blutverlustes dar. Der Notarzt muß so schnell wie möglich die Blutungsstelle erkennen, um dann zielgerecht die notwendige Versorgung durchzuführen.
Folgende Maßnahmen kommen in Frage:

Einfacher Wundverband

Der einfache Wundverband mit keimfreier Wundauflage durch Verwendung geeigneter Verbandpäckchen genügt in der Regel zur Stillung oberflächlicher, leicht blutender Wunden.

Druckverband

Bei stark blutenden Wunden an Armen oder Beinen ist die verletzte Extremität hochzulagern. Zusätzlich zum einfachen Wundverband wird im Bereich der Blutungsquelle ein Druckpolster (Verbandpäckchen) aufgelegt und mit einer oder mehreren Mullbinden fest angewickelt. Falls die Blutung nicht steht, kann ein zweiter Druckverband nach dem gleichen Prinzip über dem bereits liegenden angelegt werden (Abb. 1).
Ein effektiver Druckverband läßt sich auch unter Verwendung eines Notfallstauers (Prämeta-Notfallstauer 910, Firma Prämeta, Köln) erzielen. Nach Auflegen von sterilen Kompressen wird bei diesem Notfallstauer die notwendige Kompression dadurch erreicht, daß die Kompressionsplatte über dem Wundbereich durch seitliche Blockierung des elastischen Bandes fixiert wird (Abb. 2).
Mit Hilfe eines derart fachgerecht angelegten Druckverbandes gelingt es in der Regel, sowohl massive venöse Blutungen (z. B. aus Varizen am Unterschenkel) als auch spritzende arterielle Blutungen zu beherrschen.

Digitale Kompression

Bis der Druckverband liegt oder in den seltenen Fällen, wo eine massive arterielle Blutung durch Druckverband und zusätzliche lokale manuelle Kompression nicht zu stillen ist, kann versucht werden, die Blutversorgung proximal der Blutung durch Abdrücken der zuführenden großen Arterie zu stoppen. Am leichtesten läßt sich diese Maßnahme an den Extremitäten (Arteria axillaris, Arteria femoralis) durchführen. Im Bereich von Rumpf und Kopf ist es besser zu versuchen, eine spritzende Blutung durch direkte Kompression im Wundbereich zu stillen (Abb. 3).

Abbindung einer Extremität

Nur bei massiver lebensbedrohlicher Blutung, die durch Druckverband und manuelle Kompression und Abdrücken der zuführenden Arterie nicht zu beherrschen ist, kann als „Ultima ratio“ die Abbindung einer Extremität vorgenommen werden (Abb. 4).
Proximal der Blutung wird am Oberarm oder Oberschenkel mit Hilfe einer Blut-

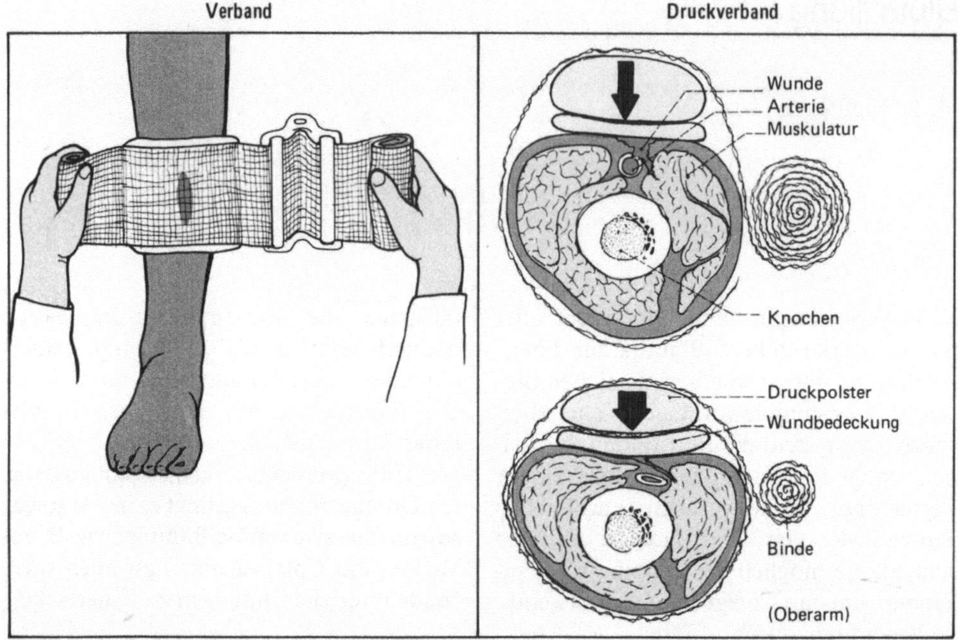

Abb. 1

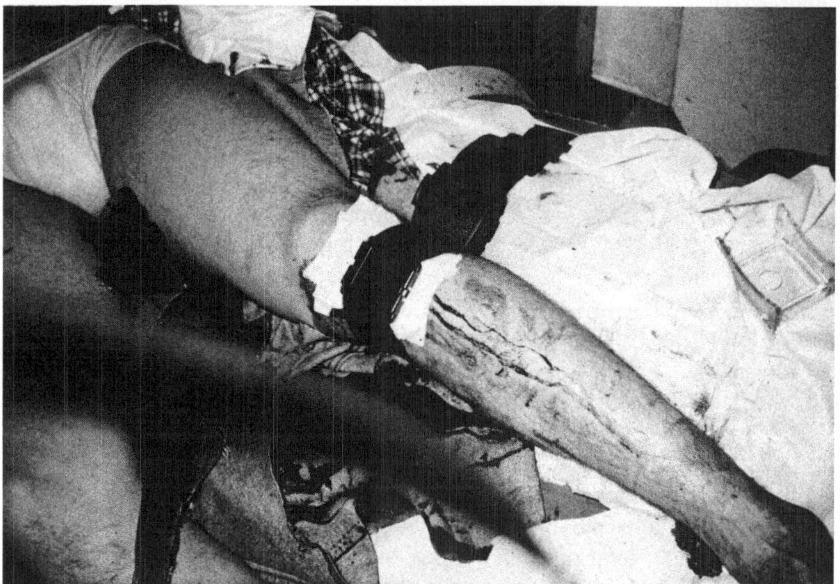

Abb. 2. Kompressionsverband mit Notfallstauer 910

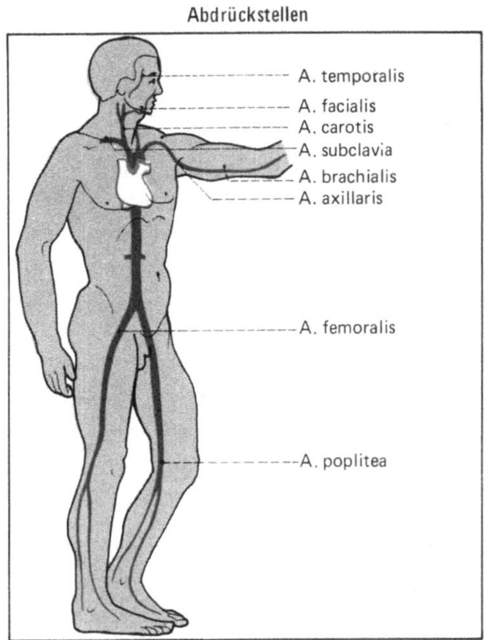

Abb. 3. Abdrückstellen

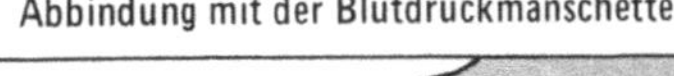

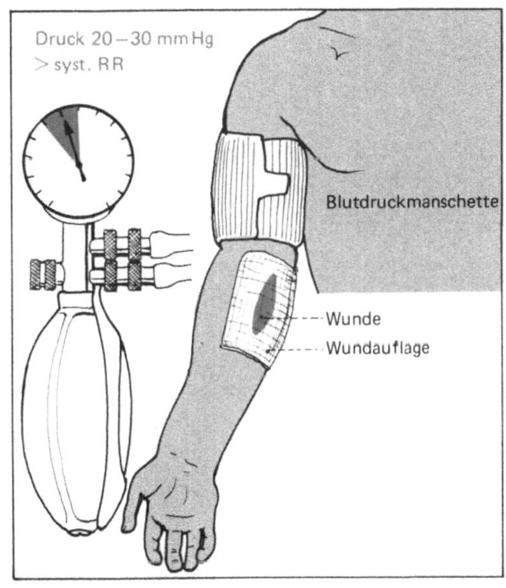

Abb. 4. Abbindung mit der Blutdruckmanschette

druckmanschette ein Tourniquet angelegt und damit eine komplette Unterbrechung der Blutzufuhr der verletzten Extremität erreicht. Dazu muß der Manschettendruck ca. 30-50 mmHg über dem gemessenen systolischen Blutdruck liegen. Als behelfsmäßige Maßnahme kommt auch eine Abbindung mit Dreiecktuch und Knebel in Frage. Es darf aber für eine Abbindung nie schmales, einschneidendes, gewebeschädi-

gendes Material verwendet werden. In jedem Fall ist eine zeitliche Kennzeichnung über den Beginn der Abbindung unbedingt erforderlich.
In der Praxis ist zu beobachten, daß die Abbindung - vornehmlich von Laien - immer noch zu häufig und oftmals insuffizient angewandt wird, so daß eine maximale Stauung, aber keine wirksame Unterbrechung der arteriellen Blutzufuhr erfolgt. Dadurch wird die Gefahr eines Volumenmangelschocks verstärkt und darüber hinaus das Risiko zusätzlicher Gewebe- und Nervenschädigungen erhöht.
Vor dem Anlegen von Klemmen im Wundbereich zur Blutstillung muß dringend gewarnt werden, weil damit die Gefahr von Begleitverletzungen (Nerven, Gefäße) unübersehbar wird. Die Voraussetzungen von rekonstruktiven Operationen können dadurch wesentlich verschlechtert werden.

Literatur

1. Gorgaß B, Ahnefeld FW (1980) Der Rettungssanitäter. Springer, Berlin Heidelberg New York
2. Wollinsky KH, Mehrkens HH, Lehner E (1982) Neuer Notfallstauer: Brauchbar oder nicht? Notfallmedizin 8: 1403

Wiederherstellung und Stabilisierung der Atemfunktion

W.-K. Hirlinger und J. Kilian

Nahezu allen bedrohlichen Störungen der Atemfunktion gemeinsam ist das Leitsymptom Dyspnoe, d.h. die erschwerte und nur unter zusätzlichem Aufwand mögliche Atmung. In vielen Fällen ist mit dem Leitsymptom *Dyspnoe* auch eine *Zyanose* verbunden *(Alarmzeichen!)*. Darüber hinaus sind häufig pathologische Atemgeräusche wie *Rasseln, Giemen* und *Stridor* hörbar *(Warnzeichen)*. Bei einem Atemstillstand fehlen die Atembewegungen, Strömungsgeräusche sind weder hör- noch fühlbar (siehe Beiträge Glück und Ahnefeld, Dick und Klingebiel).

Die einfachen Sofortmaßnahmen zur Behebung von Störungen des respiratorischen Systems umfassen das Freimachen und Freihalten der Atemwege und die Atemspende.

Freimachen der Atemwege

Beim Bewußtlosen fehlen die Schutzreflexe. Liegt er auf dem Rücken oder ist auch in Seitenlagerung die Kopfhaltung nicht korrekt, so werden die Atemwege durch die mit dem Unterkiefer zurückgesunkene Zunge partiell oder komplett blockiert. Die Überstreckung des Kopfes nackenwärts unter Schließen des Mundes durch Anheben des Unterkiefers schafft sofort freie

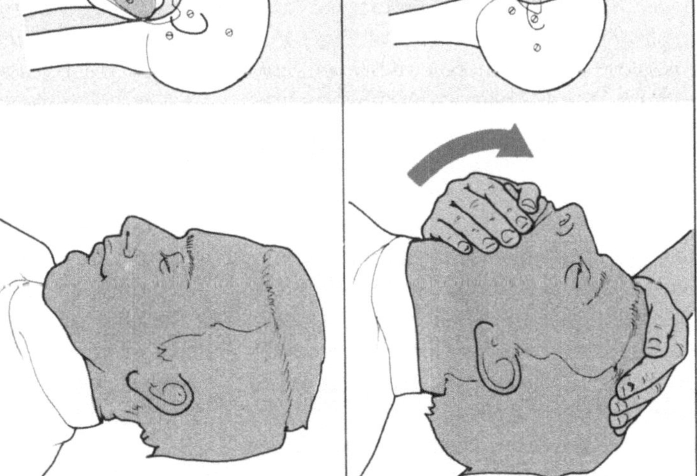

Abb. 1 a, b

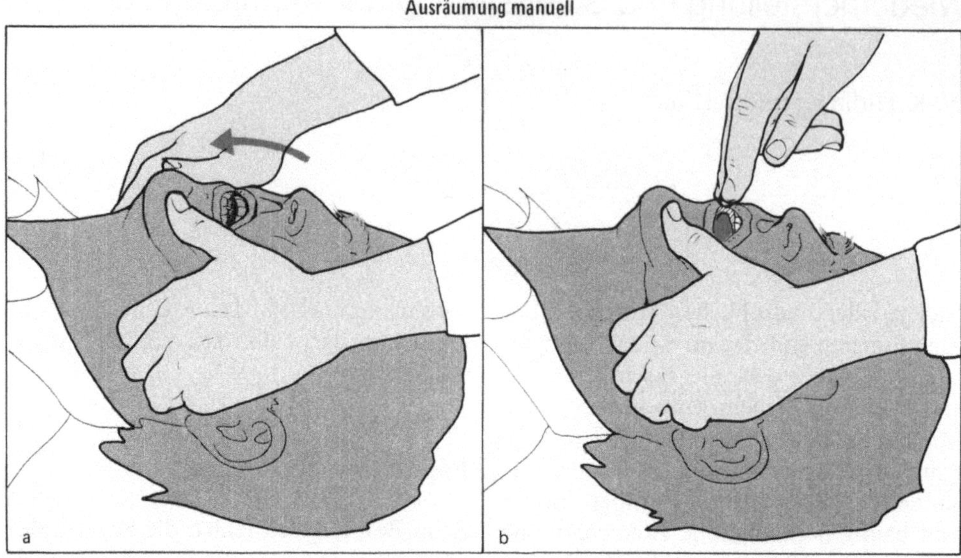

Abb. 2a, b

Atemwege und ermöglicht damit einen ausreichenden Luftaustausch bei vorhandener Spontanatmung (Abb. 1a, b).

Eine Hand liegt dabei flach auf der Stirn-Haar-Grenze, die andere ebenfalls flach unterhalb des Kinns. Der Daumen liegt zwischen Unterlippe und Kinnspitze. Der Kopf wird durch gleichzeitige Bewegung beider Hände nackenwärts soweit wie möglich überstreckt, der Unterkiefer angehoben, der Mund geschlossen. Bleibt eine inverse Atmung bestehen, ist der Atemstoß an der Nase nicht wahrnehmbar, so kann eine krankheits- oder traumabedingte Verlegung der Nase vorliegen. In diesem Falle wird der Mund für einen querfingerbreiten Spalt geöffnet, um die Luftpassage über die Mundhöhle zu ermöglichen. Setzt auch nach einer nochmaligen Korrektur der Kopf- und Kieferhaltung sowie nach Öffnen des Mundes eine Spontanatmung nicht ein, so liegt entweder ein Atemstillstand vor, der eine Beatmung erfordert, oder die Atemwege sind durch Fremdkörper verlegt. Hierzu ist eine Inspektion des Mund-Rachen-Raumes notwendig. Die Öffnung des Mundes geschieht mit Hilfe des Esmarchschen Handgriffs. Nach Öffnen des Mundes lassen sich mit dem Zeige- und Mittelfinger die Mund- und Rachenhöhle schnell austasten und Fremdkörper mit einer „wischenden Bewegung" entfernen. Flüssige Bestandteile können mit einem um die Finger gewickelten Taschentuch entfernt werden (Abb. 2a, b).

Das Absaugen mit Hilfe einer Absaugpumpe ist indiziert bei Ansammlung von Blut und Schleim im Rachenraum. Dies gilt besonders dann, wenn es sich um Bewußtlose oder um Patienten mit nicht ausreichendem Husten- und Schluckreflex handelt. Nach Möglichkeit ist der orale Weg vorzuziehen. Der Absaugkatheter soll in einer Länge eingeführt werden, die etwa dem Abstand Nasenspitze-Ohrläppchen des Patienten entspricht. Das Einführen erfolgt ohne Sog, erst beim Zurückziehen wird gesaugt. Läßt sich der Mund nicht öffnen, muß der Absaugkatheter nasal eingeführt werden. Die Gefahren bestehen in einer Verletzung der Nasen- und Rachenschleimhaut, im Auslösen von Erbrechen und selten auch im Auftreten eines Laryngospasmus.

Weiterhin ist zu beachten, daß der Absaugschlauch leicht verlegt werden kann durch geronnenes Blut, zähen Schleim und feste Nahrungsbestandteile. Hier bietet sich der

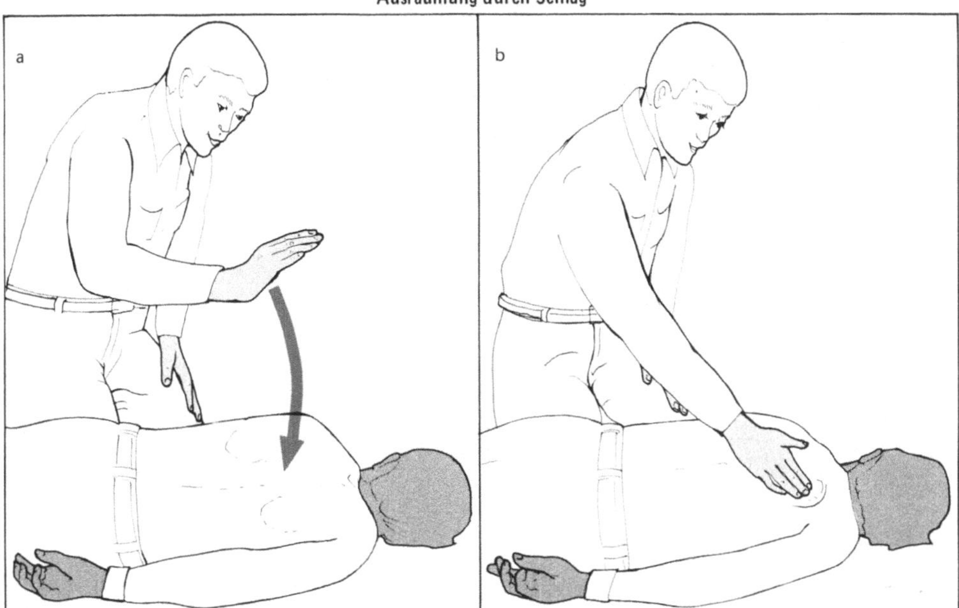

Abb. 3 a, b

Einsatz eines Suction booster an, der ein Absaugen z.B. über einen Endotrachealtubus ermöglicht. Das abgesaugte Material wird in einem Behälter aufgefangen und verstopft nicht mehr den Absaugschlauch der Pumpe.

Besteht der Verdacht auf aspirierte Fremdkörper (Bolus), so empfehlen sich mehrere kräftige, mit der flachen Hand schnell hintereinander ausgeführte Schläge auf die Rückenpartie zwischen den Schulterblättern. Beim Erwachsenen erfolgt diese Maß nahme in Seitenlagerung (Abb. 3 a, b).

Versagt diese Maßnahme, bleibt als Ultima ratio der „Heimlich-Handgriff" (Abb. 4 a, b).

Er kann beim sitzenden oder liegenden Patienten angewandt werden. Beim sitzenden Patienten faßt der Helfer von hinten den Betroffenen, legt beide Hände in den Bereich zwischen Nabel und Rippenbogen übereinander und führt drei bis vier kräftige Druckstöße durch. Beim liegenden Patienten kniet der Helfer über dem Patienten und führt die Druckstöße an entsprechender Stelle durch. Der Bolus soll sich bei der Anwendung dieses Handgriffs durch die Druckerhöhung im Thorax lösen. Durch die unkontrollierte Druckanwendung können Verletzungen innerer Organe entstehen, so daß in jedem Falle auch nach einer erfolgreichen Entfernung des Bolus der Patient in eine Klinik eingewiesen werden sollte.

Falls vorhanden, können zur Bolusentfernung auch Hilfsmittel wie Larnygoskop, Magill-Zange usw. eingesetzt werden.

Freihalten der Atemwege

Neben dem Überstrecken des Kopfes können zum Freihalten der Atemwege Hilfsmittel eingesetzt werden.

Der hierfür empfohlene Guedel-Tubus wirkt als Luftbrücke zwischen den Lippen und dem Kehlkopfeingang, der Zungengrund wird angehoben. Der Guedel-Tubus kann nur bei nichtkrampfenden, völlig Bewußtlosen eingesetzt werden, da sonst Erbrechen ausgelöst werden kann. Die Technik des Einführens ist in Abb. 5 a, b dargestellt. Sind noch Schutzreflexe vorhanden, wird

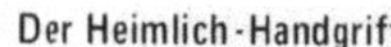

Der Heimlich-Handgriff

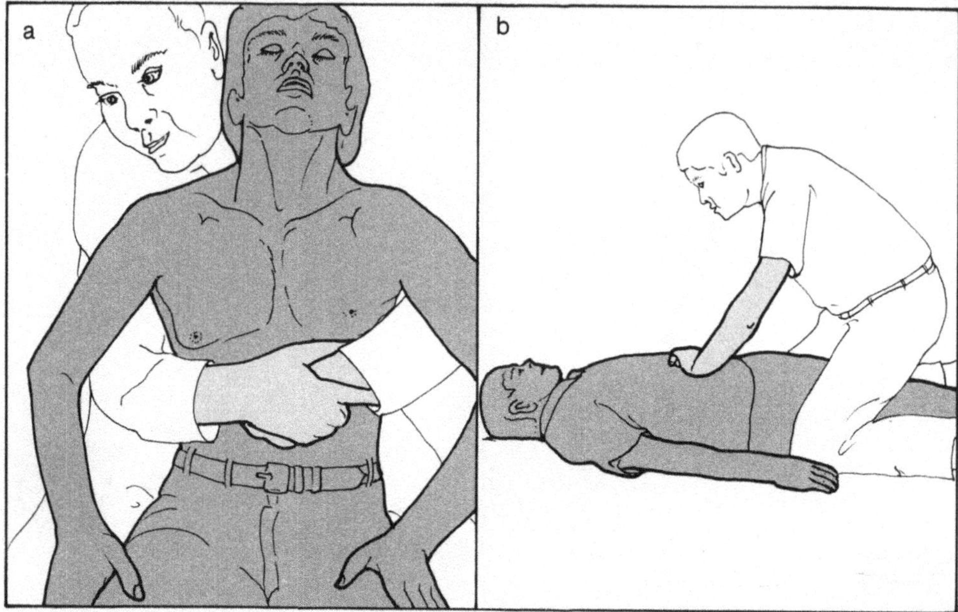

Abb. 4a, b

Das Einlegen des Guedel-Tubus

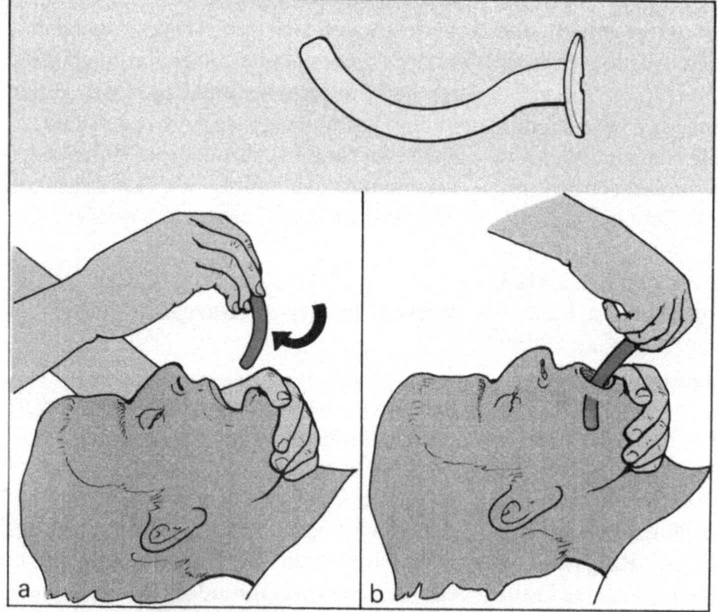

Abb. 5a, b

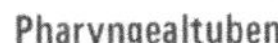

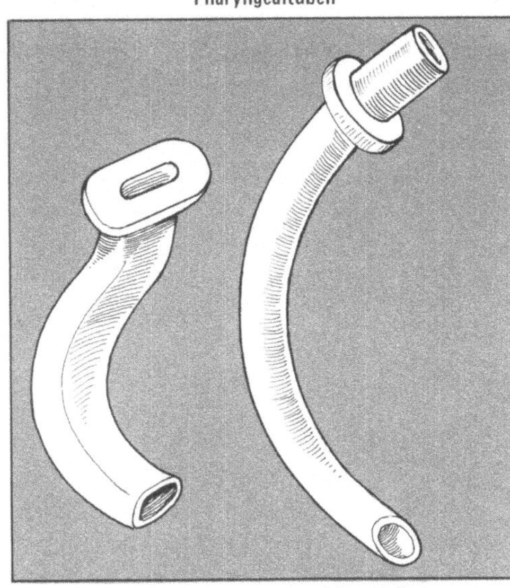

Abb. 6

der Nasopharyngealtubus nach Wendl besser toleriert. Er stellt heute das Instrument der Wahl zum Freihalten der Atemwege dar, solange nicht intubiert werden kann.
Zur Auswahl der Größe gilt beim Guedel-Tubus der Abstand Mundwinkel-Ohrläppchen, beim Wendl-Tubus der Abstand Naseneingang-Ohrläppchen. Die richtige Lage kann an einer hör- und fühlbaren Atemluftströmung erkannt werden (Abb. 6).

Atemspende

Die einfachste, effektivste und ohne jedes Hilfsmittel durchführbare Form der Beatmung ist die Atemspende. Sie kann mit oder ohne Hilfsmittel als Mund-zu-Mund- oder Mund-zu-Nase-Methode durchgeführt werden. Wegen der höheren Effektivität ist die Mund-zu-Nase-Beatmung zu bevorzugen.
Die Atemspende ist indiziert, wenn die Eigenatmung insuffizient ist oder ein Atemstillstand vorliegt. Sie ist kontraindiziert, wenn eine Vergiftung mit einem Kontaktgift vorliegt. In diesem Fall soll nur mit Hilfe eines Beatmungsgerätes beatmet werden. Durchführung und Überwachung sind in den Abb. 7 bis 9 dargestellt.
Bei der Mund-zu-Nase-Beatmung muß der Mund des Beatmeten geschlossen, bei der Mund-zu-Mund-Beatmung für ca. 1 cm geöffnet sein.
Die Effektivität der Atemspende wird durch Hören, Fühlen und Sehen überprüft.
Die Atemspende erfolgt mit einer Frequenz von 12 Insufflationen/min. Das Beatmungsvolumen soll in Abhängigkeit vom Konstitutionstyp, der Größe und dem Alter des Patienten zwischen 500 und maximal 1000 ml liegen. Hyperventilation führt beim Helfer zu Schwindelerscheinungen, die Anwendung von zu hohen Beatmungsdrucken kann zu einer Luftinsufflation in den Magen des Beatmeten führen.

Erweiterte Sofortmaßnahmen

Sauerstoffinsufflation

Der Sauerstoff ist bei allen Störungen der Atemfunktion, darüber hinaus bei schwe-

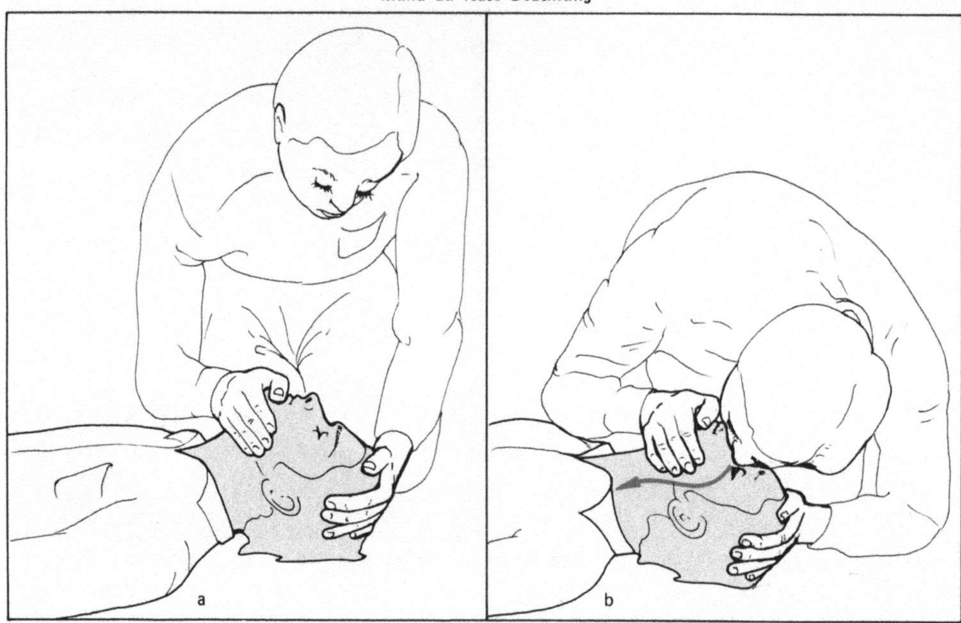

Abb. 7 a, b

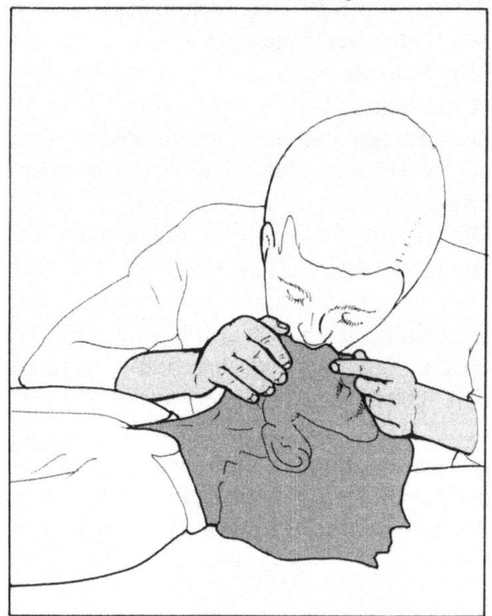

Abb. 8

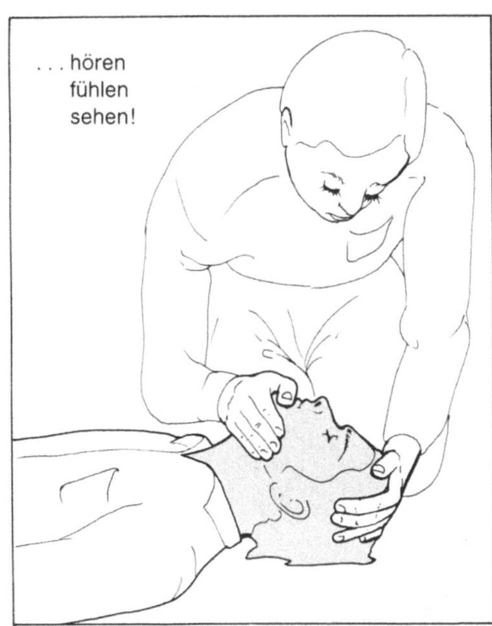

Abb. 9. Effektivitätskontrolle der Atemspende

ren Schockzuständen, Vergiftungen und einer kardialen Insuffizienz als obligatorisches Medikament anzuführen. Die Insufflation von Sauerstoff kann über einen Nasopharyngealkatheter, einen Nasenkatheter oder ein Masken-Beutel-System erfolgen (Abb. 10a, b).
Sie ist nur erlaubt bei ausreichender Spontanatmung. Bei Hypoventilation und Atemstillstand ist sie unsinnig. Um eine O_2-Konzentration in der Inspirationsluft von ca. 40 Vol.% zu erreichen, ist eine Menge von 4 l O_2/min erforderlich.

Beatmung mit einfachen Geräten

Für den Geübten stehen einfache Geräte als Masken-Ventil-Beutel-System zur Verfügung (Abb. 11).
Die Abbildung zeigt die Anwendung eines solchen Gerätes und die auch dabei notwendige Reklination des Kopfes sowie den sogenannten C-Griff (Daumen und Zeigefinger), mit dem die Maske fest auf die Mund-Nasen-Partie aufgesetzt wird. Es besteht die Möglichkeit, in den Beutel oder in ein Reservoir zusätzlich Sauerstoff einzuleiten und die Beatmungsluft so mit Sauerstoff anzureichern.
Zur Beatmung kniet der Helfer oberhalb des Patienten, mit der einen Hand dichtet er die Maske ab und hebt den Unterkiefer an, mit der anderen Hand wird das Handbeatmungsgerät, das dem Oberschenkel aufliegt, ausgedrückt. Die Beatmung erfolgt auch hier mit einer Frequenz von 12 bis 14 Atemzügen/min und einem Beatmungsvolumen von 500–700 ml.

Die endotracheale Intubation

Die sicherste und effektivste Form der Beatmung ist die Beatmung mit einem Handbeatmungsgerät über einen Trachealtubus. Nur mit Hilfe der endotrachealen Intubation sind freie Atemwege und eine zuverlässige Ventilation zu garantieren sowie die Gefahr einer Aspiration auszuschließen. Die endotracheale Intubation erfordert jedoch Erfahrung und ein bestimmtes Instrumentar.

Technik: Der Patient wird flach auf den Rücken, der Kopf auf eine ca. 8 cm hohe

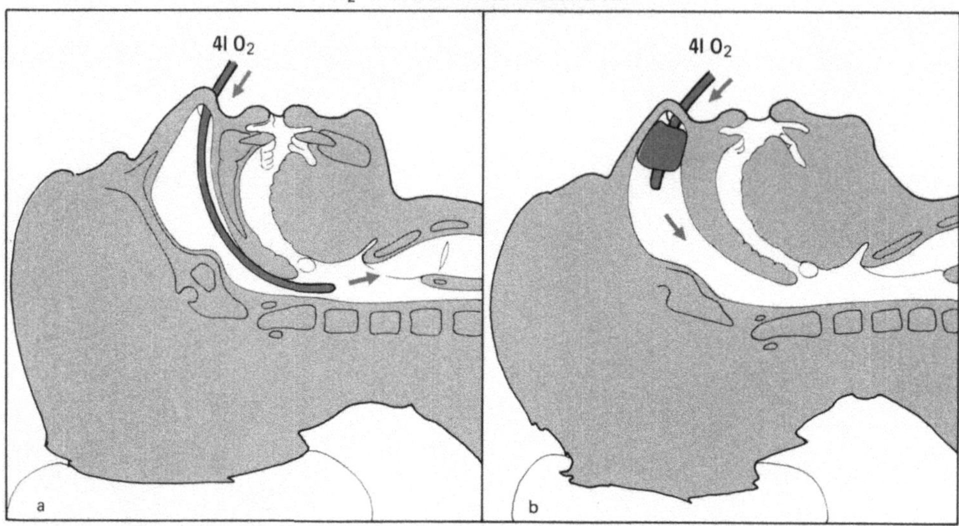

Abb. 10 a, b

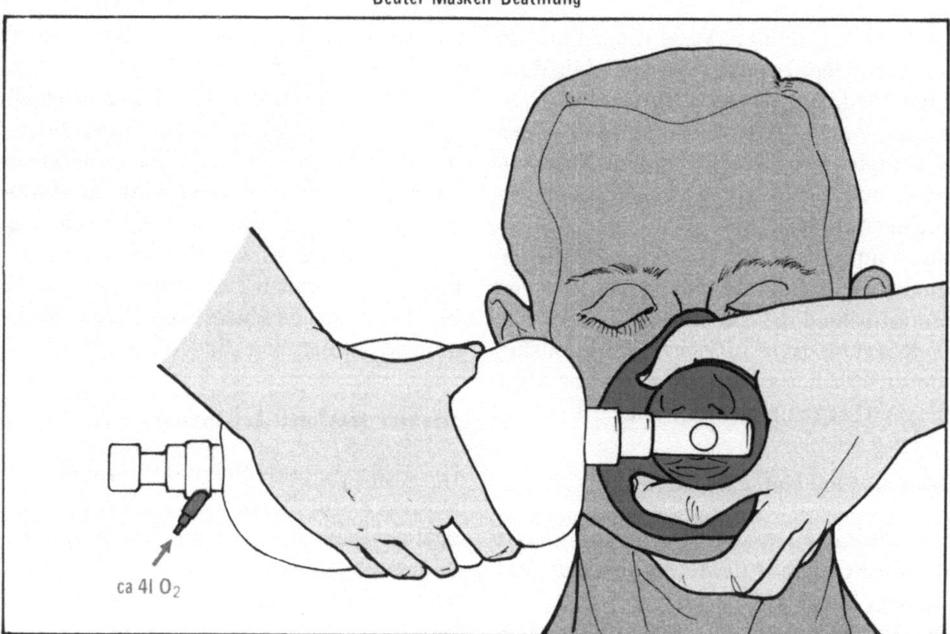

Abb. 11

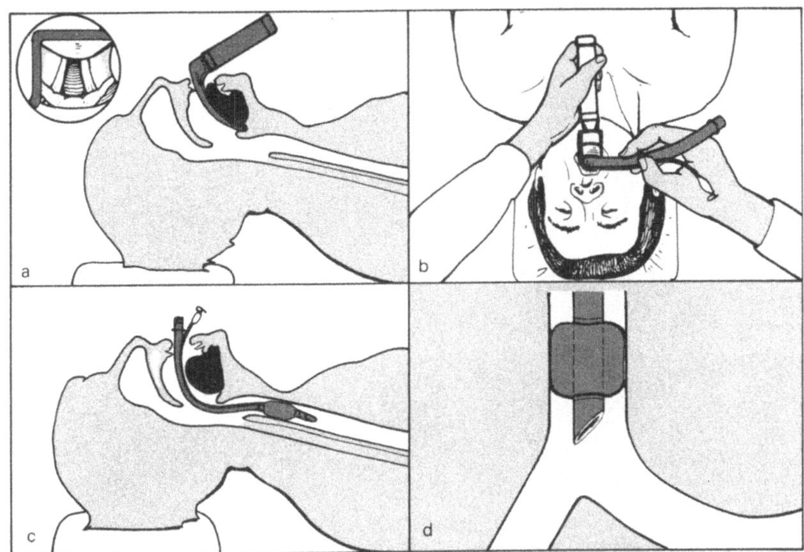

Abb. 12a-d

Unterlage gelegt. Anschließend muß der Kopf rekliniert werden. Bei der orotrachealen Intubation wird der Mund des Patienten mit der rechten Hand geöffnet und das Laryngoskop mit der linken Hand eingeführt. Unter Sicht wird der Spatel über den Zungengrund bis zur Epiglottis vorgeschoben. Durch die Verlagerung des Spatels zur Mitte läßt sich die Zunge nach links abdrängen. Durch Anheben des Zungengrundes nach ventralwärts richtet sich die Epiglottis auf und gibt den Einblick in den Kehlkopfeingang frei. Mit der rechten Hand wird schließlich der Trachealtubus eingeführt. Nach Aufblasen der Blockermanschette wird die richtige Plazierung durch Abhören beider Lungen überprüft.

Empfohlene Größen:
Frauen 7-8 mm Innendurchmesser (30-34 Charr)
Männer 8-9 mm Innendurchmesser (34-38 Charr)

Modell: Magill mit Blockermanschette (Abb. 12a-d)

Medikamente:
Zur Intubation ist zumindest eine Sedierung des Patienten dringend anzuraten (z. B. 10-20 mg Diazepam i. v., bei schokkierten Patienten 1-2 mg/kg KG Ketamin i. v. in Kombination mit Diazepam in reduzierter Dosis). Eine Relaxierung des Patienten (Succinylcholin 1-2 mg/kg KG i. v.) sollte dem Erfahrenen vorbehalten bleiben.

Beatmung mit positiv-endexspiratorischem Druck:
Bei schwerer Ateminsuffizienz, z. B. nach Thoraxkontusion, läßt sich eine ausreichende Oxygenierung häufig trotz Erhöhung der Sauerstoffkonzentration nicht erreichen. Sie kann verbessert werden durch Beatmung mit einem positiv-endexspiratorischen Druck (ca. 5 cm H_2O). Bei Anwendung höherer Drucke kann es zu einer Beeinträchtigung der zirkulatorischen Funktion kommen. Dies ist besonders dann zu beachten, wenn der Patient kreislaufinstabil ist.
Der positiv-endexspiratorische Druck kann durch Aufsetzen eines Spezialventils auf den Ausatemschenkel des Handbeatmungssystems erreicht werden. Auf eine genaue Einstellung des endexspiratorischen Druckwertes ist zu achten (Abb. 13).

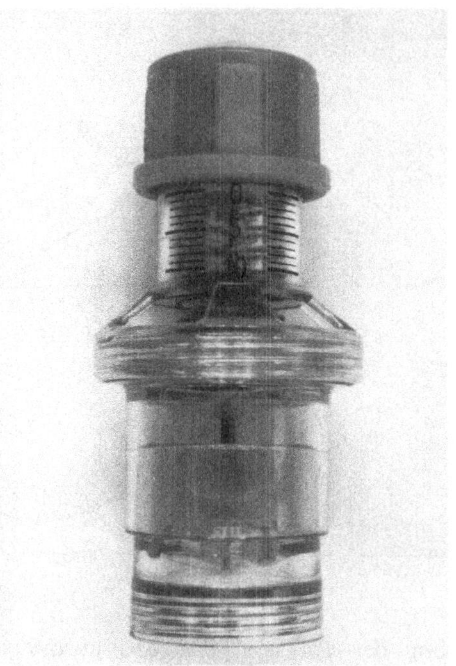

Abb. 13. PEEP-Ventil

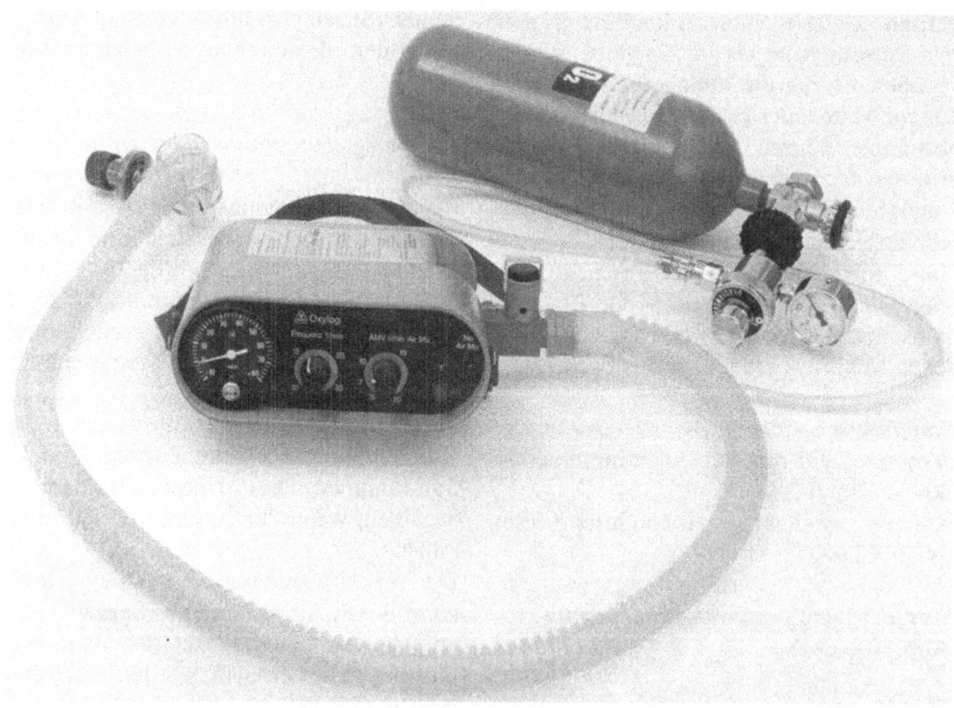

Abb. 14. Transportables Beatmungsgerät

Beatmung mit Hilfe eines Beatmungsgerätes

Innerhalb des Notarztwagens kann die Beatmung mit Hilfe eines Narkosegerätes unter Verwendung reinen Sauerstoffs oder einer O_2-Lachgas-Kombination, eventuell unter Beibehaltung der PEEP-Beatmung, fortgesetzt werden. Als Alternative bietet sich die Verwendung eines tragbaren Beatmungsgerätes an. Zum Betrieb ist eine Sauerstoffflasche nötig (Abb. 14).

Das Gerät wird pneumatisch betrieben, die Atemminutenvolumina sind zwischen 2 und 20 l, die Frequenzen zwischen 10 und 40/min einstellbar. Eine intermittierend positive Druckbeatmung oder Beatmung mit PEEP ist mit 60- oder 100%igem Sauerstoffanteil möglich. Das Gerät kann alle Aufgaben während des Transportes im Notarztwagen oder im Rettungshubschrauber erfüllen. Um eine größere Flexibilität zu erreichen, kann das Beatmungsgerät mit einer Steckkupplung an die Sauerstoffflasche angeschlossen werden. Nach Erreichen der Klinik läßt sich die Steckkupplung lösen und das Gerät sofort an eine klinikeigene Sauerstoffflasche anschließen. Die Beatmung kann also mit einem Gerät während des Transportes und in der Klinik durchgeführt werden.

Punktion eines Pneumothorax

Ein respiratorischer Notfall besonderer Art ist der Pneumothorax. Ein Spannungspneumothorax wird ohne Entlastung zu einer akuten Elementarbedrohung, insbesondere wenn wegen einer Ateminsuffizienz eine Beatmung erfolgt. Eine sofortige Entlastung durch Punktion ist erforderlich. Sie erfolgt entweder mit einer üblichen Plastikverweilkanüle oder mit einer speziellen Thoraxdrainage der Größe 18–22 Charr. Als Punktionsort kann der zweite ICR in der Medioklavikularlinie oder der dritte ICR in der vorderen Axillarlinie gewählt werden.

Gefahren:
Bei Punktion im zweiten ICR medioklavikulär kann die Arteria thoracica interna verletzt werden. Wird in der vorderen Axillarlinie zu tief punktiert, können die Leber und die Milz oder der Magen punktiert werden; dies gilt vor allem dann, wenn

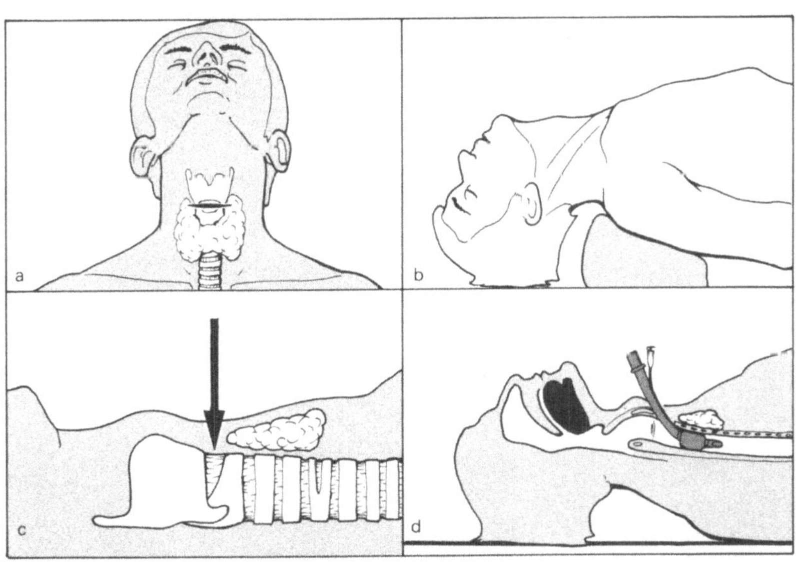

Abb. 15 a–d. Technik der Koniotomie

gleichzeitig eine Zwerchfellruptur vorliegt. Die Gefahr einer Lungenparenchymverletzung ist bei stumpfem Vorgehen geringer.

Koniotomie

Liegt eine komplette Verlegung der Atemwege oberhalb der Stimmritze infolge entzündlicher, allergischer oder tumoröser Schwellung oder durch einen nicht extrahierbaren Bolus vor, muß die Koniotomie versucht werden. Es handelt sich hierbei um extreme Ausnahmesituationen, für deren Durchführung immer wieder neue Instrumente angegeben werden, die jedoch klinisch kaum ausgereift sind. Wir bevorzugen deswegen weiterhin die Inzision mit Hilfe eines Skalpells. Der Patient wird dazu mit extrem rekliniertem Kopf gelagert, das Ligamentum conicum (zwischen Ringknorpel und Unterrand des Schildknorpels als Querrinne gut tastbar) abgetastet, die Haut zwischen Daumen und Zeigefinger angespannt und längsinzidiert und dann das Ligamentum conicum mit einem Skalpell in einer Querinzision durchtrennt. Anschließend wird ein Endotrachealtubus (wenn möglich nicht kleiner als 26 Charr) eingeführt und geblockt (Abb. 15 a–d).

Wiederherstellung und Stabilisierung der kardialen Funktion

K. H. Lindner

Eine primäre oder sekundäre Einschränkung der kardialen Funktion führt im Extremfall zum Kreislaufstillstand und damit zum klinischen Tod, der innerhalb einer kurzen Zeitspanne mit effektiven Reanimationsmaßnahmen unter Wiederherstellung aller Organfunktionen rückgängig gemacht werden kann. Wenn mit der kardiopulmonalen Reanimation erst nach 5-10 min begonnen wird, ist die Chance einer vollständigen zerebralen Restitution gering, ausgenommen, es liegen besondere Bedingungen (z. B. hypothermer Patient, Barbituratintoxikation usw.) vor.

Sofortdiagnostik des akuten Kreislaufstillstandes

Das Kardinalsymptom des akuten Kreislaufstillstandes ist neben der Bewußtlosigkeit, der Apnoe oder Schnappatmung, der Blässe der Haut, den weiten, reaktionslosen Pupillen der *fehlende Puls* in der *Arteria carotis*. Wenn ein Kreislaufstillstand durch den fehlenden Karotispuls nachgewiesen ist, müssen die Basismaßnahmen der kardiopulmonalen Reanimation, also die Beatmung und die Herzdruckmassage, ohne Beachtung der Ursache des Kreislaufstillstandes sofort aufgenommen werden.

Bei plötzlichem Kreislaufstillstand liegt der zeitliche Ablauf der klinischen Symptome in folgenden Größenordnungen (Anhaltswerte):

Pulslosigkeit:	sofort
Bewußtlosigkeit:	10-20 s
Atemstillstand:	15-30 s
weite, reaktionslose Pupillen:	60-90 s

Elektrokardiographisch unterscheidet man folgende Formen des Kreislaufstillstandes:

Kammerflimmern, Kammerflattern,
Asystolie,
elektromechanische Dissoziation.

Kammerflimmern

Es ist die häufigste Ursache des plötzlichen Herztodes. Das charakteristische elektrokardiographische Bild besteht aus dem irregulären, oszillierenden Erregungsablauf ohne Kammerkomplexe. Die Muskulatur beider Kammern zeigt unkoordinierte, zitternde Bewegungen, ohne daß Blut ausgeworfen wird, da sich ein Teil der myokardialen Fasern kontrahiert, während sich andere Fasern entspannen *(6)*. Da auch das Kammerflimmern einen dominierenden Vektor haben kann, zeigen verschiedene Ableitungen ein unterschiedliches elektrokardiographisches Bild. Für die Praxis ist wichtig, daß im Extremfall Kammerflimmern als Asystolie imponiert, und daß die richtige Diagnose erst durch eine andere Ableitung (z. B. Drehen der Elektroden um 90°) gestellt wird.

Kammerflattern

Es ist durch eine rhythmische Erregung und eine flatternde Bewegung der Kammerwand mit einer sehr hohen Frequenz gekennzeichnet.

Asystolie

Die Asystolie wird elektrokardiographisch unterteilt in eine pankardiale und eine ventrikuläre Form. Bei der pankardialen Asystolie liegt ein isoelektrisches EKG vor, während bei der ventrikulären Form noch elektrische Erregungen der Vorhöfe nachweisbar sind. Die Asystolie kann primär (z. B. Leitungsblockierung) auftreten oder sekundär auf Kammerflimmern folgen.

Elektromechanische Dissoziation

Eine elektromechanische Dissoziation beschreibt eine organisierte elektrische Depolarisation (supraventrikulärer Rhythmus, Kammerrhythmus) des Herzens ohne gleichzeitige Verkürzung der myokardialen Fasern und deshalb ohne Herzzeitvolumen. Eine Sonderform ist die Hyposystolie, die durch niederfrequente, breite Kammerkomplexe gekennzeichnet ist. Eine elektromechanische Dissoziation kann extrakardial (z. B. akute Hypovolämie, Spannungspneumothorax, Perikardtamponade) und wesentlich häufiger primär kardial (z. B. lange myokardiale Ischämie) ausgelöst werden.

Basismaßnahmen

Präkordialer Schlag

Der präkordiale Schlag, d. h. ein kurzer Faustschlag aus etwa 30 cm Höhe auf die Sternummitte, sollte als Erstmaßnahme nur bei unmittelbar (am EKG-Monitor) beobachtetem Herzstillstand angewendet werden.

Beatmung und Herzdruckmassage

Beatmung
Jede kardiopulmonale Reanimation beginnt prinzipiell - unabhängig von der Ursache - mit der Beatmung, um dem Organismus zunächst Sauerstoff zuzuführen. Die Technik der Beatmung mit und ohne Hilfsmittel wurde bereits im Abschnitt Wiederherstellung und Stabilisierung der Atemfunktion dargestellt.

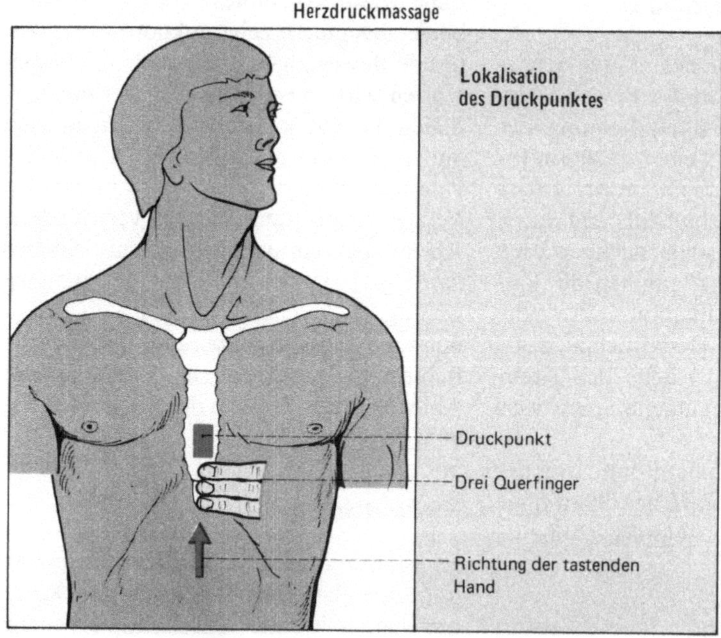

Abb. 1. Herzdruckmassage

Herzmassage

Der Blutfluß während einer kardiopulmonalen Reanimation unter Anwendung der *äußeren Herzdruckmassage* kann auf zwei verschiedenen Mechanismen beruhen. Nach der klassischen Vorstellung kommt eine Blutströmung durch eine Kompression des Herzens zwischen dem Sternum und der Wirbelsäule zustande *(7)*. Aufgrund neuerer Untersuchungen führen jedoch auch globale intrathorakale Druckschwankungen zu einer Blutzirkulation, deren Richtung durch den Venenkollaps in Höhe der oberen Thoraxapertur und durch Klappen in den Jugularvenen und in der Vena subclavia bestimmt wird. Beim erwachsenen Menschen soll der Blutfluß während der externen Thoraxkompression durch beide Mechanismen - direkte Herzkompression, Thoraxpumpmechanismus - erzeugt werden. Das Herzzeitvolumen unter der externen Herzdruckmassage beträgt auch bei optimaler Technik nur etwa 20-40% des normalen Ruhewertes.

Die einzelnen Schritte bei der Durchführung der externen Herzmassage sind *(1)*:

Der Arzt bzw. Helfer kniet oder steht seitlich vom Patienten.

Der Druckpunkt liegt in der kaudalen Sternumhälfte, ca. drei Querfinger oberhalb des Processus xiphoideus, zur effektiven Reanimation ist eine harte Unterlage erforderlich (Abb. 1).

Der Druck wird mit gestreckten Ellenbogengelenken, mit übereinandergelegten Handballen und angehobenen Fingerspitzen senkrecht von oben ausgeübt, Druck- und Entlastungsphase sind gleich lang (Abb. 2a, b).

Komplikationen der kardiopulmonalen Reanimation

Sternumfraktur,
Rippenfraktur,
Pneumothorax,
Lungenkontusion,
Herzkontusion,
Leber- und Milzkontusion,
Leber- oder Milzruptur.

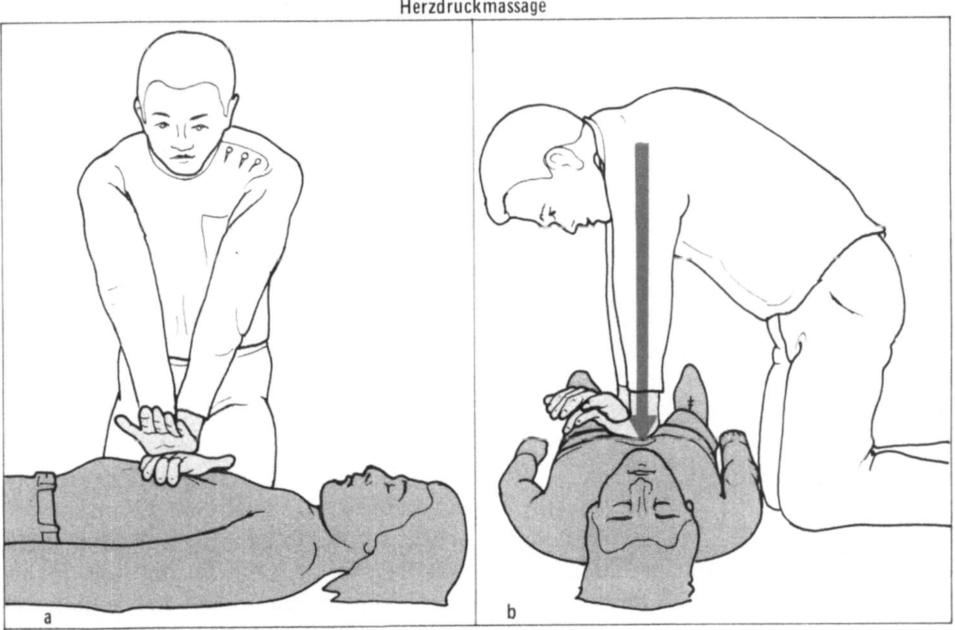

Abb. 2a, b. Herzdruckmassage: Technik

Als häufigste Komplikationen der externen Herzdruckmassage treten knöcherne Frakturen am Sternum und an den Rippen in ca. 30% aller Reanimationen auf. Verletzungen der Leber, der Milz, des Herzens, der Lunge und die Ausbildung eines Pneumothorax sind bei richtiger Technik selten. Ursache dieser Verletzungen ist in den meisten Fällen eine zu grobe Gewaltanwendung oder ein falscher Druckpunkt.
Die *interne, direkte Herzmassage* bei offenem Thorax, die hämodynamisch wirksamer ist als die extrathorakale Massage, wird *nur in der Klinik* (Thorakotomie!) in ganz besonderen Situationen eingesetzt und daher hier nicht näher besprochen.

Ablauf der mechanischen Maßnahmen

Die mechanischen Maßnahmen während der kardiopulmonalen Reanimation werden stufenweise eingesetzt *(1)*:
Wenn der Patient bewußtlos ist, werden nach Flachlagerung des Patienten zuerst die Atemwege freigemacht.
Wenn keine Spontanatmung nachweisbar ist, wird erst zweimal beatmet, danach sofortiges Fühlen des Karotispulses.
Wenn kein Puls tastbar ist, sofortiger Einsatz der kombinierten kardiopulmonalen Wiederbelebung.

Einhelfermethode

Bei der Einhelfermethode folgen auf zwei Insufflationen 15 Kompressionen. Die Herzkompression wird mit einer Frequenz von 80/min durchgeführt, um eine effektive Frequenz von 60/min zu erreichen.

Zweihelfermethode

Bei der Zweihelfermethode beginnt der erste Helfer mit zwei Insufflationen, während der zweite Helfer sofort anschließend die Herzdruckmassage mit einer Frequenz von 60/min aufnimmt, am Ende der fünften Kompression wird einmal beatmet; wenn der Patient intubiert ist, kann auch simultan mit der Kompression beatmet werden (Abb. 3 a, b).
Mit Hilfe der so effektiv durchgeführten kardiopulmonalen Wiederbelebung lassen sich hinsichtlich der Oxygenierung des Blutes und hinsichtlich der Organperfusion Bedingungen schaffen, die eine minimale Existenz gewährleisten.

Effektivitätskontrolle

Die Effektivität der Reanimation kann mit Hilfe der gleichen einfachen Überwachungskriterien beurteilt werden, wie sie zur Feststellung des Kreislaufstillstandes bereits herangezogen wurden. Die auffallendsten Veränderungen manifestieren sich in einem Engerwerden der Pupillen sowie einer besseren Durchblutung der Haut und der Schleimhäute. Bei jeder effektiv durchgeführten Herzkompression ist der Karotispuls tastbar.

Erweiterte Maßnahmen

Medikamente

Sauerstoff
Um die Folgen der Hypoxie zu vermindern, muß so früh wie möglich mit hoher Sauerstoffkonzentration (> 80 Vol. %) über Maske oder Endotrachealtubus beatmet werden.

Adrenalin
Die myokardiale und zerebrale Perfusion wird durch die über Alpharezeptoren vermittelte vasokonstriktorische Wirkung von Adrenalin unter der Herzdruckmassage bei allen Formen des Kreislaufstillstandes entscheidend verbessert *(3)*. Zusätzlich stützt Adrenalin in der unmittelbaren Postreanimationsphase durch die positiv-inotrope Wirkung (Betarezeptorenstimulation) eine wiedererlangte spontane Herzaktion, ob-

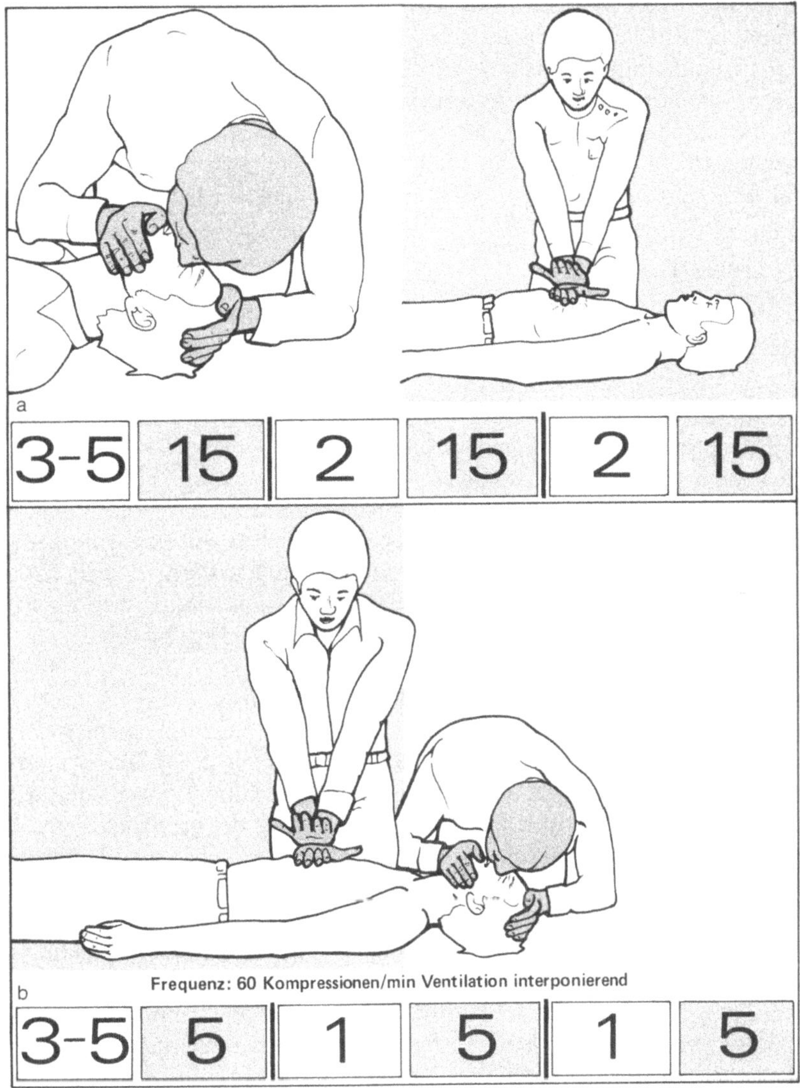

Abb. 3a, b. Kardiopulmonale Reanimation. **a** „Einhelfermethode", **b** „Zweihelfermethode"

wohl in einigen Fällen - vermutlich durch die Steigerung des myokardialen Sauerstoffverbrauches - maligne Tachyarrhythmien bis hin zum Kammerflimmern auftreten können.
Adrenalin kann ein feines, hochfrequentes Kammerflimmern in ein grobes, leichter defibrillierbares Flimmern umwandeln.

Dosierung: 0,5-1,0 mg i.v. (unverdünnt möglich).

Wiederholungsdosis: 0,5-1,0 mg i.v. nach 3-5 min.

Alternativ ist die endotracheale Applikation in der Dosierung von 1-2 mg (verdünnt auf 10 ml 0,9%igem NaCl) möglich.

Atropin
Bei bradykarden Rhythmusstörungen bis hin zum bradykarden Herzstillstand kann durch die Injektion von Atropin (vagolyti-

sche Blockade) vielfach eine suffiziente spontane Zirkulation hergestellt werden. Eine Adrenalininjektion ist jedoch immer dann indiziert, wenn die Atropingabe in Kombination mit den mechanischen Maßnahmen nicht nach 1-2 min zum Erfolg führt.

Dosierung: 1-2 mg i. v.

Alternativ: 2-3 mg endotracheal.

Natriumbikarbonat

Während der kardiopulmonalen Reanimation kann durch die stark eingeschränkte Gewebeperfusion eine Laktazidose entstehen, die zu einer direkten Myokarddepression, zu einer Vasodilatation und zu einem Kapillarschaden führt. Die Bikarbonatinfusion soll die eventuell vorhandene metabolische Azidose ausgleichen, die Wirkung von Adrenalin steigern und die Defibrillation erleichtern *(5, 9)*.

Es ist jedoch viel weniger Bikarbonat nötig, als man früher annahm, da erst nach Wiederherstellen der spontanen Zirkulation große Mengen von sauren Äquivalenten aus dem vorher minderdurchbluteten Gewebe eingeschwemmt werden *(8)*. Bikarbonat ist nicht erforderlich, wenn die Reanimationsmaßnahmen sofort oder innerhalb von 3 min nach Eintreten des Kreislaufstillstandes einsetzen und keine vorherbestehende Azidose anzunehmen ist.

Nach längeren (>3 min) Hypoxiezeiten kann eventuell Natriumbikarbonat in der folgenden Dosierung infundiert werden:

1 mmol = 1 ml/kg KG der 8,4%igen $NaHCO_3$-Lösung in den ersten 10 Reanimationsminuten.

Wiederholungsdosis:

0,5 mmol = 0,5 ml/kg KG der 8,4%igen $NaHCO_3$-Lösung innerhalb von 10 min.

Anmerkung: Die erste Adrenalininjektion sollte der Natriumbikarbonatinfusion vorausgehen, da Adrenalin rasch injiziert wird und da es in der laufenden Bikarbonatinfusion inaktiviert werden kann.

Lidocain

Wenn die Defibrillation trotz Adrenalininjektion und vorsichtiger Puffertherapie erfolglos ist und wenn wiederholt Kammerflimmern auftritt, kann Lidocain 30 s bis 2 min vor einer erneuten Defibrillation injiziert werden *(2)*.

Dosierung: 0,5-1 mg/kg KG i. v.

Wiederholungsdosis: 0,5-1 mg/kg KG nach 10 min.

Alternativ: 1-2 mg/kg KG endotracheal.

Anmerkung: Eine höhere Dosierung und wiederholte Bolusinjektionen in kurzen Abständen erzeugen im Minimalkreislauf rasch toxische Spiegel mit einer peripheren Vasodilatation und einer erhöhten Defibrillationsschwelle.

Kalzium

Die elektromechanische Dissoziation galt bislang als Indikation für die zusätzliche Injektion von Kalziumsalzen zur Verbesserung der elektromechanischen Koppelung *(2, 8)*. Neuere Untersuchungen lassen Zweifel am therapeutischen Stellenwert von Kalziumsalzen im Rahmen der kardiopulmonalen Reanimation aufkommen *(4)*. Kalzium sollte deshalb nur dann eingesetzt werden, wenn die anderen erweiterten Sofortmaßnahmen nicht zum Erfolg führen.

Dosierung: Kalziumchlorid 10%ig: 5 ml/70 kg KG,
Kalziumglukonat 10%ig: 10 ml/70 kg KG.

Wiederholungsdosis: entsprechend der Inititaldosis, jedoch frühestens nach 10 min.

Anmerkung: Kalziumsalze dürfen nicht zusammen mit Natriumbikarbonat wegen der Gefahr der Ausfällung infundiert werden.

Betablocker und Kaliumchlorid

Betablocker und Kaliumchlorid können bei therapierefraktärem Kammerflimmern injiziert werden. Umfassende Untersuchungsergebnisse liegen jedoch für beide Medikamente nicht vor.

Applikationswege

Jede Medikamentenapplikation ist an die Schaffung eines venösen Zugangsweges gebunden, um eine rasche pharmakologische Wirkung zu erzielen. In den meisten Fällen ist es möglich, einen peripherverenösen Zugang zu legen. Da die periphere Zirkulation beim Kreislaufstillstand jedoch darniederliegt, sollte die Injektion über eine laufende Infusion erfolgen, um die Einspülung des injizierten Medikamentes in die Zirkulation zu ermöglichen.
Das routinemäßige Einführen eines zentralvenösen Katheters während der Reanimation wird nicht empfohlen (Unterbrechen der Herzdruckmassage, unzureichende sterile Bedingungen, erhöhte Komplikationsrate).
Wenn nach Aufnahme der mechanischen Maßnahmen eine rasche intravenöse Injektion nicht möglich ist, können Adrenalin und Lidocain in der ein- bis zweifachen Dosierung verdünnt auf 10 ml 0,9%iges NaCl auch über den Endotrachealtubus appliziert werden. Die Wirkung setzt nahezu ebenso schnell wie bei der intravenösen Gabe ein. Durch die Möglichkeit der endotrachealen Applikation entfällt die Indikation zur intrakardialen Injektion.

Elektrotherapie

Die elektrische Defibrillation, die bei Kammerflimmern und -flattern indiziert ist, bewirkt eine gleichzeitige Depolarisation aller Myokardfasern, die dann, wenn das Myokard ausreichend oxygeniert war, einen geordneten Erregungsablauf mit effektiven Herzkontraktionen erzeugt. Durch die Defibrillation kann Kammerflimmern auch in eine Asystolie oder Hyposystolie umgewandelt werden. Der Übergang vom Kammerflimmern in einen normalen Rhythmus mit Wiederherstellung einer suffizienten Zirkulation ohne elektrische Defibrillation ist beim Menschen extrem selten

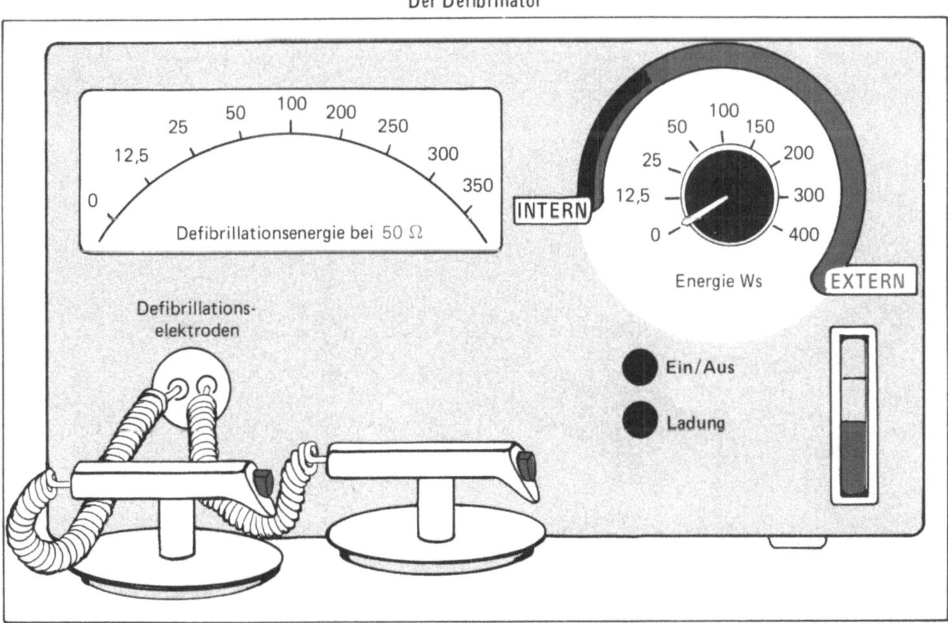

Abb. 4. Defibrillator

und kann auch durch Medikamente wie Lidocain, Chinidin und Betablocker nicht erreicht werden.

Die heute üblichen Gleichstromdefibrillatoren liefern eine Energie bis zu 400 Ws (Joule), die mit Teller- oder Plattenelektroden auf den Patienten übertragen wird (Abb. 4).

Ein Erwachsener sollte initial mit ca. 3 J pro kg KG defibrilliert werden, während die Energie bei wiederholter Defibrillation bis auf maximal 5 J pro kg KG gesteigert werden kann *(8)*.

Häufige Defibrillationen mit hoher Energie können myokardiale Nekrosen hervorrufen. Eine Elektrodenpaste verbessert den elektrischen Kontakt zwischen der Haut und der Elektrode. Zuviel Paste führt zu einem Stromfluß über die Haut des Patienten. Die Reanimationsmaßnahmen werden während der Defibrillation unterbrochen (maximal 20 s), und die Helfer müssen alle Körper- und Metallkontakte mit dem Patienten vermeiden. Die eine Elektrode wird rechts parasternal und die andere seitlich über der Herzspitze angesetzt, so daß der Strom das Herz in der Längsachse durchdringt. Die Elektroden werden so stark angepreßt, daß eine Exspirationsstellung erreicht wird, da dann der thorakale Widerstand am niedrigsten ist (Abb. 5).

Eine Defibrillation ist auch möglich, wenn der Strom in sagittaler Richtung, also von ventral nach dorsal durch das Herz fließt. Die präkordiale Elektrode (Löffel- oder Scheibenelektroden) wird im 4. oder 5. Interkostalraum links parasternal und die dorsale Elektrode links paravertebral am kaudalen Skapularand aufgesetzt.

Die externe oder interne *elektrische Stimulation* des Herzens ist der medikamentösen Therapie meist nicht überlegen und wird im außerklinischen Bereich selten eingesetzt.

Praktisches Vorgehen nach dem EKG-Befund

Die medikamentöse Zusatztherapie und die Defibrillation werden entsprechend dem EKG-Befund eingesetzt *(8, 9)*. Die entsprechenden Maßnahmen sind in der folgenden Tabelle 1 dargestellt:

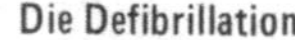

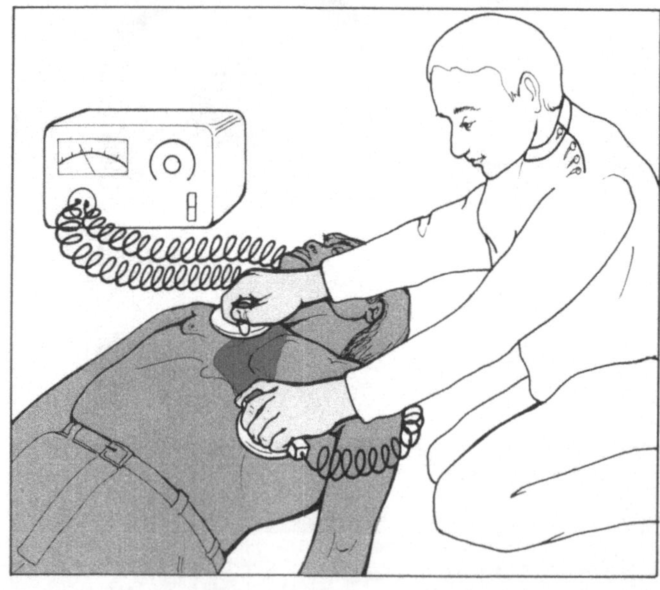

Abb. 5. Die Defibrillation

Tabelle 1. Basismaßnahmen und erweiterte Maßnahmen der kardiopulmonalen Reanimation

Basismaßnahmen (Beatmung und Herzdruckmassage) ↓ EKG-Diagnose ↓		
Kammerflimmern	Asystolie	Elektromechanische Dissoziation
Defibrillation 200 J	Adrenalin	Adrenalin
↓	Natriumbikarbonat	Natriumbikarbonat
Defibrillation 200-300 J		↓
↓		evtl. Kalziumchlorid
Defibrillation 300-400 J		
↓		
Adrenalin Natriumbikarbonat		
↓		
Defibrillation		
↓		
Lidocain		
↓		
Defibrillation		
↓		
Kaliumchlorid		

Kammerflimmern, -flattern:
- Beginn der kardiopulmonalen Reanimation so früh wie möglich,
- nach ca. 1-2 min Defibrillation mit 200 J,
- falls kein Erfolg, Wiederholung der Defibrillation mit 200-300 J, dann mit 300-400 J,
- nach jeder Defibrillation Pulskontrolle für 5 s,
- zwischen den Defibrillationen, die möglichst rasch aufeinanderfolgen (30-60 s), müssen effektive mechanische Maßnahmen den Minimalkreislauf garantieren,
- nach der dritten erfolglosen Defibrillation 0,5-1,0 mg Adrenalin i. v., eventuell gefolgt von 1 mmol/kg KG 8,4%iger Bikarbonatlösung i. v. in 10 min,
- erneute Defibrillation erst 30 s-2 min nach der Adrenalininjektion,
- wenn die Defibrillation trotzdem erfolglos ist und wenn wiederholt Kammerflimmern auftritt, wird 0,5-1 mg/kg KG Lidocain intravenös injiziert.

Sonderfall:
Wird Kammerflimmern am EKG-Monitor direkt beobachtet, sollte, wenn ein Defibrillator greifbar ist, innerhalb von 30 s nach dem Kreislaufstillstand defibrilliert werden. Die Defibrillation sollte nicht durch andere Reanimationsmaßnahmen verzögert werden. Falls dies nicht zum Erfolg führt, erfolgt das weitere Vorgehen wie oben dargestellt.

Asystolie:
- Beginn der kardiopulmonalen Reanimation so früh wie möglich,
- 0,5-1,0 mg Adrenalin i. v., alle 3-5 min Nachinjektion dieser Dosis,
- eventuell nach Hypoxiezuständen 1 mmol/kg KG 8,4%ige Natriumbikarbonatlösung i. v. in 10 min, Wiederholungsdosis: 0,5 mmol/kg KG 8,4%ige Natriumbikarbonatlösung i. v. in 10-Minuten-Abständen.

Elektromechanische Dissoziation
- Vorgehen wie bei Asystolie,
- eventuell zusätzlich Kalziumchlorid 10%ig 5 ml i. v.,
- Wiederholungsdosis frühestens nach 10 min in gleicher Höhe.

Unmittelbare Postreanimationsphase

Der Einsatz sogenannter "hirnprotektiver" Medikamente wie Barbiturate, Kalziumantagonisten und Hydantoinderivate ist im Rahmen der Erstversorgung noch so wenig belegt und entschieden, daß diese Zusatztherapie der Klinik vorbehalten bleiben sollte. Eine einmalige, hochdosierte Kortikosteroidinjektion nach Wiederherstellung der spontanen Herzaktion ist umstritten, weil der therapeutische Nutzen (antiödematöse Wirkung) nicht bewiesen ist. Unmittelbar nach Wiederherstellung der spontanen Herzaktion ist ein ausreichender arterieller Mitteldruck (nicht unter 80 mmHg) anzustreben *(8)*.

Nach erfolgreicher Defibrillation kann als prophylaktische Maßnahme gegen Kammerflimmern, aber auch zur Therapie von gehäuften ventrikulären Extrasystolen Lidocain in einer Dosierung von 1-4 mg/min infundiert werden.

Die Indikationen von Orciprenalin sind bradykarde Rhythmusstörungen (totaler AV-Block, Sinusbradykardie), die nicht auf Atropin ansprechen. Zur Behandlung eines myokardialen Pumpversagens sind die Katecholamine Dopamin und Dobutamin die Medikamente der Wahl (Dosierung siehe Beiträge in den entsprechenden Kapiteln).

Die Indikation zur Blindpufferung nach erfolgreicher Reanimation sollte sehr zurückhaltend gestellt werden. Eine mäßige metabolische Azidose beim Kreislaufversagen kann durchaus erwünscht sein, da die Azidose über eine Steigerung des Herzzeitvolumens und über eine Rechtsverschiebung der Sauerstoffdissoziationskurve den Sauerstofftransport zu den Zellen verbessert. Weil nach erfolgreicher Reanimation häufig stark erniedrigte Kaliumwerte im Plasma gemessen werden, kann eine überschießende Azidosekorrektur diese Hypokalämie verstärken und erneut einen Herzstillstand auslösen.

Einstellen der Reanimationsmaßnahmen

Die Diagnose des definitiven Hirntodes kann unter Herzdruckmassage nicht gestellt werden.

Die Chancen, doch noch erfolgreich zu reanimieren, sind in der Regel dann gering, wenn auch nach 30 min dauernder Reanimation eine spontane elektrische Aktivität nicht zu erreichen ist oder lediglich eine elektrische Aktivität mit verlangsamten oder deformierten Kammerreflexen resultiert oder anhaltendes träges Kammerflimmern mit ständigen Amplitudenverlusten erfolgt.

In diesen Fällen kann - mit bestimmten Einschränkungen - von einem definitiven Herztod ausgegangen werden.

Literatur

1. Ahnefeld FW (1981) Sekunden entscheiden. Springer, Berlin Heidelberg New York
2. American Heart Association (1980) Standards and guidelines for cardiopulmonary resuscitation and emergency cardiac care. JAMA *244*:453
3. Baker FJ, Strauss R, Walter JJ (1983) Cardiac arrest. In: Rosen P (ed), Emergency medicine, vol 1. Mosby, St. Louis Toronto London
4. Dembo DH (1981) Calcium in advanced life support. Crit Care Med *9*:358
5. Grundler WG, Weil MH, Rackow EC (1983) Pharmacology of cardiopulmonary resuscitation. Acute Care *10*:2
6. Harwood AL (1982) Cardiopulmonary resuscitation. Williams & Wilkins, Baltimore London
7. Kettler D (1984) Kardiopulmonale und cerebrale Reanimation. (Melsunger Medizinische Mitteilungen, Bd 56. Bibliomed Medizinische Verlagsges. Melsungen)
8. Safar P (1981) Cardiopulmonary cerebral resuscitation. Laerdal AS, Stavanger/Norwegen
9. Schwartz AJ, Jobes DR, Ellison N (1983) Pharmacology of cardiopulmonary resuscitation. In: Kaplan JA (ed), Cardiac anesthesia, vol 2. Grune & Stratton, New York London

Wiederherstellung und Stabilisierung der zirkulatorischen Funktion

J. E. Schmitz

Diagnostik zirkulatorischer Notfälle

Die Diagnostik der zirkulatorischen Insuffizienz bis hin zum Schockgeschehen richtet sich nach der Beurteilung von Hautfarbe und Temperatur, Füllungszustand der Venen, Zirkulationsverhältnisse und Farbe des Nagelbetts sowie Puls- und Blutdruckverhalten.
Leitsymptome sind dabei periphere Blässe, Zyanose oder kalter Schweiß bei nicht oder kaum sichtbaren Venen sowie stark verzögerte Wiederauffüllung des Fingernagelbetts nach Kompression. Der Blutdruck ist peripher kaum tastbar, der Puls fadenförmig, es besteht eine Tachykardie, die in der Regel über 100 Schläge pro Minute beträgt sowie eine Hypotonie mit einem systolischen Blutdruck von unter 100 mmHg. Die Blutdruckamplitude ist in der Regel klein.

Sofortmaßnahmen bei Hypovolämie

Zu den Basismaßnahmen im Rahmen der Wiederherstellung und Stabilisierung der zirkulatorischen Funktion bei Hypovolämie zählen:
- die Lagerung,
- die Blutstillung,
- die Volumenzufuhr.

Das erste Kapitel ist im Beitrag „Rettung und Lagerung" abgehandelt, die Maßnahmen zur Blutstillung befinden sich in dem entsprechenden Beitrag.

Praktisches Vorgehen

Der entscheidende Schritt zur Korrektur einer Hypovolämie ist die Volumensubstitution. Prinzipiell gilt, daß rasch entstandene Verluste rasch, protrahiert entstandene Defizite im Gegensatz dazu langsam ausgeglichen werden sollen.
Für die hier angesprochenen Notfälle ist die intravenöse Zufuhr obligat.
Prinzipiell unterscheidet man zwischen einer periphervenösen Punktion oder dem Kavakatheter. Dabei gilt grundsätzlich, daß auch in Notfällen, wenn immer möglich, zunächst die periphere Verweilkanüle eingesetzt wird, wir empfehlen dazu die flexiblen Plastikverweilkanülen.

Technik der peripheren Venenpunktion

Beim Erwachsenen sind insbesondere die Venen des Handrückens, des Unterarms sowie die Venen der Ellenbeuge dazu geeignet. Wegen der erheblichen Thrombosegefahr sollten die Beinvenen nur ausnahmsweise punktiert werden.
Ansonsten richtet sich die Wahl des Punktionsortes nach den anatomischen Verhältnissen. Grundsätzlich gilt, daß Bereiche, in denen Venen, Arterien und Nerven in unmittelbarer Nachbarschaft verlaufen, gemieden werden sollten, um Fehlpunktionen zu vermeiden. Venen im Bereich der Ellenbeuge, insbesondere auf der ulnaren Seite, sollten daher primär nicht für das Anlegen von Verweilkanülen herangezogen werden. Ist aufgrund schlechter peripherer Venenverhältnisse ein venöser Zugangsweg in diesem Bereich jedoch unver-

meidbar, so ist besondere Vorsicht geboten.

Durchführung

Die Punktion wird durch eine gute Venenfüllung erleichtert. Eine optimale Stauung wird am einfachsten erreicht, wenn man mit Hilfe der Blutdruckmanschette den Staudruck zwischen systolischem und diastolischem Druck einstellt. Nach Hautdesinfektion und Punktion ist das Zurückfließen von Blut in die Kanüle ein sicherer Indikator für die intravasale Lage. Erst jetzt wird der Stahlmandrin zurückgezogen und die Plastikkanüle vorgeschoben.

Komplikationen

Neben Schwierigkeiten bei der eigentlichen Punktion stellt die paravenöse Infusion sicherlich die häufigste Komplikation dar. Wird sie jedoch rechtzeitig an der auftretenden Schwellung oder aufgrund von Schmerzangaben des Patienten erkannt, bleibt sie in der Regel ohne Folgen.

Wesentlich gefährlicher ist die versehentliche arterielle Punktion. Gerade bei schokkierten Patienten sind die sonst verläßlichen Zeichen wie Pulsation und hellrote Farbe des Blutes nicht sicher erkennbar. Schützen kann davor letztlich nur die richtige Auswahl des Punktionsortes.

Der Kavakatheter

Indikation

Wenn die Punktion einer peripheren Vene unmöglich ist.

Punktionsstellen

Im Prinzip eignen sich für den notfallmedizinischen Bereich nur der infraklavikuläre Zugangsweg zur Vena subclavia, eventuell noch die Punktion der Vena jugularis externa. Der Vorteil der Punktion der Vena subclavia liegt darin begründet, daß sie auch im Schock unter ausgeprägter Hypovolämie nicht kollabiert. Wegen der Gefahr der Luftembolie ist die Oberkörpertieflagerung dabei obligat (Abb. 1).

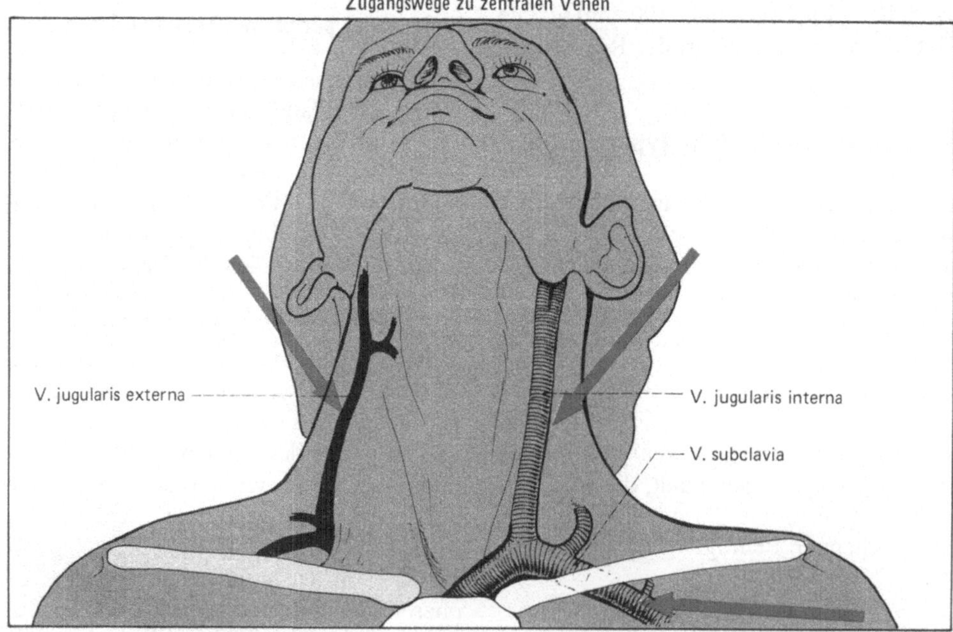

Abb. 1

Kontrollen
Unmittelbar nach Einführen des Katheters muß auch unter Notfallbedingungen eine Kontrolle über die intravasale Lage des Katheters erfolgen. Hinweise für eine korrekte Lage sind ein zügiges Zurückfließen der Infusion sowie ein deutlicher Rückstrom von Blut in das System bei Absenken der Infusionsflasche unter das Patientenniveau. Zu beachten ist jedoch, daß es sich hierbei nur um grobe Kriterien handelt, sie können z.B. auch bei Hämatothorax und intrapleuraler Lage des Katheters auftreten. Deshalb sollte eine frühzeitige Röntgenkontrolle der Katheterlage in der Klinik erfolgen.

Komplikationen
Als Komplikation beim infraklavikulären Zugang ist die versehentliche Punktion der Arteria subclavia oder der Pleura möglich. Daraus kann sich ein Hämatothorax oder ein Pneumothorax entwickeln. Weitere Komplikationen sind unter anderem eine Katheterembolie und eine Gefäßperforation.
Folgende *Vorsichtsmaßnahmen* sind zu beachten:

Keine beidseitigen Punktionsversuche der Vena subclavia.
Kein Zurückziehen des Katheters durch eine Stahlnadel.
Kein „Nachstechen" bei eingeführtem Katheter.
Kein Vorschieben des Katheters gegen einen Widerstand.

Sonderformen der Infusionsgeschwindigkeitsregulierung
„Druckinfusionen" zur Applikation von Volumen erfolgen am sichersten mit Hilfe von Plastikbeuteln, da hierdurch die Gefahr der Luftembolie am geringsten ist.
Die Kompression des Plastikbeutels erfolgt dabei entweder mit der Blutdruckmanschette, Spezialmanschetten oder mit der Hand.

Infusionslösungen

Vollelektrolytlösungen vom Typ des Ringer-Laktats

Die Vollelektrolytlösungen haben im Bereich der Notfallmedizin das breiteste Indikationsgebiet. Sie kommen bei allen Formen des relativen oder absoluten Volumenmangels, schwerpunktmäßig natürlich bei Verlusten extrazellulärer Körperflüssigkeit zur Anwendung. Hierzu gehören alle Dehydratationszustände, die sich aus Bilanz- oder Regulationsstörungen oder aus anderen pathologischen Geschehen ergeben, angefangen vom Erbrechen, Diarrhö, Fieber, Ileus, Vergiftungen bis hin zum diabetischen Koma. Bei den Störungen im Wasser-Elektrolyt-Haushalt kommt es unter notfallmedizinischen Bedingungen primär nicht darauf an, ob es sich um hypo- oder hypertone Dehydratationszustände handelt, nicht zuletzt deswegen, weil es im präklinischen Bereich keine Möglichkeit zur differenzierten Diagnostik gibt und es aktuell nur um die Sicherung der Kreislauffunktion, also nur um eine grobe Korrektur geht.
Vollelektrolytlösungen eignen sich auch zur Substitutionstherapie bei intravasalem Volumenmangel, der durch Vollblut- oder Plasmaverluste entstanden ist. Allerdings sind sie nur dann zu empfehlen, wenn keine kolloidalen Infusionslösungen zur Verfügung stehen, die Verluste in Grenzen bleiben (ca. 1000–1500 ml nicht überschreiten) und beachtet wird, daß mindestens die zweifache oder dreifache Menge des angenommenen Volumendefizits infundiert wird, da in Abhängigkeit vom Ausmaß der Hypovolämie nur ca. 20–30% der erforderlichen Menge im intravasalen Bereich verbleiben, der Rest aber in den extravasalen Raum abströmt.
Die gleichen Infusionslösungen werden routinemäßig bei allen Notfallpatienten zum Offenhalten des obligaten intravenösen Zugangsweges, der bei allen notfallmedizinischen Patienten zu fordern ist, eingesetzt.

Lösungen mit einem differenzierten Anteil von Elektrolyten, z. B. Halbelektrolytlösungen etc., oder Lösungen ohne Elektrolytanteil, wie z. B. 5%ige Glukose-, Fruktose- oder Lävuloselösung, haben im Bereich der Notfallmedizin keinen Indikationsbereich.
Die erforderlichen Infusionslösungen für pädiatrische Notfälle sind im einzelnen in den Beiträgen Lemburg, Stopfkuchen und Altemeyer dargestellt.

Künstliche Kolloide zum Volumenersatz

An künstlichen Kolloiden kommen Dextrane, Gelatinepräparate sowie Hydroxyäthylstärke zum Einsatz.
Künstliche Kolloide können zur Sicherstellung des onkotischen Drucks zeitlich limitiert die Rolle des Plasmas übernehmen. Entscheidend für die Indikation sind die Parameter Volumenwirkung und intravasale Verweildauer.
Bezogen auf den Anwendungsbereich „Volumenmangel" können alle im Handel befindlichen kolloidalen Volumenersatzmittel mit Ausnahme der 10%igen hyperonkotischen Lösung, wie z. B. das niedermolekulare Dextran 40, das ausschließlich zur Therapie von Mikrozirkulationsstörungen eingesetzt werden sollte, als geeignet angesehen werden. Die natürlichen Kolloide, wie Plasmaproteinlösungen oder Humanalbumin in Konzentrationen von 4-5%, sollten aus Kosten- und Haltbarkeitsgründen im Rahmen des Rettungsdienstes keine Verwendung finden. Grundsätzlich empfiehlt sich, in der Notfallmedizin zur Wiederherstellung und Stabilisierung der zirkulatorischen Funktion zwei Lösungen bereitzuhalten:

Eine Vollelektrolytlösung vom Typ Ringer-Laktat.
Dosierung: Die erforderliche Zufuhr liegt in Höhe des Zwei- bis Dreifachen des geschätzten Volumenverlustes.

Eine isoonkotische kolloidale Lösung.
Dosierung: Die erforderliche Zufuhr entspricht dem geschätzten Verlust.

Für Kolloide werden Grenzdosierungen empfohlen (z. B. für das Dextran 1,5 g/kg KG), sie haben aber im Notfalldienst wegen der Kürze der Transportzeiten im allgemeinen nur eine untergeordnete Bedeutung. Um die Blutgruppenbestimmung nicht zu erschweren, sollte die Blutentnahme hierfür *vor* der Kolloidapplikation erfolgen. Anaphylaktische Reaktionen sind prinzipiell bei allen Kolloiden möglich, bisher aber im Schock nicht berichtet worden. Die Gabe von Promit vor Dextraninfusion erscheint dennoch auch bei diesen Patienten sinnvoll zu sein. Richtlinien für die Volumensubstitution bei Kindern siehe Beitrag Altemeyer.

Schmerzbekämpfung, Sedierung, Anästhesie

W. Dick

Analgesie, Sedierung und Anästhesie am Notfallort sind Maßnahmen, die sowohl die Bedingungen beim traumatisierten Patienten als auch die des schwer Erkrankten (z.B. mit Myokardinfarkt) zu berücksichtigen haben. Diese Methoden müssen fließend ineinander übergehen, um der Versorgung des Notfallpatienten adäquat Rechnung tragen zu können.

Analgesie

Aufgaben

Das therapeutische Ziel der Analgesie beim Notfallpatienten jeder Kategorie besteht darin, den Anteil, den der Schmerz an der Bedrohung der Vitalfunktionen einnimmt, zu eliminieren und die Notfallmaßnahmen durch die analgetischen Methoden wirksam zu unterstützen. Dazu kommt vornehmlich die intravenöse Applikation in Betracht. Diese setzt aber die besonders genaue Kenntnis der Wirkungen und Nebenwirkungen, eine besonders sorgfältige Überwachung, eine Reduktion der Einzeldosis und die Auswahl besonders geeigneter - weil nebenwirkungsarmer - Substanzen voraus. Nachinjektionen oder gar Infusionen werden häufiger benötigt.

Wünschenswerte Eigenschaften der Analgetika sind:
- effektive Analgesie,
- Befreiung von Angst, gegebenenfalls Euphorie,
- Sedierung.

Unerwünschte Wirkungen sind unter anderem:
- Atem- und Kreislaufdepression,
- Nausea und Erbrechen,
- Spasmen der Gallen- und Harnwege,
- Dysphorie.

Methoden

Prinzipiell sind folgende Methoden der Analgesie diskutabel:
- systemische Analgesie,
- Inhalationsanästhesie,
- Lokal-, Regionalanästhesie.

Systemische Analgesie

Zur systemischen Analgesie kommen grundsätzlich in Betracht:
- Analgetika ohne hypnotischen oder sedativen Begleiteffekt = peripher wirksame Analgetika,
- Kombinationen mit Spasmolytika,
- Analgetika mit hypnotischem und/oder sedativem Begleiteffekt = zentral wirksame Analgetika,
- Ketamin.

Peripher wirksame Analgetika

Beispiele reiner Analgetika, die sich zur Bekämpfung akuter Schmerzzustände eignen, sind Azetylsalizylsäure (z.B. Aspisol) oder Metamizol (z.B. Novalgin) in hoher Dosierung (1-2 g als Einzeldosis). Bei erstmaliger Applikation ist ihr Effekt oft den Opiaten vergleichbar, bei wiederholtem Gebrauch nimmt die Effektivität ab.
Metamizol und Azetylsalizylsäure sind

weitgehend frei von respiratorischen und kardiozirkulatorischen Nebenwirkungen, extrem selten können anaphylaktoide Reaktionen auftreten, sie sind unter Notfallbedingungen kaum zu erwarten. Die Substanzen lassen sich zur Bekämpfung leichter bis mäßiggradiger Schmerzzustände im Rahmen von Notfall- und Notsituationen einsetzen. Da akute Schmerzzustände nicht selten mit Unruhe und vegetativen Dysregulationen einhergehen, ist wegen der fehlenden sedativen Komponente der reinen Analgetika gegebenenfalls die Kombination mit einem Sedativum oder Hypnotikum empfehlenswert. Die Wirkung der reinen Analgetika ist nicht durch Opiatantagonisten zu beseitigen.

In *Kombination* mit den verschiedensten atropinartigen Substanzen ist Metamizol im Handel. Bei Schmerzzuständen, die ausschließlich oder überwiegend auf Spasmen der glatten Muskulatur, z. B. der Gallen- und Harnwege, zurückgehen, können derartige Substanzen allein oder in Kombination Abhilfe schaffen (Tabelle 1).

Hypnoanalgetika - zentral wirksame Analgetika

Die Hypnoanalgetika oder auch narkotischen Analgetika besitzen analgetische sowie zentral-sedative bzw. hypnotische Effekte, die die Schmerzwahrnehmung im zentralen Nervensystem ausschalten oder herabsetzen. In Frage kommen z. B. zentral wirksame Analgetika vom Opiattyp wie Morphin, Pethidin, Piritramid, Fentanyl oder partielle Opiatantagonisten wie Pentazocin, Buprenorphin oder Tramadol. Beim Vergleich der Wirkungen und Nebenwirkungen fällt die weitgehende Gleichwertigkeit derzeit gebräuchlicher Substanzen auf. Selbst bei intravenöser Injektion vergehen zwischen Injektion und Beginn der Wirkung der Substanzen zwischen 2 und 15 min, das Wirkungsmaximum wird oft erst nach 20-30 min erreicht. Berücksichtigt man derartige Wirkungslatenzen nicht ausreichend, so wird zu früh nachinjiziert mit der Gefahr der Überdosierung. Für die Wirkungsdauer der einzel-

Tabelle 1. Peripher wirksame Analgetika, Spasmolytika

	Dosierung i. v.	Wirkungseintritt	Wirkungsdauer	Nebenwirkungen
Peripher wirksame Analgetika				
Azetylsalizylsäure (Aspisol)	10-20 mg/kg	5 min	1-4 h	Anaphylaktoide Reaktionen, Thrombozytenaggregationshemmung
Metamizol (Novalgin)	10-30 mg/kg	5 min	1-4 h	Allergische Reaktion, Schock, Agranulozytose
Spasmolytika				
Butylscopolamin (Buscopan)	0,3-1,0 mg/kg	2-5 min	20-30 min	Tachykardie
Kombinationspräparate				
Camylofin + Metamizol (Avafortan)	1- 2 mg/kg 10-20 mg/kg		2-3 h	Bei allen Kombinationen im wesentlichen durch Metamizol (s. o.)
Butylscopolamin + Metamizol (Buscopan comp.)	0,3 mg/kg 22,5 mg/kg		2-3 h	
Pitofenon + Fenpiveriniumbromid + Metamizol (Baralgin)	0,1 -0,15 mg/kg 0,01-0,015 mg/kg 25 mg/kg		6-8 h	
Cicloniumbromid + Metamizol (Dolo-Adamon N)	0,1- 0,3 mg/kg 10 -30 mg/kg		5-6 h	

nen Substanzen ist neben ihrem Eigeneffekt auch das Ausmaß des Schmerzzustandes von Bedeutung.

Veränderungen der Atemfrequenz und Abnahme des Atemminutenvolumens sind bei nahezu allen narkotischen Analgetika in äquipotenter Dosierung vergleichbar, jedoch nicht zeitlich gleich. Pethidin z. B. führt meist innerhalb von 10–15 min nach der Applikation zur Atemdepression, nach Buprenorphin kommt die maximale Atemdepression oft erst nach 30 min zum Tragen. Morphin und Pethidin können bei entsprechender Disposition einen Asthmaanfall auslösen. Ein sedativer Begleiteffekt ist am stärksten bei Morphin und Piritramid, gefolgt von Buprenorphin; geringere Grade einer Sedierung verursachen Pethidin und Tramadol, den möglicherweise geringsten Effekt Pentazocin.

Die hämodynamischen Wirkungen der Opiate sind bei äquipotenter Dosierung im wesentlichen gleich. Allerdings kann Pethidin im Gegensatz zu Morphin zu einer erheblichen Tachykardie führen und verursacht wohl den stärksten Abfall des systemischen Blutdrucks. Pentazocin hat ebenfalls einen Anstieg der Pulsfrequenz, jedoch auch einen Anstieg systemischer und pulmonaler Drucke zur Folge, die bei kardialen Risikopatienten von klinischer Relevanz werden können. Die intravenöse Injektion in hoher Verdünnung kann einen Teil dieser Effekte vermeiden helfen. Gleichartige Beobachtungen liegen für das Tramadol vor.

Bei allen stark wirksamen Analgetika muß mit der Möglichkeit von Nausea und Erbrechen gerechnet werden, ihre Häufigkeit ist jedoch unter Notfallbedingungen eher selten.

Morphin und die meisten synthetischen Opiate sind durch Naloxon antagonisierbar, Pentazocin ausschließlich durch Naloxon, Buprenorphin weder durch Naloxon noch durch Laevalorphan zuverlässig antagonisierbar.

Ketamin

Die ausgeprägten schmerzlindernden Eigenschaften von Ketamin in nichtnarkotischen Konzentrationen sind seit einigen Jahren bekannt. Die intravenöse Gabe von 0,25 mg/kg KG oder die intramuskuläre Applikation von 0,5 mg/kg KG in der posttraumatischen Phase läßt schon nach 10 min eine wirksame Analgesie erkennen. Das Bewußtsein bleibt weitgehend unbeeinflußt. Eine Steigerung der Dosierung hat jedoch eine deutliche, wenn auch vorübergehende Einschränkung der Bewußtseinslage zur Folge.

Zwei andere Verfahren der Schmerztherapie werden für die Notfallmedizin diskutiert:

Tabelle 2. Zentral wirksame Analgetika (Hypnoanalgetika)

	Dosierung i. v.	Wirkungseintritt	Wirkungsdauer	Nebenwirkungen
Opiatagonisten				
Morphin	0,1–0,2 mg/kg	5–15 min	3–5 h	Atemdepression Kreislaufdepression Übelkeit, Erbrechen
Pethidin (Dolantin)	1–2 mg/kg	2– 5 min	2–3 h	
Piritramid (Dipidolor)	0,1–0,2 mg/kg	5–20 min	5–6 h	
Fentanyl (Fentanyl Janssen)	0,001–(0,01) mg/kg	2– 3 min	ca. 20 min	
Tramadol (Tramal)	1–1,5 mg/kg	5–10 min	2–4 h	
Partielle Opiatantagonisten				
Pentazocin (Fortral)	0,5–1 mg/kg	5–10 min	2–3 h	Übelkeit, Erbrechen, Sedation, psychotische Reaktionen, Atemdepression
Buprenorphin (Temgesic)	0,003–0,01 mg/kg	10–15 min	5–8 h	

- die Inhalationsanalgesie,
- die Verfahren der Lokal- und Leitungsanästhesie.

Inhalationsanalgesie

Die Inhalationsanalgesie (z.B. mit Lachgas) hat notfallmedizinische Relevanz als Entonox in Großbritannien erlangt, kaum jedoch in der Praxis der Schmerzbehandlung des Notfalls oder Notsituation anderer Länder. Die Methode ist zumindest an einen einfachen Inhalationsapparat gebunden und erfordert Kooperation und Einsicht des Patienten. 30-40% Lachgas sollen den gleichen Effekt wie 15 mg Morphin haben. Nach Erfahrungen Basketts eignet sich die Lachgasanalgesie sowohl für die Schmerzbekämpfung an der Notfallstelle (z.B. Trauma, Herzinfarkt etc.) als auch im Rettungs- oder Notarztwagen. Durch die technischen Erfordernisse wird allerdings die an sich effektive und nebenwirkungsarme Methode von einer breiteren Verwendung ausgeschlossen bleiben.

Lokal- und Leitungsanästhesie

Die Verfahren der Lokal- und Leitungsanästhesie (z.B. 3-in-1-Block, Axillarisblock etc.) - wie wohl prinzipiell für Notfall und Notsituation geeignet und nicht selten als Methoden der Wahl empfohlen - werden trotzdem nur mit erheblichen Einschränkungen zur Analgesie eingesetzt. Zu ihrer adäquaten Durchführung und Wirksamkeit gehören ein kooperativer Patient und ein ständig trainierter Arzt. Folglich gilt hier aus technischen und methodischen Gründen die gleiche Schlußfolgerung wie für die Lachgasanalgesie: Eine an sich wirksame und nebenwirkungsarme Methode wird durch technische und methodische Gründe eingeschränkt.

Fazit
Für das praktische Vorgehen und für die Ausstattung des Notarztwagens empfiehlt sich die Beschränkung auf wenige Verfahren und Medikamente. Für die Analgesie kommen in Betracht als peripher wirksames Schmerzmittel Aspisol, zur Behandlung kolikartiger Schmerzen Buscopan, gegebenenfalls können sich die beiden Substanzen sinnvoll ergänzen. Als zentral wirksames Analgetikum empfiehlt sich z.B. Morphin.

Sedierung

Sedierung und Hypnose sind beim Notfallpatienten unter folgenden Aspekten erforderlich:
- Sedierung bei Unruhezuständen,
- Durchbrechung von Krampfanfällen,
- zur Supplementierung schwach wirksamer Analgetika.

Wünschenswerte Wirkungen von Sedativa und Hypnotika sind:
- sichere Sedierung und Hypnose,
- gegebenenfalls erhaltene Erweckbarkeit und Kooperation,
- ausreichende Wirkungsdauer,
- Elimination, auch bei Leber- und Nierenschäden,
- nur geringe Nebenwirkungen.

Dazu stehen prinzipiell folgende Substanzgruppen zur Verfügung:
- Barbiturate,
- Benzodiazepine,
- Neuroleptika.

Barbiturate

Unter den Barbituraten kommen für die intravenöse Sedierung die zur Narkose gängigen Substanzen wie Thiopental, Methohexital etc. in Betracht. Um ihren sedativhypnotischen Effekt nicht zu überschreiten, ist jedoch eine vorsichtige und zurückhaltende Dosierung erforderlich (Einzeldosis z.B. für das Thiopental 50-100 mg, gegebenenfalls repetiert). Als Nebenwirkungen müssen Atemdepression und bei höherer Dosierung Blutdruckabfälle beachtet werden. Diese Substanzen wirken krampflösend und sind insbesondere zur Durchbrechung von Krampfanfällen geeignet. Zur Ergänzung einer Analgesie sind sie kaum indiziert, da sie einen antianalgetischen Nebeneffekt besitzen.

Benzodiazepine

Benzodiazepinderivate wie Diazepam, Flunitrazepam, Midazolam, Lormetazepam etc. unterdrücken ebenso wie die Barbiturate in hypnotischen bis narkotischen Konzentrationen polysynaptische Reflexe im Rückenmark. Bei hohen Dosen ist mit einer Einschränkung der Bewußtseinslage zu rechnen, darüber hinaus werden respiratorische und hämodynamische Depressionen wirksam. Im Gegensatz zu den Barbituraten haben die Benzodiazepine keine antianalgetische Wirkung. Die angestrebte Sedierung tritt innerhalb von 5 min ein. Dabei sinkt der Blutdruck leicht ab, unter dem Einfluß einer Hypovolämie kommen die hämodynamisch negativen Effekte stärker zum Tragen und müssen durch Volumenzufuhr korrigiert werden.

Neuroleptika

Die Indikationen für Neuroleptika zur Sedierung des Notfallpatienten sind gering. Allenfalls kann zur Kombination mit Pethidin Promethazin eingesetzt werden. In Notsituationen, in denen neben Schmerzzuständen eine antiemetische und sedierende Komponente wünschenswert ist, leistet Dehydrobenzperidol in niedriger Dosierung oder Triflupromazin gute Dienste.

Für den praktischen Einsatz und für die Ausstattung des Notarztwagens empfiehlt sich die Beschränkung auf ein Medikament pro Gruppe, z. B. aus der Gruppe der Barbiturate das Trapanal, aus der Gruppe der Benzodiazepine das Diazemuls und aus der Gruppe der Neuroleptika das Haldol (Tabelle 3).

Tabelle 3. Hypnotika - Sedativa

	Dosierung i. v.	Wirkungseintritt	Wirkungsdauer	Nebenwirkungen
Barbiturate				
Thiopental (Trapanal)	3-5 mg/kg	2-3 min	5-20 min	Atemdepression, Kreislaufdepression (Vorsicht bei Hypovolämie), Bronchospasmus
Methohexital (Brevimytal)	1-2 mg/kg	2-3 min	3-10 min	
Phenobarbital (Luminal)	2-5 mg/kg	12 min	10-18 h	
Tranquilizer				
Diazepam (Valium, Diazemuls)	0,1-0,3 mg/kg	2-3 min	30 min-2 h (-24 h)	Blutdruckabfall, Atemdepression
Midazolam (Dormicum)	0,05-0,2 mg/kg	2-3 min	12-30 min	
Lormetazepam (Noctamid)	0,007-0,03 mg/kg	1-2 min	20 min-1 h	
Flunitrazepam (Rohypnol)	0,01-0,03 mg/kg	2-3 min	30-60 min	
Neuroleptika				
Haloperidol (Haldol)	0,1 mg/kg	1-3 min	(1-) 4-6 h	Dyskinesien, Blutdruckabfall, Erhöhung der Krampfbereitschaft
Promethazin (Atosil)	0,5-1 mg/kg	1-3 min	4-6 h	
Chlorpromazin (Megaphen)	0,5-5 mg/kg	1-3 min	2-4 h	
Triflupromazin (Psyquil)	0,1-0,3 mg/kg	1-3 min	4-6 h	

Anästhesie beim Notfallpatienten

Die Anforderungen an ein Anästhesieverfahren für den Notfallpatienten konzentrieren sich im wesentlichen auf:
- einfache Handhabung der Methodik,
- rasche Wirksamkeit der eingesetzten Substanzen,
- ausreichende Wirkungsintensität,
- geringe respiratorische und kardiozirkulatorische Nebenwirkungen,
- Vermeidung von Regurgitation und Aspiration,
- Einsatzmöglichkeit auch zur Bergung von Verletzten.

Unter diesen Bedingungen steht häufig nur ein minimales Maß an Monitoring in Form von Puls-, Blutdruck- und Atmungskontrolle zur Verfügung. Notfallpatienten müssen auch dann anästhesiert werden, wenn sie noch im manifesten Schock sind, diffizile pharmakokinetische Aspekte müssen außer Betracht bleiben.

Verfahren

Für die Anästhesie des Notfallpatienten stehen prinzipiell zur Verfügung:

Lokal- und Leitungsanästhesie

Die verschiedenen Verfahren der Lokal- und Leitungsanästhesie, wie Infiltrationsanästhesie, periphere Nervenblockaden, intravenöse Regionalanästhesie etc. Regionalanästhesieverfahren werden insbesondere für die Versorgung von Extremitätenverletzungen empfohlen, z.B. Axillarisblockade für die obere Extremität, 3-in-1-Block für die untere Extremität. Dennoch dürfte ihr genereller Eignungswert am Notfallort begrenzt sein, selbst für Bergungszwecke. Für alle diese Verfahren ist ein ausreichendes Training und, gerade für den Notfallpatienten, ausreichende Erfahrung unumgänglich. Alle Regionalanästhesieverfahren haben eine Versagerquote, die ihren Wert weiter einschränkt. Selbst für Sekundärtransporte bieten sich kaum Indikationen. Die rückenmarksnahen Leitungsanästhesien sind unseres Erachtens beim Notfallpatienten in der Regel nicht indiziert, die intravenöse Regionalanästhesie zum Teil durch methodische Bedingungen limitiert.

Allgemeinanästhesie

Zur Allgemeinanästhesie sollte für notfallmedizinische Bedingungen grundsätzlich von der Intubationsnarkose ausgegangen werden, allenfalls zur Bergung von Schwerverletzten kann von diesem Prinzip so lange abgegangen werden, wie der Patient nicht direkt zugänglich ist.
Alle Notfallpatienten sind durch die Gefahr der *Regurgitation* und *Aspiration* von Mageninhalt gefährdet. Dieser Gefährdungsfaktor wird noch dadurch erhöht, daß bestimmte Anästhetika und Anästhesieadjuvanzien die mechanische Barriere des unteren Ösophagussphinkters mehr oder weniger herabsetzen. Davon macht das in der Notfallmedizin häufig gebrauchte Atropin keine Ausnahme, die Substanz bewirkt vielmehr eine weitere Senkung des Kardiaverschlußdrucks und fördert damit geradezu Regurgitation und Aspiration. Vielfach wird die prophylaktische Anwendung von Antazida empfohlen. Sie führt zwar zum Anstieg des pH-Wertes eines gegebenenfalls sauren Magensaftes, hat beim Notfallpatienten mit vollem Magen aus anderweitiger Ursache jedoch kaum einen Effekt, mag vielmehr zur Regurgitation und Aspiration von Antazida führen. Ebenso ist die prophylaktische Anwendung von H_2-Rezeptorenblockern wie Cimetidin für die Notfallmedizin kaum sinnvoll, da die Substanzen mindestens 40 min vor Narkoseeinleitung verabreicht werden müssen. Eine Magensonde ist nur dann sinnvoll, wenn sie nach Entleerung des Magens entfernt wird, anderenfalls bewirkt sie eine permanente Öffnung der Kardia.

Anästhetika und Anästhesieadjuvanzien
Zur Narkoseeinleitung sind prinzipiell Barbiturate, Etomidat oder Ketamin gebräuchlich.
Thiopental oder vergleichbare Barbiturate sind beim Patienten im Schock wenig indiziert. Schon kleinste Dosen können zu massiven Blutdruckabfällen führen. Sie müssen - sollen sie ohne Schaden verwendet werden - in sehr niedriger Dosierung fraktioniert injiziert werden, um nicht durch hohe Boluskonzentrationen schlagartig hämodynamische Nebenwirkungen heraufzubeschwören.
Barbiturate senken andererseits wirksam den intrakraniellen Druck beim Schädel-Hirn-Traumatisierten, insbesondere dann, wenn derartige Patienten nicht im drohenden oder manifesten Schock sind.
Anstelle der Barbiturate werden Benzodiazepine zur Narkoseeinleitung empfohlen. Dazu sollte bedacht werden, daß alle Benzodiazepine in äquieffektiver Dosierung eine gleich starke Atemdepression hervorrufen, daß sie hämodynamische Konsequenzen bei Hypovolämie nach sich ziehen können, daß die Narkoseeinleitung mit Benzodiazepinen unzuverlässig ist und erheblich länger dauert als die mit Barbituraten und damit das Risiko der Regurgitation und Aspiration deutlich verlängert bzw. erhöht wird.
Zahlreiche Berichte liegen über die Eignung von *Ketamin* zur Notfallanästhesie vor, entweder als Mononarkotikum oder kombiniert mit Benzodiazepinen, Lachgas/Sauerstoff, Halothan, Ethrane etc. Gegen die Verwendung von Ketamin wird immer dann plädiert, wenn der Verdacht auf ein Schädel-Hirn-Trauma, insbesondere mit intrakranieller Drucksteigerung besteht. Neuere Untersuchungen lassen den Nebeneffekt der intrakraniellen Drucksteigerung fraglich erscheinen; experimentelle Untersuchungen vermochten den intrakraniellen Druckanstieg vielmehr in einen Zusammenhang mit einer insuffizienten Atmung oder Beatmung und damit einer Hyperkapnie zu bringen.

Für den Notfallpatienten wird vielfach *Etomidat* empfohlen. Die Substanz hat zumindest in den verwendeten Dosierungen keine negativ-inotropen Eigenschaften, verursacht kaum Blutdruckabfälle und beeinträchtigt die Atemfunktion in verhältnismäßig geringem Ausmaß. Etomidat ist darüber hinaus nur kurz wirksam, so daß die Substanz zur Einleitung einer Narkose Verwendung finden kann, die etwa mit Analgetika supplementiert wird. Allerdings erfordert der Einsatz einer derart kurz wirksamen Substanz besondere Erfahrung, um den nur kurzen hypnotischen Zeitraum für alle erforderlichen Maßnahmen auszunutzen. Statt einer einmaligen Injektion kann auch eine Kurzinfusion erfolgen. Etomidat ist gerade bei Patienten mit Schädel-Hirn-Trauma eine durchaus diskussionswerte Substanz für den Notfall, da sie den intrakraniellen Druck herabsetzt, ohne gleichzeitig wesentlich die systemischen Drucke zu vermindern.
Zur adäquaten Einleitung der Intubationsnarkose gehört schließlich in der Regel die Applikation kurz wirksamer Muskelrelaxanzien (Succinylcholin) (von üblichen Kontraindikationen abgesehen). Für die Langzeitrelaxierung (z. B. Transport, operative Versorgung etc.) sollte von nichtdepolarisierenden Relaxanzien Gebrauch gemacht werden. Bei hypotensiver Ausgangs-

Tabelle 4. Anästhesie beim Notfallpatienten

1. Patient ist nicht nüchtern
2. *Narkoseeinleitung:*
   a) z. B. Thiopental (stabiler Kreislauf, Schädel-Hirn-Trauma)
   Etomidat (labiler Kreislauf, Schädel-Hirn-Trauma)
   Ketamin (Schock, auch mit Schädel-Hirn-Trauma)
   b) Succinylcholin zur Intubation (Kontraindikationen beachten)
3. *Supplementierung:*
   z. B. Fentanyl, Morphin (Inhalationsanästhetika?)
   Pancuronium, Norcuron (labiler Kreislauf)
   Alloferin etc. (stabiler Kreislauf)

lage bieten sich eher Pancuronium oder Norcuron an, bei ausgeglichener hämodynamischer Situation auch Alloferin und andere Substanzen. Zusammenfassend läßt sich feststellen, daß der Patient mit primär *erhöhtem Hirndruck* und *normalen Zirkulationsverhältnissen* eher mit Thiopental anästhesiert wird. Beim Patienten im *Schock* (auch mit Schädel-Hirn-Trauma) muß a priori der Abfall des systemischen Blutdrucks verhindert werden. Hierzu eignet sich nach wie vor *Ketamin* am ehesten, da es in der Regel Blutdruckabfälle im Gefolge der Injektion des Anästhetikums, wie sie bei den Barbituraten oder Benzodiazepinen auftreten, nicht verursacht. Alternativ und weitgehend gleichwertig ist *Etomidat* (Tabelle 4).

Der postnarkotische Überhang der verwendeten Anästhetika und Anästhesieadjuvanzien ist nur dann von Relevanz, wenn der Patient baldmöglichst wieder aufwachen muß. In diesen Fällen sollte von der Antagonisierung mit dem Opiatantagonisten Naloxon in vorsichtiger Dosierung (0,1 mg als Einzeldosis, gegebenenfalls repetiert) Gebrauch gemacht werden. In all den Fällen, in denen postoperativ sediert und analgesiert und folglich nachbeatmet werden muß, spielen Überhänge der verwendeten Substanzen keine bedeutsame Rolle.

Erstversorgung von Frakturen

L. Kinzl

Nach Beherrschung der Elementargefährdung eines Unfallverletzten erfolgt nach Bergung die erste orientierende Sichtung, um danach durch geeignete Rettungsmaßnahmen und sachgemäße Lagerung Sekundärschädigungen soweit wie möglich zu vermeiden.

Untersuchungsgang

Bei Bewußtlosen geschieht die Feststellung der Unfallverletzung durch örtliche Inspektion und Palpation.

Verformung, abnorme Lage und Fehlstellung sowie Wunden mit hervorstehenden Knochenteilen sind eindeutige Hinweise.

Weiterhelfen kann die Palpation von Stufen oder Lücken in der Knochenkontinuität.

Letztlich beweisend sind fühlbare, abnorme Beweglichkeiten sowie die Krepitation.

Die federnde Beweglichkeit bei seitlicher oder ventraler Beckenkompression sowie die Feststellung eines ausgeprägten Hämatoms im Bereich des Dammes und der Genitalien lassen auf Frakturierung im Beckenbereich rückschließen.

Wirbelsäulenverletzungen sind zu vermuten bei sichtbarer Gibbusbildung oder aber tastbaren Lücken in der Reihe der Dornfortsätze.

Bei wachen Unfallpatienten werden die diagnostischen Möglichkeiten durch die Angaben des Verletzten erweitert.

Der Untersucher hat gezielt nach Schmerzen im Bereich der Wirbelsäule, Gefühlsstörungen, Bewegungsstörungen, Lähmungen, Verlust der Wärmeregulation und Temperaturempfindung sowie dem Vorhandensein der peripheren Pulsationen an den Extremitäten zu fahnden.

Waren abnorme Beweglichkeiten am Skelettsystem nachweisbar, so muß unverzüglich durch weitere Untersuchung entschieden werden, ob es sich um einen geschlossenen oder offenen Bruch handelt.

Liegt eine offene Fraktur mit Begleitverletzungen vor, so ist aus prognostischen und organisatorischen Gründen für die weiterbehandelnde Klinik eine weitergehende Klassifizierung notwendig.

Dabei kommt es im ersten Moment weniger darauf an, alle Kriterien wie Hautzustand und Weichteilkontusion, Verschmutzungsgrad und zirkulatorische bzw. nervale Verhältnisse zu berücksichtigen, sondern vielmehr auf die einfache Unterscheidung in eine prognostisch ungünstige, direkt offene Fraktur oder eine indirekt offene mit Perforationsverletzungen der Weichteile bei durchspießendem Fragment.

Wund- und Frakturbehandlung am Unfallort

Unabhängig von der Wundausdehnung, der Wundqualität und dem Grad der Verschmutzung hat schnellstmöglich die sterile, großflächige Abdeckung der Wunde zu erfolgen.

Dadurch wird zum einen eine sekundäre Kontamination insbesondere von Hospitalkeimen nach Einlieferung des Verunfallten ins Krankenhaus verhindert und zum anderen eine meist ausreichende Blutstillung erreicht.

Die Anwendung von Desinfektionsmitteln auf frische Wunden am Unfallort sollte unterbleiben, da die Erreger und ihre Sporen nicht mit Sicherheit abgetötet werden, andererseits jedoch die Widerstandskraft des Wundgrundes durch Zellschädigung vermindert wird.

Zum Abdecken der Wunde eignen sich die in jedem Sanitätskasten vorhandenen Verbandpäckchen, vorausgesetzt, sie werden kunstgerecht geöffnet.

Ausgedehntere Wundflächen sollten mit mehreren sterilen Mullkompressen bedeckt werden.

Beim Fehlen von sterilen Verbandmaterialien eignet sich auch ein sauberes Tuch, so erweist sich beispielsweise ein gebügeltes Taschentuch als nahezu steriler Verbandstoff.

Eine einmal steril abgedeckte, offene Fraktur darf im weiteren Verlauf erst wieder vor der definitiven Versorgung im Operationsbereich der behandelnden Klinik geöffnet werden.

Dies bedeutet, daß während der gesamten Diagnostik, also auch im Röntgen, der Verband verbleibt, um die Wunde vor gefährlichen Hospitalkeimen erfolgreich zu schützen.

Neben den Maßnahmen der Wundabdekkung und Blutstillung ist die Bekämpfung des Frakturschmerzes eine weitere wichtige Maßnahme am Unfallort, zumal der Frakturschmerz über eine vasomotorische Dysregulation eine Verstärkung der Symptomatik des Volumenmangels bewirken kann.

Tabelle 1. Präklinische Versorgung von offenen Frakturen

- Steriles Abdecken bis zur definitiven Versorgung im OP-Bereich
- Grobreposition durch Längszug
- Transportfixation mit pneumatischer Kammerschiene bzw. Vakuummatratze
- Analgetika und Sedativa zur Vermeidung zusätzlicher vasomotorischer Dysregulationen

Bei bewußtseinsklaren Patienten und fehlender abdomineller Symptomatik sowie stabilen Kreislaufverhältnissen bestehen keine Bedenken gegen die Gabe von Analgetika und unterstützenden Sedativa.

Darüber hinaus ist die Beseitigung der Schmerzursache zu fordern in Form der schnellstmöglichen Reposition.

Diese wird erfüllt durch kontinuierlichen, aber kräftigen Längszug an der betroffenen Extremität während aller Phasen, in denen die Fraktur nicht fixiert ist.

Daß der Längszug an der Extremität eine Anspießung von Weichteilen und damit Sekundärschädigungen an Nerven und Gefäßen vermeiden hilft, ist eine erfreuliche Beigabe.

Die Forderung nach Reposition gilt nicht nur für geschlossene, sondern auch für offene Frakturen, damit infektbegünstigende Durchblutungsstörungen und Drucknekrosen der Weichteile vermieden werden.

Schmerzreduktion sowie Druckentlastung der Weichteile haben in jedem Fall Vorrang vor der Gefahr, die meist apathogenen Gelegenheitskeime vom Unfallort in die Tiefe der Wunde zu verschleppen.

Sollte sich beim Längszug eine Schmerzzunahme einstellen oder aber die Extremitätenfehlstellung federnd fixiert bleiben, so ist von weiteren Repositionsmanövern abzusehen und die wahrscheinlich vorliegende Luxation bzw. Luxationsfraktur wohl oder übel in ihrer Fehlstellung durch Unterpolsterung zu lagern.

Eine Ausnahme hiervon bilden lediglich die Knöchelluxationsfrakturen, bei denen der im ersten Stupor nahezu schmerzfreie, kräftige Fersenzug „nebenbei" reponiert und so die Gefahr einer Hautnekrose der in Deformierung gespannten Haut ausschaltet.

Lagerung

Lagerung frakturierter Extremitäten

Die sachgemäße Lagerung eines Unfallverletzten für den Transport richtet sich nach den festgestellten Unfallfolgen.
Sie wird jedoch erst möglich sein, wenn vorhandene Extremitätenfrakturen ausreichend geschient sind.
Behelfsmäßig kommen Kissenlagerungen, eine Fixation (beispielsweise des Armes an den Oberkörper) oder aber eine Schienung durch das gesunde, gegenseitige Bein in Frage.
Des weiteren werden die in jedem Krankenwagen mitgeführten, gepolsterten, abbiegbaren und damit anpaßbaren Kramer-Schienen im Rahmen der Nothilfe angewandt (Nachteil dieser zusammensteckbaren Drahtleiterschienen ist nicht nur die oft mangelhafte Fixierung, sondern auch, daß sie zum Röntgen in der Klinik meist abgenommen werden müssen).
Eine wesentlich bessere äußere Schienung ist durch pneumatische Kammerschienen möglich, die um die reponierte, verbundene Extremität gelegt und anschließend entsprechend aufgeblasen eine suffiziente Frakturfixation gewährleisten.
Gleichzeitig reduziert die durch den Füllungsdruck erreichte leichte Kompression eine Ausbreitung des Frakturhämatoms sowie venöse Blutungen.
Andererseits erweist sich aber ein zu hoher Füllungsdruck als nachteilig, da sekundäre Druckschädigungen an Nerven und Gefäßen auftreten können, insbesondere im Bereich des Ellenbogen- und Kniegelenkes, wo Nerven und Gefäße nicht durch einen entsprechenden Weichteilmantel geschützt sind.
Für die Lagerung Schwerstverletzter mit Mehrfach- und Serienfrakturen sowie Wirbelsäulenverletzungen eignen sich am besten evakuierbare Matratzen, welche jegliche Prozedur mit Schienungen überflüssig machen.
Durch das Absaugen der Luft mit der elektrischen Pumpe läßt sich die mit Plastikperlchen gefüllte Matratze ideal an den Verletzten anmodellieren, so daß sie ein individuelles Lagerungsbett darstellt.
Auch das schwierige Problem der Fixation einer Oberschenkelfraktur läßt sich mit Hilfe der Vakuummatratze besser bewältigen als mit allen anderen vorgeschlagenen Transportextensionsschienen.
Bei distalen Femurfrakturen allerdings ist darauf zu achten, daß der Verunfallte unter leichter Beugung im Kniegelenk gelagert wird, da andernfalls unter Zug- und Streckstellung des Kniegelenkes das distale Femurfragment durch Muskelzug nach dorsal disloziert wird und hier zu sekundärer Gefäßschädigung Anlaß geben kann.

Lagerung von Wirbelsäulenverletzten

Sind aufgrund eines typischen Unfallherganges (z. B. Peitschenhiebphänomen der Halswirbelsäule bei Auffahrunfällen) Wirbelsäulenverletzungen zu erwarten, so ist, um zusätzliche neurogene Schädigungen zu vermeiden, bei der Lagerung dieser Patienten größte Vorsicht geboten.
Es ist darauf zu achten, daß Torsionen der Wirbelsäule unterbleiben. Bei vermutetem HWS-Trauma wird der Kopf bei unterstützter Halswirbelsäule leichtgradig extendiert, wobei eine mäßige Reklination entlastend auf das Rückenmark wirkt.
Der Zug ist nach Möglichkeit nach Lagerung des Patienten auf der Vakuummatratze aufrechtzuerhalten oder aber durch das Anlegen von Stützmanschetten zu ersetzen.

Amputationsverletzungen

Die Erstversorgung des blutenden Stumpfes erfolgt durch einen sterilen Verband. Stark blutende Extremitätenstümpfe sollten durch einen straffen Kompressionsverband mit einer elastischen Binde gestillt werden.
Abbindungen oder Abklemmungen sind kontraindiziert und sicherlich nur in den

Tabelle 2. Erstversorgung von Amputationsverletzungen

- Sicherung der Vitalfunktionen
- Hochlagerung des Amputationsstumpfes
- Kompressionsverband und sterile Abdeckung des Stumpfes
- Einwickeln des Amputates in sterilen Mull
- Lagerung des Amputates im Replantationsbeutel (Außenbeutel zu gleichen Teilen mit Wasser und Eisstückchen auffüllen)
- Je nach Begleitverletzungen Entscheidung über das Transportziel (Replantationszentrum?)

seltensten Fällen notwendig und zu rechtfertigen. Während des Transportes ist die Hochlagerung der Extremität bzw. des Stumpfes aufrechtzuerhalten, damit einer Ödementwicklung entgegengewirkt wird.
Die abgetrennten Körperteile sollten ungeachtet ihres Zustandes zusammen mit dem Patienten in die erstversorgende Klinik transportiert werden.
Das Amputat ist in sterile Kompressen einzuschlagen und in einem Replantatbeutel zu transportieren. Ein derartiger Beutel besteht aus einem doppelwandigen Plastikmaterial, in dessen innerer Hülle das Amputat gelagert wird. In die äußere Hülle füllt man Eisstücke zu gleichen Teilen mit Wasser. Der direkte Kontakt von Gewebe und Eis ist in jedem Fall zu vermeiden.
Sind die Elementargefährdungen eines Unfallverletzten beherrscht, so erfordern die Erstmaßnahmen bei einer Verletzung des Bewegungsapparates am Unfallort die schnellstmögliche, großflächige, sterile Wundabdeckung sowie die Zugentlastung beim Vorliegen von Frakturen.
Die günstigste Transportfixation beim Vorliegen von Extremitätenfrakturen wird erreicht durch das Anlegen von aufblasbaren Kammerschienen bzw. die Lagerung der Verunfallten auf individuell anzumodellierende, evakuierbare Matratzen.

Besonderheiten der Maßnahmen und Methoden im Kindesalter

Erstversorgung und Reanimation von Neugeborenen

P. Lemburg

Der „Unfallort" für das asphyktische Neugeborene ist der Kreißsaal oder der Operationssaal. In seltenen Fällen findet einmal eine Geburt im Haus oder unvorhergesehen an anderer Stelle statt. In weit mehr als 90% der Fälle sind die Geburtshelfer zugegen, oft durch den Neonatologen oder auch durch Anästhesisten unterstützt. Geburtshelfer und Neonatologen sowie in der Geburtshilfe tätige Anästhesisten müssen über das gesamte Repertoire klinischen Wissens verfügen, das für die Behandlung des Notfalls beim Neugeborenen erforderlich ist. Mit Einschränkungen ist diese Forderung auch auf die Hebammen übertragbar. Asphyxiebehandlung muß auch in die Ausbildung des Medizinstudenten integriert sein. Hier ist noch viel zu tun.

Beurteilung des Neugeborenen

In der geburtshilflichen Klinik nennen wir das Ausbleiben der spontanen Atmung über mehr als 30 s und des ersten Schreies über mehr als 60 s „Asphyxie". Das Wort bedeutet eigentlich „Pulslosigkeit". Atmung und Puls sind die weitaus präzisesten Indikatoren von Sauerstoffmangel unter und kurz nach der Geburt. Weitere Zeichen sind mehr indirekter Art und abhängig von den beiden erstgenannten: Hautfarbe und Muskeltonus. Der Zustand des Kindes und der Erfolg einer Behandlung lassen sich am deutlichsten mit den Zahlen der beiden ersten Parameter beschreiben, unabhängig vom subjektiven Eindruck des Untersuchers, der bei der Bewertung der beiden anderen Zeichen Hautfarbe und Muskeltonus ins Spiel kommen kann. Der Apgar-Score hat weltweite Verbreitung gefunden (Tabelle 1). Der Score ist immer umstritten geblieben. Andere Vorschläge wurden gemacht, das Problem, die Diagnose einer Asphyxie objektiv ohne Zeitverlust und nachvollziehbar zu stellen, ist bis heute ungelöst geblieben.

Es ist vor allem der Zeitaufwand, der seine Brauchbarkeit einschränkt. Im Normalfall ist der vollständige Score überflüssig, im

Tabelle 1. Apgar-Schema

Punkte	0	1	2
Hautfarbe	zyanotisch, blaß	zyanotische Extremitäten	rosig (Stamm und Extremitäten)
Atmung	keine	unregelmäßige Schnappatmung	kräftig, regelmäßig
Muskeltonus	schlaff	geringe Beugung der Extremitäten	aktive Spontanbewegungen
Reflexe beim Absaugen	keine	Grimassieren	Husten, Schreien
Herzfrequenz	keine	< 100/min	> 100/min

Notfall kaum durchführbar. Weiterhin ist der subjektive Fehler Gegenstand der Kritik: Geburtshelfer tendieren zu deutlich höheren Werten als z. B. Neonatologen, die das Kind behandeln.
In den Vorschlägen der American Heart Association wird deshalb die Zustandsdiagnostik auf zwei Problemgruppen reduziert (Tabelle 2). Indikatoren für die Asphyxie sind lediglich noch Respiration und Pulsfrequenz. Den beiden Gruppen wird direkt die Therapie zugeordnet. Zu ähnlichen Vorschlägen kam 1984 eine Expertengruppe der WHO und der SAREC.
Die auf diese Weise reduzierte Diagnostik wird nach 1 min, 5 min und 10 min vorgenommen, sie kann später eventuell in eine vollständige Erhebung des Apgar-Scores übergehen. Durch die wiederholten Zustandsbeurteilungen erhält man einen Trend, der sich durch eine Befunderhebung in den ersten Lebensminuten allein nicht erkennen lassen würde.
Die Vorteile einer reduzierten Zustandsdiagnostik in den ersten Minuten post partum liegen auf der Hand:

- Kein Zeitverlust durch umständliche Untersuchungen.
- Messung zahlenmäßig erfaßbarer Parameter.
- Ausgeschalteter Einfluß von Unreifefaktoren bei Frühgeborenen auf die Asphyxiediagnose.
- Erweiterung in vollständige Scores jederzeit möglich.
- Bessere Trenderkennung.

Die Erstversorgung von gesunden und kranken Neu- und Frühgeborenen

In mehr als 90% aller Fälle wird das normale Neugeborene spontan anfangen zu schreien und seine normale Atmung ohne Probleme fortsetzen. Auch sind die Atemwege praktisch frei von Flüssigkeit und Schleim, wenn es sich um eine vaginale Entbindung handelte. Hier erübrigt sich das Ritual des oralen Absaugens. Diese Alteration eines eben geborenen Kindes wird allzuoft ohne Grund unkritisch vorgenommen und kann meistens unterbleiben. Sollte sich jedoch zäher Schleim oder gar mekoniumgefärbtes Fruchtwasser zeigen und die Atmung des Kindes behindert sein, ist es notwendig, durch Absaugen oder Mundauswischen mit einem Tupfer für freie Atemwege zu sorgen. Es ist am besten, den Absaugvorgang in Seitenlage des Kindes vorzunehmen und beide Nasenlöcher freizumachen. Der Mund wird gesondert abgesaugt und dabei vermieden, die Schleimhaut des Hypopharynx zu sehr zu

Tabelle 2. Erkennen und Behandeln von leichten und schweren Depressionszuständen des Neugeborenen

Gruppe I	Gruppe II
Problem: Atmung gering oder fehlend, Herzaktion > 100/min. Gute Reaktion auf taktile Stimuli	Problem: Atmung gering oder fehlend, Herzaktion < 100/min
1. Abtrocknen des Kindes 2. Heizstrahler 3. Trendelenburg-Lage 4. Nase und Oropharynx absaugen 5. Taktile Stimuli 6. O_2 über Maske des Atembeutels (ca. 40%)	1. Abtrocknen 2. Heizstrahler 3. Trendelenburg-Lage 4. Nase und Oropharynx absaugen 5. Maske-Beutel-O_2-Beatmung (100%) 6. Intubation 7. O_2-Beatmung über Tubus 8. Endotracheal absaugen 9. Herzmassage 10. Katheter in Nabelvene oder -arterie

reizen, weil durch Vagusstimulation eine Bradykardie ausgelöst werden kann. Nur bei Erfolglosigkeit dieser Maßnahmen ist es notwendig, unter Sicht mit einem Laryngoskop den Larynx und die Atemwege abzusaugen.

In jedem Fall muß das Kind rasch, möglichst zur gleichen Zeit *abgetrocknet* werden, damit seine *Wärmeverluste minimal* bleiben. Jetzt ist auch Zeit, eine ausführliche Zustandsdiagnostik vorzunehmen.

Eine Reihe von Ereignissen kann eine normale Entleerung der Atemwege von intrauterinem Inhalt gefährden:

- Nach Schnittentbindung bleibt weitaus öfter als nach vaginaler Entbindung Fruchtwasser in den Atemwegen zurück, das abgesaugt werden muß. Es ist zudem auch oft zäh und klebrig, so daß die spontane Atmung behindert wird.
- Mekoniumhaltiges Fruchtwasser ist für die normale Lungenentfaltung außerordentlich gefährlich und verursacht schwere Pneumonien. Es sollte schon nach der Geburt des Kopfes *vor* dem ersten Schrei versucht werden, den Mund- und Rachenraum abzusaugen.
- Übelriechendes Fruchtwasser, z. B. nach aufsteigenden Infektionen bei vorzeitigem Blasensprung, erhöht das Risiko angeborener Pneumonien. Auch hier ist frühzeitiges Absaugen wichtig. Man kann dabei eine Lavage erwägen. In keinem Fall darf diese Maßnahme eine rechtzeitige Behebung der Hypoxiesituation jedoch hinauszögern.

Haben alle vorerwähnten Maßnahmen keine ausreichende Spontanatmung des Kindes erreicht und liegt vielleicht sogar die Pulsfrequenz unter 100/min, so muß eine *Beatmung des Kindes* erfolgen.

Ohne jedes Hilfsmittel bleibt nur die *Mund-zu-Mund-Nase-Beatmung* des Kindes übrig, bei der aber nicht der volle Atemdruck eines Erwachsenen angewendet werden darf (Abb. 1). Man bläst lediglich den Mundinhalt an Luft mit geblähten Wangen in das Kind, was einem Atemvolu-

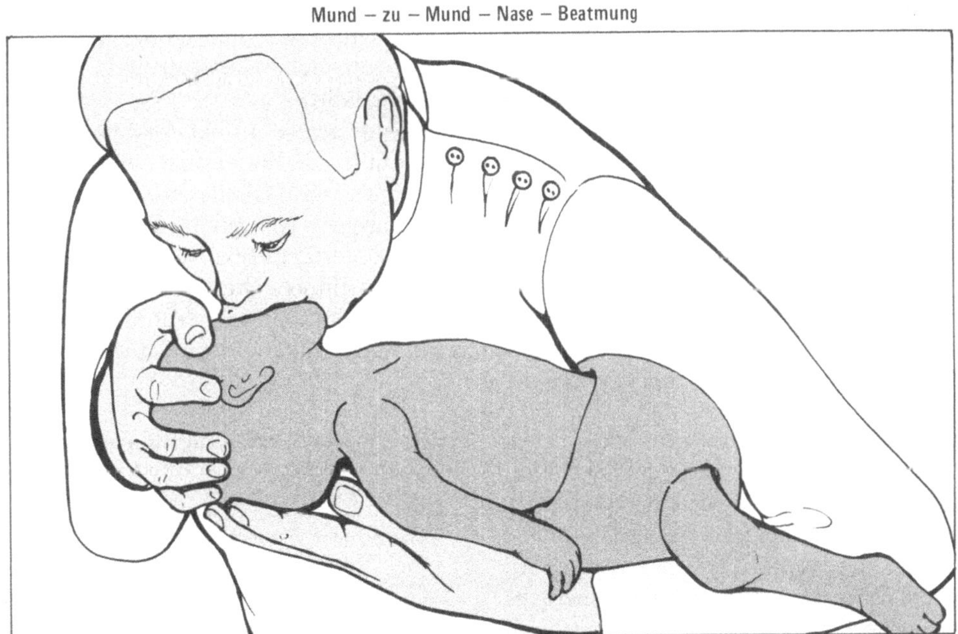

Abb. 1. Maßnahmen zur Behandlung von Störungen des respiratorischen Systems: Mund-zu-Mund-Nase-Beatmung

men von ungefähr 40-60 ml entspricht. Mit einiger Übung, die man an Phantomen gewinnen kann, sind Beatmungsdruckwerte von 20-30 cm H_2O einzuhalten.

Für die Versorgung von Kindern in der Klinik und im Notarztwagen kommt heute nur noch die *Beutel-Masken-Beatmung* in Frage, welche in besonders schweren Fällen durch die *Beutel-Tubus-Beatmung* abgelöst wird. Es sind heute Beatmungsbeutel verfügbar, die ohne großen Schaden leicht gereinigt und desinfiziert werden können und deren Ventile Eigenschaften aufweisen, die die Luftbewegung während der Atmung nicht behindern. Die Beutel sollten selbstentfaltend sein und 40-50 Vol.% sowie 100 Vol.% Sauerstoffzufuhr erlauben. Dabei müssen diese Beutel Sauerstoffflow-unabhängig arbeiten. Mit einer dichtschließenden Maske kann nun leicht eine Beatmung vorgenommen werden. Ob der Beutel ein *Überdruckventil* aufweisen soll, welches bei 20-30 cm H_2O Inspirationsdruck sich öffnet, ist weiterhin in der Diskussion. Für die ersten Beatmungszüge sollte ein höherer Lungenentfaltungsdruck möglich sein, der bis zu 60-80 cm H_2O betragen kann. Das Überdruckventil muß also schließbar und zu öffnen sein. Daß alle Ventile und Anschlüsse internationalen Normen entsprechen müssen, ist selbstverständlich.

Weiterhin ist umstritten, ob bei jeder Beatmung eines Neugeborenen ein *positiv-endexspiratorischer Druck* auch bei der Notfallbehandlung angewendet werden soll. Vor allem während einer Schocksituation hat sich ein höherer Druck als 3-4 cm H_2O in der Exspirationsphase als ungünstig erwiesen.

Die *Beatmungsfrequenz* sollte etwa 20-40/min betragen, und das sowohl bei der Mund-zu-Mund-Nase-Beatmung als auch bei der Beutel-Masken-Beatmung. Höhere Frequenzen verführen zu hektischem Verhalten und applizieren meistens bei weitem zu kleine Beatmungsvolumina.

Die *endotracheale Intubation* ist das sicherste Verfahren für eine Beatmung. Oft wird jedoch die Indikation hierzu zu rasch gestellt, weil man mit der Maskenbeatmung Probleme hat. Schlechter Sitz der Maske auf dem Gesicht des Kindes mit großem Leck, Sichtbehinderung und vermeintlich großer Totraum lassen manchen voreilig zum Tubus greifen.

Verwendet man altersentsprechende Masken, kann die Intubation auf solche Fälle beschränkt bleiben, bei denen die Luftwege nicht ohne weiteres freizumachen sind, eine Lavage erforderlich ist oder bei denen abzusehen ist, daß eine über die Notfallbehandlung hinausgehende Dauerbeatmung notwendig werden wird.

Heute werden sterile Einwegtuben benutzt, die ausreichend gewebefreundlich sind, um Larynxschäden durch Fremdkörperreiz zu vermeiden. Tuben vom Typ „Cole" sind obsolet. Guedel-Tuben haben sich als überflüssig erwiesen, ein Neugeborenes kann den liegenden Endotrachealtubus nicht „zubeißen". Bei Spontanatmung behindern sie in den allermeisten Fällen den freien Luftweg und führen nur zu verstärkter Sekretion.

Die verschiedenen Tubusgrößen in Abhängigkeit vom Geburtsgewicht sind in Tabelle 3 aufgeführt.

Eine Markierung auf der Außenwand der Tuben hilft, die Entfernung zwischen Katheterspitze und Glottis zu schätzen. Bei ausgetragenen Neugeborenen beträgt der mittlere Glottis-Karina-Abstand 5 cm, die Spitze des Tubus sollte bei etwa 2 cm unterhalb der Glottis liegen. Wurde der Tubus nicht markiert, kann natürlich jede andere

Tabelle 3. Verschiedene Tubusgrößen und entsprechende Absaugkatheter für unterschiedlich große Neugeborene

Körpergewicht	Endotrachealer Tubus	Absaugkatheter
1000 g	2,5 mm	Charr 5
1000-2500 g	2,5-3,0 mm	Charr 5-6
2500-3000 g	3,0-3,5 mm	Charr 6-8
über 3000 g	3,5 mm	Charr 8

äußerliche Beschriftung, wie sie üblich ist, als Markierung benutzt werden. Bei Frühgeborenen ist der Glottis-Karina-Abstand entsprechend kürzer, jedoch fehlen Maßangaben für seine Größe in bezug auf das Körpergewicht. Es dürfte vernünftig sein, die subglottische Tubuslänge auf 1,5 cm zu begrenzen, wenn die Kinder weniger als 1500 g wiegen.

Die Beatmung über den endotrachealen Tubus muß zu symmetrischen Thoraxbewegungen führen. Die Auskultation läßt mitunter zur Prüfung gleichseitiger Beatmung beider Lungenhälften im Stich. In der Klinik sollte immer ein Röntgenbild des Thorax angefertigt werden.

Ob primär nasotracheal oder orotracheal intubiert wird, richtet sich nach der Erfahrung und Übung des Intubierenden und nach der voraussichtlichen Intubationsdauer. Wenn nur eine Absaugung und Lavage der Trachea und Bronchien erfolgen soll, ist die orotracheale Intubation vorzuziehen. Dagegen erfordert eine Langzeitintubation für eine Beatmung eine sichere Fixation des Tubus, die praktisch nur bei nasotrachealer Intubation gegeben ist. Auch für den Transport in die Intensivpflegestation ist die nasotracheale Intubation vorzuziehen. Ist der Helfer nur in orotrachealer Intubation geübt, sollte jeder Versuch unterlassen werden, nasotracheal zu intubieren, um mögliche Verletzungen zu vermeiden.

Der Tubus muß, wenn er länger belassen werden soll, sicher mit Pflaster fixiert werden, vor allem, wenn das Kind transportiert werden muß.

Schock, Kreislaufstillstand und andere Notfallsituationen beim Neugeborenen

Kreislaufstillstand

Die Kontrolle der Herzaktion kann mit dem Stethoskop erfolgen. Den Puls tastet man am besten an der Arteria brachialis in der Mitte der Innenseite des Oberarmes. EKG-Monitore zeigen die elektrische Herzaktion an, geben aber keinen Aufschluß über die Pumpleistung.

Fällt der Puls unter 80/min, ist eine Herzmassage erforderlich (Problemgruppe II, Tabelle 2). Wird eine Beatmung mit Maske und Beutel vorgenommen, wird die Herzmassage am besten in Pausen der Beatmung durchgeführt.

Das Vorgehen bei Intubation - abwechselnde Herzmassage und Beatmung oder gleichzeitige Insufflation und Herzkompression - ist bis heute umstritten.

Die gleichzeitige Beatmung und Herzmassage erhöhen deutlich den zentralvenösen und damit auch den intrakraniellen Druck, für Frühgeborene eine wahrscheinlich ungünstige Wirkung.

Als Methode der Wahl wird heute der beidhändigen Herzmassage der Vorzug gegeben (Abb. 2a, b). Nur bei Reanimation ohne fremde Hilfe und vielleicht bei im Inkubator liegenden Kindern sollte man mit zwei oder drei Fingern auf die Sternummitte drücken.

Bei uns hat sich ein Verhältnis von drei bis fünf Atemzügen zu 15 Herzmassagestößen bewährt. Entscheidend ist, daß das Kind rosig wird.

Schock und Volumentherapie

Zur kurzfristigen intravenösen Therapie im Rahmen der Asphyxiebehandlung wird allgemein der *Katheterisierung der Nabelvene* der Vorzug gegeben. Injektionen in Nabelschnurgefäße werden wegen der Verwechslungsgefahr abgelehnt. Intrakardiale Injektionen sollten nicht durchgeführt werden, da der Nutzen gering und die Gefahren erheblich sind. Daß intramuskuläre und subkutane Injektionen in der Reanimationsphase wertlos sind, ist hinlänglich bekannt. Das gleiche gilt für die Injektion in winzige Hautvenen, welche keinen ausreichenden Fluß aufweisen.

Die *intratracheale Instillation* von Adrena-

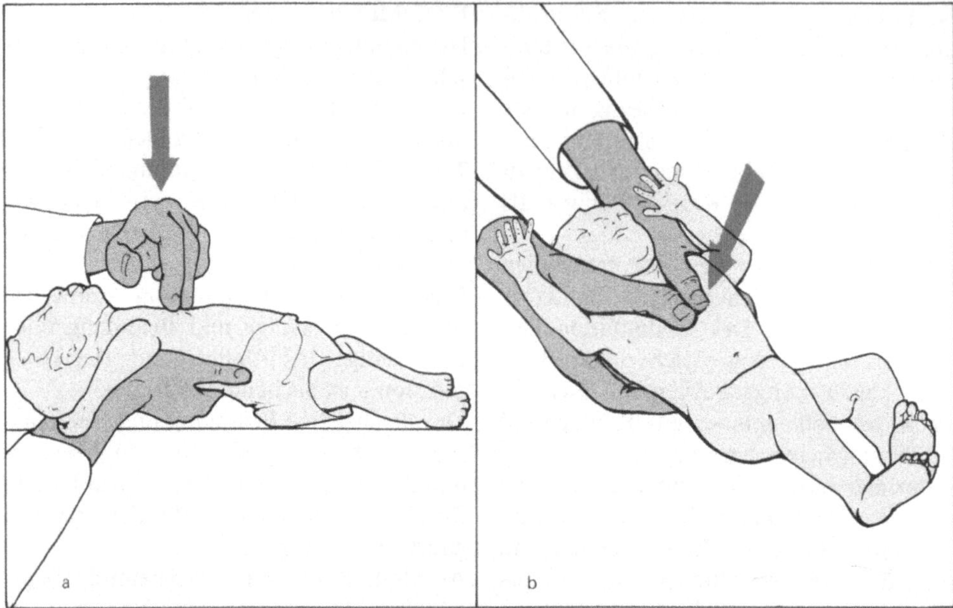

Abb. 2. a, b. Herzmassage beim Neugeborenen (Nach Dick et al. (11))

Tabelle 4. Zeichen der Hypovolämie und des Schocks bei Neugeborenen

1. Blässe der Haut trotz ausreichender Ventilation und Oxygenisierung
2. Fadenförmiger Puls der Arteria brachialis
3. Tachykardie
4. Normaler oder niedriger Blutdruck
5. Tiefer Zentralvenendruck (bei eingeführtem Nabelvenenkatheter)
6. Unzureichende Reaktion auf die Wiederbelebungsmaßnahmen

lin zur kardialen Stimulierung ohne venösen Zugang ist eine gute Alternative.
Von einer *Hypovolämie* darf man bei jedem Kind ausgehen, das wiederbelebt werden muß. Außerdem findet man ein Volumendefizit bei Kindern nach Geburten, bei denen eine Placenta praevia, eine vorzeitige Plazentalösung oder eine Uterusruptur vorgelegen hat. Die klinischen Zeichen der Hypovolämie und des Schocks bei Neugeborenen sind in der Tabelle 4 zusammengefaßt. Dabei findet sich in der Umbilikalvene ein zentralvenöser Druck von 0 cm H_2O oder sogar darunter. Dieser ist leicht meßbar, indem der Nabelvenenkatheter am Ende offen angehoben wird und die darin stehende Blutsäule beobachtet wird. Der arterielle Blutdruck ist am Anfang beim Neugeborenen wenig aussagefähig, erst im Extremfall fällt er auf Werte unter 50 mmHg systolisch.

Zur Therapie der Hypovolämie gibt es folgende Möglichkeiten:
10 ml/kg KG Humanalbumin 5%,
10 ml/kg KG 0-negatives Vollblut, Kreuzprobe, wenn möglich mit dem mütterlichen Blut,
20 ml/kg KG Ringer-Laktat.
Pulserholung, rosige Haut und verbesserte Kapillarfüllung zeigen die Kreislauferholung an.

Bradykardie und Hypotension

Bei ungenügender Reaktion der Herzaktion auf die Wiederbelebungsmaßnahmen

und bei Pulswerten unter 100/min mit unzureichender Zirkulation kann Adrenalin in einer Dosierung von 0,1 ml/kg KG intravenös in der verdünnten Lösung von 1:10000 angewendet werden (1 ml Stammlösung 1:1000 verdünnt mit 9 ml 0,9% NaCl).
Zur Wiederbelebung ist es alternativ möglich, die doppelte Menge endotracheal zu applizieren.

Azidose und Puffergaben

Die Pufferbehandlung sollte eher zurückhaltend vorgenommen werden. Osmolalitätsspitzen können Hirnblutungen provozieren.
Sind Ventilation und Oxygenierung wirksam, werden im allgemeinen die Azidosen spontan ausgeglichen. Daher ist es ratsam, erst eine Blutgas- und Säuren-Basen-Status-Messung vorzunehmen, bevor man behandelt. Nur beim Herzstillstand ist eine „blinde" Pufferbehandlung gerechtfertigt. Natriumbikarbonat wird dann in einer Menge von 1 mmol/kg KG und einer Geschwindigkeit von 1 mmol/min zugeführt (Maximaldosierung 3 mmol/kg KG, Verdünnung mit Glukose 5% 1:1).

Hypoglykämie

Tiefe Blutzuckerwerte sind im Neugeborenenalter normal. Unterschreiten sie Werte von 20 mg/dl, können Symptome wie Zittern bis zum Krampfanfall auftreten. Hypoglykämien sind typisch für Situationen nach schwerer Asphyxie und oft verbunden mit Hypothermie. Der Blutzucker ist mit Teststreifen auch bei Notfallsituationen leicht meßbar. Unterschreiten die auf den Teststreifen angezeigten Blutzuckerwerte den Anzeigebereich (<45 mg/dl), besteht die Therapie aus der Gabe von 2-3 ml/kg KG 20%iger Glukoselösung intravenös, daran anschließend erfolgt die Infusion von 10%iger Glukose in einer Dosierung von 4 ml/kg KG/h.

Atemdepression durch an die Mutter verabreichte Opiate

Hat die Mutter unter der Geburt Opiate zur Schmerzbekämpfung erhalten, ist das Neugeborene mitunter hypoton und ateminsuffizient. Die Gabe von 0,01 mg/kg KG Naloxon intravenös vermag diese Situation zu bessern, eventuell kann diese Dosis nach 2-3 min wiederholt werden.

Die Ausrüstung für die Erstversorgung und Wiederbelebung von Neugeborenen

- 1 Beatmungsbeutel mit Maske,
- Absaugkatheter entsprechender Größe,
- sterile Handschuhe und Mundschutz,
- Stoppuhr,
- Absaugeinrichtung (Orosauger, Mukus-Extraktor oder Absaugpumpe mit Druckregulation auf 20-30 mbar bis maximal 0,2 bar).

Um eine *Reanimation* durchführen zu können, sind weitere Instrumente und Medikamente notwendig:

- Ein Laryngoskop mit geradem, rohrartigem Spatel von 7 cm Länge (z.B. Foregger-Spatel),
- Endotrachealtuben, an der Spitze auf 2 cm schwarz gefärbt (Tubusgrößen siehe Tabelle 3),
- Absaugkatheter Charr 5 und 6,
- Heftpflaster zur Tubusfixierung,
- 0,9%iges NaCl,
- $NaHCO_3$-Lösung 8,4%ig + Glukose 5% im Verhältnis 1:1,
- Adrenalin 1:10000 (1 ml Stammlösung 1:1000, verdünnt mit 0,9% NaCl),
- Humanalbumin 5%

Für die *Nabelvenen- und -arterienkatheterisierung* sind erforderlich:
- Umbilikalvenen- und -arterienkatheter Charr 3,5, 5 und 8,
- zwei kleine anatomische Klemmen,
- je eine große chirurgische und anatomische Pinzette,

Tabelle 5. Medikamente für die Notfallbehandlung beim Neugeborenen

Atropin	Bradykardie	0,01 mg/kg KG i. v.
$NaHCO_3$ 8,4%ig	metabolische Azidose	1,0 mmol/kg KG langsam i. v.
Kalziumglukonat 10%	Hyposystolie	1 ml/kg KG i. v.
Glukose 20%	Hypoglykämie, erste Dosis	2-3 ml/kg KG i. v.
Glukose 10%	Infusion bei Hypoglykämie	4 ml/kg KG/h
Adrenalin (auf 1:10000 verdünnt)	Bradykardie, Reanimation	0,1 ml/kg KG i. v.
Humanalbumin 5%	Hypovolämie	10 ml/kg KG i. v.
Narcanti Neonatal	opiatbedingte Atemdepression	0,01 mg/kg KG i. v.

- je eine feine anatomische und chirurgische Pinzette,
- eine Schere,
- Tupfer und Mullplatten,
- Seidenfäden 2 × 0.

Die Medikamente mit der entsprechenden Indikation und Dosierung sind in der Tabelle 5 zusammengefaßt.

Die außerklinische Geburt

Erstversorgung und Transport

Der Notarzt wird nur äußerst selten vor die Situation gestellt sein, außerhalb der Klinik die Leitung einer Geburt übernehmen zu müssen. Die Häufigkeit geburtshilflich-gynäkologischer Notfälle wird mit 0,58% *(5)* angegeben. Im allgemeinen wird bei Hausgeburten ohne vorhersehbare Komplikationen eine Hebamme anwesend sein, die zur Hilfeleistung herangezogen werden kann, auch während des Transportes der Kreißenden in die Klinik.

Die Erstversorgung eines eben geborenen vitalen Neugeborenen verläuft im Hause oder RTW immer nach dem gleichen Schema:

1. Lagerung des Kindes in gleicher Höhe wie das mütterliche Becken zwischen die Beine der Mutter. Das Kind darf nicht höher als die Plazenta liegen, da es sonst zum Blutabfluß vom Kinde zur Plazenta hin kommt.
2. Nabelschnurpuls tasten; wenn keine Pulsaktionen mehr tastbar, Nabelschnur 10 cm vor dem Nabel doppelt abklemmen oder abbinden und zwischen den Klemmen oder Fäden durchtrennen.
3. Abtrocknen des nassen Kindes.
4. Der Mutter das trockene Kind auf den Bauch legen und beide zudecken.
5. Die Nachgeburt abwarten.
6. Mutter und Kind in die Klinik zur weiteren Versorgung bringen, Plazenta immer mitnehmen.

Ein vitales, kräftig schreiendes Neugeborenes braucht nicht im Mund-Nasen-Rachen-Raum abgesaugt zu werden.

Kann die Mutter das Kind unter Umständen nicht wärmen, wird es in Silberfolie (RTW-Ausrüstung) eingewickelt, so daß nur noch das Gesicht sichtbar ist. Kalter Zug über das Kind muß unbedingt vermieden werden (Gefahr von Apnoen). Es kann auch eine Begleitperson das eingewickelte Kind an den Körper nehmen und unter der Jacke oder dem Mantel während des Transportes warm halten.

Eine Abnabelung ist nicht unbedingt notwendig, wenn jegliches Instrumentarium fehlt (Klemmen, saubere Fäden). Jedoch ist dann darauf zu achten, daß Kind und Plazenta dicht nebeneinander liegend transportiert werden (siehe oben). Gerade in diesem Fall ist der Schutz des Kindes vor Wärmeverlusten besonders wichtig.

Literatur

1. Adamson K, Towell M (1965) Thermal homeostasis in the fetus and newborn. Anesthesiology *26:*531
2. American Heart Association (1980) Advanced life support for neonates. JAMA *40:*495
3. American Heart Association (1982) (Überset-

zung P. Lemburg): Diese Notfallmedikamente bei Neugeborenen einsetzen. Notfallmedizin *8:* 67
4. Apgar V (1953) A proposal for a new method of evaluation of the newborn infant. Anesth Analg *32:* 260
5. Brökelmann JG, Pfeifer G (1985) Wieviel Geburtshilfe soll ein Notarzt leisten? Anästh. Intensivther. Notfallmed. *20:* 38
6. Burke-Stickland M, Edwards NB (1973) Meconium aspiration in the newborn. Minn Med *56:* 1031
7. Carson BS, Losey RW, Bowes WA et al. (1976) Combined obstetric and pediatric approach to prevent meconium aspiration syndrome. Amer J Obstet Gynec *126:* 712
8. Celander O, Kjellmer I, Svenningen N, Tunell R (1984) A Swedish national programme for the resuscitation of asphyctic neonates. Sigtuna/Schweden
9. Dangel P, Mieth D, Duc G (1977) Reanimation während der Postnatalperiode. In: Stark G (ed) Prophylaxe und Therapie perinataler Schäden. Symposion Rottach-Egern, Oktober 1977. Demeter-Verlag, Gräfelfing
10. Day RL, Caliguiri L, Kamneski C, Erlich F (1964) Body temperature and survival of premature infants. Pediatrics *34:* 171
11. Dick W, Traub E (1981) Gibt es Fortschritte bei der Erstversorgung von Neugeborenen? Notfallmedizin *7:* 303
12. Driscoll DJ, Gillette PC, Lewis RM, Martley CJ, Schwartz A (1979) Comparative hemodynamic effects of isoproterenol, dopamine and dobutamine in the newborn dog. Pediat Res *13:* 1006
13. Fanaroff AA, Wald M, Gruber H, Klaus MH (1972) Insensible water loss in low birthweight infants. Pediatrics *50:* 236
14. Gregory GA, Gooding C, Phibbs RH (1974) Meconium aspiration in infants, a prospective study. J Pediat *85:* 848
15. Henriksson P, Millerad J, Tunell R, Värendh G (1978) Resuscitation of asphyctic neonates. Läkartidninger *75:* 121
16. Huch A, Huch R, Duc G, Rooth G (1982) Klinisches Management des kleinen Frühgeborenen (unter 1500 g). Thieme, Stuttgart New York
17. Karlberg P (1960) The adaptive changes in the immediate postnatal period, with particular reference to respiration. J Pediat *56:* 585
18. Karlberg P, Cherry RB, Escardo FE, Koch G (1962) Respiratory studies in the newborn infant: Pulmonary ventilation and mechanics of breath in the first minute of life, including the onset of respiration. Acta paediat scand *51:* 121
19. Lees MH (1980) Perinatal asphyxia and the myocardium. J Pediat *96:* 675
20. Lemburg P, Sarman I, Tunell R (1984) Warming a newborn infant. SAREC/WHO-Workshop: Assessment of neonatal health technology. Sigtuna/Schweden
21. Lewis IK, Minter MG, Eshelamm SJ, Witte MK (1983) Outcome of pediatric resuscitation. Ann Emerg Med *12:* 297
22. Menzel K (1983) Neonatale Intensivbehandlung. Thieme, Stuttgart New York
23. Meuret GH, Lenders HG, Scholler KL (1983) Orciprenalin oder Adrenalin in der Reanimation? Notfallmedizin *9:* 175
24. Nelson KB, Ellenberg JH (1979) Neonatal signs as predictors of cerebral palsy. Pediatrics *64:* 225
25. Otto CW, Yakaitis RW, Blitt CD (1981) Mechanism of action of epinephrine resuscitation from asphyxial arrest. Crit Care Med *9:* 54
26. Pfenninger E, Brecht-Kraus D, Bitter F, Dick W, Hoffmann H (1984) Wann und wie muß man das Neugeborene absaugen? Notfallmedizin *10:* 54
27. Rudelstorfer R, Simbrunner G, Bernascheck C, Rogan AM, Szalay S, Janish G (1983) Heat flux from the fetal scalp during labour and fetal outcome. Arch Gynec *233:* 85
28. Sabin H, Khunti K, Coghill SB, McNeill GO (1983) Accuracy of intracardiac injections determined by a post-mortem study. Lancet II, 1054
29. SAREC/WHO-Workshop (1984) Assessment of neonatal health technology. Sigtuna/Schweden
30. Scott H (1976) Outcome of very severe asphyxia. Arch Dis Childh *51:* 712
31. Silverman WA, Fertig JW, Berger AP (1958) The influence of the thermal environment upon survival of newly born premature infants. Pediatrics *22:* 876
32. De Souza JRW, Richards B, Milner RDG (1974) Fetal distress and birth scores in newborn infants. Arch Dis Childh *50:* 920
33. Stemhera ZK, Hodr Z, Janda J (1965) Umbilical blood flow in healthy newborn infants during the first minutes after birth. Amer J Obstet Gynec *91:* 568
34. Thomson AJ, Searle M, Russel J (1977) Quality of survival after severe birth asphyxia. Arch Dis Childh *52:* 620
35. Tunell R, Palme C (1984) An oral ventilation programme. Sigtuna/Schweden

Transport vital bedrohter Neugeborener

U. Töllner

Der Transport lebensgefährlich erkrankter Früh- und Neugeborener setzt eine spezielle Ausbildung und Ausrüstung voraus, die über das hinausgeht, was üblicherweise im NAW für andere Altersgruppen erforderlich ist. Auch in Organisation und Indikationsstellung für Einsätze eines Babynotarztdienstes bestehen einige Unterschiede, die im folgenden dargestellt werden.

Ausrüstung

Neben der üblichen Ausrüstung nach DIN (siehe Beitrag Pfenninger) werden für die Versorgung von Neugeborenen zusätzliche technische Hilfsmittel benötigt. In den meisten Zentren hat sich eine mobile neonatologische Intensiveinheit auf der Basis einer DIN-Trage durchgesetzt. Diese kann in allen Transportmitteln vom NAW über den RTH bis hin zu den auch bei Nacht und schlechtem Wetter schnellfahrenden KTW (Typ „hoch, lang") eingesetzt werden. Daneben besteht die Möglichkeit, bei hohen Einsatzfrequenzen, ausreichenden Sach- und Personalmitteln in dicht besiedelten Gebieten einen speziellen Baby-NAW einzusetzen (Abb. 1). Die Vor- und Nachteile dieser beiden Systeme sind an anderer Stelle ausführlich dargestellt worden *(6)*.
In Tabelle 1 ist die technische Ausrüstung zusammengestellt. Für vielfältige und schnell variable Einsatzmöglichkeiten ist als Chassis eine genormte DIN-Trage und eine kompakte Bauweise der mobilen Einheit günstig. Sie kann selbst im flachen Frachtraum eines VW-Transporters oder des Hubschraubers Bo 105 befördert werden. Auf der Normtrage sind folgende Geräte fest montiert: Ein Intensivinkubator modernster Bauart mit Wärmequelle, Beleuchtung und Vakuummatratze zur Fixierung des kleinen Patienten. Preßluft und Sauerstoff müssen mit einem Mischgerät zur stufenlosen Regulierung der O_2-Konzentration in der Atemluft des Inkubators oder des Respirators kombiniert sein. Das Beatmungsgerät sollte für CPAP und IPPV mit PEEP-Beatmung ausgerüstet sein. Zur Überwachung bei den lautstarken Verkehrsmitteln ist ein EKG-Monitor, für die geringen Infusionsmengen eine batteriegetriebene Kolbenpumpe erforderlich. Dazu gehören ein Absauggerät und entsprechendes Verbrauchsmaterial. Die medizinische Ausrüstung mit speziellen Kanülen, Tuben, Pneumothoraxdrainagen sowie Laryngoskopen befindet sich am besten in den Notfallkoffern, die sowohl für Neugeborenen- als auch für Erwachsenennotfälle ausgerü-

Tabelle 1. Ausrüstung einer neonatologischen mobilen Intensiveinheit

DIN-Trage
Intensivinkubator
Respirator (Frequenz 10–60/min, I : E 2 : 1, 1 : 1, 1 : 2, PEEP 1–5 cm H_2O)
Absauggerät
Infusionspumpe
Monitor
Sauerstoff
Preßluft
Batterie
Notfallkoffer
Gefäßkatheter-Set (siehe Beitrag Lemburg)

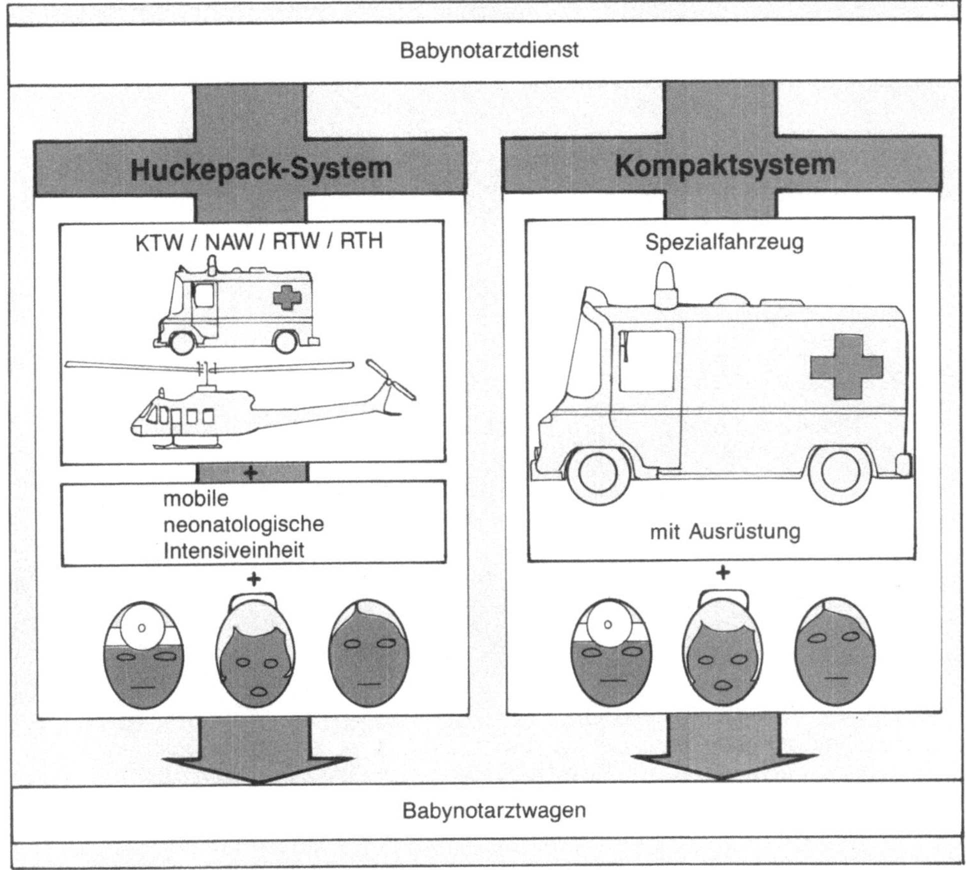

Abb. 1. Schematische Darstellung der verschiedenen Systeme für einen Babynotarztdienst

stet sind *(6)*. So ist das Material bei Hilfeleistungen in anderen Altersgruppen auf den Einsatzfahrten zu verwenden. Zusätzlich hat sich das Mitführen eines Gefäßkatheter-Sets zum notfallmäßigen Legen eines Nabelvenenkatheters bewährt, falls es nicht gelingt, eine periphere Vene zu punktieren (siehe auch Beitrag Lemburg).

Personal

Nicht die gute technische Ausrüstung, sondern die gute Ausbildung des Personals macht die Qualität des Notfalltransportteams aus *(1, 4, 5, 6)*. Die Ärzte müssen theoretisch und praktisch in Reanimations- und Notfallmaßnahmen dieser Altersgruppe gut ausgebildet werden. Hierbei haben sich zur Einführung ein theoretischer Unterricht und Übungen am Phantom bewährt *(5)*. Stets sollen die Einsätze eines jungen Arztes zusammen mit einem Kollegen durchgeführt werden, der über eine langjährige Erfahrung verfügt. Rettungssanitäter haben in der Regel kaum Erfahrung mit Neugeborenen. Es sollte daher möglichst eine erfahrene Schwester von der Intensivstation mitfahren, die eine spezielle neonatologische Ausbildung hat und bei schwierigen Situationen helfen kann *(3, 6)*. Optimal wäre es daher, daß neben dem Piloten oder Krankenwagenfahrer drei gut ausgebildete Personen am Einsatz teilnehmen: ein neonatologisch ausgebildeter Arzt, eine pädiatrische Intensivschwester und ein Rettungssanitäter (Abb. 1).

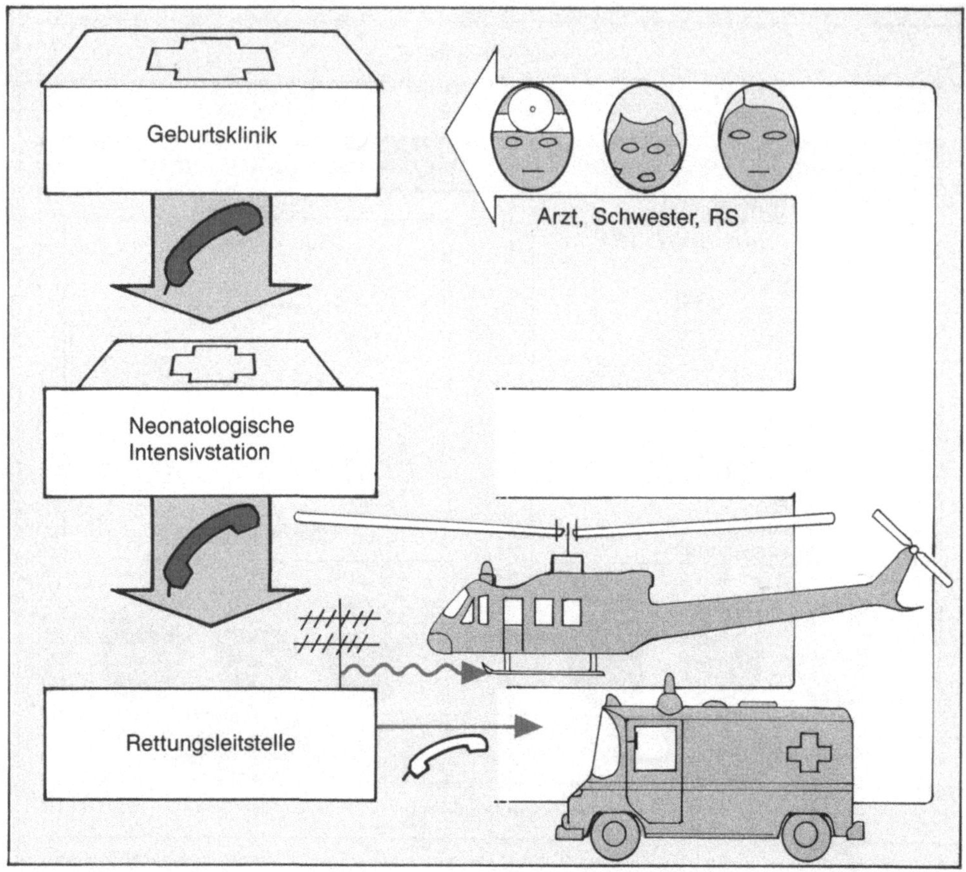

Abb. 2. Alarmierungsschema für Einsätze des Babynotarztteams

Einsatzindikationen

Anzustreben ist es grundsätzlich, daß möglichst viele Risikoentbindungen primär in einem Zentrum in enger Zusammenarbeit von Gynäkologen, Anästhesisten und Neonatologen durchgeführt werden *(1, 2, 4)*. Besser als die Aufstellung eines starren Kataloges für Verlegungsindikationen ist es, bei jeder Geburt, die ein hohes Risiko für das Kind bedeutet, besonders aber bei Geburten vor der 37. Schwangerschaftswoche, mit der zuständigen neonatologischen Intensiveinheit so früh wie möglich Kontakt aufzunehmen und das Problem vorher zu besprechen. Alle Anrufe können auf einem speziellen Formblatt festgehalten werden, das auch für den anschließenden Transport als Protokoll verwendet wird *(6)*.

In Abb. 2 ist der organisatorische Ablauf dargestellt. Ein zusätzliches, nur für diese Zwecke auf der Intensivstation freigehaltenes Telefon erleichtert den organisatorischen Ablauf. Es ist günstig, wenn ein erfahrener Neonatologe von Anfang an Art und Durchführung des Einsatzes selbst organisiert.

Dies beginnt mit der telefonischen Beratung des anrufenden Geburtshelfers und endet bei der Auswahl des geeigneten Verkehrsmittels und des Personals.

Patientenversorgung

Die Reanimation und Primärversorgung wird nach den bekannten Grundregeln durchgeführt *(2)*. An die sorgfältige tracheale Absaugung bei Mekoniumaspirationssyndrom, möglichst noch vor dem ersten Atemzug, sei erinnert. Die Indikation zur Intubation sowie zur maschinellen Beatmung muß bei unreifen Frühgeborenen großzügig gestellt werden. Erstens verschlechtert sich die Lungenfunktion bei ungenügender Surfactantproduktion nach der Geburt grundsätzlich in den ersten Stunden nach der Geburt, zweitens ist eine sekundäre Intubation auf dem Transport oft sehr erschwert, drittens ist die Schädigung durch eine möglicherweise nicht dringend erforderliche Primärbeatmung im Zweifelsfalle geringer als eine verspätet einsetzende Beatmung mit allen Folgen, besonders der Gefahr der Hypoxie.

Außer auf sehr kurzen Transporten sollte regelmäßig ein venöser Zugang gelegt und wegen der geringen Energiereserven des Neugeborenen Glukose infundiert werden. Das Monitoring des Patienten ist zur Überwachung unbedingt erforderlich.

Literatur

1. Burghardt R, Töllner U (1981) Transport des Risikoneugeborenen oder der Risikoschwangeren? Dtsch med Wschr *106:* 1019
2. Dick W, Ahnefeld FW (1975) Die primäre Neugeborenenreanimation. Springer, Berlin Heidelberg New York
3. Lemburg P (1981) Risiken und Gefahren beim Notfalltransport vital gefährdeter Früh- und Neugeborener. Notfallmedizin *7:* 53
4. Töllner U, Frey G, Altemeyer KH (1982) Risikogeburt - werdende Mutter besser gleich in ein perinatologisches Zentrum verlegen. Notfallmedizin *8:* 1185
5. Töllner U, Traub E, Jonatha W (1982) Neugeborenen-Reanimation in Theorie und Praxis. Klinikarzt *11:* 905
6. Trübenbach T, Töllner U, Bühler W (1985) Das Baby-Notarzt-Team. Rettungsdienst *8:* 168

Erstversorgung und Reanimation von Kindern

K.-H. Altemeyer und P. Lemburg

Die Erstversorgung akuter Notfälle erfolgt bei Kindern nach den gleichen Grundsätzen wie im Erwachsenenalter. Als Besonderheiten kommen jedoch sowohl die alterstypischen Normgrößen als auch spezielle pädiatrische Notfälle hinzu, die vom Notarzt zusätzliche Kenntnisse erfordern, um akut gefährdete Kinder adäquat versorgen zu können. Die Prognose dieser Kinder wird meist nur durch das akute Ereignis selbst bestimmt, weil vorherbestehende chronische Organschäden in aller Regel fehlen.

Das Kindesalter wird in folgende Altersgruppen unterteilt:

Das Neugeborenenalter:	1.-28. Lebenstag.
Das Säuglingsalter:	2.-12. Lebensmonat.
Das Kleinkindesalter:	2.-5. Lebensjahr.
Das Schulkindalter:	6.-14. Lebensjahr.

Für das Gewicht ergeben sich folgende Anhaltszahlen:

Ein Neugeborenes wiegt	3- 4 kg.
Ein einjähriges Kind wiegt	10-15 kg.
Ein sechsjähriges Kind wiegt	20-30 kg.
Ein 12jähriges Kind wiegt	30-40 kg.

Die Mittelwerte für die Atem- und Herzfrequenz und für den Blutdruck in Abhängigkeit vom Alter sind in der Tabelle 1 zusammengestellt.

Maßnahmen bei insuffizienter Spontanatmung

Klinische Zeichen einer insuffizienten Spontanatmung sind ungenügende oder fehlende Atembewegungen im Bereich von Thorax und Zwerchfell, eine inverse Atmung und ein zyanotisches oder blasses Hautkolorit.

Atemwege freimachen

Esmarchscher Handgriff

In vielen Fällen kommt allein schon durch diese Maßnahmen eine suffiziente Spontanatmung in Gang.

O_2-Nasensonde (4 l O_2/min)

Bleibt die Spontanatmung trotz dieser drei Maßnahmen insuffizient, muß eine Maskenbeatmung mit höchstmöglichen Sauerstoffkonzentrationen erfolgen.

O_2-Masken-Beutel-Beatmung

Für Säuglinge und Kleinkinder spezielle Masken mit kleinem Totraum (z. B. Rendell-Baker-Masken der Größen 0, 1, 2, 3) verwenden.
Für Säuglinge spezielle Beatmungsbeutel mit entsprechenden Ventilen (z. B. Baby-Ambu-Beutel mit Reservoirschlauch) verwenden.
Kommt die Spontanatmung hierdurch nicht in Gang oder besteht Aspirationsgefahr im Rahmen mangelhafter oder fehlender Schutzreflexe, muß intubiert werden.

Tabelle 1

		Mittelwerte für		
		Atemfrequenz	Herzfrequenz	Blutdruck systolisch/diastolisch (Manschettenbreite: zwei Drittel der Oberarmlänge)
Neugeborene	(1.-28. Lebenstag)	40/min	120/min	60/40 mmHg
Säuglinge	(2.-12. Lebensmonat)	40/min	120/min	70/40 mmHg
Kleinkinder	(2.-5. Lebensjahr)	30/min	100/min	80/50 mmHg
Schulkinder	(6.-14. Lebensjahr)	20/min	80/min	100/60 mmHg

Intubation

Spatel
- für Säuglinge: Foregger-Spatel
- für Kleinkinder: kleiner Macintosh-Spatel
- für Schulkinder: großer Macintosh-Spatel

Anhalt für Tubusgrößen	Innendurchmesser	Außenumfang
Neugeborene <2500 g	2,5 mm	12 Charr
Neugeborene >2500 g	3,0 mm	14 Charr
Säugling ½ Jahr	3,5 mm	16 Charr
Kleinkind 1 Jahr	4,0 mm	18 Charr
Kleinkind 2. Jahr	4,5 mm	20 Charr

Ab dem 3. Lebensjahr: 18 + Alter = Außenumfang in Charr.
Umrechnung Charrière in mm: (Außenumfang − 2) : 4 = Innendurchmesser in mm und umgekehrt.
Grober Anhalt: Die Größe des kleinen Fingers entspricht oft der altersentsprechenden Tubusgröße oder der Tubus, der durch das Nasenloch geht, ist in aller Regel der passende.
Bis zum Innendurchmesser von 6 mm (= 26 Charr Außenumfang) sollten ungeblockte Tuben zum Einsatz kommen.
Intubationstiefe beim Intubieren direkt beachten, am besten Tuben mit markierter Spitze verwenden.

Intubationstiefen (Abstand Tubusspitze - Stimmritze):

Neugeborene und Säuglinge:	2 cm
Kleinkinder:	3 cm
Schulkinder:	3-4 cm

Eine endobronchiale Intubation ist bei Säuglingen und Kleinkindern links- und auch rechtsseitig möglich. Der Auskultationsbefund kann bei kleinen Kindern täuschen, daher sind markierte Tuben eine echte Hilfe unter Notfallbedingungen.
Wenn möglich, Vorgabe von Atropin (0,01 mg/kg KG i.v.), um vagale Reaktionen mit Bradykardie oder Asystolie zu vermeiden.
Relaxierung zur Intubation bei *Notfällen* selten erforderlich, eventuell aber Sedierung (z.B. mit Diazepam 0,05-0,1 mg/kg KG i.v.).
Die Mittelwerte für die Beatmungsfrequenzen in Abhängigkeit vom Alter sind in der Tabelle 1 angegeben.

Maßnahmen bei insuffizientem Kreislauf

Die klinischen Zeichen für einen insuffizienten Kreislauf sind schlecht oder nicht tastbare Radialis- oder Brachialispulse bei erhaltenem Karotispuls.

Schocklagerung

Venöser Zugang

Solange wie möglich Punktion peripherer Venen (Handrücken, Unterarm, Ellenbeuge, Fußrücken, Vena jugularis externa) mit entsprechenden Plastikverweilkanülen (Gauge 24, 22, 20, 18). Nur im äußersten Notfall Punktion der Vena subclavia mit entsprechend dimensionierten Venenkathetern.

Volumensubstitution

Volumensubstitution initial als Bolus:

z. B. HÄS 6%: 10 ml/kg KG i. v.
oder
Ringer-Laktat: 20-30 ml/kg KG i. v.

Volumenzufuhr so lange fortsetzen, bis Radialis- oder Brachialispulse wieder tastbar oder, falls entsprechende Meßgeräte vorhanden, der Blutdruck in der Altersnorm liegt. Die Mittelwerte für die Pulsfrequenzen und den Blutdruck sind in der Tabelle 1 zusammengestellt.

Maßnahmen beim Herz-Kreislauf-Stillstand

Als klinische Zeichen finden sich fehlende Radialis-, Brachialis- und Karotispulse, eine fehlende Spontanatmung und weite, lichtstarre Pupillen.
Die Indikation zur kardiopulmonalen Reanimation im Kindesalter ist mit der des Erwachsenenalters völlig identisch, ebenfalls das praktische Vorgehen. Aus der physiologischen Relation zwischen Atmung und Herzfrequenz ergibt sich jedoch ein anderes Zeitverhältnis zwischen der Beatmung und der Herzdruckmassage (siehe Tabelle 1).
Diese Relation liegt für Neugeborene, Säuglinge und Kleinkinder bei etwa 1:3, für Schulkinder bei 1:4.

Einhelfermethode

Für die Einhelfermethode wählt man daher eine Relation zwischen Herzmassage und Beatmung von 10:2.

Zweihelfermethode

Für die Zweihelfermethode ergibt sich eine Relation von 3:1 bis maximal 4:1.
Eine initiale Beatmung mit drei bis fünf Atemstößen geht dem Ganzen voraus.
Für die Beatmung ohne Hilfsmittel ist bei Kleinkindern die Mund-zu-Mund-Nase-Beatmung das Verfahren der Wahl (siehe Beitrag Lemburg).

Reanimation mit Intubation - Zweihelfermethode

Die notfallmäßige Intubation zur Reanimation erfolgt mit Ausnahme von Neugeborenen immer orotracheal.
Für die kardiopulmonale Reanimation unter Intubationsbedingungen gelten die gleichen Empfehlungen wie für das Erwachsenenalter. Beatmung und Herzdruckmassage stehen nicht mehr in einer starren Relation zueinander, es müssen aber auch hier für die externe Herzmassage die alterstypischen Herzfrequenzen zugrundegelegt werden, d. h. die untere Grenze für Säuglinge liegt bei 100/min, für Kleinkinder bei 80/min und für Schulkinder bei 60/min. Der Druckpunkt für die Herzdruckmassage liegt bei Säuglingen und Kleinkindern in Sternummitte, anstelle des Handballens werden Mittel- und Zeigefinger oder, nach Umgreifen des Thorax, beide Daumen benutzt (siehe Beitrag Lemburg).

Zusatzmaßnahmen

Als Zusatzmaßnahmen zur Reanimation von Kindern kommen folgende Punkte in Frage:

Bei Bradykardie

Atropin: 0,01 mg/kg KG i. v. oder 0,02 mg/kg KG endotracheal

Alupent: 0,02 mg/kg KG i. v. oder 0,04 mg/kg KG endotracheal

Bei Asystolie

Adrenalin 0,01 mg/kg KG i. v. oder 0,02 mg/kg KG endotracheal

Blindpufferung: 1 mmol $NaHCO_3$/kg KG langsam über 1 min i. v., Repetition eventuell nach 5- 10 min, Maximaldosierung: 3 mmol/kg KG

Bei Kammerflimmern

Defibrillation: 3 J/kg KG

eventuell Lidocain: 1 mg/kg KG i. v.

Führt eine sachgemäß durchgeführte Reanimation nach 30 min nicht zum Erfolg, werden diese Maßnahmen beendet. Ausgenommen sind davon unterkühlte Kinder oder Kinder mit Intoxikationen, wie z. B. mit Barbituraten.

Spezielle Notfallmedizin

Leitsymptomatik - Bewußtseinsstörung

L. S. Weilemann

Definition

Bewußtseinsklar ist der Zustand, sich selbst und seine Umgebung wahrzunehmen, seiner Umgebung bewußt zu sein. Koma, das Extrem dazu, ist der totale Verlust, sich selbst und seine Umgebung sogar auf maximale externe Reize wahrzunehmen. Dazwischen liegen die beiden Stadien der Somnolenz und des Sopors.

Somnolenz ist der Zustand, in dem Leistungen zwar qualitativ erbracht werden, jedoch zeitlicher Ablauf und Exaktheit für Reizaufnahme und Reizantwort beeinträchtigt sind.

Sopor bedeutet Unvermögen, Reize zu perzipieren und komplexe Reaktionen zu bewerkstelligen. Reizaufnahme und Reizantwort werden vollzogen, dies jedoch nur kurzfristig auf starke Reize. Danach verfällt der Patient wieder in den Zustand der Schläfrigkeit.

Koma impliziert die Unerweckbarkeit. Eine Komastadieneinteilung ermöglicht nicht nur das Erfassen der Progredienz der Bewußtseinsstörung, sondern auch eine interdisziplinäre Verständigung und eine klinisch-neurologische Befundung inklusive Lokalisation.

Das Koma wird allgemein in vier Stadien unterteilt:

Stadium 1:
- Patient erweckbar,
- *gezielte Abwehrreaktionen auf Schmerzreize,*
- Reflexe und vegetative Funktionen weitgehend intakt.

Stadium 2:
- *Ungezielte Abwehrbewegungen auf Schmerzreize,*
- vegetative Funktionen gestört,
- Verhalten der Hirnstammreflexe je nach Schädigungslokalisation:
  - dienzephale Schädigung: Pupillen mittelweit, auf Licht reagierend, Störung der Atmung.
  - Mittelhirnsyndrom: Pupillen weit, kaum Lichtreaktion, Bulbi in Divergenzstellung, keine okulozephalen Reflexe auslösbar, jedoch Kornealreflexe erhalten, positive Pyramidenbahnzeichen, oft Maschinenatmung.

Stadium 3:
- *Völliges Fehlen von Abwehrreaktion und motorischer Reaktion,*
- erhaltene Spontanatmung,
- fehlende Hirnstammreflexe,
- schwere Störung vegetativer Funktionen und der Atmung.

Stadium 4:
- *Fehlende Spontanatmung,*
- Fehlen sämtlicher Reflexe,
- keinerlei Reaktionen,
- vegetative Funktionen schwer gestört.

Ätiologie und Pathogenese

Zwei Fragen sind es, die sich der Arzt angesichts eines bewußtseinsgestörten Patienten zu stellen hat bzw. die sich ihm stellen:

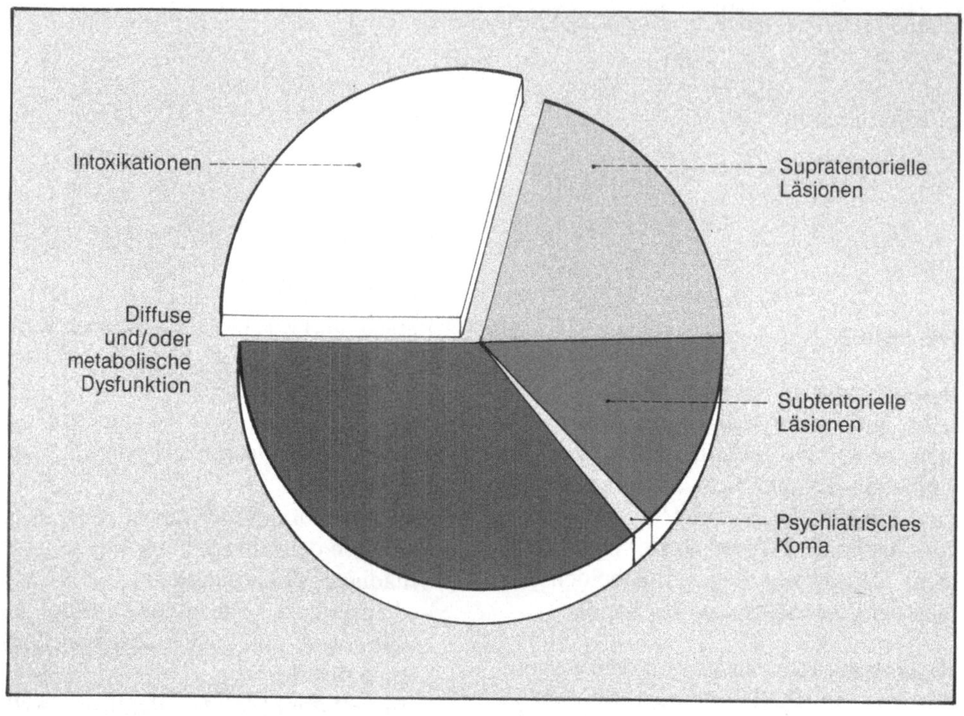

Abb. 1. Initialdiagnose: Koma unklarer Genese (500 Fälle)

1. Welches sind die häufigsten Gründe für eine Bewußtseinsstörung?
2. Welche Hinweise gibt das spezifische klinische Bild zentraler Störung auf die Ursache?
   Dies ist um so bedeutender, da insbesondere metabolische Komata bei raschem Erkennen voll reversibel sind.

Zu Frage 1: Häufigkeitsverteilung
In der Abb. 1 ist die Verteilung der Bewußtseinstrübung unklarer Genese aus dem amerikanischen Schrifttum zusammengestellt. Es wird deutlich, daß diffuse metabolische Dysfunktionen und Intoxikationen die häufigsten Ursachen eines Komas unklarer Genese sind.
Die Abb. 2 zeigt die gleichen Verhältnisse am Beispiel so unterschiedlicher Einzugsgebiete wie Mainz und Basel. Auch hier wird deutlich, daß metabolische Komata und insbesondere Intoxikationen die größte notfallmedizinische Relevanz besitzen.

Es handelt sich bei den Abbildungen nur um Komata *nichttraumatischer* Genese. Das Wissen um die Häufigkeitsverteilung schwerer Bewußtseinsstörungen stellt einen ersten Schritt in Richtung Diagnose dar.

Zu Frage 2: Hinweise auf das klinische Bild
Unabhängig vom klinisch-*praktischen* Vorgehen soll nachfolgend eine mehr pathophysiologisch orientierte Einteilung gegeben werden. Man unterscheidet:

- *Primäre Hirnläsionen,* d.h. strukturelle Schädigung des Hirngewebes mit neurologischen Ausfällen, je nach Lokalisation. Hierzu zählen sowohl die Schädel-Hirn-Traumen als auch ischämische Insulte und zerebrale Blutungen.
- *Sekundäre Hirnläsionen*

1. Postischämisch-anoxisch als Folgezustand einer Reanimation oder einer schwersten Hypoxie.

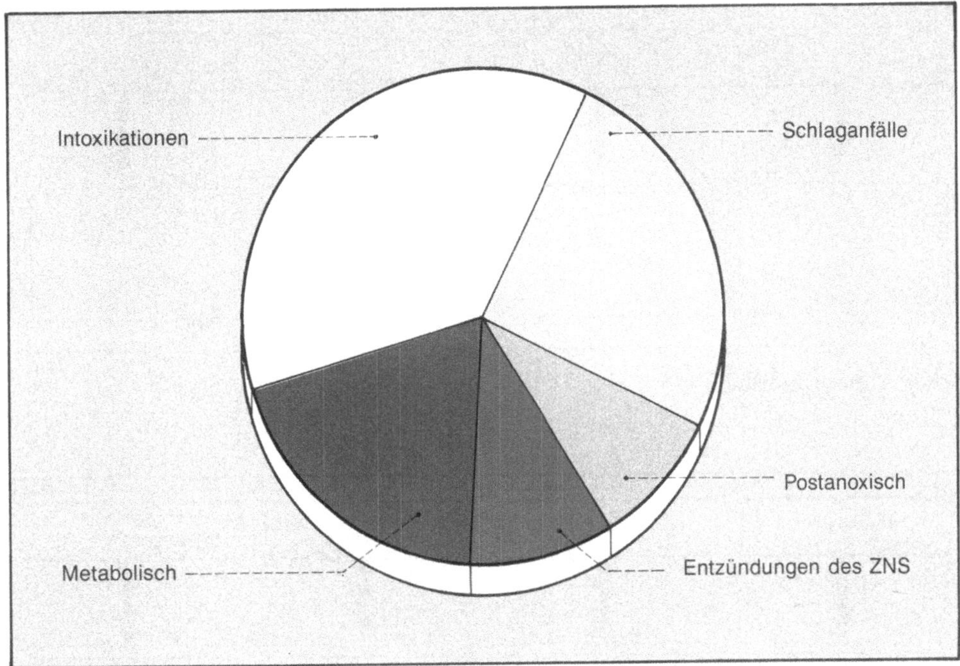

Abb. 2. Koma nichttraumatischer Genese (333 Fälle)

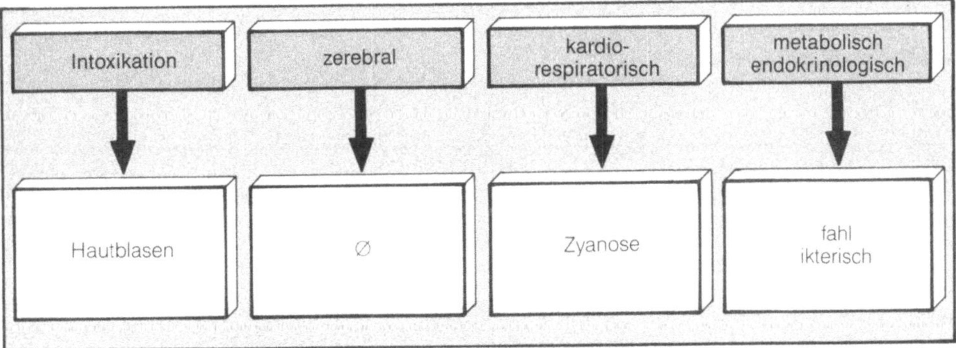

Abb. 3. Charakteristische Hautzeichen

2. Bewußtseinsverlust während manifester Hypoxie bzw. bei andauernder Hypoxie.
3. Primär toxisch ausgelöste Bewußtseinsstörungen
   a) Intoxikationen,
   b) metabolische Störungen,
   c) endokrine Störungen.

Die neurologischen Ausfälle ergeben sich aus der unterschiedlichen Empfindlichkeit verschiedener Hirnteile auf die schädigende Einwirkung. Eine differenzierte und differenzierende Komadiagnostik steht naturgemäß am Unfallort nicht im Vordergrund und bleibt der Klinik vorbehalten. Nach Beseitigung der Vitalgefährdung kann jedoch der Versuch der Differenzierung auf-

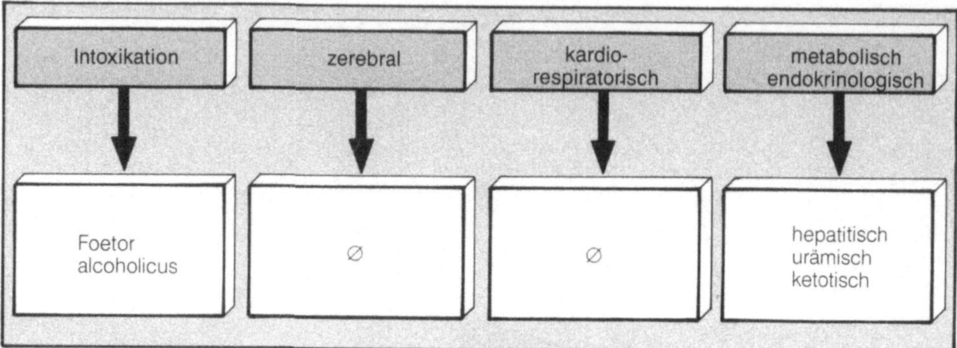

Abb. 4. Charakteristischer Geruch

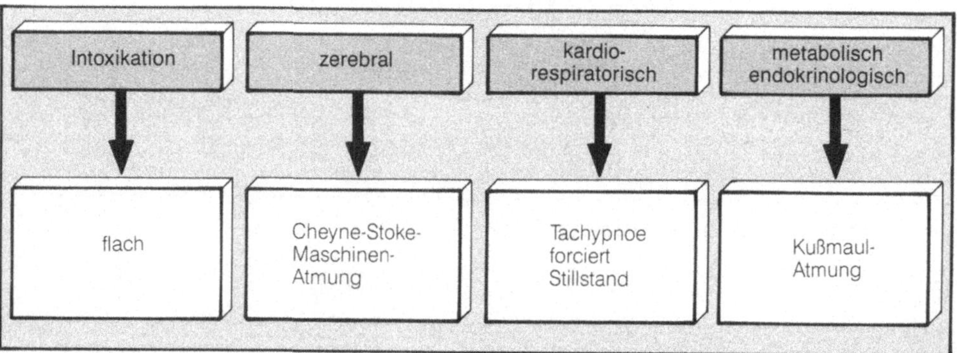

Abb. 5. Charakteristische Atmung

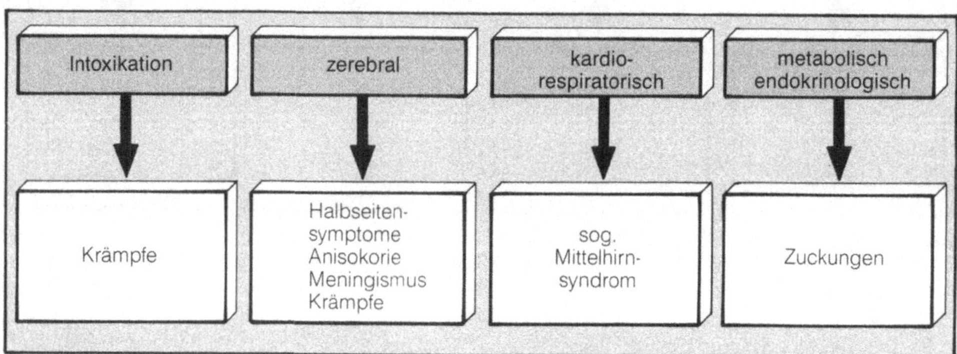

Abb. 6. Charakteristische neurologische Zeichen

grund der Bewußtseinslage, der Hirnstammfunktion, der vegetativen Funktionen und aufgrund motorischer Phänomene erfolgen.

Klinisch-praktisches Vorgehen
Nach der grundsätzlichen Vorbemerkung sei das klinisch-praktische Vorgehen bei Bewußtseinsstörungen unklarer Genese beschrieben. Da technische und laborchemische Möglichkeiten am Notfallort kaum verfügbar sind, ist man auf wenige charakteristische klinische Zeichen angewiesen, wie sie in den Abb. 3 bis 6 nachfolgend dargestellt sind. Die Einteilung der Bewußtseinsstörung am Unfallort erfolgt zweckmäßigerweise nach dem Glasgow-Koma-Index. Diese Einteilung läßt eine einfache und für die Weitergabe an den Klinikarzt zunächst ausreichende Beurteilung zu (siehe Beitrag Dick und Klingebiel).

Labordiagnostik
An laborchemischen Methoden stehen in erster Linie Teststreifen, insbesondere zur Erfassung des aktuellen Blutzuckers, zur Verfügung.
Technische Möglichkeiten der Diagnostik sind nur durch das EKG gegeben.

Therapie
Die Therapie des Bewußtseinsgestörten unklarer Genese beschränkt sich im wesentlichen auf die Erhaltung vitaler Funktionen nach dem ABC-Schema.
Eine spezifische Therapie, die der Pathophysiologie des Grundleidens Rechnung trägt, ergibt sich lediglich für den hypoglykämischen Schock durch die Gabe von 40%iger Glukoselösung (beginnend mit 20 ml i.v.) und der Gabe von Flüssigkeit beim diabetischen Koma (siehe Beitrag Fehm). Ebenso wichtig ist die frühzeitige Gabe von Flüssigkeit bei Verdacht auf Vorliegen einer Intoxikation (siehe Beitrag Harloff).
Eine weitere Medikation spezifischer Art ist im allgemeinen nicht erforderlich (ergänzend zu diesem Thema siehe Beiträge Krämer, Harloff und Fehm).

Leitsymptomatik – kardiozirkulatorische Störungen: kardiogener Schock, Synkopen

K.-D. Grosser

Kardiogener Schock

Nach einer von Riecker formulierten Definition handelt es sich beim Schock um eine akute unzureichende nutritive Durchblutung der lebenswichtigen Organe mit nachfolgender Gewebshypoxie.

Der kardiogene Schock wird durch eine primäre Einschränkung des vom Herzen ausgeworfenen Blutvolumens hervorgerufen. Für diesen Zustand kommt eine Reihe von Ursachen in Betracht, wobei einmal die akute Beeinträchtigung der Förderleistung durch verschiedene krankhafte Zustände bedingt sein kann und andererseits eine akute Behinderung der Füllung des Herzens mit der Folge eines abrupt reduzierten Auswurfvolumens verantwortlich gemacht werden muß.

Am häufigsten tritt bei der ersten Gruppe (Tabelle 1) als Ursache der *akute Herzinfarkt* auf. Hierbei handelt es sich infolge einer ausgedehnten myokardialen Schädigung um ein primäres Pumpversagen des linken Ventrikels.

Ein durch *Herzrhythmusstörungen* ausgelöster Schockzustand wird in der Regel bei tachykarden Rhythmusstörungen beobachtet. Dabei wird sich um so schneller und stärker der Schockzustand entwickeln, je mehr das Myokard des linken Ventrikels vorgeschädigt ist. Das gleiche gilt für die allerdings seltener zum Schock führende Bradykardie.

Tabelle 1. Kardiogener Schock – Ursachen

I. Akute Beeinträchtigung der Förderleistung des Herzens
   1. Akuter Herzinfarkt
   2. Tachykarde und bradykarde Rhythmusstörungen
   3. Herzklappenfehler
   4. Akuter Ventrikelseptumdefekt (Herzinfarkt)
   5. Myokarditis
   6. Kardiomyopathie

Die unter 3 bis 6 aufgeführten Krankheitsgruppen führen nur selten zur Schocksituation. Im Gegensatz zu Herzinfarkt und Herzrhythmusstörungen geht bei diesen eine längere, mindestens jedoch einige Tage dauernde klinisch manifeste Krankheitsphase voraus, bis dann relativ rasch die Dekompensation mit Schocksymptomatik eintritt.

Unter den Ursachen, die infolge einer akuten Behinderung der Füllung des Herzens zum Schock führen, ist als häufigste und wichtigste Erkrankung die *Lungenembolie* anzuführen (Tabelle 2). Diese akute Schocksymptomatik kann sich innerhalb kürzester Zeit aus völligem Wohlbefinden entwickeln. Im Gegensatz dazu werden sich Schockzustände bei *Herzbeuteltamponade* und auch bei *Rechtsherzinfarkt* nur selten in diesem rasanten Tempo einstellen; in der Regel geht doch eine kürzere Zeit (bei Infarkt) oder längere Zeit (bei Herzbeuteltamponade) mit entsprechenden Symptomen voraus.

Unabhängig von der Ursache sind die Symptome des Schockzustandes gleich

Tabelle 2. Kardiogener Schock – Ursachen

II. Akute Behinderung der Füllung des Herzens
   1. Lungenembolie
   2. Herzbeuteltamponade
   3. Rechtsherzinfarkt

Tabelle 3. Schockzeichen

- Blasse, zyanotische feucht-kühle Haut (besonders der Extremitäten)
- Tachykardie
- Arterielle Hypotonie mit kleiner Blutdruckamplitude
- Dyspnoe
- Unruhe, Bewußtseinstrübung
- Hypoxämie
- Oligurie
- Metabolische Azidose

(Tabelle 3). Die Kranken bieten eine blasse, kaltschweißige und zyanotische Haut. Es besteht eine meist regelmäßige Tachykardie, der Blutdruck ist häufig stark erniedrigt mit kleiner Amplitude; die Atemnot ist oft nicht sehr stark ausgeprägt. Sie ist verbunden mit einem Unruhezustand. Die Bewußtseinslage ist zunächst klar, später kommt es zu leichten Eintrübungen. (In der Klinik können durch bestimmte Messungen und Verlaufsbeobachtungen im Zusammenhang mit der Schockentwicklung eine Hypoxämie und eine zunehmende metabolische Azidose sowie eine Oligurie bis Anurie festgestellt werden.)

Neben der Erfassung der Schockzeichen ist es wichtig, jeweils die Anamnese, die Symptome und den klinischen Untersuchungsbefund zu erfassen, da die präklinische Erstbehandlung je nach Ursache spezifisch erfolgen muß.

Trotz des akuten Krankheitsbildes bleibt immer noch Zeit genug, sich über Vorgeschichte und Entwicklung der Akutsituation zu informieren und eine zügige, jedoch eingehende Untersuchung vorzunehmen. Hierzu gehören in jedem Fall die Inspektion zur Erfassung von Links- bzw. Rechtsherzinsuffizienzzeichen, die Auskultation des Herzens und der Lunge, die Perkussion der Lunge und die Blutdruckmessung. Außerdem ist durch die Herzauskultation und die Pulspalpation die Herztätigkeit (Tachykardie - Bradykardie - Arrhythmie) schnell zu erfassen. Steht ein Elektrokardiograph zur Verfügung, so ist das EKG besonders bei kardial bedingten Schocksituationen sehr hilfreich und führt in vielen Fällen zur gesicherten Diagnose (z.B. Herzinfarkt, Rhythmusstörungen).

Aus diesen Befunden erfolgt die Bewertung und die Festlegung einer vorläufigen Diagnose. Damit ist gleichzeitig auch der Gefährdungsgrad erkennbar.

Dieser gesamte Vorgang bis zur Stellung der vorläufigen Diagnose und des Gefährdungsgrades muß meist innerhalb sehr kurzer Zeit erfolgen, damit rasch die oft lebenserhaltenden Erstmaßnahmen eingeleitet werden können.

Der kardiogene Schock bei akutem Herzinfarkt bietet selten diagnostische Schwierigkeiten (Tabelle 4). Häufig weisen vorausgegangene Angina-pectoris-Anfälle oder ein früher erlittener Herzinfarkt auf die koronare Herzerkrankung hin. Der Schocksymptomatik geht in der Regel ein akut einsetzender, heftiger retrosternaler Schmerz mit oder ohne Ausstrahlung voraus, immer verbunden mit einem Angstgefühl. Bei der Untersuchung werden stets eine Tachykardie und eine ausgeprägte Hypotonie festgestellt. Auch gelingt es meist durch Auskultation die Zeichen einer Linksherzinsuffizienz zu erfassen. Die EKG-Registrierung zeigt in vielen Fällen die infarkttypischen Veränderungen; allerdings kann diese Veränderung auch erst verspätet zur Darstellung kommen, so daß durch ein normales Elektrokardiogramm in der Frühphase ein Infarkt nicht ausgeschlossen wird.

Wie oben ausgeführt, ergibt sich die Bewertung aus Anamnese, Symptomatik und EKG. Die lebensbedrohliche Gefährdung liegt bei diesen Krankheitszuständen in einem Pumpversagen, Kammerflimmern oder Asystolie.

Entsprechend muß sich die präklinische Behandlung besonders auf die Verhütung dieser Komplikationen beziehen.

Als Schmerzmittel sollte Morphin (5-10 mg) in kleinen Einzeldosen verabreicht werden. Zeigen sich im EKG ventrikuläre Extrasystolen, so ist in jedem Fall eine Behandlung mit Xylocain (100 mg langsam i.v.) indiziert. Die Behandlung der

Tabelle 4. Kardiogener Schock bei akutem Herzinfarkt

Anamnese:	Vorbestehende Angina pectoris, früher erlittener Herzinfarkt
Symptome:	Akut einsetzender, heftiger retrosternaler Schmerz mit und ohne Ausstrahlungen Angstgefühl Palpitation Schockzeichen
Untersuchungsbefund:	Tachykardie (< 150/min) Linksherzinsuffizienz (Globalinsuffizienz)
EKG:	Zeichen des akuten Herzinfarktes (nicht obligat) Sinustachykardie oder (selten) bradykarde Rhythmusstörungen
Bewertung:	Typische Schmerzsymptomatik, eventuell Anamnese und eventuell EKG führen zur Diagnose
Lebensbedrohliche Gefährdung:	„Pumpversagen", Kammerflimmern, Asystolie
Behandlung:	Lagerung Sauerstoffgabe (4 l O_2/min) Schmerzmittel (z. B. Morphin 5-10 mg) Eventuell Xylocain Eventuell Dopamin oder Dobutamin Bei Lungenödem: Nach Dobutamingabe Nitrolingual-Kapsel oder -Spray Abhängig vom Schweregrad: Intubation und Beatmung

Schocksymptomatik erfolgt mit Dopamin oder Dobutamin. Hier sollte die Regel berücksichtigt werden, daß bei reinem Vorwärtsversagen, d. h. ohne stärker ausgeprägte Linksherzinsuffizienz, Dopamin einzusetzen ist, während beim kombinierten Vorwärts- und Rückwärtsversagen, also Schock und Lungenstauung, das Dobutamin den Vorzug erhalten sollte.

Die Dosierung richtet sich nach der Wirkung auf den Blutdruck. Dabei sollte eine systolische Anhebung über 120 mmHg nicht erfolgen. Besteht gleichzeitig ein Lungenödem, so ist die Verabreichung von Nitropräparaten (z. B. Nitrolingual-Kapseln, 1 Kapsel = 0,4 mg) sehr wirkungsvoll. Nach jeder Einnahme einer Kapsel muß der Blutdruck kontrolliert werden. Bei systolischen Werten unter 95 mmHg darf keine weitere Nitrogabe im Notdienst erfolgen.

Bei therapieresistentem Lungenödem muß die endotracheale Intubation und Beatmung erfolgen.

Tachykarde und bradykarde Rhythmusstörungen, die zum Schock führen, sind in der Regel kombiniert mit vorbestehenden oder akut auftretenden kardialen Erkrankungen (Tabelle 5). In erster Linie handelt es sich hierbei um eine myokardiale Schädigung bei koronarer Herzkrankheit. Besonders die ventrikuläre Tachykardie kann während der Akutphase des Herzinfarktes zur Schocksymptomatik beitragen. Sehr selten kommt es zur Schockentwicklung bei akutem, ausgedehntem Vorderwandinfarkt und Bradykardie, in der Regel AV-Blockierungen III. Grades. Bei der Symptomatik wird neben den Schockzeichen subjektiv das Gefühl des Herzrasens angegeben. Retrosternale Schmerzen weisen auf die koronare Herzerkrankung - in der Regel auf einen akuten Herzinfarkt - hin. Schwindelzustände oder Synkopen können durch Bradykardie, seltener auch durch Tachykardie bedingt sein. Die Untersuchung der Patienten gibt Auskunft über die Herzfrequenz und über die eventuell zusätzlich bestehenden Arrhythmien (z. B. absolute Arrhythmie bei Vorhofflimmern).

Durch das EKG kann die Rhythmusstö-

Tabelle 5. Kardiogener Schock bei Herzrhythmusstörungen

Anamnese:	Kardiale Erkrankung bekannt (z. B. früherer Herzinfarkt, Klappenfehler, Kardiomyopathie)	
Symptome:	Gefühl des Herzrasens (bei Tachykardie) Zum Teil retrosternale Schmerzen Schwindel, Synkopen, Dyspnoe Schockzeichen	
Untersuchungsbefund:	Tachykardie (meist > 150/min) Extreme Bradykardie Linksherzinsuffizienz (Globalinsuffizienz)	
EKG:	Tachykarde oder bradykarde Rhythmusstörungen	
Bewertung:	Diagnosesicherung durch EKG Häufigkeit verschiedener Tachykardieformen: 1. Kammertachykardie 2. Tachyarrhythmie bei Vorhofflimmern 3. Supraventrikuläre Tachykardie Häufigkeit verschiedener Bradykardieformen 1. AV-Leitungsstörungen 2. SA-Leitungsstörungen	
Lebensbedrohliche Gefährdung:	Kammerflimmern, Asystolie, Pumpversagen (Lungenödem)	
Behandlung:	Kammertachykardie: Tachyarrhythmie: Supraventrikulose: AV-Leitungsstörung: SA-Leitungsstörung:	Xylocain, Kardioversion Digitalis, Isoptin Isoptin (Digitalis) Alupent (Schrittmacher) Atropin

rung exakt diagnostiziert werden. Am häufigsten handelt es sich um eine Kammertachykardie. Bei den Bradykardien sind am häufigsten AV-Überleitungsstörungen zu beobachten. Entsprechend der Rhythmusstörung liegt die Gefährdung bei Tachykardien in einem Übergang zum Kammerflimmern, bei Bradykardie in der Entwicklung zur Asystolie. Die Behandlung erfolgt entsprechend der Diagnose. Bei Kammertachykardie ist das Mittel der Wahl Xylocain. Man injiziert 100 mg Xylocain langsam intravenös. Bei Unwirksamkeit darf diese Dosis nach frühestens 10 min noch einmal gegeben werden. Weitere therapeutische Maßnahmen, wie z. B. die Kardioversion, sollten in der Regel der Klinik vorbehalten bleiben. Eine sorgfältige Überwachung während des Transports ist erforderlich, da jederzeit mit Kammerflimmern zu rechnen ist. Die einzig wirksame Behandlung des Kammerflimmerns ist die elektrische Defibrillation.

Unter der Vorstellung, daß jede Rhythmusstörung die Schockentwicklung verstärkt, muß auch bei den anderen hier angeführten Rhythmusstörungen die präklinische Behandlung sofort erfolgen. Das Mittel der Wahl bei Tachyarrhythmie (Vorhofflimmern oder Vorhofflattern) ist Isoptin (5 mg i. v.); nach 5 min kann diese Dosis wiederholt werden.

Zusätzlich sollte bei Schocksituationen ein Digitalispräparat intravenös verabreicht werden, z. B. Novodigal 0,4-0,8 mg intravenös. Das gleiche Vorgehen empfiehlt sich bei supraventrikulären Tachykardien.

Handelt es sich um AV-Leitungsstörungen, so ist Alupent intravenös zu injizieren (0,5 mg langsam i. v.).

Seltener entwickelt sich eine Schocksituation bei Kranken mit *Herzklappenfehlern* (Tabelle 6). Die Entwicklung wird eingeleitet durch außergewöhnliche Belastung und damit verbundenen Herzrhythmusstörun-

Tabelle 6. Kardiogener Schock bei Herzklappenfehler

Anamnese:	Herzklappenfehler bekannt Zunehmende Dekompensation oder fieberhafte Infektion Außergewöhnliche Anstrengung
Symptome:	Zunehmende Atemnot Zunehmende Einflußstauung Herzrhythmusstörungen Schockzeichen
Untersuchungsbefund:	Auskultationsbefund mit typischen Geräuschen Häufig tachykarde Rhythmusstörungen Linksherzinsuffizienz (Globalinsuffizienz)
EKG:	Häufig tachykarde Rhythmusstörungen
Bewertung:	Diagnose meist durch Herzauskultation und Anamnese
Lebensbedrohliche Gefährdung:	„Pumpversagen", selten Kammerflimmern
Behandlung:	Lagerung Sauerstoffgabe Bei Tachyarrhythmie: Digitalis und Dobutamin Bei Lungenödem: Nach Dobutamingabe Nitrolingual Bei schweren Formen Intubation und Beatmung

gen oder durch fieberhafte Infektionen bzw. andere akute Erkrankungen.

Als Symptome werden stets eine Zunahme der Atemnot als Ausdruck der höhergradigen Linksherzinsuffizienz, eventuell zunehmende Einflußstauung als Zeichen der Rechtsherzinsuffizienz und nicht selten Herzrhythmusstörungen zu beobachten sein. Von besonderer diagnostischer Bedeutung ist der Befund der Herzauskultation. Allerdings kann eine höhergradige Dyspnoe oder eine Tachykardie die Untersuchung erschweren. In der Regel gelingt jedoch die Feststellung von Herzgeräuschen und damit die Festlegung der Diagnose. Gefährdet sind die Kranken durch Pumpversagen. Bedrohliche Rhythmusstörungen sind seltener. Die Soforttherapie umfaßt neben entsprechender Lagerung und Sauerstoffgabe die Applikation von Dobutamin und - bei der sehr häufigen Tachykardie - die Verabreichung von Digitalis. Bei gleichzeitig bestehendem Lungenödem muß intubiert und beatmet werden.

In Verbindung mit den Zeichen des akuten Herzinfarktes kann die Schockentwicklung durch eine *infarktbedingte Septumruptur* bedingt sein (Tabelle 7). Meist erfolgt die Septumruptur erst einige Zeit nach dem akuten Infarktgeschehen, so daß diese Komplikation meist die Patienten in der Klinik ereilt. Auskultatorisch ist das typische rauhe systolische Geräusch zu hören, das auch rechts parasternal gut zu vernehmen ist. Die Behandlung ist die gleiche wie bei der Schocktherapie im Rahmen eines Herzinfarktes.

Auch bei der *Myokarditis* ist die Schockentwicklung sehr selten (Tabelle 8). Vor allem muß betont werden, daß bei dieser Erkrankung die Entwicklung langsamer als beim Infarkt vor sich geht. Allerdings wird dadurch auch die Gefährdung nicht so früh bemerkt, so daß die Kranken durchaus außerhalb der Klinik angetroffen werden. Man sollte darauf hinweisen, daß diese Kranken zusätzlich durch Kammerflimmern gefährdet sind. Aus diesem Grund muß sofort bei den ersten wahrgenommenen Extrasystolen, auch wenn es sich um monotope ventrikuläre Extrasystolen handelt, eine antiarrhythmische Therapie mit Xylocain eingeleitet werden.

Ebenfalls selten ist die Schockentwicklung bei *Kardiomyopathie*. Bei dieser Herzer-

Tabelle 7. Kardiogener Schock bei Herzinfarkt und Ventrikelseptumdefekt (selten!)

Anamnese:	Wie bei akutem Herzinfarkt
Symptome:	Mit einer zeitlichen Latenz nach dem Einsetzen des akuten Schmerzes rasch fortschreitende Schocksymptomatik
Untersuchungsbefund:	Typisches holosystolisches Geräusch rechts- und linksparasternal
EKG:	Zeichen des akuten Infarktes
Bewertung:	Diagnose durch Symptome des akuten Herzinfarktes und typisches Herzgeräusch
Lebensbedrohliche Gefährdung:	„Pumpversagen"
Behandlung:	Wie beim akuten Herzinfarkt Dobutamin Schnellstmögliche herzchirurgische Versorgung

Tabelle 8. Kardiogener Schock bei Myokarditis

Anamnese:	Vorausgegangene fieberhafte Infektion, allgemeine Schwäche, Gliederschmerzen
Symptome:	Atemnot und Einflußstauung Eventuell Herzrhythmusstörungen Schockzeichen
Untersuchungsbefund:	Globalinsuffizienz Eventuell Herzrhythmusstörungen Eventuell perikarditisches Reibegeräusch
EKG:	Uncharakteristische Befunde Selten: Zeichen wie bei Herzinfarkt oder Zeichen der Perikarditis
Bewertung:	Durch die Anamnese und Ausschluß eines Infarktes Verdachtsdiagnose
Lebensbedrohliche Gefährdung:	Pumpversagen, Kammerflimmern
Behandlung:	Lagerung Sauerstoff Eventuell Antiarrhythmika Dobutamin

Tabelle 9. Kardiogener Schock bei Kardiomyopathie (selten)

Anamnese:	Herzerkrankung bekannt Immer verbunden mit Atemnot Langsame Entwicklung
Symptome:	Langsame Schockentwicklung mit Globalinsuffizienz
Untersuchung:	Zeichen der Globalinsuffizienz Eventuell Herzrhythmusstörungen
EKG:	Oft Linksschenkelblock
Bewertung:	Langsame Entwicklung der Schocksituation Linksschenkelblock
Lebensbedrohliche Gefährdung:	Pumpversagen Kammerflimmern
Behandlung:	Wie bei Myokarditis

Tabelle 10. „Kardiogener Schock“ bei Lungenembolie

Anamnese:	Meist akute Beschwerden aus völligem Wohlbefinden Häufig prädisponierende Erkrankungen für Thrombosen
Symptome:	Tachypnoe Retrosternaler Schmerz, atemabhängiger Schmerz Angstzustände Husten Einflußstauung Abdominalschmerzen Schockzeichen
Untersuchungsbefund:	Rechtsherzinsuffizienz Zyanose Tachykardie
EKG:	Oft Zeichen der Rechtsherzbelastung (Rechtsschenkelblock)
Bewertung:	Typische Anamnese (Thromboserisiken) Tachypnoe Zyanose
Lebensbedrohliche Gefährdung:	Tödliches Embolierezidiv Kammerflimmern Selten Lungenödem
Behandlung:	Keine körperliche Belastung Eventuell Schmerzmittel Heparin 10000 E i. v. Eventuell Intubation und Beatmung

Tabelle 11. Prädisponierende Krankheiten und Faktoren für thromboembolische Komplikationen

- Thromboembolische Vorerkrankungen
- Varikosis
- Lange Bettlägrigkeit
- Herzkrankheiten
- Chronische Lungenerkrankungen
- Maligne Tumoren
- Blutkrankheiten
- Lange Flug- oder Busreisen (Seniorenfahrten)
- Einnahme oraler Antikonzeptiva
- Postoperative Zustände (insbesondere bei Gipsverbänden)
- Unfälle
- Schwangerschaft, Geburt, Wochenbett

krankung wird diesem Zustand immer eine Globalinsuffizienz vorausgehen, so daß es sich meist um eine Entwicklung zum Finalstadium handelt. Auch bei dieser Form ist die Behandlung mit Dobutamin die Therapie der Wahl.

Von den Erkrankungen, bei denen eine akute Behinderung der Füllung des Herzens Ursache der Schockentwicklung ist, muß die *Lungenembolie* als erste und wichtigste erwähnt werden (Tabelle 10). Sie ist nicht nur die wichtigste, sondern in dieser Gruppe auch die häufigste und wird zunehmend auch bei Patienten außerhalb des Krankenhauses angetroffen. Dies liegt einmal daran, daß Kranke mit Beinvenenthrombosen nicht selten hausärztlich versorgt werden; außerdem bilden sich bei Kranken, die aus der stationären Behandlung entlassen werden - infolge der immer stärker geforderten kürzeren Verweildauer - erst zu Hause Thrombosen, da sie noch vorwiegend bettlägrig sind oder durch Gipsverband die Thrombosen unentdeckt bleiben. Schließlich beobachtet man bei jungen Frauen, die Ovulationshemmer einnehmen, unauffällige Thrombosen mit anschließend klinisch manifester Lungenembolie.

Für die Diagnosefindung ist die Kenntnis prädisponierender Krankheiten und Faktoren für thromboembolische Komplika-

Tabelle 12. Kardiogener Schock bei Herzbeuteltamponade

Anamnese:	Vorausgegangener Herzinfarkt, nach ein bis zwei Tagen plötzlich Schmerzen und Schocksymptomatik mit akuter Rechtsherzinsuffizienz (= Ventrikelwandruptur)
Behandlung:	Einzige Maßnahme: Perikardpunktion und anschließende Operation Diese Komplikation führt fast immer rasch zum Tod

Tabelle 13. Schock bei Herzbeuteltamponade (Pericarditis exsudativa)

Anamnese:	Wie bei Myokarditis Eventuell Hinweise auf akute oder chronische Nierenerkrankung
Symptome:	Retrosternale Schmerzen, eventuell atemabhängig Einflußstauung Schockzeichen
Untersuchungsbefund:	Rechtsherzinsuffizienz mit deutlich gestauten Halsvenen Pulsus paradoxus Eventuell perikarditisches Reibegeräusch Tachykardie
EKG:	Sinustachykardie Eventuell Zeichen der Perikarditis
Bewertung:	Deutliche Zeichen der Rechtsherzinsuffizienz Pulsus paradoxus und Perikardreiben führen zur Diagnose
Lebensbedrohliche Gefährdung:	Rechtsherzversagen
Behandlung:	Bei deutlicher Schocksymptomatik Perikardpunktion

tionen von besonderer Bedeutung (Tabelle 11).

Neben den Schockzeichen, die stärker oder schwächer ausgebildet sind, fällt bei diesen Patienten die Tachypnoe auf. Häufig klagen die Patienten über starke thorakale Schmerzen, die durch Atembewegungen verstärkt werden.

Bei der Untersuchung sind häufig die Zeichen der Rechtsherzinsuffizienz festzustellen.

Bedingt durch den schubweisen Verlauf der Embolie aus dem Thrombosebereich besteht bei diesen Patienten hohe Gefährdung durch eine tödliche Rezidivembolie. Dies ist auch der Grund, warum bei diesen Kranken besonders darauf geachtet werden muß, daß sie sich keiner körperlichen Belastung oder Anstrengung aussetzen.

Bei starken Schmerzen müssen Schmerzmittel oder Sedativa eingesetzt werden. Außerdem sollten die Kranken 10000 E Heparin intravenös erhalten (siehe auch Beitrag Fabel).

Der kardiogene Schock bei *Herzwandruptur* und *Herzbeuteltamponade* ist ein seltenes Ereignis (Tabelle 12). Die einzig wirksame Hilfe ist die Entlastungspunktion. Die Punktionsstelle liegt in dem Winkel zwischen Processus xiphoideus und dem linken Rippenbogen; punktiert wird in Richtung auf die linke Schulter. Im Einzelfall kann durch eine solche Punktion Zeit gewonnen werden, um den Kranken eventuell einer Herzoperation zuführen zu können.

Die Entwicklung einer Pericarditis exsudativa zur Herzbeuteltamponade, d.h. zur akuten Behinderung der diastolischen Füllung, ist selten (Tabelle 13). Außer bei traumatischen Ergußbildungen vollzieht sich der Prozeß hierbei immer langsam. Meist stehen die Symptome der Grundkrankheit im Vordergrund. Zum Notfall kann sich eine ausgeprägte Ergußbildung vor allem bei Nierenkranken entwickeln. Dazu zählen auch Dialysepatienten. Außerdem können Tumorpatienten einen Perikarderguß entwickeln.

Zu der Schocksymptomatik kommt bei dieser Form immer eine Einflußstauung, die besonders gut an den hochgradig gestauten Halsvenen zu erkennen ist. Auch atemabhängige Schmerzen (pleuroperikardial) werden angegeben. Im Sitzen kann mitunter bei der Auskultation im oberen Bereich der Herzdämpfung ein perikarditisches Reibegeräusch gehört werden.

In der Regel muß außerhalb der Klinik keine Behandlung vorgenommen werden. Bei ausgeprägter Schocksymptomatik kann von erfahrenen Notärzten die Perikardpunktion vorgenommen werden.

Die Unterschiede in der klinischen Symptomatik, die Ursachen und die typischen Befunde beim kardiogenen Schock sind in der Tabelle 14 zusammengestellt.

Die entsprechenden Therapiemaßnahmen befinden sich in der Tabelle 15.

Als Faustregel kann gelten, daß bei reinem Vorwärtsversagen Dopamin das Mittel der Wahl ist und bei zusätzlichem Rückwärtsversagen (Lungenstauung) das Dobutamin wirksamer ist.

Tabelle 14. Kardiogener Schock

Ursachen	*Symptomatik* Schockzeichen
Herzinfarkt (Myokarditis)	Mit Thoraxschmerz Dyspnoe EKG-Zeichen
Hochgradige Tachykardie oder Bradykardie	Mit Pulsanomalie EKG-Zeichen
Herzklappenfehler (Kardiomyopathie)	Mit typischem Herzgeräusch Dyspnoe Links- und Rechtsherzinsuffizienz
Lungenembolie	Mit Tachypnoe Rechtsherzinsuffizienz Einflußstauung Thoraxschmerzen
Herzbeuteltamponade	Rechtsherzinsuffizienz Hoher Venendruck (Einflußstauung) Dyspnoe

Tabelle 15. Kardiogener Schock

Ursachen	*Behandlung*
Herzinfarkt (Myokarditis)	Schmerzmittel, z. B. Morphin Eventuell Xylocain Dopamininfusion Bei Lungenödem: Dobutamininfusion
Hochgradige Tachykardie	*Kammertachykardie:* Xylocain 100 mg i. v. *Tachyarrhythmie und Vorhofflimmern:* Digitalis (z. B. Novodigal 0,4-0,8 mg i. v. und Isoptin 5-10 mg i. v.) *Supraventrikuläre Tachykardie:* Isoptin (5-10 mg i. v.)
Hochgradige Bradykardie	Atropin (0,5 mg i. v.) oder Alupent (0,5 mg i. v.)
Herzklappenfehler Kardiomyopathie	Bei Tachyarrhythmie Digitalis (siehe oben) Dobutamininfusion
Lungenembolie	Keine körperliche Belastung Dopamininfusion Heparin 10000 E i. v. Eventuell Intubation mit Beatmung
Herzbeuteltamponade	Bei deutlicher Schocksymptomatik Perikardpunktion, sonst Begleitung in die Klinik

Synkopen

In der Tabelle 16 sind die Ursachen der Synkopen, d.h. der kurzfristigen Bewußtlosigkeit, aufgeführt. Bei der akuten Verminderung des venösen Rückstroms handelt es sich in der Regel um Zustände, die durch vasovagale Reaktionen ausgelöst sind. Eine Sonderform ist der orthostatische Kollaps. Zu Synkopen können auch Herzrhythmusstörungen führen, wobei hier vor allem an bradykarde Formen zu denken ist. Nur selten werden Synkopen durch Tachykardien verursacht. Als Ursache kommt auch eine Bradykardie bzw. kurzfristige Asystolie im Rahmen eines Karotissinussyndroms in Betracht. Auslösende Ursache kann auch eine abrupte starke Erniedrigung des zirkulierenden Blutvolumens sein, wenn dadurch eine zerebrale Minderdurchblutung ausgelöst wird. Hier ist die Synkope bei Aortenstenose und bei Lungenembolie zu nennen. Bestehen eine oder mehrere Stenosen der Hirnarterien, so ist besonders bei älteren Patienten mit Synkopen zu rechnen, die meist dann auftreten, wenn ein schneller Blutdruckabfall, z.B. bei Hypertonikern, eintritt. Dies kann auch während einer einleitenden antihypertensiven Behandlung auftreten.

Die Differenzierung ist häufig schwierig, es gibt allerdings bestimmte typische Hinweise für die einzelnen Ursachen, die in der Tabelle 17 zusammengefaßt sind. Bei Kenntnis dieser Ursachen gelingt es z.B.

Tabelle 16. Synkopen - Ursachen

1. Akute Verminderung des venösen Rückstroms:
   a) vasovagale Synkope
   b) orthostatischer Kollaps
2. Herzrhythmusstörungen:
   a) tachykarde Form
   b) bradykarde Form
3. Karotissinussyndrom
4. Akute Verminderung der arteriellen Zirkulation
   a) Klappenfehler (Aortenstenose)
   b) Lungenembolie
   c) Stenose der Hirnarterien

Tabelle 17. Synkopen - Differentialdiagnose

Vasovagale Synkope	Bradykardie und Hypotonie Gute Hautdurchblutung
Orthostatischer Kollaps	Typische Anamnese = plötzlicher Lagewechsel
Tachykardie (selten)	Plötzlich einsetzend (EKG)
Bradykardie	Bei SA- und AV-Leitungsstörungen (EKG)
Karotissinussyndrom (selten)	Typischer Auslösemechanismus
Klappenfehler	Anamnestisch bekannt, meist nach Anstrengungen
Lungenembolie	Siehe Schock bei Lungenembolie
Stenose der Hirnarterien	Zeichen der zerebrovaskulären Insuffizienz

Tabelle 18. Soforttherapie bei Synkopen (nach Schuster)

Flachlagerung, bei anhaltender Bewußtlosigkeit Seitenlagerung	
Anhaltende Bradykardie:	Atropin 0,5-1,0 mg i.v. Orciprenalin 0,25-0,5 mg i.v. Eventuell wiederholen
Anhaltende Hypotension:	Beine hochlagern Volumensubstitution Alphasympathikomimetika

fast immer, die vasovagale Synkope und den orthostatischen Kollaps zu diagnostizieren. Die Auskultation und Pulstastung gibt Auskunft über eine schnelle oder langsame Herztätigkeit. Diese Information durch den Notarzt ist eine große Hilfe bei den späteren Schwierigkeiten bei der Diagnosefindung. Schwierig ist die Diagnose vor Ort bei Herzklappenfehlern und bei Stenosen der Hirnarterien, während die Lungenembolie, die mit Synkopen einhergeht, meist erkannt wird.

Die Soforttherapie bei Synkopen, besonders nach Bewußtseinseintrübung oder bei Bewußtlosigkeit, besteht in Flachlagerung bzw. Seitenlagerung, der Verabreichung von Atropin, eventuell Alupent oder einer vasokonstriktorischen Substanz, z. B. Akrinor (Tabelle 18). Bei anhaltender Hypotension sollte die Beinhochlagerung erfolgen und eine Volumensubstitution eingeleitet werden.

Schockformen aus dem Bereich der operativen Medizin

J. Kilian

Einleitung

Speziell die akuten Formen der Kreislaufinsuffizienz bereiten in der Beurteilung der Schwere und des daraus abzuleitenden therapeutischen Regimes Schwierigkeiten. Zweifelsohne gehört die Aufrechterhaltung bzw. Wiederherstellung einer ausreichenden Zirkulation zu den vital notwendigen Maßnahmen, um die Entwicklung eines Schockzustandes zu verhindern. Der Schock ist zu definieren als akut oder subakut einsetzende Störung, die zu einer lebensbedrohenden Minderperfusion der Gewebe und Organe führt. Hämodynamische und metabolische Störungen beeinflussen sich von einem bestimmten, klinisch nicht exakt definierbaren Zeitpunkt an gegenseitig und verstärken die jeweiligen Auswirkungen auf den Organismus.
Die Aufgaben des Kreislaufs - Antransport von Sauerstoff und Energie und Abtransport von Metaboliten - können nur mit einem ausreichenden Herzzeitvolumen sichergestellt werden. Bei Betrachtung der diesen Wert determinierenden Größen zeigt sich, daß zumindest drei davon durch Kreislaufveränderungen beeinflußt werden. Eine *Reduktion der Vorlast,* d.h. eine Verminderung des venösen Rückflusses an das rechte oder linke Herz, ist bei einer Verminderung des zirkulierenden Blutvolumens ebenso zu finden wie bei einem Tonusverlust im Bereich der postkapillären Venolen. Eine *Verminderung der Nachlast* wird kritisch dann werden, wenn der Tonus im Bereich der Widerstandsgefäße, der Arteriolen, so weit abfällt, daß ein Perfusionsdruck im Gesamtorganismus nicht mehr aufrechterhalten werden kann. Die *Menge* und die *Zusammensetzung* des intravasalen Volumens wird bestimmend für die entscheidende Größe, die Sauerstofftransportkapazität, sein. Bei den im weiteren zu besprechenden Störfällen werden die Symptome daraufhin zu beurteilen sein, ob es sich hierbei um Zeichen der Störung selbst handelt oder um sinnvolle oder überschießende Kompensationsversuche des Organismus auf die Störung. Daraus lassen sich die Prinzipien der Therapie ableiten.

Pathophysiologische Veränderungen

Ein ausgeprägter Verlust intravasalen Volumens durch Blutung nach innen oder außen wird ohne Kompensationsmechanismen des Organismus über einen Blutdruckabfall und eine Verminderung des Herzzeitvolumens, bedingt durch eine Reduktion des venösen Rückflusses, sehr rasch letal enden. Primäre Folgen davon sind Abfall des systolischen Blutdrucks und des zentralen Venendrucks sowie eine Verminderung der Perfusion des Gesamtorganismus mit der Folge einer Einschränkung aller Organfunktionen, z.B. einem Verlust des Bewußtseins. Alle anderen Symptome sind Ausdruck der Kompensationsversuche des Organismus, die zentral durch eine Aktivierung des sympathoadrenergen Systems ausgelöst werden. Über Druckrezeptoren im Aortenbogen und im Karotissinus wird ein Druckabfall im arteriellen System dem Kreislaufzentrum gemeldet und mit einer humoralen und nervalen Aktivierung des sympathischen Systems beantwortet. Kompensatorisch tritt darauf eine Vasokonstriktion, eine Erhöhung der myokardialen Kontraktilität und eine Zunahme der Herzfrequenz ein. Als Kompensation ist auch die Umverteilung des Herzzeitvolumens zu sehen, die zu einer Reduktion der Durchblutung von Haut, Muskulatur, Splanchnikusgebiet und der Nieren führt. Sichergestellt wird demgegenüber die Perfusion des Gehirns und des Herzens. Der Anteil der Perfusion des Herzens am Herzzeitvolumen von normalerweise 4-5% kann unter diesen Umständen bis auf 15-20% ansteigen.

Da nicht nur der arterioläre Widerstand erhöht wird, sondern auch die postkapillären Venolen sich kontrahieren, kommt es zu einer Ausschöpfung venöser Blutspeicher. Die verminderte venöse Füllung ist als einer der wichtigsten Kompensationsmechanismen anzusehen. Schließlich führt die adrenerge Stimulation zu einer vermehrten Glykogenolyse, d.h. einer raschen Energiebereitstellung.

Prinzipiell müssen wir davon ausgehen, daß eine schwere Hypovolämie letal endet und daß die körpereigenen Kompensationsmöglichkeiten einen *Wechsel auf die Zeit* bedeuten. Die erwähnte Notfallreaktion vermag zwar primär das Überleben zu sichern, sekundär werden bei anhaltenden Volumenverlusten die zeitlich limitiert tolerablen Perfusionseinschränkungen jedoch zu reversiblen oder irreversiblen Organschäden führen. Dem Faktor Zeit kommt also ein hoher Stellenwert zu. Dauert der hypovolämische Zustand länger als 60 min, so werden Störungen verschiedener Organfunktionen trotz einer vorübergehenden Normalisierung nach Therapiebeginn eventuell nicht mehr oder nur mehr mit großem Aufwand korrigierbar sein. Beispielhaft sei hier das akute Lungenversagen oder das akute Nierenversagen genannt, die beide nach anfänglicher, scheinbarer Stabilisierung zu einem sekundären Organversagen führen können. Der Zeitfaktor spielt deshalb beim Schockierten in der Diagnostik, der Prophylaxe und in der Therapie schwerer Folgezustände eine ausschlaggebende Rolle.

Klinische Symptome

Hypovolämischer Schock

Herz-Kreislauf-System

Während des Schockzustandes liegt die Pulsfrequenz meist über 100 Schläge/min. Auf diese Weise wird das bestmögliche Herzzeitvolumen mit dem vorhandenen reduzierten Blutvolumen erreicht. Bei Frequenzen über 150/min kann das Herzzeitvolumen abfallen, da die diastolische Füllungszeit und damit die Perfusionsdauer der Koronararterien kritisch abnimmt.

Eine ausreichende kompensatorische Leistung vorausgesetzt, erlaubt der systolische Blutdruck keine sichere Beurteilung der Schwere eines Volumenmangels. Wichtiger erscheint die abnehmende Blutdruckamplitude als Folge der adrenergen Stimulation. Eine zunehmende Tachykardie und ein abnehmender systolischer Blutdruck sind immer ein Hinweis auf eine Zunahme des Volumenverlustes. Der Quotient aus Pulsfrequenz und systolischem Blutdruck gibt daher über die Zeit einen wertvollen Hinweis auf die Schwere des Volumenmangels. Er findet seine Grenzen bei langanhaltendem Volumenmangel und Schockzuständen anderer Genese.

Pulmonale Funktion

Sogar nach vergleichsweise geringen Traumen bzw. Blutverlusten tritt eine Hyperventilation auf. Das Atemzugvolumen ist nur mäßig erhöht, die Zunahme ist vorwiegend frequenzbedingt. Trotz dieser Hyperventilation muß mit einer arteriellen Hypoxämie gerechnet werden, die anhand einfacher klinischer Befunde häufig nicht zu erkennen ist. Die Kombination Hypoxämie und verminderte Organdurchblutung muß jedoch als prekär bezeichnet werden.

Renale Funktion

Mit einer Abnahme des Herzzeitvolumens ist bereits primär eine Abnahme der renalen Perfusion verbunden, die durch die sympathoadrenerge Reaktion und über die Stimulierung des Renin-Angiotensin-Mechanismus noch verstärkt wird. Aldosteron und ADH-Ausschüttung führen zu einer erhöhten Natrium- und Flüssigkeitsrückresorption. Klinisch macht sich dies in einer Oligurie bis hin zur Anurie bemerkbar und in einem Anstieg der Urinosmolalität gegenüber der Serumosmolalität auf über das Doppelte.

Splanchnikusgebiet

Die Verdauungs- und Absorptionsvorgänge sind bei anhaltender Hypovolämie eingeschränkt oder aufgehoben. Auch nach nachweislich vielen Stunden zurückliegender Nahrungsaufnahme kommt es häufig zu Erbrechen von nahezu unverdauten Speiseresten, eine besonders bei bewußtlosen Patienten gefährliche Komplikation.

Ausmaß des intravasalen Verlustes

Entscheidend sind Art und Schwere der Verletzung bzw. des Blutverlustes und die Beurteilung des zeitlichen Verlaufs. In der Abb. 1 sind die Volumenverluste zusammengestellt, die bei Verletzungen von Extremitäten, Becken oder inneren Organen auftreten können. Mit dem Auftreten von Schocksymptomen muß nach intravasalen Verlusten von ca. 20% des zirkulierenden Blutvolumens gerechnet werden. Dem zeitlichen Verlauf muß ein hoher Stellenwert zugemessen werden. Störungen verschiedener Organfunktionen (z. B. Lunge, Niere) können trotz einer vorübergehenden Normalisierung nach Therapiebeginn im weiteren Verlauf zu Organversagen führen.

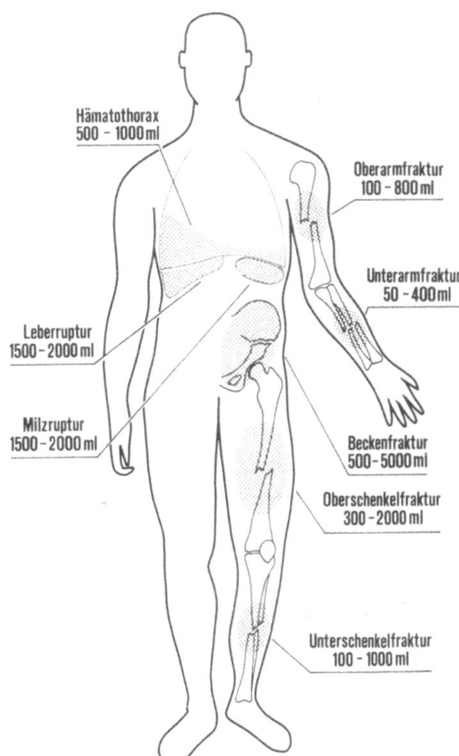

Abb. 1. Blutungen in das Gewebe und in Körperhöhlen

Septisch-toxischer Schock

Das im außerklinischen Bereich selten zu beobachtende Krankheitsbild muß wegen seiner vitalen Gefährdung für den Patienten unverzüglich erkannt und therapiert werden. Die Unterscheidung vom hypovolämischen Schock kann ohne anamnestische Angaben schwierig sein. Die Leitsymptome Tachykardie, Hypotonie und Hyperventilation finden sich ebenso wie zyanotische Akren. Es fällt klinisch jedoch in vielen Fällen auf, daß trotz dieser Zyanose die Peripherie des Patienten gut durchblutet und warm ist. Messungen des Herzzeitvolumens haben in diesen Fällen normale, manchmal sogar stark erhöhte Werte ergeben. Dieser als hyperdynamer Schock bezeichnete Zustand ist verbunden mit einer verminderten arteriovenösen Sauerstoffdifferenz, der Sauerstoffverbrauch des Organismus ist stark erniedrigt. Es ist noch nicht endgültig geklärt, ob es sich dabei primär um eine Fehlverteilung des Blutes im kapillären Bereich mit einer Erhöhung des arteriovenösen Shunts handelt oder ob im Vordergrund eine Störung der Zellfunktion steht.

Bei anhaltender Sepsis und unzureichender Flüssigkeitszufuhr wird durch die erhöhte Kapillarpermeabilität sekundär ein hypodynamer septischer Schock entstehen mit starker Vasokonstriktion in der Peripherie, der eine äußerst ernste Prognose hat. Anamnese und Zeitfaktor sind auch hier Größen, die wesentliche Informationen geben können. Als Alarmsymptome müssen zunehmende Verwirrtheit und Somnolenz des Patienten gelten.

Anaphylaktischer Schock

Im Gegensatz zum septischen Schock, der sich zumindest retrospektiv in den meisten Fällen durch Krankheitszeichen angekündigt hat, tritt der anaphylaktische Schock unvorhergesehen und meist unter dramatischen Umständen auf. Die Leitsymptome sind charakteristisch: In zeitlichem Zusammenhang mit dem Kontakt mit einer antigen wirkenden Substanz (bei Vorhandensein zirkulierender Antikörper) kommt es - meist beginnend mit starken retrosternalen Schmerzen - zu Tachykardie und Hypotonie als Zeichen eines Vasomotorenkollaps. Steht die pulmonale Komponente im Vordergrund, beginnen die Symptome meist mit Niesen, Giemen über der Lunge und Stridor und steigern sich rasch zu einer schweren Bronchokonstriktion, verbunden mit Tachypnoe und Hypoxämie. Bei Überwiegen der zirkulatorischen Komponente kommt es primär zu schwerer Hypotonie und Tachykardie. Hautreaktionen in Form von Quaddel- und Flush-Bildung können, aber müssen nicht auftreten. Der Bewußtseinsverlust und Krämpfe sind meist nicht direkt Folge der Unverträglichkeitsreaktion, sondern müssen überwiegend als Hypoxämiefolge angesehen werden.

Ausgelöst wird die Symptomatik durch Histamin- oder SRS-A-Freisetzung (Slow reacting substances of anaphylaxis). Diese Substanzen wirken primär auf die glatte Muskulatur und Gefäßmembranen. Die daraus resultierende Kontraktion der Bronchialmuskulatur verursacht den maximalen Bronchospasmus. Ein angioneurotisches Ödem der Schleimhaut im Pharynx und Larynx kann zusätzlich die oberen Luftwege verlegen. Im Bereich der Gefäße kommt es zu einer Vasodilatation und einer starken Erhöhung der Kapillarpermeabilität, aus der die plötzliche Hypotension und der Verlust intravasaler Flüssigkeit resultieren.

Eine Einteilung der Unverträglichkeitsreaktionen in vier Schweregrade hat sich klinisch bewährt (Tabelle 1). Die Erfahrung zeigt, daß die Entwicklung einer anaphylaktischen Reaktion hinsichtlich ihrer Ausprägung leider nicht vorhersehbar ist. Schon bei Auftreten leichter Symptome muß damit gerechnet werden, daß sich je-

Tabelle 1. Therapie von Unverträglichkeitsreaktionen in Abhängigkeit vom Schweregrad

Grad	Symptomatik	Therapie
I	Hautreaktion (Flush, Quaddel)	Eventuell Antihistaminikum, Unterbrechung der Medikation
II	Deutliche, aber nicht lebensbedrohliche hämodynamische Reaktion (Tachykardie, Hypotension)	Eventuell Prednisolon 100 mg
III	Schocksymptome, lebensbedrohlicher Bronchospasmus	Adrenalin 0,05-0,1 mg i.v. (verdünnt auf 1:10 anwenden) Glukokortikoide in hoher Dosierung (z.B. Dexamethason 1 mg/kg) Volumensubstitution Sauerstoff 4 l/min bzw. Beatmung
IV	Herz-Kreislauf- und Atemstillstand	Zusätzlich allgemeine Reanimationsmaßnahmen

derzeit eine schwere Verlaufsform entwickeln kann. Besonders hier ist der Zeitfaktor von Wichtigkeit, d.h. es steht lediglich eine kurze Zeitspanne zwischen Analyse der Störung und unverzüglich einzuleitender Therapie zur Verfügung.

Neurogener Schock

Dieses sehr seltene Krankheitsbild wird durch eine traumatische oder pharmakologische Blockade des sympathischen Nervensystems ausgelöst. Dies verursacht eine Vasodilatation der Arteriolen in den betroffenen Gebieten und eine erhöhte venöse Kapazität mit der Folge einer relativen Hypovolämie und Hypotension. Der Patient hat einen niedrigen Blutdruck, ein relativ normales Herzzeitvolumen, eine normale Pulsfrequenz und einen stark erniedrigten peripheren Gefäßwiderstand; die Haut ist warm und trocken. Das Krankheitsbild wird beobachtet bei akuten Traumen im Bereich des oberen Rückenmarks, aber auch iatrogen nach Spinalanästhesie.

Therapeutische Prinzipien

Hypovolämisch-traumatischer Schock

Bei Verdacht auf Blutverlust nach außen oder innen bzw. Vorliegen einer entsprechenden Schocksymptomatik muß unverzüglich ein großlumiger venöser Zugang geschaffen werden. Die Volumensubstitution soll großzügig erfolgen, d.h. die Infusion von 1000-1500 ml einer kolloidalen Volumenersatzlösung ist angezeigt. Bei den verschiedenen kolloidalen Volumenersatz-

Tabelle 2. Kolloidale Volumenersatzmittel

	Präparate	Verweildauer
Dextran		
Dextran 60 oder 75%	Dextran Salvia	ca. 6 h
	Longasteril	
	Macrodex	
	Onkovertin	
	Plasmafusin	
	Thomaedex	
Dextran 60 4,5%	Macrodex	ca. 6 h
Grenzdosierung: 1,5 g/kg KG/die		
Alle Präparate enthalten Natrium in einer Konzentration zwischen 130 und 154 mmol/l.		
Die Vorgabe von 20 ml Dextran 1 wird empfohlen.		
Gelatine		
Succinylierte Gelatine 3%	Gelafundin	jeweils ca. 2 h
Oxypolygelatine 5,5%	Gelifundol	
Vernetzte Polypeptide 3,5%	Haemaccel	
Gelatinepolymerisat 4%	Physiogel	
Gelatinepolysuccinat 4%	Thomaegelin	
Alle Präparate enthalten Natrium in einer Konzentration zwischen 130 und 146 mmol/l.		
Hydroxyäthylstärke (HÄS)		
HÄS 40000 6%	Expafusin	ca. 2 h
	Onkohäs	
HÄS 200000 6%	Elohäst	ca. 4 h
	HAES-steril 6%	
HÄS 200000 10%	HAES-steril 10%	
HÄS 450000 6%	Plasmasteril	ca. 6-8 h
Alle Präparate enthalten Natrium in einer Konzentration zwischen 138 und 154 mmol/l.		

mitteln ist deren unterschiedliche intravasale Verweildauer zu berücksichtigen (Tabelle 2). Die Zufuhr von 4 l Sauerstoff über Nasensonde ist obligat. Bei Unruhe und starken Schmerzen sind eine Sedierung (z. B. mit Diazepam 5-10 mg i. v.) und eine Analgesie (z. B. Morphin 2,5-5 mg i. v.) angezeigt. Auf die Notwendigkeit der intravenösen Applikation (bei oraler oder intramuskulärer Applikation lediglich eingeschränkte und verzögerte Resorption) und die notwendige Dosisreduktion (Kreislaufzentralisation) sei hingewiesen. Bei Bedarf können die Medikamente in niedriger Dosierung wiederholt gegeben werden, die Gefahr einer Atem- und Kreislaufdepression ist dadurch geringer. Die Indikation zur Intubation soll großzügig gestellt werden.

Septisch-toxischer Schock

Soweit dieses Krankheitsbild überhaupt außerhalb der Klinik auftritt, muß auch hier ein großlumiger venöser Zugang unverzüglich geschaffen werden. Die Volumensubstitution muß in Abhängigkeit von der venösen Füllung erfolgen. Hinweise erlaubt die Beurteilung der Jugularvenenfüllung. Die Zufuhr von 4 l Sauerstoff über Nasensonde ist anzuraten. Neben der frühzeitigen Gabe von Glukokortikoiden (z. B. Dexamethason 20-40 mg oder andere Kortikoide in äquipotenter Dosierung) muß die Infusion von Dopamin oder Dobutamin bei kreislaufinstabilen Patienten erwogen werden.

Anaphylaktischer Schock

Über einen sicheren venösen Zugang muß bei Schweregrad III und IV unverzüglich Adrenalin (Suprarenin) in einer Dosierung von 0,1 mg intravenös appliziert werden; diese Dosis kann bei Bedarf wiederholt werden. Wegen des häufig zu beobachtenden Volumenmangels ist die Infusion von 1000-1500 ml Ringer-Laktatlösung oder 500-1000 ml kolloidale Volumenersatzlösung in ca. 15 min angezeigt. Weiterhin Dexamethason 1 mg/kg KG i. v. oder ein anderes Glukokortikoid in äquipotenter Dosierung. 4 l Sauerstoff über Nasensonde. Bei anhaltenden respiratorischen Störungen ist die Indikation zur Intubation großzügig zu stellen.

Neurogener Schock

Schocklagerung, 4 l Sauerstoff über Nasensonde, venöser Zugang. Gabe von sympathikomimetisch wirkenden Substanzen (z. B. Akrinor 1 ml i. v.), bei Bradykardie Atropin 0,5-1,0 mg i. v., bei anhaltender Hypotonie eventuell Dopamin (200 mg in 500 ml Ringer-Laktatlösung, 40-60 Tropfen/min unter Kreislaufkontrolle).

Leitsymptomatik - akuter Thoraxschmerz

H.-P. Schuster

Definitionen

Begriffsbestimmungen

Akute, nicht traumatisch bedingte Schmerzen im Thorax können vom Herzen, von der Lunge, der Pleura, der Aorta sowie der Wirbelsäule ausgehen. Thoraxschmerz ist bei einem Teil der zugrundeliegenden Erkrankungen mit ausgesprochener Dyspnoe verbunden, so daß die betroffenen Patienten dem Notarzt auch unter dem Leitsymptom Atemnot entgegentreten können.

Der Thoraxschmerz vom kardialen Typ wird retrosternal oder über der Herzspitze empfunden. Er wird entweder als dumpf und brennend oder auch als scharf und stechend angegeben. Häufig weist er die bekannten Ausstrahlungen in Schulter und Arme - bevorzugt linksseitig -, in die Halsregion, in den Rücken oder den Oberbauch auf. Anders als der akute Thoraxschmerz vom pleuralen Typ ist der kardiale Schmerz in der Regel weder atem- noch lage- oder druckabhängig. Eine Ausnahme bildet die akute Perikarditis, die häufig pleuralen Schmerzcharakter aufweist. Der koronarischämische Schmerz bei schwerer Angina pectoris mit drohendem Infarkt oder eingetretenem Myokardinfarkt ist in der Regel mit Engegefühl (Enge, Druck, zusammengepreßt, eingeschnürt) und Vernichtungsgefühl verbunden. Jedoch haben auch Patienten mit funktionellen Herzbeschwerden und Hyperventilation nicht selten ausgesprochene Angst, ja Todesangst.

Art und Häufigkeit zugrundeliegender Erkrankungen (Tabelle 1)

Häufigste Ursache von Notfallsituationen mit dem Leitsymptom des kardialen Thoraxschmerzes sind ohne Frage die funktionellen Herzbeschwerden, zumeist mit Hyperventilation. In allen Notaufnahmestationen betrifft ein erheblicher Anteil der unter Infarktverdacht oder zum Infarktausschluß eingewiesenen Patienten Fälle von funktionellen Herzbeschwerden. Bei einem weiteren Teil der Patienten besteht eine Angina pectoris, ohne daß sich ein akuter Infarkt manifestiert. Die dritte Hauptgruppe bilden Patienten mit akutem Myokardinfarkt. Wesentlich seltener findet sich eine Lungenarterienembolie, die akute Perikarditis oder die Aortendissektion als Ursache akuter Thoraxschmerzen.

Tabelle 1. Ursachen des akuten Thoraxschmerzes (nicht traumatisch)

Kardial	Funktionelle Herzbeschwerden Instabile Angina pectoris Akuter Myokardinfarkt Massive Lungenarterienembolie Akute Perikarditis
Pleural	Spontanpneumothorax Akute Pleuritis
Pulmonal	Pneumonie
Aortal	Aortendissektion
Vertebral	Akutes Wirbelsäulensyndrom Sogenannte Interkostalneuralgie

Notfallmedizinische Relevanz

Die notfallmedizinische Relevanz des akuten Thoraxschmerzes besteht darin, daß sich hinter diesem Leitsymptom stets ein drohender oder manifester Myokardinfarkt, eine Lungenarterienembolie oder eine Aortendissektion verbergen können. Diese sind Notfälle im Sinne der drohenden oder bereits eingetretenen kritischen Störung der Zirkulation als vitalem Funktionssystem. Alle Patienten mit akutem Thoraxschmerz sind daher in die Klinik einzuweisen, mit Ausnahme derjenigen Fälle, bei denen sich der Notarzt der Diagnose funktioneller Herzbeschwerden sicher ist. Hier genügt häusliche Behandlung. Bei Verdacht auf drohenden oder eingetretenen Myokardinfarkt, Lungenarterienembolie oder Aortendissektion ist der NAW-Transport angezeigt.

Tabelle 2. Sofortdiagnostik bei akutem Thoraxschmerz

Schmerzanalyse	Schmerzcharakter, Lokalisation, Ausstrahlung, Dauer
Begleitsymptome	Übelkeit, Brechreiz, Erbrechen, Schweißausbruch Synkopen Dyspnoe Parästhesien, emotionaler Streß
Inspektion	Atmung Hautzustand, Nagelbettdurchblutung Halsvenen Ödeme, Thrombosen
Untersuchung	Radialispuls Arterieller Blutdruck Orientierende Auskultation der Lunge Orientierende Auskultation des Herzens

Differentialdiagnostischer Untersuchungsgang

Untersuchungsgang

Die Untersuchung des Patienten mit Thoraxschmerz erfolgt nach dem allgemeinen Untersuchungsgang bei kardiovaskulären Notfällen (siehe Beitrag Dick und Klingebiel). Der Thoraxschmerz (Tabelle 2) muß hinsichtlich Schmerzcharakter, Lokalisation, Ausstrahlung und Dauer analysiert werden. Begleitsymptome sind zu erfragen. Übelkeit, Brechreiz, Erbrechen weisen auf einen Infarkt hin. Vorangegangene Synkopen kennzeichnen die Situation als kritisch. Dyspnoe ist hinweisend auf begleitende Linksherzinsuffizienz. Parästhesien, Lähmungsgefühl in den Extremitäten, manchmal nur linksseitig, und eruierbare emotionale Streßsituation sprechen für Hyperventilation mit funktionellen Herzbeschwerden. Die Inspektion konzentriert sich auf die Beurteilung von Atmung, Hautzustand und Nagelbettdurchblutung, das Verhalten der Halsvenen, das Vorliegen von Ödemen oder Zeichen der Phlebothrombose. Der Radialispuls soll gezählt und in seiner Qualität beurteilt, der arterielle Blutdruck gemessen werden. Die orientierende Auskultation der Lungenbasis beidseits erfolgt unter der Fragestellung nach Rasselgeräuschen, eine orientierende Auskultation des Herzens läßt Rhythmusstörungen besser erkennen als die Pulspalpation.

Zunehmend häufig werden Elektrokardiogramme auch außerklinisch durch Bereitschaftsärzte und Notärzte registriert. Mitentscheidend für die diagnostische Aussagekraft ist eine ausreichende technische Qualität. Grundsätzlich trägt das EKG wesentlich zur Klärung der Diagnose bei Patienten mit akutem Thoraxschmerz bei, kann jedoch die subtile Anamnese und die klinische Erstuntersuchung nicht ersetzen.

Bewertung der Symptome und Befunde

Bei funktionellen Herzbeschwerden (Abb. 1) wird der Thoraxschmerz als stechender Schmerz in der Herzgegend oder Herzspitze, jedoch auch retrosternal und verbunden mit Druckgefühl angegeben. Die Patienten empfinden häufig ausgesprochene Angst.

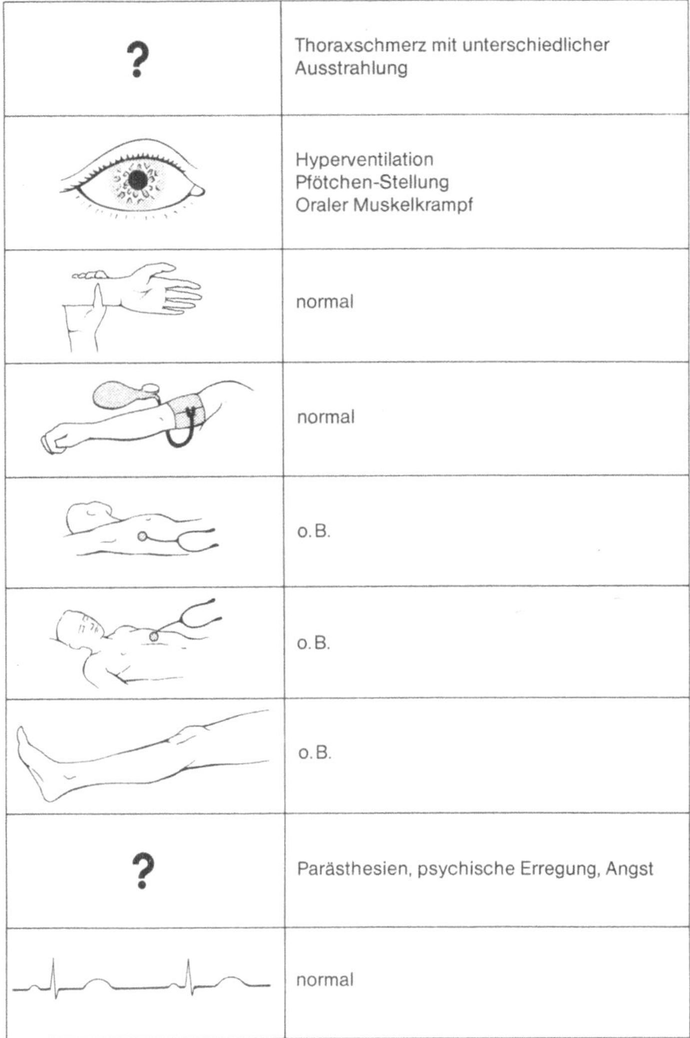

Abb. 1. Funktionelle Herzschmerzen

Typische Begleitsymptome sind an den Armen und Beinen aufsteigende Parästhesien und Schweregefühl oder Lähmungsgefühl in den Armen und Beinen. Bei der Inspektion erkennt man die gesteigerte Atmung, die der Patient als „Luftnot" oder als „nicht durchatmen können" bezeichnet. Der klinische Untersuchungsbefund ist in der Regel völlig normal. Entsprechend dem funktionellen Charakter der Herzbeschwerden bestehen weder Hinweise auf Herzinsuffizienz, periphere Minderperfusion noch Herzrhythmusstörungen. Pfötchenstellung der Hände und Verkrampfung der Mundmuskulatur können vorkommen, psychische Alterationen sind zumeist zu erfragen. Ist das Beschwerdebild in dieser klaren Form zu beurteilen, so liegt kein Notfall im Sinne der Vitalbedrohung vor.

Der Schmerz bei akutem Myokardinfarkt (Abb. 2) ist heftig und anhaltend, verbunden mit Engegefühl und Druck, Vernichtungsgefühl und Todesangst. Der Schmerz wird retrosternal mit den typischen Ausstrahlungen oder aber im gesamten Thorax

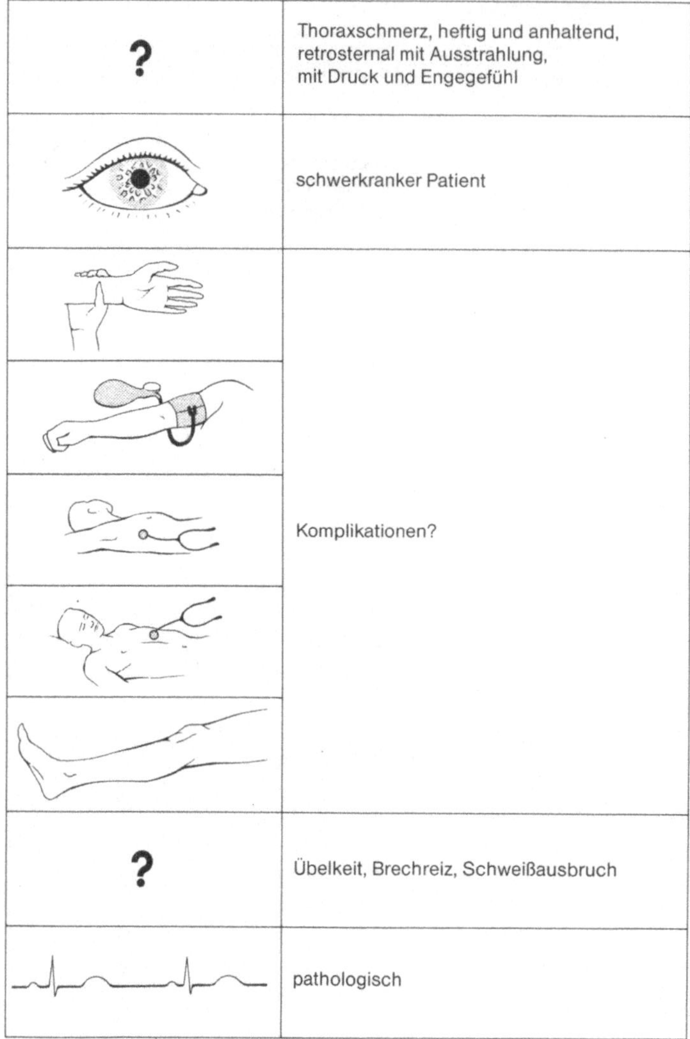

Abb. 2. Akuter Myokardinfarkt

empfunden. Wichtige Begleitsymptome, die auf einen Infarkt hinweisen, sind Übelkeit, Brechreiz und Schweißausbruch. Es muß betont werden, daß der physikalische Untersuchungsbefund bei unkompliziertem Infarkt unauffällig ist, so daß die Verdachtsdiagnose einer instabilen Angina pectoris oder eines bereits eingetretenen Infarktes, abgesehen vom EKG, ganz auf der Erfragung des Beschwerdebildes beruht. In komplizierten Fällen können Rhythmusstörungen, Zeichen der Herzinsuffizienz oder des kardiogenen Schocks hinzutreten. Entsprechende Symptome und Befunde sind bei der Einhaltung des geschilderten Untersuchungsganges leicht zu eruieren. In den meisten Fällen ist bereits das erste EKG pathologisch, infarkttypische EKG-Veränderungen können jedoch auch erst im Ablauf eintreten. Die Unterscheidung zwischen anhaltender Angina pectoris und akutem Myokardinfarkt ist notfallmedizinisch nicht relevant. Beide Patienten gehören so rasch wie möglich in die Überwachung einer Intensivstation.

Ein ganz gleichartiger Schmerz wie bei

akutem Myokardinfarkt kann bei dissoziierendem Aortenaneurysma auftreten. Auch können hierbei die gleichen Komplikationen eintreten. Charakteristischerweise ist das EKG dabei normal. In beiden Situationen macht der Patient objektiv einen schwerkranken und bedrohten Eindruck, was bei den funktionellen Herzbeschwerden nicht, bei der akuten Perikarditis kaum der Fall ist.

Die akute Perikarditis kann vom Schmerzcharakter her dem akuten Myokardinfarkt sehr ähnlich sein. Der Schmerz kann retrosternal, in der Herzregion und mit Ausstrahlung nach links empfunden werden. Der Schmerz hat häufig pleuralen Charakter, d.h. daß er lageabhängig, atemabhängig ist und durch Druck auf die linke Thoraxseite verstärkt werden kann. Es fehlen die Begleitsymptome des Infarktes, pathognomonisch ist Perikardreiben bei sonst unauffälligem Untersuchungsbefund. Fieber kann der akuten Erkrankung vorangehen. Typische pathologische EKG-Veränderungen sind manchmal erst im Verlauf erkennbar. Die Patienten sind notfallmedizinisch nicht bedroht und können ohne weitere Maßnahmen mit dem Krankenwagen in die Klinik eingewiesen werden.

Soforttherapie

Wenn sich der Notarzt seiner Diagnose der funktionellen Herzbeschwerden ausreichend sicher ist und der Patient nicht ausdrücklich den Wunsch zur Klinikaufnahme äußert, ist die Klinikeinweisung nicht in allen Fällen erforderlich. Therapeutisch ist die verbale Beruhigung manchmal hilfreich, jedoch zumeist in der Situation des Bereitschaftsdienstes und Notdienstes nicht ausreichend. Als Soforttherapie wird häufig die Rückatmung in einen Plastikbeutel empfohlen. Dies erscheint jedoch nur dann sinnvoll, wenn der Patient diese Methode bereits kennt. Wird er damit in der Notsituation erstmals konfrontiert, so werden häufig Unruhe und Angst eher noch gesteigert. Mittel der Wahl ist dann die medikamentöse Sedierung, beispielsweise durch Diazepam intravenös.

Jeder Patient mit infarktverdächtigem Thoraxschmerz muß unter entsprechender Überwachung in die Klinik eingewiesen werden. Die Letalität des akuten Myokardinfarktes ist in den ersten Stunden am höchsten. Gerade in der ganz akuten Phase spielt das Herzkammerflimmern als Todesursache eine besondere Rolle. Neben der Klinikeinweisung sind folgende Sofortmaßnahmen zu veranlassen (Tabelle 3): Gabe eines rasch wirksamen Nitrats, i.v.-Injektion eines Analgetikums bei schweren und anhaltenden Schmerzen, Sauerstoffinsufflation und Schaffung eines venösen Zuganges. Dieser ist wegen der häufig abrupt auftretenden Komplikationen unbedingt erforderlich. Nitroglyzerin ist keineswegs nur differentialdiagnostisch gegenüber der Angina pectoris wichtig, sondern scheint auch einen günstigen Verlauf auf die Infarktausdehnung und die Ventrikelfunktion zu haben. Die Wahl des Analgetikums kann dem Notarzt überlassen bleiben, allerdings sollte eine ausreichende Schmerzlinderung, gegebenenfalls durch wiederholte kleine Dosen, erreicht

Tabelle 3. Soforttherapie bei Verdacht auf akuten Myokardinfarkt

- Rasch wirksames Nitrat (z. B. Nitrolingual-Spray 0,4, zwei Hübe)	
- Klinikeinweisung veranlassen	
- Analgetikum bei schweren anhaltenden Schmerzen (z. B. Morphin 5-10 mg i. v.)	
- O_2-Insufflation	
- Venöser Zugang	
- Überwachung auf Komplikationen	- Herzrhythmusstörungen
	- Pumpversagen (Herzinsuffizienz, Schock)

werden. Generell ist Morphin in dieser Situation das Mittel der Wahl. Der Patient ist streng hinsichtlich des Auftretens von Komplikationen wie Herzrhythmusstörungen und Manifestation des Pumpversagens (Herzinsuffizienz und Schock) zu überwachen. Weitere gezielte Sofortmaßnahmen sind bei Auftreten dieser Komplikationen angezeigt. Die Frage nach einer generellen prophylaktischen Gabe von Lidocain ist nicht eindeutig entschieden. Als Argument für die Lidocainprophylaxe spricht ein zu erwartender längerer Transport. Der Einsatz von Streptokinase kann beim heutigen Stand der Kenntnisse zur Therapie des Herzinfarktes nicht empfohlen werden.

Leitsymptomatik - Herzrhythmusstörungen

H.-P. Schuster

Definitionen

Begriffsbestimmungen

Herzrhythmusstörungen werden üblicherweise in tachykarde und bradykarde sowie supraventrikuläre und ventrikuläre Formen eingeteilt. Ein weiteres wichtiges Merkmal ist die einfache Unterscheidung zwischen regelmäßigen und unregelmäßigen Tachykardien oder Bradykardien. Eine Aufstellung der Arrhythmien, die zumeist in Notfallsituationen angetroffen werden, findet sich in Tabelle 1.

Herzrhythmusstörungen führen in der Regel nur dann zu Notfallsituationen, wenn sie akut (paroxysmal, intermittierend) auftreten. Das Notfallpotential chronischer Rhythmusstörungen beruht auf der Tatsache, daß sie Vorboten eines plötzlichen Herztodes, einer Synkope oder einer anhaltenden Tachykardie mit bedrohlicher Störung der Herzförderleistung sein können.

Das Leitsymptom Herzrhythmusstörungen kann dem Notarzt unter drei verschiedenen Bildern entgegentreten:

a) Der Patient verspürt und berichtet die unmittelbaren Symptome der Arrhythmie wie Herzklopfen, Herzstolpern, Herzjagen, Pulspausen. Diese Symptome sind insofern unzuverlässig, als viele Patienten trotz dieser Angaben keine oder keine notfallmedizinisch relevanten Rhythmusstörungen aufweisen und andererseits Patienten mit bedrohlichen Rhythmusstörungen diese Symptome überhaupt nicht verspüren.

b) Der Patient hat eine Synkope oder einen synkopeähnlichen Zustand (Schwindel, Kollaps) durchgemacht. Hierfür können sowohl bradykarde als auch tachykarde Rhythmusstörungen verantwortlich sein. In diesen Fällen ist es die Aufgabe des Notarztes zu differenzieren, ob eine Arrhythmie als Ursache der Synkope wahrscheinlich ist.

c) Der Patient klagt über Symptome, die infolge der hämodynamischen Beeinträchtigung durch die Herzrhythmusstörung auftreten: Schwäche, Luftnot, Thoraxdruck und Thoraxschmerz. Hier besteht die Aufgabe des Notarztes darin, die Arrhythmie als Ursache oder wesentliche Mitursache der hämodynamischen Störung zu identifizieren.

Art und Häufigkeit zugrundeliegender Erkrankungen

Herzrhythmusstörungen können prinzipiell bei allen Herzerkrankungen auftreten, bei Erkrankungen des Myokards, der Herzklappen und des Perikards ebenso wie bei der allerdings häufigsten Ursache, einer koronaren Herzerkrankung (Tabelle 2). Einen Eindruck über die Häufigkeitsverteilung von Grundleiden bei Notfallpatienten mit Herzrhythmusstörungen gibt eine Aufstellung der Krankheitsverteilung bei Patienten mit akutem Kreislaufstillstand aus primär kardialer Ursache (Tabelle 3).

Eine Hypokalämie verstärkt die Neigung zu Arrhythmien. Die Injektion von Kalzium in Anwesenheit von Digitalis kann ebenso wie eine zu hohe Digitalisdosis Rhythmusstörungen hervorrufen.

Tabelle 1. Arrhythmien als Notfallsituationen

A. Tachykardien
- Supraventrikuläre Tachykardie:
  Paroxysmale supraventrikuläre Tachykardie
  Paroxysmales Vorhofflimmern
  Paroxysmales Vorhofflattern
  WPW-Tachykardie
- Ventrikuläre Tachykardie

Davon sind

regelmäßige Tachykardien:	unregelmäßige Tachykardien:
Paroxysmale supraventrikuläre Tachykardien	Vorhofflimmern
Vorhofflattern (in der Regel)	Vorhofflattern (ausnahmsweise)
Ventrikuläre Tachykardie	

B. Ventrikuläre Extrasystolie
als gehäufte, polytope, salvenartige ventrikuläre Extrasystolien

C. Bradykardien
- Syndrom des kranken Sinusknotens (persistierende Sinusbradykardie)
  Sinuatrialer Block
  Sinusstillstand
  Bradykardie-Tachykardie-Syndrom
- AV-Überleitungsstörungen
  AV-Block II. Grades Typ I (Wenckebach)
  Typ II (Mobitz)
  Höhergradiger AV-Block Typ 2:1, 3:1
  AV-Block III. Grades
- Bradykardes Vorhofflimmern
- Karotissinussyndrom

Davon können auftreten als

regelmäßige Bradykardien:	unregelmäßige Bradykardien:
Sinusbradykardie	Sinusbradyarrhythmie
Sinuatrialer Block	Sinuatrialer Block
Sinusknotenstillstand	AV-Block II. Grades
AV-Block II., III. Grades	Bradykardes Vorhofflimmern

Tabelle 2. Häufigkeitsfolge von Grundleiden bei Patienten mit Herzrhythmusstörungen als Notfallsituationen insgesamt

- Funktionelle Herzbeschwerden
- Idiopathisches Vorhofflimmern
- Koronare Herzkrankheit mit/ohne Infarkt
- Erkrankungen des Erregungsbildungssystems
- Erkrankungen des Reizleitungssystems
- Kardiomyopathien
- Herzklappenfehler
- Präexzitationssyndrome

Tabelle 3. Häufigkeitsverteilung von kardialen Grundleiden bei malignen Herzrhythmusstörungen mit plötzlichem Kreislaufstillstand (Nach R.J. Myerburg et al.: Amer. J. Med. *68*, 568 (1980))

Grundleiden	%
Koronare Herzkrankheit insgesamt	78
(Akuter Myokardinfarkt)	(28)
(Kein frischer Infarkt)	(50)
Kardiomyopathien	10
Erkrankungen des Reizleitungssystems	7
Herzklappenfehler	5

Neben den genannten organischen Herzerkrankungen sind die Präexzitationssyndrome als Ursache von Herzrhythmusstörungen notfallmedizinisch bedeutsam, da die betroffenen Patienten zu Anfällen von supraventrikulären Tachykardien neigen. Die Patienten kennen nicht selten ihre Diagnose, und die Therapie weicht von der sonst üblichen Behandlung von tachykarden Herzrhythmusstörungen ab. Die Präexzitationssyndrome sind dadurch gekennzeichnet, daß die Erregung Teile des Ventrikelmyokards oder bestimmte Anteile des Erregungsleitungssystems über eine akzessorische Leitungsbahn vorzeitig erreicht. Die akzessorischen Leitungsbahnen sind in der Regel angeborene Muskelbrücken.

Zu den Präexzitationssyndromen zählen:
- das WPW-Syndrom (Wolff-Parkinson-White) (verkürzte PQ-Zeit, verbreitertes QRS, Deltawelle),
- das LGL-Syndrom (Lown-Ganong-Levine) (verkürzte PQ-Zeit, normaler QRS-Komplex),
- der faszikuloventrikuläre Trakt (PQ-Zeit normal, verbreitertes QRS mit Deltawelle).

Als supraventrikuläre Tachykardien kommen vor:
die paroxysmale supraventrikuläre Tachykardie, das Vorhofflimmern und Vorhofflattern. Eine Besonderheit der WPW-Tachykardien ist, daß bei Vorhofflimmern infolge schneller Überleitung über das akzessorische Bündel die Kammerfrequenz besonders hoch ist. Es kann eine Kammerfrequenz von 200 bis 300 eintreten, die Degeneration zu Kammerflimmern ist möglich.
Schließlich können Anfälle von tachykarden Herzrhythmusstörungen auch bei sonst Herzgesunden vorkommen (idiopathisches Vorhofflimmern, idiopathisches Vorhofflattern, paroxysmale supraventrikuläre Tachykardie).

Notfallmedizinische Relevanz

Die notfallmedizinische Relevanz von Herzrhythmusstörungen beruht darauf, daß sie einerseits zu einer kritischen Störung der Hämodynamik führen und andererseits malignen Arrhythmien wie Kammerflimmern, Kammerflattern oder Asystolie vorangehen können (Tabelle 4).
Kritische Störungen der Hämodynamik durch Arrhythmien können sich in dreierlei Weise manifestieren:

a) als kardiales Pumpversagen mit peripherer Minderperfusion und Schock oder als Lungenstauung mit Lungenödem,
b) als koronare Minderperfusion mit anhaltender Angina pectoris,
c) als zerebrale Minderperfusion unter dem Bild einer Synkope oder anhaltender Bewußtlosigkeit.

Tabelle 4. Notfallpotential von Herzrhythmusstörungen

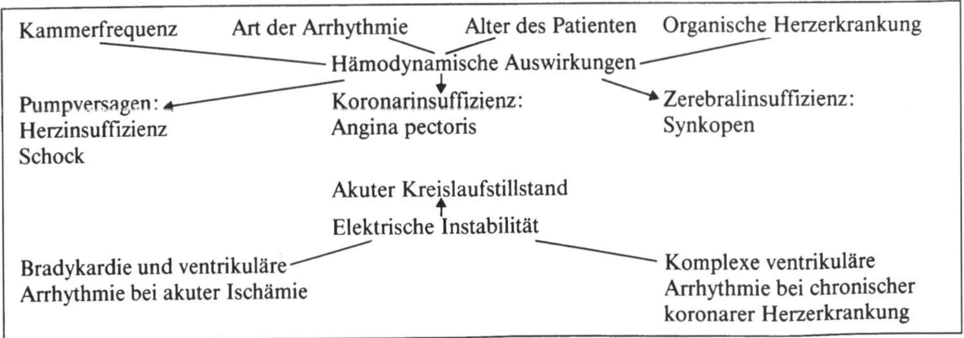

Das Ausmaß der hämodynamischen Beeinträchtigung durch Herzrhythmusstörungen hängt dabei keineswegs nur von der Herzfrequenz ab. Zwar gibt es kritische Herzfrequenzen, bei deren Überschreiten in der Regel mit bedrohlichen Störungen zu rechnen ist (Bradykardie < 40/min, Tachykardie > 160/min). Jedoch spielen weitere Faktoren wie Alter des Patienten, vorbestehende Herzerkrankung und Art der Rhythmusstörung eine große Rolle. Akute Herzrhythmusstörungen sind um so bedrohlicher,

- je rascher und je langsamer die Kammerfrequenz,
- je älter der Patient,
- je ausgedehnter eine vorbestehende organische Herzerkrankung,
- je erheblicher die Störung der physiologischen Beziehung zwischen Vorhof- und Kammerkontraktion (Vorhofflimmern, Kammertachykardie).

Das Notfallpotential von Arrhythmien hinsichtlich eines Kreislaufstillstandes hängt entscheidend von der augenblicklichen elektrischen Stabilität oder Instabilität des Myokards ab. Arrhythmien bei akuter koronarer Ischämie, erkennbar durch Angina pectoris oder infarktverdächtigen Thoraxschmerz, signalisieren stets elektrische Instabilität. Bei chronisch Herzkranken gelten dagegen nur ganz spezielle Arrhythmien als gefährlich hinsichtlich des Auftretens eines akuten Herztodes (ventrikuläre Extrasystolien in Paaren und Salven, ventrikuläre R auf T Extrasystolen). Daraus ergibt sich für die Notfalltherapie, daß bei Patienten mit Hinweisen auf akute koronare Ischämie jede Form der Rhythmusstörung so bald wie möglich kontrolliert werden sollte, während Rhythmusstörungen bei chronisch Herzkranken nur ausnahmsweise einer Soforttherapie unter dem Gesichtspunkt der elektrischen Instabilität bedürfen. Über die Behandlungsbedürftigkeit von Herzrhythmusstörungen bei chronisch Herzkranken entscheidet vielmehr die Frage nach der durch sie bedingten Beeinträchtigung der Hämodynamik.

Differentialdiagnostischer Untersuchungsgang

Aus dem Gesagten geht hervor, daß der klinische Untersuchungsgang zwei Aspekte gleichzeitig berücksichtigen muß: Die Identifikation der Arrhythmie und die Suche nach Symptomen und Zeichen, die über die Bedrohung des Patienten durch die Arrhythmie Auskunft geben (Tabelle 5).

Der Erkennung einer Arrhythmie dienen die Pulspalpationen und die Pulsfrequenzzählung sowie die Herzauskultation und die Herzfrequenzzählung. Damit wird es leicht sein, nach regelmäßiger und unregelmäßiger Tachykardie und Bradykardie sowie Extrasystolie zu unterscheiden. Wenn irgend möglich, sollte ein EKG aufgezeichnet werden, da nur damit eine exakte Aussage über die Art der Rhythmusstörung gelingt. Dies ist besonders wichtig für die Tachykardien, da hier auch in der Notfallmedizin eine Differentialtherapie angezeigt ist, während sich die Sofortbehandlung der bradykarden Rhythmusstörungen uniform gestaltet. Für die tachykarden Herzrhythmusstörungen gibt es einige klinische Merkmale, die eine gewisse Differenzierung erlauben.

- Eine regelmäßige Tachykardie mit einer Kammerfrequenz von 150–160/min ist

Tabelle 5. Sofortdiagnostik bei Herzrhythmusstörungen

Arrhythmietyp und Frequenz	Tachykardie/ Tachyarrhythmie Bradykardie/ Bradyarrhythmie Extrasystolie
Begleitsymptome	Thoraxschmerz, Verdacht auf Infarkt? Synkopen, synkopale Zustände? Dyspnoe
Klinischer Befund	Zeichen der Lungenstauung, Lungenödem? Zeichen der peripheren Minderperfusion, kardiogener Schock?

am ehesten durch Vorhofflattern bedingt. Die Herzfrequenz ist bei paroxysmaler supraventrikulärer Tachykardie in der Regel höher.
- Eine Tachykardie mit ganz unregelmäßig erscheinendem Herzschlag beruht am ehesten auf Vorhofflimmern mit rascher Überleitung auf die Kammern (absolute Tachyarrhythmie). Manchmal können gehäufte und salvenförmige Extrasystolen oder Vorhofflattern mit ständig wechselnder Überleitung auf die Kammern eine absolute Arrhythmie vortäuschen.
- Für eine ventrikuläre Tachykardie sprechen die Wahrscheinlichkeit einer organischen Herzerkrankung, die erhebliche hämodynamische Beeinträchtigung sowie auskultatorisch wechselnd laute erste Herztöne, ein Befund, dessen Erhebung allerdings einige Übung voraussetzt.

Für die Beurteilung der hämodynamischen Auswirkung sind folgende Symptome und Zeichen wesentlich:

- Berichtet der Patient über Dyspnoe, Orthopnoe, Thoraxschmerz oder Begleitsymptome eines Herzinfarktes (Angst, Übelkeit, Schweißausbruch)?
- Bestehen Tachypnoe, Zyanose, Halsvenenstauung, Zeichen der peripheren Minderperfusion?
- Finden sich auskultatorisch feuchte Rasselgeräusche infolge von Lungenstauung?
- Ist die Leber palpatorisch schmerzhaft oder vergrößert?
- Wie verhält sich der arterielle Blutdruck?

Aufgrund der vermuteten Art der Rhythmusstörung, der Beurteilung der hämodynamischen Auswirkungen und der eventuellen Hinweiszeichen auf eine akute koronare Ischämie lassen sich die Notfalldiagnosen einer kritischen Tachykardie/Bradykardie oder einer Tachykardie/Bradykardie ohne vitale Bedrohung stellen. Diese Notfalldiagnosen bestimmen das weitere Vorgehen.

Spezielle Therapieformen

Kritische Tachykardien (Tabelle 6)

Vorhofflimmern, Vorhofflattern, paroxysmale supraventrikuläre Tachykardie

Vorhofflimmern mit rascher Überleitung auf die Kammern (absolute Tachyarrhythmie) zeigt sich als absolut unregelmäßige Tachykardie mit Kammerfrequenzen über 100/min. Im EKG bestehen schlanke Kammerkomplexe und Flimmerwellen der Vorhöfe.

Vorhofflattern, in der Regel mit 2:1-Überleitung, zeigt sich als regelmäßige Tachykardie mit einer Kammerfrequenz von 150-160/min. Selten, aber hoch bedrohlich ist die 1:1-Überleitung wegen der dabei sehr hohen Kammerfrequenz. Seltener finden sich unregelmäßige Überleitungen mit Wechsel von 2:1-, 3:1- und 4:1-Überleitung. Im EKG bestehen schlanke Kammerkomplexe und Flatterwellen der Vorhöfe als Sägezahnphänomen.

Die paroxysmale supraventrikuläre Tachykardie zeigt sich als regelmäßige Tachykardie mit einer Kammerfrequenz von (150)-180-220-(250)/min. Im EKG finden sich schlanke Kammerkomplexe, Vorhof-

Tabelle 6. Soforttherapie bei kritischen Tachykardien

Supraventrikuläre Tachykardien	
Paroxysmale supraventrikuläre Tachykardie	
Blockade der AV-Überleitung und Rhythmisierung:	Karotissinusdruck Verapamil Digoxin
Vorhofflattern/Vorhofflimmern	
Blockade der AV-Überleitung:	Karotissinusdruck Digoxin Verapamil
Kammertachykardie	
Rhythmisierung:	Lidocain (anderes Typ-I-Antiarrhythmikum)

wellen sind im Standard-EKG nicht eindeutig identifizierbar. Hämodynamische Auswirkungen, die zu einer notfallmedizinischen Behandlung zwingen, sind selten.
Medikamente der Wahl zur Sofortbehandlung (Tabelle 7) sind Verapamil und Digoxin. Digoxin ist vorzuziehen bei älteren Patienten mit Herzinsuffizienz und Lungenstauung sowie bei Patienten mit chronischer Betablockertherapie. Verapamil ist sonst das Mittel der Wahl, da es rascher wirkt als Digoxin. Verapamil sollte bei Patienten mit chronischer Einnahme von Betablockern nicht intravenös verordnet werden!
Therapieziel bei Vorhofflimmern und Vorhofflattern ist primär die Herabsetzung der Kammerfrequenz durch Blockierung der Überleitung im AV-Bereich, bei paroxysmaler supraventrikulärer Tachykardie kommt es gleichzeitig zur Rhythmisierung. Der Karotissinusdruck ist wirksam bei Vorhofflattern und paroxysmaler supraventrikulärer Tachykardie. Wenn sich der Karotissinusdruck als wirksam erweist, so wird bei paroxysmaler supraventrikulärer Tachykardie und WPW-Tachykardie diese zumeist beendet, bei Vorhofflattern die Kammerfrequenz abrupt verlangsamt und bei Vorhofflimmern die Kammerfrequenz allmählich verlangsamt.
Führen Verapamil und Digoxin nicht zum gewünschten Ziel und sind die weiterführenden Maßnahmen wie elektrische Vorhofstimulation und elektrische Kardioversion in der Klinik nicht verfügbar, so kann ein Betablocker in kleinen repetitiven Dosen verabreicht werden.

Paroxysmale supraventrikuläre Tachykardie im Säuglingsalter
Die häufigste lebensbedrohliche Arrhythmie im Kindesalter ist die paroxysmale Tachykardie. Besonders gefährdet sind dabei Säuglinge, die Herzfrequenzen zwischen 200 und 300/min haben können. Sie werden dabei häufig erst nach vielen Stunden mit unspezifischen Krankheitszeichen (Unruhe, Lethargie, Dyspnoe, Erbrechen, Eßunlust) durch die Entwicklung einer in diesem Lebensalter durchaus schwer zu erkennenden akuten Herzinsuffizienz (graublasses Hautkolorit, Zyanose, Tachypnoe, Hepatomegalie, schlecht zu tastende Pulse) auffällig.
Trotz des häufig schlechten Allgemeinzustandes dieser Säuglinge sollte aber mög-

Tabelle 7. Antiarrhythmika im Notfall

Medikament	Klasse	Wirkungsort	Initialdosierung
Ajmalin (Neo-Gilurytmal)	Ia	Vorhof und Ventrikel	5 mg/min i. v. maximal 50 mg
Propafenon (Rytmonorm)	Ia	Vorhof und Ventrikel	15 mg/min i. v. maximal 70 mg
Lidocain (z. B. Xylocain)	Ib	Ventrikel	50-100 mg i. v., Wiederholung nach 10-30 min 2-5 mg/min per infusionem
Verapamil (Isoptin)	IV	AV-Knoten	5-10 mg i. v.
Atropin		Sinusknoten AV-Knoten	0,5-2 mg i. v.
Orciprenalin (Alupent)		Sinusknoten AV-Überleitung	0,1-0,5 mg 10-50 µg/min per infusionem
Digoxin (z. B. Novodigal, Lanicor)		AV-Knoten (Sinusknoten)	0,5 mg i. v.

lichst auf eine präklinische spezifische Therapie verzichtet werden, da eine sinnvolle Therapie nur durch intravenöse Medikamentenapplikation unter EKG-Kontrolle möglich ist.
Handelt es sich um Tachykardien im Rahmen eines bekannten Präexzitationssyndroms, beispielsweise um eine WPW-Tachykardie, so sind einige Besonderheiten zu beachten. Bei paroxysmalen supraventrikulären Tachykardien können die üblichen Maßnahmen ablaufen. Führen sie nicht zum Erfolg, so werden Antiarrhythmika eingesetzt, welche die Überleitung im akzessorischen Bündel hemmen, z.B. Ajmalin (Gilurytmal) oder Propafenon (Rytmonorm). Bei Vorhofflimmern sollten diese Antiarrhythmika zur Verzögerung der Überleitung im akzessorischen Bündel sofort gegeben werden. Maßnahmen zur Hemmung der AV-nodalen Überleitung (Verapamil oder Betablocker) sind wirkungslos. Sie können sogar gefährlich werden, wenn durch eine Blockierung des AV-nodalen Weges die Überleitung ausschließlich über das ungehemmte akzessorische Bündel erfolgt (Gefahr des Kammerflimmerns). Wegen der Kompliziertheit der Zusammenhänge sollte bei bekannter WPW-Tachykardie die Behandlung, wenn irgend vertretbar, erst in der Klinik begonnen werden.

Kammertachykardie

Die Kammertachykardie zeigt sich als regelmäßige Tachykardie mit einer Kammerfrequenz von 100 (140)-200 (240)/min und führt in der Regel zu einer erheblichen hämodynamischen Beeinträchtigung des organisch herzkranken Patienten. Im EKG bestehen breite Kammerkomplexe mit Dissoziation zwischen Vorhof und Kammergruppen, die jedoch im Standard-EKG zumeist nicht erkennbar ist. Bei vital bedrohten Patienten fällt die Entscheidung zugunsten der Annahme einer Kammertachykardie.
Mittel der Wahl ist Lidocain. Die Dosierung beträgt 100 mg i.v., anschließend erfolgt eine kontinuierliche Infusion von 1-2 mg/min und die Nachinjektion eines Bolus von 50 mg i.v. nach 30 min. Ist Lidocain nicht wirksam und stehen die weiterführenden Maßnahmen wie elektrische Ventrikelstimulation oder elektrische Kardioversion nicht zur Verfügung, so kann ein Antiarrhythmikum der Klasse I a (z.B. Procainamid (Novocamid), Flecainid (Tambocor)) versucht werden.

Kritische Bradykardien (Tabelle 8)

Die Differenzierung der einzelnen Bradykardien hinsichtlich ihrer Ursache gelingt nur elektrokardiographisch. Als Soforttherapie dient einheitlich Atropin in der Dosierung von 1-2 mg i.v. Ist Atropin nicht ausreichend wirksam und steht eine elektrische Stimulation als definitive Behandlungsmethode noch nicht zur Verfügung, so wird Orciprenalin in einer Dosierung von 0,25-0,5 mg i.v. eingesetzt.

Tabelle 8. Soforttherapie bei kritischer Bradykardie

Frequenzbeschleunigung: (> 50-60/min)	Atropin Orciprenalin

Kritische Extrasystolie

Ventrikuläre Extrasystolen sind notfallmedizinisch nur bei Verdacht auf akuten Myokardinfarkt relevant. Mittel der Wahl zur Unterdrückung der Extrasystolen ist Lidocain, vorausgesetzt, daß die Herzfrequenz über 60-70/min liegt. Bei ventrikulären Extrasystolen und gleichzeitiger Bradykardie wird zunächst die Grundfrequenz durch Atropin angehoben, denn nicht selten verschwinden die ventrikulären Extrasystolen mit der Frequenzsteigerung, und Lidocain ist bei Extrasystolen mit Bradykardie in der Regel wirkungslos oder sogar schädlich.

Literatur

1. Lüderitz B (1980) Therapie der Herzrhythmusstörungen. Berlin Heidelberg New York, Springer
2. Pop T (1985) Herzrhythmusstörungen im Notfall. Intensivmedizin 22: 117

Leitsymptomatik – akutes Herzversagen

H.-P. Schuster

Definitionen

Begriffsbestimmungen

Ein Versagen des Herzens in seiner Funktion als Pumpe manifestiert sich als Vorwärtsversagen (Minderperfusion des nachgeschalteten Stromgebietes) und Rückwärtsversagen (Druckerhöhung und Stauung in den vorgeschalteten Gefäßabschnitten).

Ein primäres akutes Versagen des linken Ventrikels führt somit als Vorwärtsversagen zu den Zeichen der peripheren Minderperfusion (Abnahme des Herzzeitvolumens), im Extremfall zum kardiogenen Schock und als Rückwärtsversagen zu den Zeichen der Lungenstauung (Zunahme des Lungenkapillardrucks) bis zum Vollbild des kardialen, alveolären Lungenödems. Die akute Linksherzinsuffizienz kann daher dem Notarzt auch unter der Leitsymptomatik respiratorischer Störungen mit Dyspnoe und respiratorischer Insuffizienz entgegentreten. Eine begleitende, sekundäre Rechtsherzinsuffizienz ist möglich, aber nicht obligat.

Ein akutes Versagen des rechten Ventrikels führt als Vorwärtsversagen ebenfalls zur peripheren Minderperfusion (Abnahme des Herzzeitvolumens), als Rückwärtsversagen zu Stauungszeichen der Halsvenen und der Leber (Zunahme des zentralen Venendrucks).

Ein dem akuten Herzversagen klinisch ähnliches, pathogenetisch und therapeutisch ganz anders zu beurteilendes Zustandsbild entsteht durch die Herzbeuteltamponade bei Herzbeutelerguß oder Hämatoperikard. Vorwärtsversagen des Herzens (periphere Minderperfusion und Schock) ebenso wie die hämodynamischen Auswirkungen von Herzbeuteltamponade und Lungenarterienembolien werden unter der Leitsymptomatik kardiozirkulatorischer Störungen abgehandelt (siehe Beitrag Grosser). Im folgenden geht es daher vorwiegend um die akute Stauungsinsuffizienz des linken und rechten Ventrikels.

Art und Häufigkeit zugrundeliegender Krankheitsbilder

In der Darstellung der Sofortmaßnahmen bei akuter Herzinsuffizienz ist zu beachten, daß für eine primäre Linksherzinsuffizienz, die freilich stets von einer sekundären Rechtsherzinsuffizienz begleitet sein kann, in der Regel ganz andere Krankheitsursachen verantwortlich sind als für eine akute, primäre Rechtsherzinsuffizienz.

Die akute Linksherzinsuffizienz kann bei praktisch allen organischen Herzerkrankungen auftreten. Dabei stellt sich die gerade für die Erstversorgung wichtige Frage, welche besonderen Ereignisse bei bestehender Herzerkrankung die akute Linksherzinsuffizienz auslösen (Tabelle 1). Die häufigste zugrundeliegende Erkrankung ist dabei die koronare Herzkrankheit. Die akute Linksherzinsuffizienz kann als Komplikation eines akuten Myokardinfarktes auftreten. Dabei ist die Herzinsuffizienz zumeist Folge der Muskelnekrose. Die akute Lungenstauung mit Lungenödem kann jedoch im Ablauf eines akuten Myokardinfarktes auch durch eine akute Mitralinsuffizienz als Folge einer ischämi-

Tabelle 1. Ursachen einer akuten Linksherzinsuffizienz

Grundleiden	*Auslösefaktoren*
Koronare Herzkrankheit Hypertensive Herzkrankheit Herzklappenfehler Kardiomyopathien	Akuter Infarkt (Muskelnekrose, Papillarmuskelschädigung) Akute Rhythmusstörungen Kritischer Blutdruckanstieg Körperliche Überlastung Zusätzliche Erkrankungen und Eingriffe Abruptes Absetzen von Medikamenten Gabe negativ-inotroper Medikamente Fehlerhafte Infusionstherapie

Tabelle 2. Ursachen einer akuten Rechtsherzinsuffizienz

Grundleiden	*Auslösefaktoren*
Chronisches Cor pulmonale bei - chronisch obstruktiver Lungenerkrankung - chronisch rezidivierenden Lungenarterienembolien - primär vaskulärer pulmonaler Hypertonie - Thoraxdeformierung durch Kyphoskoliose Akutes Cor pulmonale bei - Status asthmaticus - akuter massiver Lungenarterienembolie	Akute Exazerbation Lungenembolierezidiv Körperliche Überanstrengung Zusätzliche Erkrankungen und Eingriffe Fehlerhafte Infusionstherapie

schen Schädigung des Papillarmuskels, im Extremfall eines Papillarmuskelabrisses auftreten. Die akute Linksherzinsuffizienz kommt auch im Verlauf der chronischen koronaren Herzkrankheit vor. Auslösende Ursachen sind hier zumeist körperliche Überlastungen durch ungewohnte Tätigkeiten oder akute Belastungen durch zusätzliche Erkrankungen oder Eingriffe. Wie für alle organischen Herzkrankheiten gilt, daß auch akute Rhythmusstörungen die Ursache einer akuten Dekompensation des linken Ventrikels sein können. Andere typische Ursachen sind abruptes Absetzen von Medikamenten oder die zusätzliche Gabe von Pharmaka mit negativ-inotroper Wirkung, beispielsweise von Betablokkern.

Zweithäufigstes Grundleiden ist die hypertensive Herzerkrankung, die nicht selten mit Koronarsklerose kombiniert ist. Eine besondere Ursache für eine akute Dekompensation des linken Ventrikels ist hierbei die kritische Blutdrucksteigerung.

Die akute Linksherzinsuffizienz kann naturgemäß bei allen Formen der Kardiomyopathien auftreten.

Bei Patienten mit Herzklappenfehlern ist, vor allem auch aus prognostischen Gründen, zu unterscheiden, ob die akute Lungenstauung vorrangig Folge einer myokardialen Dekompensation ist, beispielsweise als Folge einer Linksherzschädigung bei Aortenvitium, oder aber vorrangig Ausdruck der mechanischen Einengung der Strombahn, beispielsweise bei Mitralstenose ohne wesentliche Schädigung des linksventrikulären Myokards.

Im Ursachenspektrum einer akuten Rechtsherzinsuffizienz stehen diejenigen Erkrankungen an erster Stelle, die zu einem Cor pulmonale führen. Pathogenetisches Bindeglied zwischen Lungenerkrankung und Rechtsherzerkrankung ist die pulmonale Hypertonie. Ausgelöst wird ein akutes Rechtsherzversagen bei chronischem Cor pulmonale durch eine akute Steigerung des Pulmonalarteriendrucks, am häufigsten bedingt durch eine akute Exazerbation der chronisch obstruktiven Bronchitis oder durch einen neuen embolischen Schub bei rezidivierenden Lungenarterienembolien. Auch bei chronischer pulmonaler Hypertonie mit Cor pulmonale spielen akute Belastungen durch körperliche Überanstrengung, zusätzliche Erkrankungen und Eingriffe ebenso wie eine falsche Infusionstherapie eine wichtige Rolle als Auslösefaktoren. Unter den zusätzlichen Erkrankungen stehen respiratorische Infekte an erster Stelle. Das Auftreten einer Dekompensation bei akutem Cor pulmonale hängt von Schwere und Dauer eines Asthmaanfalles, Massivität einer Lungenarterienembolie und vor allem von dem Ausmaß einer eventuellen rechtsventrikulären Vorschädigung ab.

Notfallmedizinische Relevanz

Jede Form eines akuten Herzversagens ist notfallmedizinisch relevant, weil als Folge des Vorwärts- und Rückwärtsversagens die beiden Vitalfunktionen Kreislauf und Atmung in kritischer Weise gestört werden. Ein akutes Herzversagen bedeutet eine akute Störung des pulmonalen Gasaustausches und eine akute Störung des Sauerstofftransports. Der Patient ist in erster Linie durch die Hypoxie bedroht. Therapeutische Maßnahmen zur Verbesserung der Herzförderleistung und der Sauerstoffaufnahme in der Lunge sind stets dringlich indiziert.

Differentialdiagnostischer Untersuchungsgang

Anamnese und Umfeldinformation

Bei der Erstuntersuchung des Patienten sollte stets nach eventuell vorangegangenen akuten körperlichen Belastungen oder Änderung der Medikation gefragt werden. Subjektive Symptome der akuten Herzinsuffizienz sind Dyspnoe, Orthopnoe, ausgesprochenes Schwächegefühl, Druck und Schmerzen im rechten Oberbauch als Folge einer akuten Leberstauung.

Klinische Untersuchung

Klinische Zeichen einer akuten Herzinsuffizienz bei der Inspektion sind: Zyanose, Tachypnoe, Orthopnoe, pulsierende und gestaute Halsvenen.

Bei der Auskultation finden sich ein dritter Herzton und ein Galopprhythmus, bei Linksherzversagen über beiden Lungen von der Basis her aufsteigende, feuchte, feinblasige, zum Teil klingende Rasselgeräusche. Spastische Rasselgeräusche als Ausdruck eines die akute Lungenstauung begleitenden Bronchospasmus (sogenanntes Asthma cardiale) können auftreten. Gegebenenfalls stellt man Arrhythmien fest, hört ein pathologisches Herzgeräusch oder massives Giemen und Brummen bei emphysematisch umgebautem Thorax als Hinweiszeichen auf spezielle Ursachen der akuten Dekompensation. Nicht selten finden sich auch periphere Ödeme, ein Pleuraerguß oder ein Aszites als Ausdruck einer vorbestehenden chronischen Herzinsuffizienz.

Im Hinblick auf eine weitere Differenzierung der auslösenden Erkrankung müssen die gefundenen Symptome und Zeichen in Richtung Linksherzinsuffizienz, Rechtsherzinsuffizienz oder globaler Herzinsuffizienz geordnet werden. Obligat sind die Fragen nach einer eventuell bereits bekannten Herzerkrankung und die Frage nach vorangegangenen Symptomen, die auf einen akuten Myokardinfarkt hinweisen können (anhaltender retrosternaler Schmerz mit Angstgefühl und typischer Ausstrahlung, Übelkeit, Schweißausbruch).

Ein eindeutig erkennbares Lungenemphysem mit entsprechend deformiertem Thorax weist auf ein chronisches Cor pulmonale als Grunderkrankung hin. In diesem Zusammenhang ist es wichtig zu wissen, daß bei akuter Exazerbation einer chronisch obstruktiven Bronchitis oder bei Status asthmaticus etwa ein Drittel der Fälle auch eine akute Linksherzinsuffizienz aufweist.

Spezielle Therapie

Die Erfahrung hat gezeigt, daß eine akute Linksherzinsuffizienz wesentlich häufiger anzutreffen ist und auch besser therapiert werden kann als das akute Rechtsherzversagen. Die allgemeinen Basismaßnahmen sind für jede Form der akuten Herzinsuffizienz die gleichen.
Sofortmaßnahmen zur Behandlung der akuten Herzinsuffizienz (Tabelle 3) sind: Oberkörperhochlagerung, Insufflation von Sauerstoff und die Applikation von Nitrospray (z. B. Nitrolingual-Spray 0,4, zwei bis vier Hübe).
Dabei gelten folgende Regeln:
Sauerstoff ist niedrig zu dosieren (1-2 l/min), wenn sich Hinweise auf ein chronisch obstruktives Syndrom mit Emphysem ergeben. Handelt es sich dagegen um eine Linksherzinsuffizienz, so ist Sauerstoff höher zu dosieren (6 l/min).
Nitroglyzerin kann nach 5-10 min wiederholt werden (zwei Hübe), falls die erwünschte Wirkung nicht prompt eintritt. Voraussetzung ist ein systolischer arterieller Blutdruck von mindestens 90-100 mm Hg. Handelt es sich um eine hypertensive Krise als Ursache des Lungenödems, so ist Nifedipin (10-20 mg sublingual) vorzuziehen.
Dominiert die Linksherzinsuffizienz, so werden zusätzlich 40 mg Furosemid i. v. gegeben. Bei gleichzeitigem Thoraxschmerz sind Analgetika, eventuell Sedativa indiziert. Schmerzmittel der Wahl ist Morphin (5-10 mg i. v.). In der Soforttherapie der Rechtsherzinsuffizienz sind Sedativa im Hinblick auf eine chronisch obstruktive Bronchitis mit chronisch respiratorischer Insuffizienz als häufigste Ursache in der Soforttherapie verboten. Gelingt mit den bisher aufgeführten Maßnahmen keine Stabilisierung, sinkt der arterielle Blutdruck ab oder ist dieser von vornherein niedrig, so ist die intravenöse Infusion von Katecholaminen angezeigt. Dobutamin wirkt am rechten Ventrikel ebenso wie am linken Ventrikel. Als Anfangsdosis wählt man eine Mischung von 100 mg Dopamin in 500 ml Ringer-Laktat (1 Tropfen/s entspricht 600 µg/min) oder 125 mg Dobutamin in 500 ml Trägerlösung (1 Tropfen/s entspricht 750 µg/min). Der Effekt wird unter Überwachung der Herzfrequenz nach dem Verhalten des arteriellen Blutdrucks und dem Rückgang der Lungenstauung kontrolliert, die Dosis gegebenenfalls reduziert oder gesteigert.
Gelingt auch mit den Katecholaminen keine Stabilisierung, so sind die endotracheale Intubation mit endobronchialer Absaugung und Beatmung zu erwägen. Die Intubation und die Beatmung sind stets und frühzeitig indiziert beim manifesten kardialen Lungenödem mit schwerster Dyspnoe, Rasselgeräuschen über allen Lungenpartien sowie Abhusten von schaumigem, möglicherweise blutig tingiertem Sekret.
Bei akuter Rechtsherzdekompensation muß man sich stets vor Augen halten, daß ein Cor pulmonale bei exazerbierter chronisch obstruktiver Bronchitis und bei Sta-

Tabelle 3. Spezielle Therapie der akuten Herzinsuffizienz (Dosierung siehe Text)

Allgemeine Basismaßnahmen
Oberkörperhochlagerung
Nitroglyzerin-Spray
Linksherzinsuffizienz
Furosemid i. v.
Morphin i. v. bei Schmerzen und Unruhe
Katecholamine kontinuierlich i. v. bei arterieller Hypotension oder mangelhaftem Ansprechen der vorherigen Maßnahmen
Sauerstoff 4-6 l/min
Intubation und Beatmung
Rechtsherzinsuffizienz
Beseitigung der bronchialen Obstruktion
Katecholamine kontinuierlich i. v. bei arterieller Hypotension oder mangelhaftem Ansprechen der vorherigen Maßnahmen
Vorsicht mit O_2, maximal 2 l/min
Intubation und Beatmung

tus asthmaticus die häufigste Ursache darstellt. Jede Besserung der akuten bronchialen Obstruktion bedeutet eine Steigerung der Sauerstoffaufnahme durch eine Verbesserung des Ventilations-Perfusions-Verhältnisses und damit eine Entlastung des rechten Ventrikels durch die Senkung des Pulmonalarteriendrucks. Daher stehen im Vordergrund die Behandlungsmaßnahmen zur Beseitigung der akuten bronchialen Obstruktion. Auch in der Behandlung der akuten Rechtsherzinsuffizienz sind Katecholamine in der genannten Dosierung indiziert, wenn anders keine Stabilisierung gelingt oder aber der arterielle Blutdruck absinkt oder von vornherein niedrig ist. Die Intubation und die Beatmung können bei Patienten mit akutem Rechtsherzversagen frühzeitig aus respiratorischer Indikation angezeigt sein und zugleich die kardiale Situation verbessern.

Akute Herzinsuffizienz im Kindesalter

Für das Auftreten eines akuten Herzversagens im Kindesalter kommen ursächlich überwiegend angeborene Herzfehler, seltener Myokarditiden, Kardiomyopathien, Elektrolytstörungen, Intoxikationen, Hypoxien und Rhythmusstörungen in Frage.

Die klinischen Zeichen des akuten Herzversagens bei Neugeborenen, Säuglingen und jungen Kleinkindern unterscheiden sich von denen der Erwachsenen und bestehen in Nahrungsverweigerung, Unruhe, eingeschränktem Bewußtseinszustand, blasser oder marmorierter, kaltschweißiger Haut, schlecht zu tastenden peripheren Pulsen, Hepatomegalie sowie Tachypnoe und Tachykardie.

Neben Oberkörperhochlagerung und großzügiger Sauerstoffgabe kommt therapeutisch die i.v.-Zufuhr von Katecholaminen in Frage (nur über Perfusor!). Dabei hat sich auch in der Pädiatrie der Einsatz von Dobutamin in einer Dosierung von 5-15 μg/kg/min bewährt. Besteht allerdings eine ausgeprägte Hypotension (altersabhängige Blutdruckwerte sind zu beachten), wird Dopamin ebenfalls in einer Dosierung von 5-15 μg/kg/min bevorzugt. Die Intubation und die Beatmung sind dabei frühzeitig in Erwägung zu ziehen.

Störungen des Wasser-Elektrolyt- und Säuren-Basen-Haushalts

W. Seeling

Während akute Störungen des Kreislaufs und der Atmung innerhalb von Minuten zum Tode führen können, entwickeln sich schwere Entgleisungen im Wasser-Elektrolyt- und Säuren-Basen-Status meist langsam innerhalb von Stunden bis Tagen. Sie werden in der Regel lange kompensiert und entziehen sich daher oft einer Anhiebsdiagnose. Die Dekompensation (Versagen kardialer, renaler und zerebraler Funktionen) erfolgt unerwartet, besonders bei falschem therapeutischem Vorgehen.

Regulationsmechanismen

Regulationsvorgänge zur *Vermehrung des Flüssigkeitsbestandes* werden adäquat bei Flüssigkeitsverlusten mit Hypovolämie und inadäquat in Streßsituationen und bei Erkrankungen (Herzinsuffizienz, Leberzirrhose, EPH-Gestose und zerebrale Störungen) aktiviert:

a) Eine Erhöhung des *Sympathikotonus* steigert Herzfrequenz, Herzzeitvolumen, tonisiert präkapilläre Sphinkteren, mobilisiert Blutvolumen aus dem Splanchnikusgebiet und steigert die isotone Kochsalz- und Wasserresorption im proximalen Tubulus der Niere.
b) *Das Renin-Angiotensin-Aldosteron-System* wirkt vasokonstriktorisch (Angiotensin II) und steigert die Kochsalzresorption (Aldosteron) in der Niere (distaler Tubulus und Sammelrohre), im Darm und an den Schweißdrüsen. Durch Hemmung von zellulären Ionenpumpen wird intrazelluläres Natrium dem extrazellulären Flüssigkeitsraum zur Verfügung gestellt.
c) Das *ADH-Durst-System* sorgt für Rückresorption bzw. Aufnahme von Wasser (Osmorezeptoren im Gebiet der Arteria communicans anterior des Circulus arteriosus Willisii und der Leber). Eine Sympathikusaktivierung führt zu einer wesentlich stärkeren ADH-Sekretion als selbst stärkste osmotische Reize.

Eine *Steigerung der Salz- und Wasserausscheidung* erfolgt bei Hypervolämie. Bei hydropischer Herzinsuffizienz werden die Mechanismen von ihren Antagonisten überspielt:

a) Die Aktivierung von Dehnungsrezeptoren im Niederdrucksystem des Kreislaufs (Afferenzen vagal geleitet) senkt den Sympathikotonus und hemmt die Aktivität salz- und wasserretenierender Hormone.
b) Aus Sekretgranula der Herzvorhöfe wird eine Reihe von Polypeptiden sezerniert (Atriopeptide, Atrial natriuretic factor, Auriculin). Diese wirken vasodilatatorisch, hemmen die Aldosteronsekretion und steigern glomeruläre Filtrationsrate, Diurese und Flüssigkeitsausscheidung.
c) Als *natriuretisches Hormon* („Endoxin") wird ein Gegenspieler des Aldosterons bezeichnet, dessen Bildungsort (im ZNS?) noch unbekannt ist. Im Plasma von Patienten mit essentieller Hypertension ist seine Aktivität erhöht.

Die *Regulation des Kaliumbestandes* erfolgt durch die Nieren. Die intestinale Kaliumresorption wird nicht kontrolliert. Die distal-tubuläre Natriumresorption erfolgt im Austausch gegen K^+ und/oder H^+. Bei Hypovolämie hat die Na^+-Resorption Vorrang. Die K^+-Ausscheidung ist erhöht (Hypokalämie). Bei metabolischer Azidose werden H^+-Ionen bevorzugt gegen Na^+ ausgetauscht (Hyperkalämie verstärkt). Eine metabolische Alkalose - mit Hypovolämie (gastrische Alkalose) - führt zu vermehrtem renalem Austausch von K^+ gegen Na^+, da H^+-Ionen fehlen (Hypokalämie). Bei jeder Form des akuten Nierenversagens droht eine lebensbedrohliche Hyperkalämie.

Das Verhältnis von intra- zu extrazellulärer K^+-Konzentration wird hormonell geregelt und durch intrazellulären ATP-Mangel gestört. Aldosteron, Insulin (glukoseunabhängig) und Beta-2-Stimulation (Adrenalin) steigern, Alphastimulation (Noradrenalin), natriuretisches Hormon und intrazellulärer ATP-Mangel hemmen die zelluläre K^+-Aufnahme.

Bedrohliche Kaliummangelzustände sind durch enterale und renale Verluste bedingt. Insulinzufuhr ohne K^+-Substitution kann beim diabetischen Koma zur lebensgefährlichen Hypokalämie führen. Relevante Hyperkalämien treten in der Regel nur beim akuten Nierenversagen auf. Durch Verteilungsstörungen (metabolische Azidose, Betablocker) können sie verstärkt werden.

Die *Regulation der extrazellulären Osmolalität* erfolgt über ein Wechselspiel derjenigen Mechanismen, die Aufnahme und Ausscheidung von Salz und Wasser kontrollieren. Das Durstzentrum wird über Osmorezeptoren, Angiotensin II und PGE_1 stimuliert. Die ADH-Aktivität ist verantwortlich für Ausscheidung oder Resorption von Wasser in der Niere. Das Zentrum für die Osmoregulation liegt im vorderen Hypothalamus. Zerebrale Erkrankungen, prärenales oder intrarenales Nierenversagen, inadäquate ADH-Sekretion und eine falsche Infusionstherapie können akute Veränderungen der extrazellulären Osmolalität bewirken.

Hyperosmolare Zustände, die langsam entstehen, werden durch intrazelluläre Konzentrationssteigerung „idiogener Osmole" kompensiert, d.h. die (Ganglien-)Zelle ist in der Lage, einen Wasserverlust zu vermeiden. Erst die Zufuhr funktionell hypotoner Infusionslösungen führt zu akuten Störungen (intrazelluläre Hyperhydratation, Hirnödem) mit zerebralen Krämpfen.

An der *Regulation der intra- und extrazellulären Protonenkonzentration* sind Lunge (respiratorische Kompensation) und Niere (metabolische Kompensation) beteiligt. Da die H^+-Konzentration verschiedener Körperzellen unterschiedlich ist, muß man, wie bei der Osmolalität, auch hier intrazelluläre Regulationsmechanismen vermuten.

Pathogenese von Störungen im Natrium- und Flüssigkeitshaushalt

Diese Imbalancen entstehen in der Regel nicht als „reine Störungen des Wasser- oder Elektrolytstatus", sondern entwickeln sich als sekundäre Entgleisungen im Rahmen von Grunderkrankungen (Diabetes, Niereninsuffizienz, gastrointestinale Erkrankungen, Hitzeschäden, Blutverluste und andere). Es folgt die Phase der „kompensierten Störung" mit Zentralisation, Umverteilung von Wasser und Elektrolyten auf die verschiedenen Flüssigkeitsräume (wobei die Aufrechterhaltung eines ausreichenden Blutvolumens Priorität hat), kompensierte metabolische oder respiratorische Azidose oder Alkalose, Einschränkung der Nierenfunktion und Aktivierung aller Gegenregulationsmechanismen, um die Störung zu beseitigen oder nicht stärker werden zu lassen. Erst wenn die zugrundeliegenden pathogenetischen Mechanismen (z. B. osmotische Diurese und ungehemmte Ketonkörperbildung bei Diabetes mellitus) weiterbestehen, entwickelt sich tertiär die „dekompensierte Störung" mit Kreislaufinsuffizienz, massiver Abweichung der Osmolalität, Herzrhythmusstörungen, Kammerflimmern, Koma oder zerebralen

Krämpfen, die schließlich den Tod des Patienten verursachen.
Die entstehenden Störungen im Wasser-Elektrolyt- und Säuren-Basen-Status können folgendermaßen eingeteilt werden, wobei jede Klassifizierung etwas Willkürliches hat:

a) Mangel oder Überschuß an Körperflüssigkeit bei normaler Zusammensetzung:
isotone Dehydratation (klinisch die häufigste Störung),
isotone Hyperhydratation (alle Erkrankungen mit generalisierten Ödemen und Flüssigkeitsansammlungen in Körperhöhlen).
b) Mangel an Körperflüssigkeit mit gestörter Zusammensetzung:
hypertone Dehydratation (Coma diabeticum hyperosmolare, Wassermangelhitzeerschöpfung, klassischer Hitzschlag, Diabetes insipidus),
hypotone Dehydratation (Nebennierenrindeninsuffizienz, Salzmangelhitzeerschöpfung, Zufuhr von freiem Wasser bei isotoner Dehydratation, Diuretikaabusus).
c) Überschuß an Körperflüssigkeit mit gestörter Zusammensetzung:
hypotone Hyperhydratation (Wasserintoxikation, Syndrom der inadäquaten ADH-Sekretion, Verdünnungshyponaträmie bei Herzinsuffizienz),
hypertone Hyperhydratation (klinisch wenig relevant, übermäßige Infusion der 8,4%igen $NaHCO_3$-Lösung).
d) Begleitende Störungen:
Verminderung des Kaliumbestandes (Hypokaliämie),
Kaliumverteilungsstörungen (bei Azidosen und Alkalosen),
Hyperkalämie bei Nierenversagen,
metabolische und respiratorische Azidosen und Alkalosen,
Hyperkalzämiesyndrom und anderes.

Isotone Dehydratation

Verluste von Körperflüssigkeiten, die nicht durch Flüssigkeitsaufnahme ausgeglichen werden können (Brechdurchfall, profuses Schwitzen), bedeuten für den Organismus Verminderung seines Bestandes an Wasser und Salz. Selten ist verlorene Flüssigkeit so zusammengesetzt wie die extrazelluläre Körperflüssigkeit. Dies ist nur bei Blut- und Plasmaverlusten oder bei Isosthenurie der Fall. So sind Schweiß oder gastrointestinale Sekrete hypoton, d.h. ihr Salzgehalt ist niedriger als derjenige des Blutplasmas. Der im Organismus verbleibende Flüssigkeitsanteil müßte hyperton werden, wenn die Niere nicht regulierend eingriffe:

a) Der Volumenverlust bewirkt eine Aktivierung des Renin-Angiotensin-Aldosteron-Systems und eine ADH-Ausschüttung: Kochsalz und Wasser werden vermehrt zurückresorbiert.
b) Die ADH-Aktivität ist verhältnismäßig größer als die Aldosteronaktivität. Es wird relativ mehr Wasser als Salz zurückresorbiert.

Der ausgeschiedene Urin hat eine hohe Konzentration an harnpflichtigen Substanzen, aber eine niedrige Natriumkonzentration. Die Regulationsfähigkeit der Niere kann nicht vermeiden, daß der Flüssigkeitsbestand abnimmt, aber sie verhindert, daß es zu einer Erhöhung der Serumosmolalität kommt. Diesen Zustand bezeichnen wir als isotone Dehydratation. Diese ist notfallmedizinisch dann relevant, wenn sie mit massiver Kreislaufzentralisation oder Schock verbunden ist (Tabelle 1).
Die isotone Dehydratation ist sicher die häufigste Störung im Wasser- und Elektrolytbestand. Sie ist bei allen Krankheiten mit vermehrten Flüssigkeitsverlusten und nicht ausreichender Flüssigkeitsaufnahme anzunehmen, solange die Nierenfunktion erhalten ist. Sie betrifft in erster Linie den extrazellulären Flüssigkeitsraum, erst bei längeranhaltender Störung kommt es vermutlich auch zu einer isotonen Verkleinerung des intrazellulären Flüssigkeitsraumes.

Tabelle 1. Isotone Dehydratation

Alarmzeichen:	Schock, blasse Haut, kalter Schweiß
Warnzeichen:	Tachykardie, flache Jugularvenen, stehende Hautfalten an Brust und Bauch
Begleitsymptome:	Durst, Oligurie, körperliche Erschöpfung, Hyperthermie (bei Hitzeschäden), Erbrechen, Durchfall, profuses Schwitzen
Notfalltherapie:	Orale oder intravenöse Rehydratation, Mineraldrink, isotone Elektrolytlösungen

Hypertone Dehydratation

Diese Störung tritt immer dann auf, wenn die Niere selbst Ort eines gesteigerten Flüssigkeitsverlustes ist (z. B. osmotische Diurese, Diabetes insipidus) oder diese bei fortbestehenden extrarenalen Flüssigkeitsverlusten die Osmolalität nicht mehr im physiologischen Bereich halten kann (Niere im Schock, akutes prärenales Nierenversagen). Der weiterbestehende Verlust hypotoner Flüssigkeit (profuse Durchfälle, Schweiß, Wasserdampf in der Atemluft bei Kußmaulscher Atmung) führt dazu, daß die Salzkonzentration in den Körperflüssigkeiten ansteigt. Die Osmolalität im extrazellulären Flüssigkeitsraum ist erhöht. Diese kann durch eine Hyperglykämie verstärkt werden. Wasser strömt entsprechend dem osmotischen Gradienten aus den Zellen in den Extrazellulärraum, so daß alle Flüssigkeitsräume von dieser dekompensierten Form der Dehydratation betroffen sind (Tabelle 2).

Hyperosmolare Zustände, die langsam entstehen, werden durch intrazelluläre Konzentrationssteigerung „idiogener Osmole" kompensiert (nachgewiesen für die Ganglienzelle). Führt man in der Notfalltherapie dieser Störung eine forcierte Rehydratation mit hypotonen Lösungen durch (Halbelektrolytlösungen mit einem 5%igen Kohlenhydratanteil oder 5%ige Kohlenhydratlösungen sind funktionell hypoton), so kommt es zum vermehrten Einstrom von Wasser in die hyperosmolaren Zellen und zum Hirnödem. War der Patient bis jetzt nur somnolent, können jetzt Koma und zerebrale Krämpfe auftreten.

Hiermit wollen wir eine klinische Grundregel bekräftigen: Störungen, die langsam entstanden sind, müssen sehr zurückhaltend korrigiert werden.

Tabelle 2. Hypertone Dehydratation

Alarmzeichen:	Schock, Hyperventilation (Kußmaulsche Atmung), Koma, zerebrale Krämpfe
Warnzeichen:	Psychomotorische Unruhe, Somnolenz bei klinisch erkennbarer Dehydratation
Begleitsymptome:	Harnflut (osmotische Diurese), Brechdurchfall, Hyperthermie (bei Wassermangelhitzeerschöpfung und Hitzschlag), starker Durst, stehende Hautfalten, trockene Schleimhäute, Tachykardie, unregelmäßiger Puls, im EKG unter Umständen „kaliumbedingte" Herzrhythmusstörungen (Hyperkalämie bei metabolischer Azidose, Hypokalämie nach osmotischer Diurese und Diarrhö)
Notfalltherapie:	Nur isotone Elektrolytlösungen infundieren (1000 ml Ringer-Laktatlösung). Bei schwerem Schock auch Kolloide (500 ml) *Keine* Halbelektrolyt- oder isotonen Kohlenhydratlösungen *Keine* Infusion alkalisierender Substanzen

Hypotone Dehydratation

Diese Störung entsteht dann, wenn im Rahmen eines Volumenmangels die ADH-Aktivität unverhältnismäßig größer ist als die Aldosteronaktivität, gleichzeitig aber

eine Dehydratation besteht. So ist z.B. die Addison-Krise von einer hypotonen Dehydratation begleitet.
Bei Patienten, die ACE-Hemmer (Angiotensin-converting-enzyme-Hemmer, Captopril) einnehmen, droht bei Flüssigkeitsverlusten eine hypotone Dehydratation.
Haben dehydrierte Patienten Zugang zu freiem Wasser (Diabetes mellitus, Salzmangelhitzeerschöpfung, gastrointestinale Flüssigkeitsverluste), kann ebenfalls eine derartige Störung entstehen.
Klinische Symptome durch die Hypoosmolalität werden in der Regel nicht auftreten, wenn die Störung langsam entsteht. Der erstbehandelnde Arzt wird nur die Dehydratation erkennen und mit isotonen Elektrolytlösungen behandeln. Falls bekannt ist oder vermutet wird, daß bei einem Patienten eine Nebennierenrindeninsuffizienz vorliegt (Addison-Krise), sollten glukosehaltige Elektrolytlösungen (Hypoglykämie) gegeben werden. Zur Behandlung der Salzmangelhitzeerschöpfung siehe Beitrag Seeling: Störungen im Wärmehaushalt: Hitzeschäden.

Isotone Hyperhydratation

Eine Hyperhydratation ist zumeist Folge von einer Nieren- und/oder Herzinsuffizienz. Ein gesunder Organismus kann in der Regel nicht mehr Wasser und Salz aufnehmen, als seine Nieren ausscheiden können. Fallen die Nieren als Ausscheidungsorgane jedoch aus, so muß jede Flüssigkeitszufuhr, die die Summe aus okkulten Verlusten (Atemluft, Schweiß, Stuhl) und Restharnmenge übersteigt, zu einer Vermehrung der Körperflüssigkeit führen (renale Ödeme).
Aber auch bei kardialen Ödemen stehen die Nieren im Mittelpunkt der Pathogenese: Die Verminderung des Herzzeitvolumens führt zu einem Zustand, den der Organismus nicht von einem extrazellulären oder intravasalen Volumenmangel unterscheiden kann (niedriger Blutdruck, Verminderung des renalen und hepatischen Blutflusses, erniedrigte glomeruläre Filtration usw.). Sympathikusaktivierung, Reninsekretion, Aldosteronismus und ADH-Sekretion sind Mechanismen zur gesteigerten Rückresorption von Flüssigkeit in der Niere. Dies kann ausreichend sein, um über erhöhte Füllungsdrucke das Herzzeitvolumen zu steigern oder auch nicht. Der größte Teil der retinierten Flüssigkeit fließt nämlich in das Interstitium ab und nur ein kleiner Teil verbleibt intravasal. Wird die Herzfunktion nicht verbessert, so bleibt der Regelkreis offen, was zu ständiger Volumenvergrößerung des interstitiellen Flüssigkeitskompartiments führt (kardiale Ödeme). Solange die Osmolalität der Körperflüssigkeit normal bleibt, sprechen wir von isotoner Hyperhydratation.

Hypotone Hyperhydratation

In verzweifelten Fällen gibt der Organismus bei schwerer Herzinsuffizienz auch noch die Osmoregulation auf. Es wird verhältnismäßig mehr Wasser als Kochsalz retiniert. Dies führt - neben Ödemen - zu einer Hyponaträmie (Verdünnungshyponaträmie, erniedrigte Na^+-Konzentration bei stark erhöhtem Natriumbestand). Im akuten Fall kann eine hypotone Hyperhydratation dadurch eintreten, daß die Regulationsmechanismen durch rigorose Überschwemmung mit freiem Wasser überfahren werden (Wasserintoxikation). Dies geschieht selten - wenn auch im einleitenden Beispiel dargestellt - auf enteralem Wege, manchmal beim Beinahe-Ertrinken im Süßwasser durch alveoläre Wasserresorption.

Pathogenese von Störungen im Kalium- und Säuren-Basen-Haushalt

Diese Veränderungen können im Rahmen von Notfalldiagnostik und Notfalltherapie außerklinisch in der Regel nur vermutet werden, ihre Diagnostik und Therapie ist der Klinik vorbehalten. Beide Störungen sind fast immer gekoppelt, so daß sie hier gemeinsam besprochen werden.

Kaliummangel

Ein Kaliummangel ist am häufigsten nach gastrointestinalen und renalen Kaliumverlusten (Diarrhö, Erbrechen, Laxanzienabusus, Diuretikaeinnahme ohne Kaliumsubstitution, osmotische Diurese, Hyperaldosteronismus). Klinische Zeichen eines Kaliummangels (EKG-Veränderungen, Müdigkeit, Somnolenz, Apathie, Koma, schlaffe Lähmungen der Skelettmuskulatur, Fischmaulatmung, Darmatonie, paralytischer Ileus, Blasenatonie) treten erst bei ausgeprägtem Kaliumbestandsverlust auf.

Ein Kaliummangel ist bei digitalisierten Patienten besonders folgenreich. Digitalis und Kaliummangel fördern AV-Blockade und Kammerextrasystolie.

Bei der diabetischen Ketoazidose besteht ein Kaliumdefizit durch die vorausgegangene Polyurie. Jede Insulintherapie steigert die zelluläre Kaliumaufnahme. Deshalb sollte ohne Kenntnis des Plasmakaliums und die Möglichkeit einer kontrollierten Kaliumsubstitution keine Insulintherapie begonnen werden.

Hyperkalämie

Eine Hyperkalämie wird am häufigsten bei der Niereninsuffizienz, bei der Therapie mit Aldosteronantagonisten und in der Addison-Krise beobachtet. Die Symptome der Kaliumintoxikation sind Müdigkeit, Muskelschwäche, Parästhesien, schlaffe Lähmungen, Verwirrtheitszustände, Bradykardie, AV-Blockierungen. Daneben kann es durch Irritation sekundärer Erregungsbildungszentren zu Vorhof-, Knoten-, Kammertachykardie, Kammerflattern und Kammerflimmern kommen.

Lebensbedrohlich ist nur eine rasche Konzentrationserhöhung des Serumkaliums, besonders bei akutem Nierenversagen im Rahmen extrarenaler Grunderkrankungen (Pankreatitis, akutes Leberversagen). Daß entsprechende Störungen hyperkalämiebedingt sind, wird man in der Regel erst in der Klinik erkennen. Die sicherste Notfalltherapie bei Auftreten lebensbedrohlicher Herzrhythmusstörungen ist die langsame i.v.-Injektion von 20 ml einer 10%igen Kalziumglukonatlösung.

Azidosen und Alkalosen

Bei Azidosen und Alkalosen handelt es sich um Veränderungen der Wasserstoffionenkonzentration im Organismus mit Krankheitscharakter. Ein stark veränderter pH im intrazellulären Flüssigkeitsraum stört biochemische Reaktionen. Im extremen Bereich kommt der Stoffwechsel zum Erliegen.

Die *Laktazidose* ist in der Notfallmedizin die wichtigste Azidoseform. Sie tritt immer dann auf, wenn Gewebe unter Sauerstoffmangel leidet (Hypoxie, Ischämie). Glukose kann nur bis zum Pyruvat abgebaut werden; dieses verläßt unter Wasserstoffionenaufnahme als Milchsäure die Zelle. Schwere Laktazidosen finden wir beim Herz-Kreislauf-Stillstand und im Schock.

Die *Ketoazidose* entsteht durch überschießende Bildung von Ketonkörpern beim Coma diabeticum, im Hunger und beim azetonämischen Erbrechen.

Respiratorische Azidosen im Rahmen der Notfallmedizin sind Folge von allen schweren Störungen der Atmung. Es können sich Laktazidose und respiratorische Azidose zu einer besonders schweren Störung addieren (respiratorische Dekompensation im Status asthmaticus).

Eine *metabolische Alkalose* kommt am häufigsten bei einer unkontrollierten Natriumbikarbonatzufuhr vor. Rezidivierendes Erbrechen bei Magenausgangsstenose führt nicht selten zum Bild der hypochlorämischen, hypokalämischen Alkalose.

Notfalldiagnostik und -therapie

Eine akute Störung in Bestand und Zusammensetzung der Körperflüssigkeiten wird selten auf Anhieb diagnostiziert. Es gibt mehrere Möglichkeiten, eine lebensbedrohliche Situation zu erkennen, um notfallmäßig eine Grobkorrektur durchführen zu können:

Der Patient ist bekannt

Viele chronische Erkrankungen können entgleisen und dekompensieren. Hierher gehören Diabetes mellitus, Diabetes insipidus, Hyperparathyreoidismus, Nebennierenrindeninsuffizienz (Morbus Addison), Herzinsuffizienz, Niereninsuffizienz und andere. Ein Arzt, der solche Patienten betreut, weiß, daß Verschlechterungen im Zustand des Krankheitsbildes häufig mit Störungen des Wasser-Elektrolyt- und Säuren-Basen-Status einhergehen. Ein dekompensierter Diabetes mellitus mündet schließlich in eine hypertone Dehydratation, ein Kaliumdefizit und eine metabolische Azidose (Coma diabeticum). Eine Addison-Krise bedeutet hypotone Dehydratation, Hyperkalämie, Hypoglykämie und Hypothermie.

Anamnese bekannt

Ein Arzt wird zu einem Notfallpatienten gerufen, den er bis dahin nicht kannte, und findet diesen in einem lebensbedrohlichen Zustand vor (Schock, Koma, Krämpfe, Lungenödem). In diesem Fall ist eine gute Fremdanamnese hilfreich.

Auskunft über vermehrte Flüssigkeitsverluste (Harnflut, Durchfälle, Erbrechen, profuses Schwitzen) lassen eine Verminderung des Bestandes an Wasser und Elektrolyten vermuten.

Der Hinweis darauf, daß es sich um einen Dialysepatienten handelt, der schon mehrmals ein Lungenödem hatte, weist auf einen Flüssigkeitsüberschuß hin.

Manchmal findet man in der Umgebung eines Patienten Medikamente, die an eine spezielle Störung denken lassen (Insulin, Kortikoide, Thyreostatika, synthetisches ADH, Diuretika, Laxanzien usw.).

Klinische Zeichen

Alle klinischen Zeichen, die bei Störungen des Wasser-Elektrolyt- und Säuren-Basen-Bestandes vorkommen, sind mehrdeutig, können aber dem Erfahrenen erste wertvolle Hinweise liefern.

Ein Patient befindet sich im Schock. Nichts deutet z. B. auf einen Blutverlust, einen Herzinfarkt oder ein anaphylaktisches Geschehen hin. Die Haut an Brust und Bauch ist in Falten abhebbar, die sichtbaren Schleimhäute sind ausgetrocknet. Wenn zusätzlich die Atmung tief und regelmäßig ist, muß man den Verdacht einer schweren Dehydratation mit metabolischer Azidose haben.

Prall gefüllte Jugularvenen, feuchte Rassel geräusche über der Lunge und Ödeme deuten auf eine Hyperhydratation hin.

Differenzieren

Der Notarzt hat in der Regel nur die Möglichkeit, Störungen im Bestand der Körperflüssigkeiten zu erkennen und grob nach Mangel oder Überschuß zu differenzieren. Eine genaue Abklärung des Zustandes bleibt der Klinik vorbehalten und ist mit einem größeren Aufwand an klinisch-chemischen Untersuchungen verbunden.

Aus dem Untersuchungsbefund eines Notfallpatienten ergeben sich jedoch einige Anhaltspunkte über den Schweregrad einer Störung oder die Kombination mehrerer Störungen:

Ist eine Dehydratation (z. B. beim Coma diabeticum) mit einem Kreislaufschock (Schockzeichen) oder einer Kußmaulschen Atmung verbunden, so muß ein lebensbedrohliches Krankheitsbild angenommen werden.

Ein Kreislaufschock mit Zeichen der Hyperhydratation (Lungenödem) ist Hinweis für ein akutes Herzversagen.

Krämpfe mit Bewußtlosigkeit sind kennzeichnend für akute oder langsam entstandene, im letzteren Fall aber sehr ausgeprägte Veränderungen der Osmolalität. Ist ein krampfender Patient ansprechbar, so denkt man an eine Verminderung des frei diffusiblen Kalziums (Hyperventilationstetanie, Hypoparathyreoidismus). Ausgeprägte Adynamie oder im Ausnahmefall sogar Muskellähmungen kommen bei extremen Kaliumverlusten vor.

Die meisten Notfälle im Wasser-Elektrolyt- und Säuren-Basen-Status finden wir im Rahmen komplexer Störungen (Stoffwechselerkrankungen, Infektionen, Traumen, Ileus, Leber- und Niereninsuffizienz, Herzinsuffizienz, neurogene Erkrankungen, akute Pankreatitis und vieles andere mehr). Sie lassen sich vom Notarzt nicht mit hinreichender Sicherheit differenzieren, was für die Notfalltherapie auch von untergeordneter Bedeutung ist.

Wenn der Notarzt erkannt hat, daß Störungen dieser Art eine lebensbedrohliche Situation (mit)verursacht haben, so stellt sich die Frage, was am Notfallort zur Verfügung steht, um die Situation zu verbessern und weiteren Schaden vom Patienten abzuwenden. Wir sind uns darüber klar, daß differenzierte Therapiemaßnahmen, die eine klinisch-chemische Analyse des Zustandes erfordern, nicht in Frage kommen. Zuvor kann man sich allerdings noch eine übergeordnete Frage stellen: Muß man überhaupt etwas tun oder kann man zuwarten?

Wenn ein Patient bewußtseinsklar ist, keine Schockzeichen, keine lebensbedrohlichen Herzrhythmusstörungen und keine Zeichen für ein Lungenödem vorliegen, so kann man abwarten. Daraus folgt, Schock, Koma, zerebrale Krämpfe, Tetanie und Lungenödem erfordern ein sofortiges Handeln. Einfache Maßnahmen stehen im Vordergrund.

In jedem Falle wird dem Patienten Sauerstoff zugeführt.

Bei jedem Flüssigkeitsmangel infundiert man isotone Elektrolytlösungen (z. B. Ringer-Laktatlösung). Bei Schockzeichen werden die entsprechenden Basismaßnahmen durchgeführt. Ringer-Laktatlösung kann in jeder Situation, in der eine Flüssigkeitssubstitution indiziert ist, bedenkenlos gegeben werden – auch bei der Laktazidose.

Bei Bewußtlosigkeit oder schwerer Bewußtseinstrübung werden ebenfalls die gültigen Basismaßnahmen angewendet.

Bei einem Flüssigkeitsmangel mit Schock (ohne sichtbaren Blutverlust) infundiert man 1000 ml Ringer-Laktatlösung und 500 ml eines kolloidalen Volumenersatzmittels.

Bei Hyperhydratation mit Zeichen der Herzinsuffizienz (Lungenödem) wird die Vorlast durch eine entsprechende Lagerung und durch die Gabe von Nitropräparaten gesenkt.

Insulin wird selbst bei nachgewiesener Hyperglykämie am Notfallort nicht gegeben, es droht die lebensgefährliche Hypokalämie.

Eine Kaliumsubstitution, auch bei vermuteter Hypokalämie, ist im Notarztdienst nicht angezeigt.

Natriumbikarbonat wird nur bei der kardiopulmonalen Reanimation ohne Kenntnis einer Blutgasanalyse eingesetzt.

Insgesamt gilt der Satz:

Man muß viel wissen, um wenig zu tun.

Literatur

1. Andersson B (1977) Regulation of body fluids. Ann Rev Physiol 39: 185
2. Bartter F (1980) Clinical problems of potassium metabolism. Contr Nephrol 21: 115
3. Dillon J, Lynch LJ, Myers R, Butcher HR, Moyer CA (1966) A bioassay of treatment of hemorrhagic shock. I. The roles of blood, Ringers's solution with lactate, and macromolecules (dextran and hydroxethyl starch) in the treatment of hemorrhagic shock in the anesthetized dog. Arch Surg 93: 537
4. Epstein FH, Rosa RM (1983) Adrenergic control of serum potassium. N Engl J Med 309: 1450
5. Foster DW, McGarry JD (1983) The metabolic derangement and treatment of diabetic ketoacidosis. N Engl J Med 309: 159
6. Gauer OH, Henry JP, Behn C (1970) The regulation of extracellular fluid volume. Ann Rev Physiol 32: 547
7. Guyton AC, Young DB, Manning RD, Pan YJ, Kastner PR (1980) An overview of water and electrolyte distribution in the body. Contr Nephrol 21: 6
8. Kropp RM, Schwartz JF (1982) Water intoxication from swimming. J Pediat 101: 947
9. Paice B, Gray JMB, McBride D, Donnelly T, Lawson DH (1983) Hyperkalaemia in patients in hospital. Br med J 286: 1189
10. Schrier RW, Szatalowicz VL (1980) Disorders of water metabolism. Contr Nephrol 21: 48

Störungen im Wärmehaushalt: Hitzeschäden

W. Seeling

Hitzeschäden in Gebieten mit gemäßigtem Klima

Mitteleuropa besitzt ein ozeanisches Klima mit gemäßigt warmen und nur selten heißen Sommern. Eine Notfalltherapie bei Hitzeschäden ist für Notärzte in unseren Bereichen eine Ausnahme.
Aber auch bei uns kommen sommerliche Hitzeperioden mit Lufttemperaturen über 30 °C vor oder Zeiten feuchtwarmer Witterung, die durch äußere Wärmebelastung eine Bedrohung gefährdeter Personen darstellen.
Klimatische Extremsituationen sind aber nur eine Seite des Problems. In einer Zeit der Trimm-dich-Bewegung, der Volksläufe und dem Streben nach sportlicher Leistung auch im höheren Alter und bei eingeschränkter Leistungsfähigkeit kann bei mangelndem Trainingszustand, unzweckmäßiger Kleidung oder Kreislaufinsuffizienz die endogene Wärmeproduktion zu einer bedrohlichen Wärmebelastung führen.
Nicht zuletzt sind gesunde, leistungsfähige Menschen bei langdauernden körperlichen Höchstleistungen gefährdet (Soldaten in der Grundausbildung oder bei sommerlichen Märschen in voller Ausrüstung, Langstreckenläufer, Fußballspieler usw.). So ist z. B. der Hitzschlag unter Amerikas Sportlern die zweithäufigste Todesursache nach Schädel-Hirn- und Wirbelsäulentraumen *(1)*.
Last not least sind Hitzeschäden ein arbeitsmedizinisches Problem, welches vor allem Bergwerk- und Hüttenarbeiter betrifft. Die Notfallbehandlung von Patienten mit Hitzeschäden ist also auch bei uns kein rein akademisches Problem, sondern gehört - wenn auch nicht als tägliche Routine - zum Aufgabenbereich von Notärzten auch in Gegenden mit gemäßigtem Klima.

Thermoregulation und Akklimatisierung

Der Wärmeabstrom aus dem Kern zur Körperoberfläche erfolgt mit dem Blut, welches Organwärme aufnimmt (Konduktion) und diese an die Körperoberfläche transportiert (Konvektion), von wo die Wärmeabgabe an die Umwelt durch Strahlung, Konduktion, Konvektion und Verdunstung von Schweiß erfolgt. Die Extremitäten sind durch Variation der Durchblutung in Verbindung mit ihrer relativ großen Oberfläche besonders geeignet, Wärme abzugeben *(2)*.
Bei warmem oder heißem Wetter sind Konduktion und Konvektion für die Wärmeabgabe von der Körperoberfläche ineffektiv. Bei einer Umgebungstemperatur von 35 °C und mehr kann Wärme nur durch Verdunstung von Schweiß abgegeben werden. Bei hoher Luftfeuchtigkeit ist auch Schwitzen ineffektiv. In warmer und feuchter Umgebung besteht schon unter Ruhebedingungen gerade ein Gleichgewicht zwischen Wärmeproduktion und möglicher Wärmeabgabe. Schon leichte körperliche Arbeit verursacht einen Anstieg der Körperkerntemperatur *(1)*.
Die Leistungsfähigkeit des kardiovaskulären Systems ist für die Thermoregulation unter Wärmebelastung von ausschlagge-

bender Bedeutung. Ein hyperdynamer Kreislaufzustand (hohes HZV, erniedrigter peripherer Gefäßwiderstand) kennzeichnet einen Organismus, der viel Wärme nach außen abgeben muß. Patienten mit kardiovaskulären Erkrankungen können eine solche Leistungssteigerung nicht lange aufrechterhalten oder gar nicht erbringen.

Allgemeine Pathogenese von Hitzeschäden

Durch defekte oder insuffiziente Mechanismen der Wärmeabgabe bei endogener oder exogener Wärmebelastung entsteht ein *Wärmestau*. Die Körperkerntemperatur steigt an. Eine unzweckmäßige Kleidung behindert alle Mechanismen der Wärmeabgabe (Soldaten im Kampfanzug; Säuglinge und Kleinkinder warm angezogen im verschlossenen Auto oder gut zugedeckt im Kinderwagen; alte Menschen ziehen sich auch im Hochsommer oft warm an). Kreislauferkrankungen und Dehydrationszustände fördern die Pathogenese von Hitzeschäden am stärksten. Sie behindern jede Art der Adaptation an höhere Umwelttemperaturen, besonders durch Einschränkung des konvektiven Wärmetransports zwischen Körperkern und -schale und Hemmung der Schweißsekretion. Hohe Luftfeuchtigkeit bei größerer Wärmebelastung und körperlicher Anstrengung ist eine besonders gefährliche Situation. Auch ohne körperliche Arbeit steigt die Energieproduktion des Organismus mit steigender Körpertemperatur an.
Von besonderer Wichtigkeit für unser Problem ist die Tatsache, daß die geregelte Energieumsatzsteigerung oberhalb einer Körpertemperatur von 41 °C entgleist, d. h. sich besonders in der Skelettmuskulatur - wie bei der malignen Hyperthermie - unkontrolliert verselbständigt *(1)*. Dies ist der Grund dafür, warum einmal maligne Hyperthermie und Hitzschlag unbehandelt immer zum thermischen Tod führen und zum anderen, warum Dantrolene auch zur Therapie des Hitzschlags eingesetzt wurde *(10)*.

Hitzeschäden und ihre Notfallbehandlung

Hitzesynkope, Hitzeohnmacht (Tabelle 1)

Es handelt sich um eine orthostatische Hypotension durch Verminderung des effektiven Blutvolumens bei längerem Stehen oder Marschieren unter äußerer Wärmebelastung. Betroffen sind Nichtadaptierte oder Personen in der Initialphase der Hitzeadaptation. Die Vasodilatation der Körperschale wird nicht kompensiert durch ausreichende Erhöhung des HZV und Vasokonstriktion im Splanchnikusgebiet. Der Blutdruck sinkt in kritische Bereiche und durch inadäquate Vaguserregung kann zusätzlich eine Bradykardie eintreten. Der Betroffene wird benommen, ihm wird übel und er verliert das Bewußtsein. Beim Fall zu Boden können Verletzungen eintreten.
Der Bewußtlose wird geborgen, entkleidet und in kühler Umgebung flach gelagert. Die Erholung erfolgt spontan. Eine Pharmakotherapie (Atropin, Vasopressoren, Katecholamine) ist nur in Ausnahmefällen notwendig.

Sonnenstich (Heliosis, Insolation)

Ein Sonnenstich ist Folge längerer Sonnenbestrahlung des unbedeckten Schädels. Ein Wärmestau kann zusätzlich bestehen. Ge-

Tabelle 1. Hitzesynkope

Alarmzeichen:	Bewußtlosigkeit
Warnzeichen:	Benommenheit, körperliche Schwäche, Übelkeit, Hypotension, Bradykardie
Begleitsymptome:	Mäßige Hyperthermie Verletzungen beim Sturz
Notfalltherapie:	Bergen, Entkleiden, Flachlagerung in kühler Umgebung

fährdet sind Säuglinge, Kleinkinder und Erwachsene mit geringer Kopfbehaarung.
Zur Symptomatik des Sonnenstichs gehören hochroter, heißer Kopf, Unruhe, Schwindel, Übelkeit, Erbrechen, Ohrensausen und Kreislaufkollaps. Ein Meningismus kann vorhanden sein. Schwere Fälle sind durch Bewußtlosigkeit und zerebrale Krämpfe gekennzeichnet (Tabelle 2).
In leichteren Fällen genügt es, den Patienten mit erhöhtem Kopf in kühler Umgebung flachzulagern. Die äußere Kühlung des erhitzten Schädels (feuchte, kalte Tücher) ist angenehm. Bei Hirndruckzeichen oder Meningismus wird der Patient stationär eingewiesen. Deutliche Hirndruckzeichen rechtfertigen eine schon während des Transports beginnende hirndrucksenkende Therapie. Der Patient sollte daher intubiert und hyperventiliert werden. Dexamethason in der Dosierung wie beim Schädel-Hirn-Trauma wurde empfohlen, seine Wirksamkeit ist aber umstritten. Bei Säuglingen und Kleinkindern tritt die Symptomatik zeitlich oft verzögert nach der Sonnenexposition auf. Eine Klinikeinweisung ist deshalb schon bei Verdacht auf die Entwicklung eines Sonnenstichs angezeigt.

Tabelle 2. Sonnenstich

Alarmzeichen:	Bewußtlosigkeit, zerebrale Krämpfe (Hirndruckzeichen)
Warnzeichen:	Hochroter, heißer Kopf, Unruhe, Benommenheit, Schwindel, Übelkeit, Erbrechen, Ohrensausen, Kreislaufkollaps, Meningismus
Begleitsymptome:	Hyperthermie (fakultativ)
Notfalltherapie:	Flachlagerung mit erhöhtem Kopf in kühler Umgebung Kühlung des Kopfes (feuchte Tücher) Bewußtlosigkeit: stabile Seitenlagerung oder Intubation (kontrollierte Hyperventilation) Zerebrale Krämpfe: Thiobarbital 5 mg/kg, Intubation, kontrollierte Hyperventilation Dexamethason 1 mg/kg (Säuglinge, Kleinkinder: 2 mg/kg). Wirkung unsicher

Hitzekrämpfe

Bei körperlicher Arbeit in heißer Umgebung mit maximaler Schweißproduktion (Nichtakklimatisierte 1,5 l/h, Akklimatisierte 3-4 l/h) scheiden die Schweißdrüsen beträchtliche Kochsalzmengen aus. Werden die Flüssigkeitsverluste durch salzarme Getränke gedeckt, so entsteht eine hypotone Euhydratation oder Dehydratation. Krämpfe der Arbeitsmuskulatur, seltener auch der Muskulatur der vorderen Rumpfwand, treten in der Regel erst nach Beendigung der Arbeit auf. Sie sind für den Betroffenen sehr schmerzhaft, aber ungefährlich. Hyperthermie oder eine Beteiligung des ZNS ist gewöhnlich nicht vorhanden *(1, 3)*. Diese einfache Form der Hitzekrämpfe muß vom Syndrom der Salzmangelhitzeerschöpfung mit Krämpfen unterschieden werden.
Die Therapie der Störung besteht in einer Zufuhr kochsalzreicher Getränke oder Infusionslösungen:

a) Gesüßtem Tee, Limonade oder Fruchtsäften werden zwei Teelöffel Kochsalz pro Liter zugesetzt.
b) Vier bis fünf Beutel Mineraldrink-Konzentrat werden in 1 l Wasser gelöst. Es sollen 1-2 l dieser Flüssigkeiten in kürzerer Zeit getrunken werden.
c) Bei starker Beeinträchtigung des Allgemeinbefindens (starke Schmerzen, äußerste Unruhe) wird Ringer-Laktat infundiert und der Patient zur weiteren Beobachtung in ein Krankenhaus gebracht.

Hitzeerschöpfung

Trotz der etwas verharmlosenden Namensgebung ist Hitzeerschöpfung durch die Kombination von Hyperthermie und isotoner, hypotoner oder hypertoner Dehydratation eine Notfallsituation, die unter Umständen in die klassische Form des Hitzschlags übergehen kann. Wie diese entwikkelt sich die Hitzeerschöpfung bei äußerer Wärmebelastung innerhalb von Tagen. In Hitzeperioden kann sie epidemisch auftreten. Betroffen sind in der Regel nichthitzeadaptierte Personen. Zusätzliche gastrointestinale Flüssigkeitsverluste durch Erbrechen und Diarrhö (die eine Hitzeerschöpfung häufig begleiten) verstärken die Symptomatik. Eine leichtere Form ist die *Hitzeerschöpfung mit isotoner Dehydratation*.

Die *Salzmangelhitzeerschöpfung* ist eine ausgeprägt hypotone Dehydratation mit Schock, körperlicher Erschöpfung und beginnender zentralnervöser Symptomatik. Sie entsteht wie Hitzekrämpfe durch Dekkung anhaltender Schweißverluste mit salzarmen Getränken. Eine Hyperthermie ist nicht regelmäßig vorhanden. Die Fähigkeit zur Schweißproduktion ist eingeschränkt, aber noch vorhanden. Daher ist die Haut der Patienten häufig von kaltem Schweiß bedeckt. Hypotension, Tachykardie und Schock kennzeichnen die Kreislaufsituation. Durst und Oligurie werden meist nicht beobachtet. Allgemeinsymptome sind Myalgien, Muskelkrämpfe, Muskelschwäche, allgemeine körperliche Erschöpfung, Kopfschmerzen und Benommenheit. Übelkeit, Erbrechen und Diarrhö treten als Begleitsymptome hinzu und verstärken die Dehydratation *(1)*. Die Behandlung dieser Störung ist ähnlich wie diejenige bei Hitzekrämpfen. Wegen der ausgeprägteren Allgemeinsymptomatik mit Schock ist die Infusionstherapie einer oralen Rehydratation vorzuziehen. Wegen der Hyponaträmie werden isotone Elektrolytlösungen infundiert und damit zuerst die Dehydratation korrigiert (Tabelle 3).

Eine *Wassermangelhitzeerschöpfung* (Hitzeerschöpfung mit hypertoner Dehydratation) ist die schwerste Form dieser Art des Hitzeschadens und häufig unmittelbarer Vorläufer eines Hitzschlags. Die hypertone Dehydratation entsteht dadurch, daß die Betroffenen nicht genügend Wasser trinken. Entweder sind sie so geschwächt, daß sie ihr Bedürfnis zu trinken nicht mehr artikulieren können (häufig in Pflegeheimen), oder Wasser ist nicht vorhanden (Verdursten im Wüstenklima). Auch neurologische und psychiatrische Erkrankungen mit gestörtem Durstmechanismus können der Störung zugrunde liegen. Klinische Leitsymptome sind Schock, Oligurie, Hyperthermie und quälender Durst. Kopfschmerzen, Angst, Erregung, Konfusion oder ein schweres Durchgangssyndrom sind Ausdruck zentralnervöser Beteiligung. Die Muskulatur ist mit Muskelschwäche und Störungen der muskulären Koordination immer betroffen. Dyspnoe und Hyperventilation werden durch hypertone Dehydratation, metabolische Azidose und thermische Schädigung des ZNS hervorgerufen *(1)*. Obwohl Hypernaträmie und Hyperosmolalität entscheidende Symptome der Wassermangelhitzeerschöpfung sind, zielt die Therapie nicht in erster Linie auf deren Beseitigung ab. Es ist kontraindi-

Tabelle 3. Hitzeerschöpfung

Alarmzeichen:	Schock, Hyperthermie > 39 °C Durchgangssyndrom (Erregung, Konfusion, Delirium), Dyspnoe, Hyperventilation, Tetanie
Warnzeichen:	Kreislaufzentralisation, körperliche Erschöpfung, Oligurie
Begleitsymptome:	Durst (nicht bei Salzmangelhitzeerschöpfung), Myalgien, Muskelschwäche, Muskelkrämpfe, Kopfschmerzen
Notfalltherapie:	Flachlagerung, Schocklagerung in kühler Umgebung, Entkleiden bei Hyperthermie. Orale Zufuhr oder Infusion isotoner Elektrolytlösungen (Ringer-Laktatlösung). Bei Körpertemperatur > 39 °C immer Klinikeinweisung

ziert, eine Hypernaträmie „schnell" zu korrigieren. Zielsymptom bei der Therapie ist die Hypovolämie und nicht die Hyperosmolalität. Bei hyperosmolaren Zuständen bilden Ganglienzellen (und andere Parenchymzellen?) sogenannte „idiogene Osmole", das sind bis heute nicht identifizierte niedermolekulare Verbindungen, die den intrazellulären osmotischen Druck erhöhen und dadurch einen Wasserausstrom aus den Zellen in das hypertone Interstitium verhindern. Eine rasche Normalisierung der extrazellulären Osmolalität führt zum Wassereinstrom in die noch hypertonen Zellen und damit zum akuten Hirnödem mit zerebralen Krämpfen. Um einen unkontrollierten Wassereinstrom in die Zellen zu vermeiden, wird der Notarzt auch bei dieser Störung zunächst isotone Elektrolytlösungen infundieren. Jede weitere Korrektur (Hyperthermie, Azidose, Hypokalämie, tetanische Krämpfe) bleibt der Klinik überlassen.

Hitzschlag

Für Notärzte hat der Hitzschlag die gleiche Bedeutung wie die maligne Hyperthermie für Anästhesisten. Beides sind seltene Notfälle, die überraschend auftreten und unbehandelt immer zum Tode führen. Beide Erkrankungen haben zwar eine unterschiedliche Pathogenese, münden aber durch unkontrollierte Verselbständigung der muskulären Wärmeproduktion beim Hitzschlag in eine gemeinsame Endstrecke mit sehr ähnlicher oder fast identischer Symptomatik.

Der Hitzschlag bei körperlicher Anstrengung
Betroffen sind gesunde, leistungsfähige, nichthitzeadaptierte Menschen jeden Alters bei langdauernder körperlicher Anstrengung in heißer oder feuchtwarmer Umgebung (Soldaten, Sportler, Bergleute, Hüttenarbeiter). Die Hitzebelastung entsteht vornehmlich durch die endogene Wärmeproduktion, die Wärmeabgabe ist durch unzweckmäßige Kleidung oder Klimabedingungen eingeschränkt oder stark behindert. Die Hyperthermie entwickelt sich schnell innerhalb von Stunden. Bewußtseinstrübung, Bewußtlosigkeit oder Koma treten quasi aus heiterem Himmel ohne Prodromi auf. Wegen der kurzzeitigen Entstehung ist der Flüssigkeitsmangel nicht so stark ausgeprägt wie bei der klassischen Form, der Kreislaufzustand ist in der Regel hyperdynam. Die Schweißproduktion ist in der Regel beeinträchtigt, aber noch vorhanden *(1, 3, 5, 11)*.

Tabelle 4. Die beiden Formen des Hitzschlags

	Anstrengungshitzschlag	Klassischer Hitzschlag
Betroffen:	Sportler, Soldaten, Bergleute, Hüttenarbeiter	Ältere mit chronischen Erkrankungen, chronische Medikamenteneinnahme, Alkoholiker, Drogensüchtige
Auftreten:	Sporadisch	Epidemisch
Symptome:	Hyperpyrexie, Desorientiertheit, keine Anhidrose, Laktazidose, hyperdynamer Kreislauf bei Diagnosestellung	Koma, Hyperpyrexie, Anhidrosis, respiratorische Alkalose, hyperdynamer Kreislauf bei Diagnosestellung
Komplikationen:	Rhabdomyolyse, disseminierte intravaskuläre Gerinnung, akutes Nierenversagen, irreversible Schädigung des ZNS, Hyper- und Hypokalämie	Irreversible Schädigung des ZNS, sonst eher Komplikationen von seiten der Grunderkrankung, Myokardinfarkt, Hypokalämie

Der klassische Hitzschlag

Diese Form betrifft vornehmlich ältere Menschen. Anhidrosis ist die Regel. In Hitzeperioden tritt der klassische Hitzschlag in Ballungszentren epidemisch auf *(1, 7, 8, 12, 13)*.

Ein Hitzschlag sollte bei jedem Patienten vermutet werden, bei dem während einer Hitzebelastung (endogen oder exogen) eine Bewußtseinsstörung eintritt *(13)*. Die Diagnose ergibt sich aus der Kombination: Hitzebelastung, schwere Bewußtseinstrübung, Bewußtlosigkeit, Koma, Hyperpyrexie (Körpertemperatur ≥ 40,5 °C) und eingeschränkter (Anstrengungshitzschlag) bzw. aufgehobener Schweißproduktion (Anhidrosis, Haut heiß und trocken, klassischer Hitzeschlag). Die Diagnose sollte im Verdachtsfall großzügig gestellt werden, damit die lebensrettende Kühltherapie schon am Notfallort beginnen kann.

Notfalltherapie beim Hitzschlag

„Das Überleben beim Hitzschlag hängt ab vom Darandenken, der schnellen Diagnose und einem Rettungssystem, welches der komplexen Problematik dieses Notfalls in der Akutphase Rechnung trägt *(1)*". Die Prognose ist für den Patienten um so günstiger, je eher die lebensbedrohliche Hyperpyrexie beherrscht wird. Nicht die Höhe der Kerntemperatur, sondern die Dauer der Hyperthermie bestimmen darüber, ob der Patient stirbt oder überlebt.

Die Kühltherapie beginnt am Notfallort!

Wenn auch effektive Kühlmaßnahmen in der Regel am Notfallort nicht möglich sind, können Rettungssanitäter und Notarzt jedoch eine äußere Kühlung einleiten. Der Patient wird so weit wie möglich entkleidet und die Körperoberfläche z. B. mit kaltem Wasser benetzt. Falls Eis vorhanden ist, kann dieses zur Oberflächenkühlung verwendet werden. Die Kühlung mit Wasser ist allerdings effektiver als diejenige mit Eis *(6)*. Auf dem Transport bleiben Fenster und Schiebetüren des Notarztwagens, soweit dies ohne Gefährdung des Verkehrs möglich ist, geöffnet (Luftzug).

Tabelle 5. Hitzschlag

Alarmzeichen:	Hyperpyrexie (≥ 40,5 °C), Bewußtseinstrübung, Bewußtlosigkeit, Koma, zerebrale Krämpfe, Anhidrosis, Schock, Zyanose
Warnzeichen:	Bewußtseinsveränderungen bei Hitzebelastung, Meningismus, Hypotension, Herzrhythmusstörungen, Oligurie
Begleitsymptome:	Mydriasis, Urin- und Stuhlabgang, Halbseitenlähmung, totale körperliche Erschöpfung, Übelkeit, Erbrechen, Diarrhö, Dyspnoe, Hyperventilation, tetanische Krämpfe
Notfalltherapie:	Sofortiger Beginn der Kühltherapie, Intubation und Beatmung, Hirndrucksenkung (Barbiturate, Etomidat, Kortikoide), Infusion isotoner Elektrolytlösungen (zurückhaltend bei Anstrengungshitzschlag) Bei Schock und Zyanose Dopamin (Dosierung wie beim kardiogenen Schock)

Der komatöse oder krampfende Patient wird intubiert. Barbiturate oder Etomidat senken den Hirndruck und durchbrechen den Krampfanfall (zusätzliche muskuläre Wärmeproduktion). Bei der Anwendung von Hypnotika ist der Kreislaufzustand zu berücksichtigen. Glukokortikoide werden empfohlen, ihre Wirkung auf das Hirnödem ist fraglich.

Bei hypodynamem Kreislauf und Schock werden 1000 ml Ringer-Laktatlösung rasch infundiert. Dopamin wird beim kardialen Schock eingesetzt. Eine aggressive Infusionstherapie wird vor der effektiven Kühltherapie in der Klinik nicht durchgeführt *(1)*. Alphaagonisten (vor allem Noradrenalin) sind kontraindiziert, da eine zusätzliche Vasokonstriktion trotz äußerer Kühlung zu einer paradoxen Kerntemperatursteigerung führen kann.

Literatur

1. Anderson RJ, Reed G, Knochel J (1983) Heatstroke. Advanc intern Med 28: 115
2. Aschoff J (1971) Temperaturregulation. In: J Aschoff, B Günther, K Kramer (eds) Energiehaushalt und Temperaturregulation. (Physiologie des Menschen Bd 2, p 43.) Urban & Schwarzenberg, München Berlin Wien
3. Bartenstein J, Willi U, Lenherr B, Spiegel M (1984) Hitzschlag. Schweiz med Wschr 114: 1221
4. Clowes GH, O'Donnel TF (1974) Heat stroke. N Engl J Med 291: 564
5. Costrini AM, Pitt HA, Gustafson AB, Uddin DE (1979) Cardiovascular and metabolic manifestations of heat stroke and severe heat exhaustion. Am J Med 66: 296
6. Editorial: Management of heatstroke. Lancet 1982 II: 910
7. Hart GR, Anderson RJ, Crumpler CP, Shulkin A, Reed G, Knochel JP (1982) Epidemic classical heat stroke: clinical characteristics and course of 28 patients. Medicine 61: 189
8. Jones TS, Liang AP, Kilbourne EM et al. (1982) Morbidity and mortality associated with the july 1980 heat wave in St Louis and Kansas City/Mo. J amer med Ass 247: 3327
9. Khogali M, Weiner JS (1980) Heat stroke: report on 18 cases. Lancet II: 276
10. Lydiatt JS, Hill GE (1981) Treatment of heat stroke with dantrolene. Letter. J amer med Ass 246: 41
11. O'Donnel TF (1975) Acute heat stroke. Epidemiologic, biochemical, and coagulation studies. J amer med Ass 234: 824
12. Sprung CL (1979) Hemodynamic alterations of heat stroke in the elderly. Chest 75: 362
13. Sprung CL (1980) Heat stroke: Modern approach to an ancient disease. Chest 77: 461

Störungen im Wärmehaushalt: akzidentelle allgemeine Hypothermie

G. Hossli

Definition der Hypothermie

Bei Überwiegen der Wärmeabgabe in Relation zur Wärmeproduktion des Körpers kommt es zum Absinken der Temperatur unter 36 °C, d.h. zur allgemeinen Hypothermie.

Vorkommen und Formen der Hypothermie

- Spontan auftretende Hypothermie (selten), z. B. bei Hypothyreose, terminal bei Schäden im dienzephalen Temperaturregulationszentrum (im Rahmen des Hirntodes).
- Therapeutisch, d. h. künstlich herbeigeführte Hypothermie.
  - Prophylaktisch, z. B. allgemeine Hypothermie in der Herzchirurgie für eine totale Kreislaufunterbrechung für einige Minuten (Oberflächenhypothermie) oder während des Ersatzkreislaufs (Blutstromkühlung mit Herz-Lungen-Maschine).
    (Analog: Lokale Kühlung einzelner Organe bei Transplantation oder bei isolierter Organchirurgie, wie z. B. Korrekturoperation der Nierenarterienstenose.)
  - Künstliche Normothermie, z. B. bei hohem Fieber (infektiös) oder bei zentral ausgelöster Hyperpyrexie (z. B. nach intrakraniellen Eingriffen, Kreislaufstillstand, Schädel-Hirn-Trauma usw.).
- Akzidentell, d. h. durch einen Unfall bedingte Hypothermie, z. B. beim Lawinenunfall, bei Ertrinken im kalten Wasser, bei Kälteexposition in Kombination mit verminderter Abwehr, z. B. durch Intoxikation (Alkohol, Suizidversuch mit Schlafmittel u. ä.) oder durch Erschöpfung. Alte Leute sind besonders gefährdet.

Physiologie der Wärmeregulation *(6)*

Für den ungestörten Ablauf aller Körperfunktionen ist die Konstanthaltung der Temperatur auf einem bestimmten Wert (Normothermie von 36–37 °C) von entscheidender Bedeutung. Dabei wird das Gleichgewicht zwischen Wärmeabgabe und Wärmeaufnahme einerseits und der Wärmeproduktion des Organismus andererseits mit Hilfe von körpereigenen Kompensationsmechanismen in einem weiten Bereich aufrechterhalten (Tabelle 1); die Wärmebilanz ist normalerweise ausgeglichen. Die Regulation von Wärmeproduktion und -abgabe erfolgt im Zwischenhirn vor allem aufgrund der Impulse von Thermorezeptoren, z. B. in der Haut und im oberen Intestinaltrakt. Die Temperatur im Innern des Körpers (Körperkerntemperatur, meßbar als Temperatur im Ösophagus oder im Rektum) ist normalerweise in engen Grenzen stabil. Meist ist die Temperatur der oberflächlichen Gebiete (Körperschalentemperatur, gemessen als Hauttemperatur) einige Grade kälter als im Körperkern. Sie wechselt jedoch stark in Abhängigkeit von der Umgebungstemperatur und der Durchblutung. Die Veränderungen der Hautdurchblutung und der Schweißpro-

Tabelle 1. Wärmebilanz des Körpers (Zum Teil aus *6*)

Wärmegewinn	Wärmeverlust
Körpereigene Mechanismen: - Basalstoffwechsel - Spezifisch-dynamische Wirkung der Nährstoffe (z. B. Eiweißaufnahme führt zu vermehrter Verbrennung) - Erhöhte Muskelaktivität (aktive Muskeltätigkeit, unwillkürliches Muskelzittern) Äußere Einflüsse: - Sonnenbestrahlung - Warme Umgebungstemperatur - Heiße Nahrung und Getränke - Künstliche Aufwärmung (z. B. Heizung, Wärmematten)	Körpereigene Mechanismen und äußere Einflüsse: - Wärmeabstrom von der Oberfläche durch Strahlung, Leitung, Verdunstung (Perspiratio insensibilis, z. B. Atmung; Schwitzen) - Künstliche Abkühlung (z. B. Kühlmatten, Ventilation, Eiswickel usw.)
Verminderung des Wärmeverlustes	**Verminderung des Wärmegewinns**
Körpereigene Mechanismen: - Vasokonstriktion - Gänsehaut (spielt beim Menschen eine sehr geringe Rolle) Äußere Einflüsse: - (warme) Kleidung	Körpereigene bzw. direkt im Körperinnern wirksame Mechanismen: - Vasodilatation - Künstliche Senkung des Stoffwechsels (z. B. Sedation, Muskelrelaxierung und Beatmung) Äußere Einflüsse: - Verminderung der Körperbedeckung (leichte Kleidung oder ganz abdecken)

duktion (wie auch der Atmung) sind die hauptsächlichsten Mechanismen zur Regulierung der Wärmeabgabe.
Die Wärmeproduktion erfolgt durch die mit dem Bau- und Betriebsstoffwechsel der Zellen verkoppelten Verbrennungsvorgänge (Oxydation) im ganzen Körper, vor allem in der Skelettmuskulatur, in der Leber und im Gehirn. Sie genügt bei einer Umgebungstemperatur von 28 °C bei einem unbekleideten Menschen, bei Windstille und bei einer relativen Luftfeuchtigkeit von 50% zur Kompensation der Wärmeverluste; diese sogenannte Indifferenztemperatur wird als angenehm empfunden. Bei Sinken der Umgebungstemperatur setzt vorübergehend eine Steigerung des Stoffwechsels durch vermehrte Muskeltätigkeit und Muskelzittern (auch „Zähneklappern") und dadurch eine kompensatorisch erhöhte Wärmeproduktion, in geringem Maße auch durch die vermehrte Aktivität der Musculi erectores pilorum („Gänsehaut") ein. Dabei kann der Sauerstoffverbrauch um ein Mehrfaches ansteigen. Umgekehrt ist die Wärmeproduktion in Ruhe minimal (Basalstoffwechsel); sie kann künstlich herabgesetzt werden durch eine medikamentöse Sedierung und Muskelrelaxation (unter gleichzeitiger Beatmung).

Pathophysiologie der Hypothermie

Hypothermiestadien

Die Einteilung erfolgt nach der klinischen und praktischen Bedeutung der unter Hypothermie auftretenden Störungen:

- Leichte Hypothermie, Kerntemperatur 36-33 °C. Versuch der Kompensation des Wärmeverlustes durch erhöhte Wärmeproduktion: z. B. Muskelzittern; Bewußtsein erhalten.
- Mittelschwere, „mäßige" Hypothermie, Kerntemperatur 33-30 °C. Dekompensation der Wärmeregulation, Absinken des Stoffwechsels: Abnahme des Mus-

keltonus und der Vitalfunktionen; allmähliches Erlöschen des Bewußtseins; von jetzt an poikilotherm.

- Schwere, „tiefe" Hypothermie, Kerntemperatur 30-24 °C, eventuell auch tiefer.
  Hochgradige Reduktion des Stoffwechsels und der Vitalfunktionen („Vita minima", Scheintod): Bewußtsein, Muskeltonus und Reflexe erloschen (jedoch Rigor der Muskulatur).
  Akute Lebensgefahr (Bradyarrhythmie, eventuell Kammerflimmern, gefolgt von Asystolie) besteht im allgemeinen bei einer Temperatur von weniger als 28 °C. In seltenen Fällen konnten Patienten mit einer Hypothermie mit weniger als 24 °C gerettet werden (siehe unten). In der Chirurgie am offenen Herzen bei Säuglingen wird die Körpertemperatur therapeutisch sogar bis auf 20 °C gesenkt.

RGT-Regel (*R*eaktions-*G*eschwindigkeits-*T*emperatur-Regel)
Die Regel, wonach eine chemische Reaktion bei einer Temperaturerhöhung um 10 °C doppelt so schnell respektive bei einer Temperaturverminderung um 10 °C halb so schnell abläuft, gilt auch hier; entsprechend ist der Sauerstoffverbrauch/-bedarf verändert:

- Bei Fieber →Stoffwechsel und Sauerstoffverbrauch erhöht.
- Bei 37 °C (Normothermie) →Sauerstoffverbrauch/-bedarf normal (in Ruhe etwa 300 ml/min).
- Bei 27 °C →Sauerstoffverbrauch/-bedarf auf die Hälfte herabgesetzt (etwa 150 ml/min).
- Bei 17 °C →Sauerstoffverbrauch/-bedarf theoretisch auf ein Viertel reduziert (etwa 75 ml/min).

Die Tatsache, daß bei erniedrigter Temperatur der Sauerstoffverbrauch/-bedarf vermindert ist, wird bei der therapeutischen bzw. prophylaktischen und künstlichen Hypothermie ausgenützt. Bei der akzidentellen Hypothermie wirkt sich der verminderte Sauerstoffbedarf lebensverlängernd aus (protektiver Effekt der Hypothermie).

Auswirkungen der Hypothermie auf die einzelnen Organe und Organfunktionen
Bei Hypothermie werden die Funktionen aller Systeme gestört, wobei die Veränderungen sich gegenseitig beeinflussen.

Zentralnervensystem (ZNS)
Die im Rahmen der Abwehrvorgänge zunächst gesteigerte Tätigkeit von Muskulatur und Stoffwechsel wird vom ZNS ausgelöst und gesteuert. Unter etwa 33 °C kommt es jedoch zur Abnahme der Aktivität mit Bewußtseinsdämpfung (verlangsamte Reaktionen) und schließlich Bewußtseinsverlust, Dämpfung des Atemzentrums, Reflexdämpfung (unter 30-28 °C fehlen unter anderem Schmerz- und andere lebenswichtige Reflexe wie z.B. Husten (keine Reaktion auf Absaugen), die Pupillen werden weit und reaktionslos auf Licht (bedeutet hier noch nicht Kreislaufstillstand!)).

Muskulatur
- Leichte Hypothermie: Steigerung der Aktivität mit Zittern, eventuell Zuckungen.
- Mittelschwere Hypothermie: erhöhte Rigidität der Skelettmuskulatur.
- Tiefe Hypothermie: Abnahme des Muskeltonus.

Atmung
- Leichte Hypothermie (36-33 °C): eventuell vorübergehende Hyperventilation.
- Mittelschwere und schwere Hypothermie (unter 33 °C):
  - Abnahme von Atemfrequenz, -volumen, -minutenvolumen und der Compliance.
  - Erhöhte Löslichkeit von Sauerstoff und Kohlendioxyd im Blut und Gewebe.
  - Linksverschiebung der Sauerstoffdissoziationskurve: schlechtere Sauer-

stoffabgabe im Gewebe (trotzdem in der Regel keine Hypoxie, weil gleichzeitig mit der Hypothermie der Sauerstoffbedarf vermindert ist).
- Bei stärkerer Atemdepression wird der Gasaustausch auch für die Deckung der durch die Kälte verminderten Stoffwechselbedürfnisse zu gering: Notwendigkeit der Beatmung bei Temperaturen unter 33 °C.

Kreislauf
- Peripherie:
  - Zunächst Vasokonstriktion, vor allem in der Haut, und Verlagerung des Blutes in den Körperkern (gesteigerte Nierendurchblutung: Kältediurese).
  - Bei tiefer akzidenteller Hypothermie führt die durch die stark reduzierte Atmung und Durchblutung bedingte Hypoxie zur Kapillarendothelschädigung mit Plasmaverlust (Hypovolämie und Ödeme bei erhöhter Blutungstendenz, hämorrhagische Diathese und Sludge).
- Herz:
  - Von etwa 33 °C an (mittelschwere Hypothermie) beginnt das Herzzeitvolumen abzunehmen: Verminderung vor allem der Frequenz (Sinusbradykardie) wie auch der Kontraktilität und des Schlagvolumens mit Blutdruckabfall. Die damit einhergehende reduzierte periphere Durchblutung ist zunächst nicht behandlungsbedürftig, da auch der Stoffwechsel vermindert ist. Schließlich treten aber infolge der Verschlechterung von Erregungsbildung und -leitung (AV-Dissoziation) Bradyarrhythmien auf. Bei Temperaturen unter 30-28 °C (tiefe Hypothermie) besteht die Gefahr der Asystolie, eventuell nach einer kurzen Periode von Kammerflimmern. Bei akzidenteller Hypothermie wird bisweilen eine sehr langsame und schwache Herztätigkeit auch bei Temperaturen unter 24 °C beobachtet. Eine solche „Weak action“ mit minimaler peripherer Zirkulation kann im günstigsten Fall für eine beschränkte Zeit zur Aufrechterhaltung eines - wenn auch hypoxischen - reduzierten Zellstoffwechsels genügen.
  - Im EKG zeigt sich eine Verlängerung der PQ-Strecke und eine Verbreiterung des QRS-Komplexes (eventuell mit einem zusätzlichen Ausschlag im absteigenden Teil der R-Zacke: J- oder Osborn-Welle), eventuell Übernahme der Erregungsbildung durch tiefere Automatiezentren; die ST-Strecke kann gesenkt, die T-Zacke negativ sein.

Blutchemie
- Die im Verlaufe der Auskühlung meist beobachtete Blutzuckererhöhung ist wahrscheinlich bedingt durch die anfänglich erhöhte Freisetzung von Glukose in der Leber bei später verminderter Ausnützung.
- Infolge der starken Reduktion von Atmung und Kreislauf kommt es zur Mangelversorgung des Gewebes (Hypoxie) mit metabolischer Azidose.
- Zahlreiche weitere Veränderungen der Blutchemie sind Folgen der Funktionsverminderung von Leber, Nieren und endokrinen Organen (unter anderem Nebennieren, Schilddrüse, Hypophyse); sie sind jedoch nicht spezifisch für eine Hypothermie.

Blutgerinnung
Das Gerinnungspotential ist herabgesetzt durch Vermehrung von körpereigenem Antithrombin und der Thrombozytenzahl (Heparinisierung daher nur unter häufiger Kontrolle der Thrombinzeit oder der „*A*ctivated *c*lotting *t*ime“).

Pharmakokinetik
Verminderter Abbau und damit verlängerte Wirkung von
- Morphin, Barbituraten, Zitrat (großzügige Dosierung von Kalzium bei Massivtransfusionen von Konservenblut),

- Katecholamine (jedoch auch verminderte Wirkung, z. B. bei Azidose),
- Muskelrelaxanzien; Wirkung der nichtdepolarisierenden Relaxanzien (Pancuronium, Alcuronium) herabgesetzt, von Succinylcholin erhöht.

Hauptgefahren der akzidentellen Hypothermie

- Bewußtseinsverlust (Erstickungs- und Aspirationsgefahr);
- zunehmende Atem- und Kreislaufdämpfung (Atem- und Kreislaufinsuffizienz), Erschöpfung;
- bei Kerntemperatur von weniger als 30-28 °C schließlich Atem- und Kreislaufstillstand.

Therapie der akzidentellen Hypothermie *(1, 2, 3, 4, 5, 7, 8)*

Am Unfallort

- Wenn irgend möglich, soll an der Unfallstelle schon bei der Bergung ein (Not-)Arzt zugegen sein.
- Messung der Kerntemperatur ist wünschenswert, aber aus praktischen Gründen problematisch (Spezialthermometer nötig).
- In schweren Fällen, d. h. bei Körpertemperatur von weniger als 32-28 °C (Bewußtlosigkeit, Fehlen von Muskelzittern, oberflächliche Atmung und kaum fühlbarer, langsamer Puls), besteht unmittelbare Lebensgefahr. In diesen Fällen kann es bei passiven Bewegungen durch akute Verlagerung des kalten „Schalen"-Blutes zum Körper-„Kern" plötzlich zum „Bergungstod" kommen. Bewegungen bei und nach der Bergung möglichst vermeiden, d. h. keine Umlagerung, Vorsicht beim Transport (nur liegend, in Decken eingewickelt und stabilisiert auf einer Bahre).
- Verhinderung weiterer Auskühlung durch
  - Einschlagen in Isolationsdecke zum Schutz vor Kälte, Feuchtigkeit und Wind,
  - Auflegen von chemischen Wärmebeuteln (nicht direkt auf die Haut!) oder
  - mindestens zweckmäßige Improvisationen (Wolldecke, Biwaksack, warme Kleidungsstücke, Bettflasche usw.).
- Infusion anlegen (falls damit keine Verzögerung des Abtransportes verbunden ist) zur Offenhaltung des venösen Zuganges für die eventuelle Gabe von Medikamenten, eventuell Alkalitherapie einer schweren metabolischen Azidose und zur eventuellen Flüssigkeitszufuhr.
- Überwachung: Ununterbrochene Kontrolle von Bewußtsein, Atmung und Kreislauf durch einen geschulten Helfer (auch auf dem Transport!).
- Beatmung bei schwacher oder nicht feststellbarer Spontanatmung, möglichst nach Intubation (durch den Notarzt) und mit Sauerstoffzugabe.

Achtung!
Während aller dieser Maßnahmen und auch auf dem Transport droht bei einem Patienten mit schwerer Hypothermie der akute Kreislaufstillstand, welcher alle Wiederbelebungsmaßnahmen, wie Beatmung, Herzmassage, intrakardiale Injektionen, intravasale Alkalitherapie und eventuell elektrische Defibrillation, erfordert.

Transport

- Jeder Patient mit mittelschwerer und schwerer Hypothermie, d. h. mit einer Kerntemperatur von weniger als 30 °C, soll so rasch und schonend wie möglich - im allgemeinen mit dem Rettungshelikopter - in eine für Hypothermiebehandlung personell, materiell und organisatorisch ausgerüstete Klinik gebracht werden, wo noch weitere Behandlungsmöglichkeiten für solche Extremfälle bestehen.
- Die Weiterführung aller bisher getroffenen Maßnahmen oder die Aufnahme

solcher Maßnahmen unterwegs muß dabei sichergestellt sein.

Klinische Behandlung

Bei Patienten *ohne* Kreislaufstillstand und mit meßbarem arteriellem Blutdruck (Kerntemperatur in der Regel höher als 30 °C):

- Bei ungenügender Spontanatmung (ist unter 33 °C Kerntemperatur die Regel): Intubation und apparative Beatmung.
- Oberflächenaufwärmung mit Wärmematte (Wassertemperatur zunächst maximal 10 °C höher als Kerntemperatur).
- Dabei Bereitschaft zur Notthorakotomie bzw. zum Noteinsatz der Herz-Lungen-Maschine.

Die Beatmung mit Warmluft und/oder die Zufuhr besonders aufgewärmter Infusionslösungen hat nur einen sehr geringen, den ganzen Körper wärmenden Effekt *(2, 3)*.

Bei Patienten *mit* Kreislaufstillstand, die unter Beatmung und Herzmassage eingeliefert werden (Kerntemperatur in der Regel weniger als 30 °C):

- Intubation und Sauerstoffbeatmung.
- Reanimationsversuch mit externer Herzmassage, Medikamentenapplikation, z.B. endotracheal, intravenös, intrakardial, Defibrillation, Pacemaker.

a) In Spitälern ohne Herz-Lungen-Maschine:

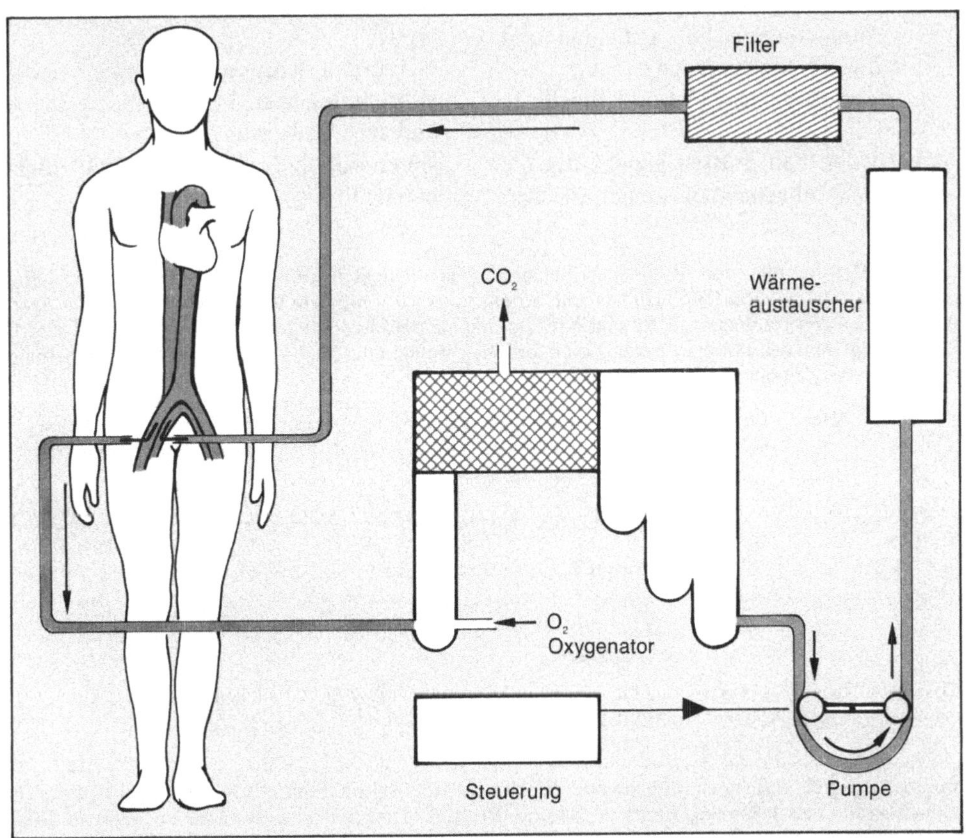

Abb. 1. Rasche Aufwärmung bei tiefer Hypothermie mit der Herz-Lungen-Maschine und Wärmeaustauscher im extrakorporalen Kreislauf nach Freilegung der V. und A. iliaca externa zur Entnahme bzw. Rückführung des Blutes

- Notthorakotomie zur Wärmezufuhr direkt am Herzen, z. B. durch ausgiebiges Übergießen des Herzens mit physiologischer Kochsalz- oder Spüllösung von 40 °C,
- eventuell auch Magenspülung, Blasenspülung und Peritoneallavage mit warmer Lösung,
- gleichzeitig Weiterführung der übrigen Reanimationsmaßnahmen: direkte Herzmassage, intravenöse und direkte intrakardiale Medikamentenapplikation, direkte interne Defibrillation, Pacemaker.

b) In Spitälern mit Herz-Lungen-Maschine:
   - Notfallmäßige Kanülierung der Arteria und Vena iliaca und direkte, rasche Aufwärmung im extrakorporellen Kreislauf (Abb. 1) unter Heparinisierung (außer bei Patienten mit schweren Verletzungen).
   (Beispiele siehe *1, 7, 8* und Tabelle 2).

Auf jeden Fall müssen gleichzeitig die üblichen allgemeinen diagnostischen und therapeutischen Verfahren der Intensivmedizin angewendet werden (wie z. B. mindestens kontinuierliche direkte arterielle und venöse Druckmessung, laufende EKG-Kontrolle, Blutgaskontrolle und andere notfallmäßige Blutchemiebestimmungen).

Vorbeugemaßnahmen bei Kälteexposition

- Warme und locker sitzende Kleider: Mehrere dünne Schichten (z. B. auch nur Zeitungspapier) isolieren besser als nur eine einzige, dicke Schicht.
- Nasse Kleider nach Möglichkeit wechseln.
- Kräftige Bewegungen halten warm. Sind mehrere Personen gefährdet, sollen sie sich gegenseitig überwachen und wachhalten.
- Gefährdete Körperstellen immer wieder in Richtung zum Herzen ausmassieren und aktiv bewegen.
- Keine alkoholischen Getränke; nicht rauchen.

Tabelle 2. Drei Beispiele von erfolgreicher Behandlung von Patienten mit tiefer Hypothermie (Rektaltemperatur 21,4–24,0 °C) und Kreislaufstillstand; Klinikeinlieferung mit dem Rettungshelikopter unter Beatmung und äußerer Herzmassage. Rasche Aufwärmung mit der Herz-Lungen-Maschine im extrakorporellen Kreislauf mit vollständiger kardiozirkulatorischer, pulmonaler und zerebraler Erholung innerhalb 12–36 h (Universitätsspital Zürich, 1984/85)

Patient/ Datum	Alter	Größe Gewicht	Exposition Umgebungstemperatur	Bergung Rea/Trsp	Temperatur rektal	HLM bis Defibrillation Temperatur rektal	Erholung zerebral
B. H. m. 3. 4. 84	26 J.	168 cm 65 kg	2 h Wasser 8 °C	15 min 3½ h	24 °C	45 min 30 °C	36 h
K. L. m. 17. 1. 85	57 J.	165 cm 60 kg	10 h Luft −15 °C + Schnee	15 min 15 min	21,7 °C	30 min 28 °C	12 h
B. B. m. 15. 4. 85	18 J.	175 cm 70 kg	11 h Luft 3 °C + Schnee	2 h 15 min	21,4 °C	30 min 26 °C	24 h

Ähnliche Beispiele siehe auch Mühlemann, W., Althaus, U., Inselspital Bern, 1978: 42jähriger Patient, 5 h Exposition in Gletscherspalte, Kreislaufstillstand, Bergung, Transport und Reanimation während 2¾ h, Rektaltemperatur 19 °C, 20 min HLM-Aufwärmung bis zur Defibrillation bei 36 °C *(1, 7)* und Turina, M., Hossli, G., Universitätsspital Zürich, 1978: 21jährige Patientin, 24 h Auskühlung während Neuroleptikumintoxikation, Kreislaufstillstand, Transport unter Reanimation während 2 h, Rektaltemperatur 28 °C, 25 min HLM-Aufwärmung bis zur Defibrillation bei 36,8 °C *(8)*

Zusammenfassung

Unter den akzidentellen Kälteeinwirkungen, d.h. den lokalen Erfrierungen und der allgemeinen Hypothermie, hat die letztere für die Notfallhilfe und für die klinische anästhesiologische und chirurgische Behandlung eine ganz besondere Bedeutung gewonnen. Heute können bisweilen auch Patienten mit tiefer Hypothermie (Kerntemperatur 30-24 °C und darunter) durch zweckmäßiges Vorgehen gerettet werden. Die allmählich erfolgende gleichmäßige Auskühlung des ganzen Organismus und der infolgedessen verminderte Sauerstoffbedarf (RGT-Regel) haben einen lebensverlängernden, protektiven Effekt, so daß Patienten mit kältebedingter Weak action, Asystolie oder Kammerflimmern unter Reanimation und mit schonendem Transport (meist Rettungshelikopter; Beachtung der Gefahr des Bergungstodes durch brüske passive Bewegungen mit rascher Vermischung des kalten Schalenblutes mit dem noch wärmeren Kernblut) in günstigen Fällen rechtzeitig in eine für die Hypothermiebehandlung organisatorisch und personell genügend ausgestattete Klinik gebracht werden können. Dort erfolgt eine massive Aufwärmung entweder nach Notthorakotomie durch Übergießen des Herzens mit warmer Spüllösung, mit warmer Peritonealspülung usw. oder noch rascher und schonender (unter Heparinisierung, d.h. nicht bei gleichzeitig vorliegenden Verletzungen) mit dem extrakorporellen Kreislauf (Herz-Lungen-Maschine und Wärmeaustauscher), wobei die Blutentnahme und -rückführung über die freigelegte V. und A. iliaca erfolgen.

Literatur

1. Althaus U (1985) Die Unterkühlung - ihre Folgen und Behandlung. In: Gesundes Herz. Informationsbulletin der Schweizerischen Stiftung für Kardiologie, Bern 2: 4
2. Dangel P, Hossli G (1979) Medizinische Maßnahmen nach Auffinden eines Lawinenverschütteten. In: Skifahren und Sicherheit III/Internationales Symposium in Davos. Buchdruckerei Davos p 186, Davos
3. Hossli G (1982) Hypothermie accidentelle et traitement. In: Médecine Militaire 4: 67
4. Hossli G, Dangel P, Braun P, Höflin F, Segantini P, Turina M (1983) Richtlinien für die Behandlung der allgemeinen Unterkühlung (akzidentelle Hypothermie). Schweizerische Ärztekommission für Notfallhilfe und Rettungswesen (SAzK) des Schweizerischen Roten Kreuzes (SRK), Bern, und Interverband für Rettungswesen (IVR), Aarau
5. Klöss Th (1983) Pathophysiologie, Diagnose und Behandlung akzidenteller Unterkühlungen - Teil 1. Anästh Intensivmed 24: 6 Teil 2. Anästh Intensivmed 24: 43
6. Maclean D, Emslie-Smith D (1977) Accidental hypothermia. Blackwell, Oxford London Edinburgh Melbourne
7. Mühlemann W (1979) Drei mal tiefe akzidentelle Hypothermie. Voraussetzungen und Besonderheiten einer adäquaten Therapie. In: Skifahren und Sicherheit III/Internationales Symposium in Davos. Buchdruckerei Davos p 202, Davos
8. Turina M, Hossli G (1979) Successful rewarming with the heart-lung-machine after accidental hypothermia. In: Skifahren und Sicherheit III/Internationales Symposium in Davos. Buchdruckerei Davos p 209, Davos

Leitsymptomatik – respiratorische Störungen: akute Erkrankungen aus der inneren Medizin

H. Fabel

Asthma bronchiale

Als Notfall meist in Form des schweren protrahierten Asthmaanfalls infolge Obstruktion der kleinen Atemwege (Bronchospasmus, Schleimhautödem, Schleimhautobstruktion). Intubation und Beatmung bessern den Zustand nicht, wenn nicht gleichzeitig eine medikamentöse Weitstellung der Bronchien erreicht werden kann (Tabelle 1).

Tabelle 1. Asthma bronchiale

Subjektive Beschwerden	Ähnliche Symptome dem Patienten bereits bekannt (Auslöser: Infekt, Allergenkontakt, Medikamente, Steroidentzug), Luftnot (Reizhusten)
Leitsymptome	Dyspnoe, exspiratorisches Distanzgiemen
Differentialdiagnose	Asthma cardiale (Lungenödem), Pneumothorax, Lungenembolie
Erstmaßnahmen	Medikamentenanamnese, Beta-2-Adrenergika (Spray, s.c.), Theophyllin langsam i.v., Prednison i.v.
Komplikationen	Zunehmende Tachykardie und Extrasystolen durch Grundkrankheit (Hypoxie), Beta-2-Sympathikomimetika und Theophyllin Pneumothorax
Cave	Betablockergabe absolut kontraindiziert, CO_2-Narkose infolge O_2-Gabe oder Sedativa
Weiterführende Maßnahmen	Intubation nur bei Verflachung der Atmung, totaler Erschöpfung, Bewußtseinsstörungen

Anamnese

In der Regel stellt der Patient selbst die Diagnose. Wichtig ist, daß Infekte der oberen Luftwege häufiger eine Asthmaverschlimmerung bewirken als ein Allergenkontakt.

Immer muß an eine iatrogen-medikamentöse Auslösung des Asthmaanfalls, z.B. durch Betablocker oder periphere Analgetika vom Aspirintyp, gedacht werden. Auch betarezeptorhemmende Augentropfen (zur Glaukombehandlung) können einen Asthmaanfall provozieren.

Subjektive Beschwerden

Häufig beginnt ein schwerer Asthmaanfall mit trockenem Reizhusten (Patientenangabe: „Kann den zähen Schleim nicht loswerden“). Asthmaanfälle treten gehäuft in den frühen Morgenstunden auf.

Leitsymptome

Wichtig ist die Kenntnis, daß mit Zunahme der Atemwegsobstruktion das (Distanz-) Giemen schwindet (Silent lungs).

Differentialdiagnose

Auch das kardiale Lungenödem beginnt häufig mit einer Bronchospastik (leere Asthmaanamnese).

Erstmaßnahmen

Exakte Medikamentenanamnese (Cave: Überdosierung von Theophyllin). Bei extremer Atemwegsobstruktion sollten Beta-2-Adrenergika s.c. oder i.v. (langsam über 5–10 min) injiziert werden (z.B. 1 Ampulle Bronchospasmin). Auch Theophyllin (z.B. Euphyllin, 1 Ampulle à 0,24 g) sollte lang-

Tabelle 2. Therapieschema für den schweren Asthmaanfall

1. Zwei Ampullen Euphyllin 0,48 g als Kurzinfusion (15 min) (beachte Vormedikation!)
2. Bricanyl-Inhalation (zwei bis drei Hübe) oder s.c. (0,5 mg) oder Bronchospasmin (eine Ampulle à 0,09 mg langsam i.v.). Adrenalin nicht präklinisch einsetzen.
3. Glukokortikoide (z. B. Solu-Decortin-H 200 mg i.v.), alle 4 h wiederholen.
4. O_2-Zufuhr 2-4 l/min per Nasensonde
5. Cave: Sedativa →Atemstillstand!

sam über 5 min injiziert werden, zusätzlich erfolgt die Gabe von Prednisolon (200 mg i.v.).

Cave
O_2-Gabe und Sedativa können eine bedrohliche Verflachung der Atmung bewirken und dürfen nur in Intubationsbereitschaft gegeben werden (Tabelle 2).

Hyperventilationssyndrom

Akute Hyperventilation ohne organische Ursache aufgrund psychovegetativer Störungen (Tabelle 3).

Anamnese
Meist handelt es sich um junge Patienten (Frauen häufiger als Männer). Neben Angst können auch Schmerz und Streß (z. B. Blutentnahme) ein Hyperventilationssyndrom auslösen.

Leitsymptome
Typisch ist das Fehlen von objektiven kardiopulmonalen Befunden.

Erstmaßnahmen
Da der Patient unbewußt versucht, seine Hyperventilation aufrechtzuerhalten, ist eine Sedierung (z. B. 10 mg Valium langsam i.v.) meist wirksamer als der „klassische" Rückatmungsversuch.

Tabelle 3. (Vermeintlicher) respiratorischer Notfall: Hyperventilationssyndrom

Anamnese	Akute Emotion
Subjektive Beschwerden	Angst, Luftnot, Schwindel
Leitsymptome	Dyspnoe, Blässe, Karpopedalspasmen
Differentialdiagnose	Asthma bronchiale oder cardiale, epileptischer tetanischer Anfall Fehler: Annahme einer hypokalzämischen Tetanie
Erstmaßnahmen	Sedieren CO_2-Rückatmung (z. B. Giebel-Rohr, Tüte, Hut)
Komplikationen	Bewußtlosigkeit, Krämpfe

Pneumothorax - Spannungspneumothorax (nicht traumatisch)

Der nicht traumatische Pneumothorax kommt gehäuft bei jungen, übergroßen asthenischen Patienten („idiopathisch", Männer häufiger als Frauen) und bei Patienten mit bronchopulmonalen Vorerkrankungen (Bronchitis, Emphysem, Asthma) vor. Plötzliche intrapulmonale Drucksteigerungen (z. B. Hustenattacken, Anheben schwerer Gegenstände, Defäkation, Beatmung) können auslösend sein (Tabelle 4).

Subjektive Beschwerden
Bei sonst lungengesunden Patienten (idiopathischer Pneumothorax) kann die Dyspnoe fehlen. Der Thoraxschmerz schwindet meist rasch.

Leitsymptome
Am entkleideten Patienten sind die asymmetrischen Thoraxexkursionen bei tiefer Atmung meist gut wahrnehmbar.

Differentialdiagnose
Insbesondere bei linksseitigem Pneumothorax wird wegen des Schmerzereignisses fälschlicherweise oft ein Herzinfarkt angenommen.

Tabelle 4. Respiratorischer Notfall: Pneumothorax - Spannungspneumothorax (nicht traumatisch)

Anamnese	Junge asthenische Patienten (Spannungspneumothorax) Vorerkrankungen: Bronchitis, Emphysem
Subjektive Beschwerden	Luftnot, Thoraxschmerz, Reizhusten
Leitsymptome	Dyspnoe, Tachypnoe, einseitig: abgeschwächtes Atemgeräusch, hypersonorer Klopfschall
Differentialdiagnose	Lungenembolie, Herzinfarkt (linksseitiger Pneumothorax)
Erstmaßnahmen	Drainage nur bei Spannungspneumothoraxsymptomatik nötig, O_2-Gabe, eventuell Antitussiva-Sedativa. Klinikeinweisung!
Komplikationen	Spannungspneumothorax: Zyanose, Schock, obere Einflußstauung
Cave	Beatmung ohne Pleuradrainage

Erstmaßnahmen

Eine Pleuradrainage bzw. Entlastungspunktion ist nur bei Spannungspneumothorax mit Schocksymptomatik und somit selten vor der Klinikeinweisung nötig.

Cave

Lungenverletzungen bei Fehldiagnose kommen häufig vor. Eine Beatmung ohne Pleuradrainage führt beim Pneumothorax oft zu einem Spannungspneumothorax.

Akute Reizgasinhalation (Tabelle 5)

Subjektive Beschwerden

Die initialen Symptome können abklingen, bevor schwere Lungenveränderungen erkennbar werden.

Erstmaßnahmen

Auch bei scheinbar leichten Fällen sollte der Patient mindestens 24 h klinisch überwacht werden und ein Kortikosteroid initial inhalativ gegeben werden.

Tabelle 5. Respiratorischer Notfall: akute Reizgasinhalation

Anamnese	Akzidentelle (oft „Massenunfall") oder seltener suizidale Inhalation von Gasen, Dämpfen, Aerosolen, Rauch, Nebel (wie Ammoniak, Chlor, SO_2, Nitrosegase, Phosgen, Zinknebel)
Subjektive Beschwerden	Reizerscheinungen wie Augenbrennen, Husten, retrosternale Schmerzen
Leitsymptome	Reizhusten, eventuell blutigschaumiger Auswurf
Differentialdiagnose	Lungenödem anderer Genese
Erstmaßnahmen	Ruhigstellen, 4 l O_2 per Nasensonde, *Kortikosteroide* (z. B. Auxiloson-Spray innerhalb 2 h vollständig inhalieren lassen, 1 g Prednisolon i. v.), Klinikeinweisung (zur Überwachung!)
Komplikationen	Toxisches Lungenödem
Cave	Freies Intervall von Stunden bis Tagen!! bis zum Eintritt schwerer Lungenveränderungen (Röntgenbild)

Cave

Die Patienten werden allzuoft nach Abklingen der akuten Schleimhautirritation als „geheilt" klassifiziert und unzureichend behandelt und dann erneut nach symptomfreiem (-armem) Intervall als Notfall im toxischen Lungenödem wieder eingewiesen (siehe auch Beitrag Harloff).

Intoxikation durch Phosphorsäureester (Insektizide) (Tabelle 6)

Symptome

Die nichtpulmonalen Symptome überwiegen zunächst. Dennoch muß eine Intubation bzw. endobronchiale Sekretabsaugung früh erwogen werden.

Tabelle 6. Respiratorischer Notfall: Intoxikationen durch Phosphorsäureester (Insektizide mit bronchialer Hypersekretion, z. B. Parathion = E 605)

Anamnese	Typische suizidale oder akzidentelle (Garten-, Weinbau) Vergiftung meist eruierbar
Symptome	Nausea, Abdominalkrämpfe, Miosis, exzessives Schwitzen, Hypersalivation, exzessive Bronchialsekretion
Erstmaßnahmen	Aufrechterhaltung der Atmung (Beutelbeatmung, besser Intubation, O_2-Gabe), Atropingabe: 2-5-10 mg initial i. v., bis eine sichtbare Hemmung der Bronchialsekretion erkennbar wird. Absaugen des Bronchialsekrets Magenspülung (bei oraler Giftzufuhr) Hautreinigung (bei äußerer Gifteinwirkung)
Komplikationen	Lungenödem, Koma, Atemstillstand
Eigenschutz beachten!	

Erstmaßnahmen

Wegen der meist notwendigen Sekretabsaugung ist die Intubation der meist unzureichenden Masken-Beutel-Beatmung vorzuziehen.

Bei kurzen Transportwegen sollten Magenspülung (bei oraler Giftzufuhr) und Hautreinigung (bei äußerer Gifteinwirkung) erst in der Klinik unter optimalen klinischen Bedingungen durchgeführt werden; bei langen Transportwegen müssen diese Maßnahmen bereits vor Ort erfolgen. Eigenschutz beachten! (Siehe auch Beitrag Harloff.)

Lungenembolie

Eine Lungenembolie führt (bei bislang gesunder Lunge) in der Regel nur dann zu schweren kardiopulmonalen Symptomen, wenn 50-70% der Lungenstrombahn verlegt sind. Werden die ersten Minuten nach Eintritt der Embolie überlebt, ist die Prognose gut, sofern nicht eine erneute (häufig!) Embolisation erfolgt. Deshalb muß die Notfallbehandlung immer auch eine Embolieprophylaxe beinhalten (Tabelle 7).

Tabelle 7. Respiratorischer Notfall: Lungenembolie

Anamnese	Kurz zurückliegende Operation, Immobilisation, Varikosis - Thrombose
Subjektive Beschwerden	Luftnot, Thoraxschmerz Angst, Husten
Leitsymptome	Dyspnoe - Tachypnoe, Tachykardie, Kollaps
Differentialdiagnose	Herzinfarkt, Pneumothorax
Erstmaßnahmen	10000 E Heparin i. v. (bereits bei Verdacht), Ruhigstellung, 4 l O_2/min, Schmerzbekämpfung
Komplikationen	Lungeninfarkt (Hämoptoe), *Zweitembolie,*
Cave	Keine i. m.-Injektionen (wegen eventuell thrombolytischer Therapie)

Anamnese

Ungefähr 80% der Emboli stammen aus Thrombosen der unteren Extremitäten, etwa die Hälfte bleibt klinisch unerkannt.

Erstmaßnahmen

Die Heparingabe (10000 E i. v.) dient im wesentlichen zur Prophylaxe der Reembolie. Eine unmittelbare präklinische thrombolytische Therapie ist noch umstritten.

Cave

Alle i. m.-Injektionen sollten wegen des Blutungsrisikos bei eventuell klinisch durchzuführender Streptase- oder Urokinasetherapie vermieden werden. Bei dringendem Embolieverdacht sollten Spezialuntersuchungen, die eventuell lange zusätzliche Transportwege erfordern (z. B. Anfertigen eines Ventilations-Perfusions-Szintigramms), zurückgestellt werden und statt dessen der kürzeste Weg zum nächsten Akutkrankenhaus gewählt werden (siehe auch Beitrag Grosser).

Leitsymptomatik – respiratorische Störungen: akute Erkrankungen und Verletzungen aus der operativen Medizin

R. Rossi und D. Spilker

Störungen der Atmung gehören neben Störungen des Herz-Kreislauf-Systems zu den häufigen primären Ursachen einer akuten Notfallsituation. Sie stellen schwerwiegende, oft lebensbedrohende Ereignisse dar, die unverzüglich erkannt und behandelt werden müssen. Im Verbundsystem der Vitalfunktionen ziehen sie außerdem sekundäre Störungen der anderen Funktionskreise nach sich, die ihrerseits zu einer vitalen Bedrohung werden können.

Es ist davon auszugehen, daß bei jedem zweiten Notfallpatienten eine primäre oder sekundäre Beeinträchtigung der Vitalfunktion Atmung vorliegt, die bereits am Notfallort kausal und/oder symptomatisch angegangen werden muß. Im folgenden soll auf die praxisrelevanten Atemstörungen im Bereich der operativen Medizin eingegangen werden, welche durch eine Atemwegsverlegung bzw. durch eine Thoraxverletzung bedingt sind.

Atemwegsobstruktion

Die mechanische Verlegung der Atemwege als Ursache einer akuten Atemfunktionsstörung hat dabei die größte notfallmedizinische Bedeutung. Man unterscheidet zwischen Obstruktionen im sogenannten Einröhrensystem (Mund, Nase, Rachen, Kehlkopf, Trachea) und Obstruktionen im sogenannten Mehrröhrensystem (Bronchialbereich). Funktionell kann dabei noch zwischen partiellen und totalen Atemwegsverlegungen unterschieden werden (Tabelle 1).

Tabelle 1. Atemwegsobstruktion

Ursachen:	- Fremdkörper (inklusive Zunge) - Verletzungen im Rachen-Kehlkopf-Bereich - Schleimhautschwellung (allergisch, infektiös, toxisch)	
Symptome:	Partielle Verlegung - schnelle, heftige Atembewegungen - interkostale Einziehungen - Stridor - verminderter Atemstoß	Totale Verlegung - inverse Atembewegungen - interkostale Einziehungen - keine Phonation möglich - kein Atemgeräusch - kein Atemstoß
Maßnahmen:	- Freimachen der Atemwege - Sauerstoffzufuhr - eventuell Beatmung (nach Intubation) - bei Schleimhautschwellung: medikamentöse Schritte	
Vorsicht:	Sondersituation: Patient mit Tracheostoma	

Die Diagnose erfolgt auf der Grundlage von anamnestischen Angaben und der klinischen Untersuchung. Besonderes Gewicht hat dabei die Beurteilung der Atembewegungen, des Atemstoßes sowie der Atemgeräusche.

Atemwegsverlegungen im Einröhrensystem

Hindernisse in den oberen Atemwegen können zum einen Fremdkörper wie z. B. eine Zahnprothese, große Speisebrocken oder Spielzeug sein (Bolusgeschehen). Beim bewußtseinsgetrübten Patienten ist die zurückgesunkene Zunge die häufigste Ursache für eine Atemwegsverlegung. Ebenso kann eine akute Schleimhautschwellung durch einen Infekt, eine allergisch-toxische Reaktion oder durch chemische Verletzungen im Rachenbereich zu einer Obstruktion der Atemwege führen (Kruppsyndrom bei Kindern, Larynxödem oder Quincke-Ödem beim Erwachsenen). Seltene Ursache ist ein Laryngospasmus, bei dem es durch zunehmende Hypoxie zur „Spontanremission" kommt, oder eine Kompression der Atemwege von außen durch eine Struma oder eine posttraumatische Weichteilschwellung.
Wegweisend können anamnestische Hinweise sein. Typisch für ein Bolusgeschehen sind die plötzlich auftretende Atemnot, z. B. während des hastigen Essens, die Unfähigkeit zu sprechen und ruckartige, inverse Atembewegungen. Klassische Symptome des Kruppsyndroms beim Kleinkind sind eine Erkältungskrankheit mit Heiserkeit und zunehmender Atemnot, ein bellender, trockener Husten sowie der laute inspiratorische Stridor. Auch die anamnestischen Angaben einer bekannten Atopie mit jetzt möglicherweise erfolgtem Allergenkontakt können bei einer Überempfindlichkeitsreaktion mit Atemnot, generalisierter Ödemneigung, Exanthem, zunehmender Spastik und Kreislaufstörung wegweisend für die Diagnose sein.
Die Behandlung einer Verlegung der Atemwege im Einröhrensystem besteht zunächst in mechanischen Maßnahmen. Dazu gehören das Freimachen der Atemwege mit Überstrecken des Kopfes, Vorziehen des Unterkiefers und Absaugen. Eine Fremdkörperextraktion beim Bolusgeschehen kann manuell oder mit Hilfsmitteln (z. B. Magill-Zange) erfolgen. Führt das nicht zum Erfolg, kann durch Schläge zwischen die Schulterblätter oder - als Ultima ratio - durch den Heimlich-Handgriff versucht werden, den Fremdkörper zu entfernen. Bei einer anaphylaktoiden Reaktion mit Schleimhautschwellung im Rachen- und Trachealbereich kann durch die lokale Applikation von Kortikoiden (Auxiloson-Spray) oft eine Besserung erzielt werden. Insbesondere bei allergisch-toxischem Geschehen ist durch eine frühzeitige endotracheale Intubation für ein Freibleiben der Atemwege zu sorgen, weil durch eine Zunahme der Schleimhautschwellung in den folgenden Stunden eine Intubation wesentlich schwieriger oder unmöglich werden kann. In extremen Ausnahmesituationen, wenn trotz bestmöglicher Vorbereitung des Patienten und Ausschöpfung aller technischen Möglichkeiten (Lagerung des Kopfes, Sellick-Handgriff, optimaler Larnygoskopspatel, dünner, mandrinbewehrter Tubus) eine Intubation nicht gelingt, kann eine Koniotomie als Ultima ratio notwendig sein.
Eine Sondersituation besteht bei Patienten mit Tracheostoma. Dies wird oft übersehen, wenn es durch Kleidungsstücke verdeckt ist. Hier besteht die Behandlung, nachdem die Situation erkannt wurde, in der Entfernung der gegebenenfalls eingelegten Innenkanüle und dem Einführen eines dünnen Endotrachealtubus für wenige Zentimeter in das Stoma. Dabei ist der kurze Abstand zwischen Tracheostoma und Bifurkation zu bedenken, da ansonsten leicht eine einseitige endobronchiale Intubation erfolgt. Über den Tubus kann dann abgesaugt und in typischer Weise beatmet werden.

Atemwegsverlegung im Mehrröhrensystem

Eine Obstruktion im Mehrröhrensystem ist praktisch stets partiell. Sie kann durch allergisch entzündliche Erkrankungen, z. B. beim Asthma bronchiale, oder durch andere Überempfindlichkeitsreaktionen verursacht sein. Einen Sonderfall stellt das Aspirationssyndrom dar, bei dem zur rein mechanischen Verlegung von Bronchialästen zusätzlich eine entzündliche Obstruktion als Ausdruck der Schleimhautreaktion auf den chemischen Reiz hin besteht. Die Diagnose einer diffusen Aspiration ergibt sich meist aus der Anamnese des Patienten, wobei gestörte oder aufgehobene Schutzreflexe bei erhaltener Spontanatmung typisch sind. Charakteristische klinische Befunde sind rasselnde, spastische Atemgeräusche, Tachypnoe und eventuell Zyanose. Auch finden sich meist im Mund-Rachen-Raum sichtbare Speisereste.

Die Behandlung besteht im Freimachen der Atemwege durch Absaugen und der endotrachealen Intubation mit Bronchialtoilette sowie der Beatmung mit 100% Sauerstoff und positiv-endexspiratorischen Drucken (PEEP 5-8 cm Wassersäule). Die Applikation von Kortikosteroiden (Fortecortin 0,5-1 mg/kg KG i. v.) kann bei Magensaftaspiration, dem sogenannten Mendelson-Syndrom, günstig sein. Bei reiner Blutaspiration, z. B. bei Gesichtsschädeltrauma, überwiegen die Nachteile der Kortisonbehandlung. Auch die Bronchiallavage ist nur in Ausnahmefällen mit multiplen, kleinen, festsitzenden Bronchialfremdkörpern von Vorteil. Zusätzlich kann durch Bronchodilatatoren (z. B. Euphyllin initial 5 mg/kg KG langsam i. v. mit anschließender Infusion mit 0,5 mg/kg KG und Stunde) und Betasympathikomimetika (z. B. Berotec Spray zwei bis drei Hübe initial, eventuell alle 10 min wiederholen) die reaktive Bronchospastik gebessert werden.

Thoraxverletzungen

Etwa 10% aller schwerverletzten Unfallpatienten weisen ein Thoraxtrauma auf. Bei 9% handelt es sich um ein geschlossenes, bei 1% der Betroffenen um ein offenes Thoraxtrauma. Die Letalität der isolierten Brustkorbverletzung liegt bei etwa 5%, beim Polytraumatisierten steigt sie durch die Summation der Schädigungen auf Werte bis zu 50% an. Grundsätzlich sind dabei die in Abb. 1 angegebenen Störungen und Komplikationen zu beachten.

Die Atemtätigkeit kann z. B. bei eingeklemmten oder verschütteten Personen so weit „eingeengt" sein, daß nur noch eine ungenügende alveoläre Ventilation zustande kommt. Die Behandlung besteht in der technischen Rettung unter kontinuierli-

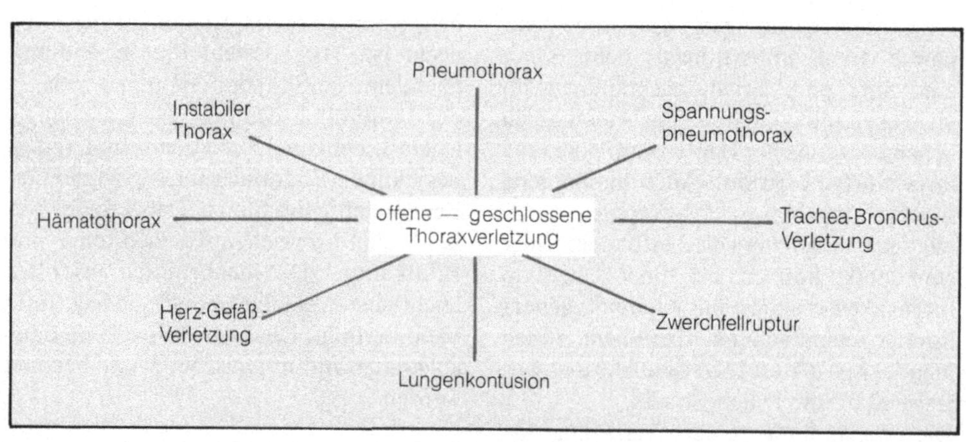

Abb. 1

chem Monitoring und Erhöhung der inspiratorischen Sauerstoffkonzentration durch O_2-Sonde und gegebenenfalls der Beatmung nach endotrachealer Intubation.
Hinweise auf ein Thoraxtrauma ergeben sich meist aus der Rekonstruktion des Unfallmechanismus, den Angaben des Patienten und der körperlichen Untersuchung, wobei besondere Aufmerksamkeit der Feststellung von Prellmarken zu widmen ist. Die Auskultation und insbesondere die Perkussion stoßen im außerklinischen Bereich schnell auf Grenzen, die eine subtile Erfassung von Befunden wie Krepitation von Rippenfrakturen, Dämpfung des Atemgeräusches bei intrapleuraler Luft oder intrapulmonaler Blutansammlung häufig unmöglich machen. Um so wichtiger ist die Beobachtung des Patienten bezüglich Dyspnoe, Zyanose, Atemfrequenz, Einsatz der Atemhilfsmuskulatur, pathologische Atembewegungen, Hämoptoe, die Inspektion des Thorax und die manuelle Untersuchung auf eine Thoraxinstabilität.
Die Behandlung ist praktisch immer symptomatisch und richtet sich in ihrem Umfang nach dem vorliegenden Ausmaß der respiratorischen Störung. Die Möglichkeit, daß jederzeit invasive Maßnahmen eingeleitet werden können, berechtigt oft dazu, nach Sicherstellung der Vitalfunktionen durch die Basistherapie, den Patienten unter kontinuierlicher Beobachtung in eine entsprechende Klinik zu transportieren (Tabelle 2).
Auf spezielle Krankheitsbilder, die ein sofortiges Eingreifen noch am Notfallort bzw. während des Transports notwendig machen, soll im folgenden eingegangen werden.

Offene Thoraxverletzung

Die Verletzungen werden nur ausnahmsweise übersehen und beherrschen meist zu Recht das klinische Bild. Große, penetrierende Brustkorbverletzungen führen unmittelbar zum Pneumothorax mit meist hörbarem Luftein- und -austritt aus der Wunde. Es besteht praktisch immer eine respiratorische Insuffizienz. Durch Hin- und Herbewegungen des Mediastinums kommt es zusätzlich zu Zirkulationsstörungen. Komplizierend können ein Hämatothorax, eine Verletzung der großen Gefäße,

Tabelle 2. (Verdachts-)Diagnose: Thoraxtrauma

	Vorgehen
Atemstillstand?	→Freimachen der Atemwege, Beatmung →Kreislaufstillstand? →kardiopulmonale Reanimation
Atemnot? Zyanose?	→Sauerstoffzufuhr, ggf. assistierte Beatmung Intubation, kontrollierte Beatmung →Lagerung, Analgesie
Kreislaufstörung?	Volumenmangel? →Schocklagerung Volumenersatz Einflußstauung? →Spannungspneumothorax? →Punktion! Herzbeuteltamponade? →Punktion!
Klinische Untersuchung:	Kurzanamnese, Unfallmechanismus Körperlicher Befund: Offene Thoraxverletzung? Pneumothorax? Hämatothorax? Andere intrathorakale Verletzungen? Begleitverletzungen?

Tabelle 3. Offene Thoraxverletzung

Große Verletzung Ausgedehnter Thoraxwanddefekt mit Luftein- und -austritt	*Kleinere Verletzung* Ventilmechanismus mit inspiratorischem Lufteintritt und exspiratorischem Verschluß	*Kleine Verletzung* Luftdichter Spontanverschluß, z. B. bei einer Stichwunde
Problem: Ateminsuffizienz!	*Problem:* Spannungspneumothorax!	*Problem:* Pneumothorax? Hämatothorax?
Therapie: - Intubation, Beatmung, ggf. nach Sedierung - Analgesie - Luftdurchlässiger, steriler Verband	*Therapie:* - Entlastungspunktion oder Wundspreizung - Intubation, Beatmung, ggf. nach Sedierung - Analgesie	*Therapie:* - Sauerstoffzufuhr - Lagerung - Überwachung

des Herzens oder des Herzbeutels hinzutreten (Tabelle 3).

Die Behandlung der Atemstörung besteht in der unmittelbaren endotrachealen Intubation und Beatmung mit Sauerstoffzusatz, der wirksamen Analgesie und Sedierung (z. B. Morphin-Psyquil je 5-10 mg i. v. initial) und aus einem sterilen, lockeren Wundverband, der jederzeit den Luftaustritt erlaubt. Ein luftdichter Verband würde innerhalb kurzer Zeit einen Spannungspneumothorax entstehen lassen, wenn durch die Überdruckbeatmung Luft über die Atemwege und die verletzte Lunge in den Pleuraraum eindringen und nicht mehr nach außen entweichen kann.

Bei Schuß- und seltener bei Stichwunden kann auch unter Spontanatmung ein Ventilmechanismus entstehen, wenn in der Einatemphase, oft hörbar, Umgebungsluft in den Pleuraraum eingesaugt wird und in der anschließenden Ausatemphase durch das dichte Aneinanderliegen der Wundränder nicht mehr entweichen kann. Hierdurch entwickelt sich relativ schnell intrapleural ein progressiver Druckanstieg mit Spannungspneumothorax. Wenn auch dem nichtärztlichen Helfer hier empfohlen wird, den Vorgang durch luftdichtes Abdecken der Wunde zunächst zu stoppen, besteht die notärztliche Behandlung, wie bereits oben geschildert, in der Intubation und Überdruckbeatmung und gegebenenfalls der Entlastung des bereits entstandenen Überdrucks im Pleuraraum durch Wundspreizung oder Punktion.

Ist die Ursache des Thoraxtraumas eine Pfählungsverletzung, sollte, wenn immer möglich, der Fremdkörper belassen und bis zur operativen klinischen Versorgung bestmöglich fixiert werden.

Bei kleinen Brustkorbverletzungen, bei denen es spontan zu einem luftdichten Verschluß gekommen ist, ist primär abzuklären, ob ein Pneumothorax oder ein Hämatothorax entstanden ist. Die Behandlung besteht außerklinisch zunächst nur in der Lagerung mit erhöhtem Oberkörper, der Sauerstoffzufuhr und der Kreislaufstabilisierung durch Volumenersatz und in kontinuierlicher Überwachung der Vitalfunktionen. Entwickelt sich ein Spannungspneumothorax, ist dieser entsprechend zu behandeln.

Instabiler Thorax

Liegt eine Rippenserienfraktur vor und ist es zu Stückbrüchen der betroffenen Rippen gekommen, wird der Brustkorb instabil. Teile der Thoraxwand werden beweglich, senken sich inspiratorisch ein und wölben sich exspiratorisch vor (=paradoxe Atembewegungen). Gemeinsam mit der

Tabelle 4. Instabiler Thorax

Ursache:	Rippenserienfrakturen, Sternumfrakturen
Symptome:	Dyspnoe, Schmerzen, paradoxe Atembewegungen, Tachypnoe, Zyanose
Therapie:	Intubation, Beatmung, Sauerstoffzufuhr, Analgesie, Sedierung (Narkoseeinleitung)

zusätzlich vorhandenen Lungenkontusion wird das Belüftungs-Durchblutungs-Verhältnis (Ventilations-Perfusions-Quotient) in den darunterliegenden Lungenarealen verschlechtert. Zusätzlich können Mediastinalbewegungen entstehen. Diese Situation kann oft vom Patienten nur vorübergehend durch Hyperventilation kompensiert werden. Im weiteren aber, insbesondere durch den meist vergesellschafteten Hämatopneumothorax, kommt es zur respiratorischen Insuffizienz mit der entsprechenden Symptomatik (Tabelle 4).

Die Behandlung besteht deshalb in der endotrachealen Intubation und Beatmung mit erhöhten Sauerstoffkonzentrationen, wenn allein durch Lagerung des Patienten mit erhöhtem Oberkörper auf der verletzten Seite zur Ruhigstellung der Fraktur und durch Sauerstoffinsufflation die Atemstörung nicht zu bessern ist. Nicht zuletzt auch zur Durchführung einer effektiven Analgesie und Sedierung mit Opiaten (Morphin 5-10 mg i.v.) und Benzodiazepinen (Valium 5-10 mg i.v.) oder Neuroleptika (Psyquil 5-10 mg i.v.) wird eine Intubation mit Beatmung notwendig werden. Ein sich möglicherweise schnell entwickelnder Spannungspneumothorax ist entsprechend den dort angegebenen Regeln zu behandeln.

Pneumothorax

Sowohl offene als auch geschlossene Brustkorbverletzungen können zu einem Pneumothorax führen. Je nach Verletzungsmechanismus kann die Luft von außen eindringen oder, was häufiger ist, durch eine Lungenparenchymverletzung von innen in den Pleuraraum gelangen. Ein einseitiger, unkomplizierter Pneumothorax stellt praktisch nie eine akute Lebensbedrohung dar, sondern kann meist durch Steigerung der Ventilation voll kompensiert werden. Nur bei ausgeprägten vorbestehenden Lungenerkrankungen mit entsprechend geringen Reserven kann eine Hypoxämie entstehen (Tabelle 5).

Tabelle 5. Pneumothorax

Ursache:	Lufteintritt in Pleuraraum von außen oder innen
Symptome:	Prellmarken oder Thoraxverletzung, Dyspnoe, Schmerzen, abgeschwächtes Atemgeräusch, hypersonorer Klopfschall, eingeschränkte Atemexkursionen, Zyanose
Therapie:	Lagerung mit erhöhtem Oberkörper, Sauerstoffzufuhr, Analgesie, Überwachung (Entwicklung eines Spannungspneumothorax?) Bei Ateminsuffizienz: Intubation und Beatmung

Die klinischen Zeichen des Pneumothorax sind das abgeschwächte Atemgeräusch und der verminderte Stimmfremitus auf der betroffenen Seite. Darüber hinaus geben eingeschränkte Atemexkursionen und der hypersonore Klopfschall entsprechende Hinweise. Hypotonie und Schock weisen auf Blutverluste, meist durch einen begleitenden Hämatothorax hin.

In diesem Zusammenhang sei auf eine wichtige Differentialdiagnose bei abgeschwächtem Atemgeräusch auf der linken Seite hingewiesen. In Frage kommen neben dem Pneumothorax vor allem die Fehllage des Tubus im rechten Hauptbronchus. Auch eine Zwerchfellruptur bei kombiniertem Thorax-Abdominal-Trauma ist mit zu bedenken. Sie führt zu einem Enterothorax, meist auf der linken Seite lokalisiert, und zu einem klinischen Bild, das zumindest primär einem Pneumothorax täuschend ähnlich sein kann. Dies alles sind Gründe, die Indikation zur Punktion eines „anscheinenden" Pneumothorax außerklinisch sehr streng zu stellen und auf den Spannungspneumothorax zu limitieren. Das hohe Risiko der bakteriellen Kontamination unter den wenig sterilen Bedingungen am Notfallort ist ein weiterer Grund, vor allem auf das Einbringen von Thoraxdrainagen im Rettungsdienst zu verzichten.

Die Behandlung des Pneumothorax besteht in der Lagerung des Patienten mit erhöhtem Oberkörper, der Anreicherung der Inspirationsluft mit Sauerstoff sowie der Analgesie und Sedierung. Die Beobachtung des Patienten muß vor allem darauf gerichtet sein, die Entstehung eines Spannungspneumothorax frühzeitig zu erkennen. Entwickelt sich eine progressive Ateminsuffizienz, ist der Patient unter entsprechender Analgesie und Sedierung endotracheal zu intubieren und zu beatmen. Dies erfordert normalerweise eine regelrechte Narkoseeinleitung, die entsprechendes Instrumentar und Kenntnisse voraussetzt.

Spannungspneumothorax

Kann Luft bei Vorliegen eines Pneumothorax weiter inspiratorisch in den Pleuraraum einfließen, exspiratorisch jedoch nicht nach innen oder außen entweichen, entwickelt sich im Pleuraspalt ein progressiver Druckanstieg mit Kompression der noch belüfteten Lungenanteile und Verdrängung des Mediastinums zur nichtbetroffenen Seite. Ein Spannungspneumothorax kann sich insbesondere beim beatmeten Patienten innerhalb kurzer Zeit rapide entwickeln und fatale Ausmaße annehmen (Tabelle 6).

Die Diagnose umfaßt neben den Kriterien des Pneumothorax vor allem die zunehmende Einflußstauung, die bei ausgeprägter Hypovolämie aber fehlen kann. Ein Spannungspneumothorax muß immer dann in Betracht gezogen werden, wenn sich ein Patient unter Beatmung weiter respiratorisch verschlechtert, da es hier durch eine verringerte Gasaustauschfläche und eine behinderte Lungenperfusion zusätzlich zu einem Abfall des Herzzeitvolumens und einer Verstärkung der Schocksymptomatik kommt. Diagnostisch ist zu beachten, daß unter Beatmung das Atemgeräusch zwar abgeschwächt, aber nicht völlig aufgehoben zu sein braucht. Auskultatorisch ergibt sich eventuell ein Bild, das allein durch eine massive Lungenkontusion erklärbar wäre.

Tabelle 6. Spannungspneumothorax

Ursache:	Zunehmende Luftmenge im Pleuraraum mit Kompression der Restlunge und Mediastinalverschiebung Akute vitale Bedrohung!
Symptome:	Dyspnoe, Tachypnoe, Zyanose, abgeschwächtes Atemgeräusch, hypersonorer Klopfschall, eingeschränkte Atemexkursionen, Einflußstauung, Tachykardie, Hypotonie, Schock
Therapie:	Entlastung durch Punktion (2./3. ICR medioklavikular) oder Wundspreizung (bei perforierender Thoraxverletzung), Lagerung mit erhöhtem Oberkörper, Sauerstoffzufuhr, Analgesie, Intubation und Beatmung

Die Behandlung des gesicherten Spannungspneumothorax besteht vorrangig in der entlastenden Punktion. Diese sollte unter notfallmedizinischen Bedingungen im zweiten oder dritten Interkostalraum in der Medioklavikular- bzw. vorderen Axillarlinie erfolgen. Hierzu eignet sich am besten eine Plastikverweilkanüle (z. B. Braunüle Größe 2). Die Punktion der Pleura erfolgt stumpf, d. h. nachdem Haut und Interkostalmuskulatur mit der kompletten Verweilkanüle durchstoßen sind, wird der Stahlmandrin zurückgezogen und der Plastikteil alleine durch die Pleura parietalis hindurch weiter vorgeschoben.

Besteht eine Thoraxwunde, kann hier manuell oder mittels einer sterilen Klemme eine Luftaustrittsöffnung geschaffen werden. Die weitere Behandlung umfaßt insbesondere eine ausreichende Schockbehandlung durch Volumenzufuhr, Analgesie und Sedierung. Bei respiratorischer Insuffizienz muß auch hier, wenn nicht bereits initial erfolgt, endotracheal intubiert und kontrolliert beatmet werden.

Trachea- und Bronchusverletzung

Ursache ist meist ein geschlossenes Dezelerationstrauma durch Sturz aus großer Höhe oder Auffahrunfall. Durch Scherkräfte kommt es zum Ein- oder gar Abriß der Atemwege. Meist sind die distale Trachea oder die proximalen Hauptbronchialäste betroffen (Tabelle 7).
Klinisch bestehen neben den Zeichen der Ateminsuffizienz meist ein Hautemphysem an der oberen Thoraxapertur und ein Pneumothorax. Eine Hämoptoe ist häufig ein weiteres, jedoch unspezifisches Zeichen. Gerade diskrete Verletzungen entziehen sich im allgemeinen völlig der Erstdiagnostik und werden erst während des Transports bzw. nach Ankunft in der Klinik durch ein zunehmendes Mediastinalemphysem und/oder einen Spannungspneumothorax offensichtlich. Dies gilt vor allem dann, wenn eine Überdruckbeatmung durchgeführt wird.
Die Erstbehandlung besteht im Freimachen der Atemwege durch Absaugen, der Sauerstoffzufuhr und der Lagerung mit angehobenem Oberkörper. Wegen der ausgeprägten respiratorischen Insuffizienz sind meist eine Intubation und Beatmung notwendig. Sie verpflichtet wegen der drohenden Komplikationen (Spannungspneumothorax) zu besonderer Wachsamkeit. Die definitive Diagnose mittels Tracheo- und Bronchoskopie ist naturgemäß der Klinik vorbehalten.

Tabelle 7. Trachea-Bronchus-Verletzung

Ursache:	Dezelerationstrauma mit Abscherung meist der distalen Trachea und/oder der proximalen Hauptbronchien
Symptome:	Dyspnoe, Hautemphysem, häufig Hämoptoe, Pneumothorax
Therapie:	Freihalten der Atemwege, Intubation, Beatmung mit niedrigen Beatmungsdrucken (Analgesie, Sedierung, Relaxation), Sauerstoffzufuhr

Lungenkontusion

Eine Lungenkontusion ist Ausdruck einer Quetschung von Lungengewebe, meist im Rahmen eines geschlossenen Thoraxtraumas. Häufig finden sich zusätzlich Rippenserienfrakturen. Eine solche Schädigung kann schon unmittelbar am Unfallort eine lebensbedrohliche Gasaustauschstörung herbeiführen oder im weiteren Verlauf zur dominierenden Komplikation des Traumas werden. Meist bestehen mehr oder weniger ausgedehnte Parenchymzerreißungen, die, wenn sie bis an die Lungenoberfläche reichen, zum Hämatopneumothorax führen. Zusätzlich werden bei Einblutungen in das Bronchialsystem primär nicht betroffene Lungenareale durch eine innere Aspiration von Blut in ihrer Funktion ebenfalls beeinträchtigt (Tabelle 8). Die spezifische Diagnose am Notfallort ist schwierig. Es kann jedoch davon ausgegangen werden, daß jede stärkere Gewalteinwirkung auf den

Tabelle 8. Lungenkontusion

Ursache:	Stumpfes Thoraxtrauma ohne oder mit Rippenfrakturen
Symptome:	Prellmarken, Dyspnoe, Schmerzen, eventuell Hämoptoe, ggf. zusätzlich Hämatopneumothorax
Therapie:	Freihalten der Atemwege, ggf. Intubation und Beatmung mit PEEP, Sauerstoffzufuhr, Analgesie

Brustkorb zu einer Lungenkontusion unterschiedlichen Ausmaßes führt. Konkrete Hinweise liefern Dyspnoe, Schmerzen, Zyanose und gegebenenfalls eine Hämoptoe.
Die Behandlung ist symptomatisch. Vorrangig ist das Freihalten der Atemwege durch Absaugen bei endobronchialer Einblutung, die Anreicherung der Atemluft mit Sauerstoff und die Lagerung mit erhöhtem Oberkörper auf der betroffenen Seite. Gegebenenfalls muß durch Intubation und kontrollierte Beatmung mit positiv-endexspiratorischen Drucken (5-8 cm Wassersäule) der Gasaustausch gebessert werden. Die Anwendung von Diuretika, Kortikosteroiden und hochprozentiger Eiweißlösung kann in diesem Zusammenhang nicht empfohlen werden.

Hämatothorax

Ausgelöst durch Verletzungen des knöchernen Thorax, des Lungenparenchyms oder großer intrathorakaler Gefäße kann sowohl bei offenen als auch bei geschlossenen Brustkorbverletzungen Blut in den Pleuraraum eindringen. Meist findet sich ein begleitender Pneumothorax.
Ein isolierter Hämatothorax ist außerhalb des Krankenhauses nicht oder zumindest nicht sicher zu diagnostizieren und bedarf auch keiner spezifischen Therapie vor Ort. Außerhalb des Krankenhauses gibt es keine Indikation zur Drainage.
Vorrangig ist statt dessen die Sauerstoffzufuhr über Nasensonde und die Lagerung des Patienten. Abhängig von der Kreislaufsituation erfolgt sie am günstigsten mit mäßig angehobenem Oberkörper auf der verletzten Seite zur Ruhigstellung und Analgesie sowie zur besseren Ventilation der oben liegenden Lungenanteile. Bei Zeichen eines Volumenmangelschocks werden dabei zusätzlich die Beine angehoben. Unabhängig davon erfolgt ein adäquater Volumenersatz über großlumige venöse Zugänge sowie eine entsprechende Analgesie und Sedierung.
Neben Verletzungen der Atemwege und der Lunge ist beim Thoraxtrauma stets an die Mitbeteiligung der Mediastinalorgane zu denken. Dabei können sowohl die großen Gefäße, das Herz oder selten die Speiseröhre beteiligt sein.
Die Behandlung liegt außerklinisch schwerpunktmäßig auf der Schocktherapie. Während bei penetrierenden Brustkorbverletzungen vor allem an eine Verletzung des Herzens mit anschließender Herzbeuteltamponade gedacht werden muß, ist die stumpfe, frontale Thoraxprellung häufig durch eine Herzkontusion mit Rhythmusstörungen und myokardinfarktähnlichen Krankheitsbildern kompliziert.

Zusammenfassung

Häufigste Ursachen einer akuten respiratorischen Störung im operativen Bereich sind Verlegungen der Atemwege im Rachen-Kehlkopf-Bereich sowie Störungen der Atemmechanik im Rahmen eines Thoraxtraumas. Die Erstdiagnostik einer respiratorischen Störung stützt sich auf die qualitative und quantitative Erfassung einiger weniger Leitsymptome. Vorrangig ist die Feststellung einer akuten vitalen Bedrohung, die unmittelbare therapeutische Maßnahmen erforderlich macht. Hierzu gehören vor allem das Freimachen der Atemwege, die Sauerstoffzufuhr und die Lagerung des Patienten, abhängig von der Kreislaufsituation, am günstigsten mit leicht angehobenem Oberkörper. Ist hierdurch alleine keine suffiziente Spontanatmung zu erreichen, kann eventuell durch assistierende Beatmung mit Masken-Beutel-System eine Besserung erreicht werden. In der Mehrzahl der Fälle mit ausgeprägter respiratorischer Insuffizienz wird jedoch erst nach endotrachealer Intubation und unter kontrollierter Beatmung mit Sedierung und Analgesie eine befriedigende Situation erzielt werden können. Dabei gilt es, bereits primär vorhandene oder sich sekundär entwickelnde Komplikationen zu erkennen und gezielt zu behandeln.

Literatur

1. Lawin P, Wendt M (1981) Das Thoraxtrauma. Bibliomed (Melsunger Medizinische Mitteilungen, Bd 53) Melsungen
2. Schildberg FW, Pay AW de (1982) Atemstörungen im Rettungsdienst. Perimed (Notfallmedizin, Bd 6) Erlangen
3. Trunkey DD (1983) Chest trauma. In: I Mills, MT Ho, DD Trunkey (eds) Current emergency diagnosis and treatment. Lange, Los Altos/Cal
4. West JB (1985) Ventilation/blood flow and gas exchange, 4th ed. Blackwell, Oxford London Edinburgh Boston Palo Alto Melbourne
5. Wilson RF (1984) Trauma. In: WC Shoemaker, LW Thompson, PR Holbrook (eds) The society of critical care medicine. Textbook of critical care. Saunders, Philadelphia London Toronto Mexico City Rio de Janeiro Sydney Tokyo

Der Traumatisierte als Notfallpatient

D. Spilker

Definition

Nach Tscherne ist ein Polytrauma eine gleichzeitig entstandene Verletzung mehrerer Körperregionen oder Organsysteme, wobei wenigstens eine Verletzung oder die Kombination mehrerer Verletzungen lebensbedrohlich ist.
In der Notfallmedizin beziehen wir auch Patienten mit schweren Verletzungen nur einer Körperregion, z. B. ein isoliertes schweres Schädel-Hirn-Trauma oder ein isoliertes schweres Thoraxtrauma, in diese Definition mit ein, weil die Problematik im Rahmen der Erstversorgung die gleiche ist und in der ersten Phase zusätzliche Verletzungen anderer Körperregionen in der Regel nicht ausgeschlossen werden können. Wichtig ist jedoch festzuhalten, daß die Diagnose „Polytrauma" per definitionem eine akute Lebensbedrohung beinhaltet.

Notfallmedizinische Relevanz

Nach Angaben von Tscherne sterben ein Drittel der Verkehrstoten innerhalb der ersten Stunde nach dem Unfall, ein weiteres Drittel zwischen der ersten und sechsten Stunde nach dem Unfall und das letzte Drittel im Verlaufe von Tagen und Wochen während der Phase der Intensivtherapie. Nach Angaben von Dittmer et al. betrug die Kliniksletalität bei 526 polytraumatisierten Patienten der Jahre 1978 bis 1982 33%, wobei 93 Patienten (18%) in den ersten 2 h nach Klinikaufnahme verstorben sind. Die Gesamtletalität polytraumatisierter Patienten liegt noch höher, da die ihren Verletzungen am Unfallort oder auf dem Transport erlegenen Patienten in diesen Zahlen nicht enthalten sind.
Bei Polytraumatisierten haben wir es also mit einer Gruppe von Patienten zu tun, die mit einer Letalität von 30–40% behaftet sind, die andererseits in über 75% jünger als 40 Jahre alt sind, am Anfang oder in der Mitte ihres Berufslebens stehen, vor dem Unfall gesund waren und von denen bei den meisten prinzipiell die Chance eines Überlebens und in vielen Fällen auch einer vollständigen Wiederherstellung besteht, da die Art der Verletzungen nur ausnahmsweise primär mit einem Weiterleben unvereinbar ist.
Die Bedeutung der Problemstellung bei der Behandlung polytraumatisierter Patienten wird aus diesen Zahlenangaben klar. Sie stellen eine große Herausforderung dar und erfordern große Anstrengungen, die sich vor allem auf die Phase der präklinischen und klinischen Erstversorgung konzentrieren müssen.

Vorgehen bei der Versorgung traumatisierter Patienten am Unfallort

Die Erstversorgung polytraumatisierter Patienten beinhaltet drei Aspekte:

1. Diagnostische Maßnahmen zur Erkennung der Verletzungsfolgen,
2. operative Maßnahmen zur Behebung der Verletzungsfolgen,
3. intensivmedizinische Maßnahmen zur Überwachung, Erkennung und Therapie

der Auswirkungen der Summe der Verletzungen auf die vitalen Funktionen.

Das Schwergewicht der ersten beiden Punkte, der Diagnostik und der operativen Therapie, liegt im Bereich der klinischen Erstversorgung dieser Patienten. Die intensivmedizinischen Maßnahmen müssen so früh wie möglich schon am Unfallort einsetzen. Der bewußt gewählte Begriff „Intensivmedizin" bezieht sich nicht nur auf die bei der präklinischen Versorgung polytraumatisierter Patienten zur Anwendung kommenden Methoden und Maßnahmen; damit soll vielmehr auch die Notwendigkeit einer ununterbrochenen kompetenten ärztlichen Überwachung und Versorgung dieser Patienten betont werden. Die am Unfallort einsetzende intensivmedizinische Versorgung muß nahtlos während der klinischen Erstversorgung fortgesetzt werden, bis der Patient nach notwendigen dringlichen operativen Maßnahmen auf die Intensivstation verlegt wird. Die präklinische Versorgung polytraumatisierter Patienten ist integraler Bestandteil eines Gesamtkonzepts zur Versorgung solcher Patienten, das in enger Kooperation mit der aufnehmenden Klinik abgesprochen sein muß.
Die präklinische Versorgung polytraumatisierter Patienten läßt sich in vier Phasen gliedern (Tabelle 1), wobei die Reihenfolge nur aus didaktischen Gründen als zeitliches Nacheinander dargestellt ist; in der notärztlichen Praxis sind nicht nur die Übergänge fließend, es überschneiden sich auch die einzelnen Phasen oder laufen parallel zueinander.

Tabelle 1. Phasen der präklinischen Versorgung polytraumatisierter Patienten

I. Erfassung der Situation
II. Lebensrettende Sofortmaßnahmen
III. Präklinische medizinische Versorgung
IV. Transport

Erfassung der Situation (Tabelle 2)
Nach Ankunft am Unfallort macht sich der Notarzt durch Inaugenscheinnahme und durch Berichte von Zeugen ein Bild über den Unfallhergang, daraus leiten sich unter Umständen schon Hinweise auf die Art des Verletzungsmusters ab. Weiter gilt es festzustellen, ob mehrere Verletzte vorliegen und wie schwer das Ausmaß der Verletzungen bei den einzelnen Patienten ist, um danach die Prioritäten der Behandlung festlegen zu können. An notwendige Maßnahmen zum Selbstschutz ist nicht nur im eigenen und im Interesse der Rettungssanitäter und sonstiger Helfer zu denken, sondern vor allem auch im Interesse der zu versorgenden Patienten.

Lebensrettende Sofortmaßnahmen zur Abwendung akut lebensbedrohlicher Situationen
Die ersten medizinischen Maßnahmen zielen darauf ab, akut lebensbedrohliche Situationen zu erkennen und durch lebensrettende Sofortmaßnahmen abzuwenden.
Jede *Bewußtlosigkeit* bedingt Maßnahmen zur Sicherung freier Atemwege und zur Aspirationsprophylaxe. Besteht nach dem Freimachen der Atemwege weiterhin ein *Atemstillstand* oder eine nicht ausreichende Spontanatmung, so wird unverzüglich eine Beatmung eingeleitet.
Die Indikation zur kardiopulmonalen Reanimation bei einem *Herz-Kreislauf-Stillstand* infolge eines Polytraumas hat zwei Einschränkungen. Offensichtlich mit ei-

Tabelle 2. Phasen der präklinischen Versorgung polytraumatisierter Patienten

I. Erfassung der Situation
- Unfallhergang?
- Zahl der Verletzten?
- Maßnahmen zum Selbstschutz
  - Absichern der Unfallstelle
  - Selbstschutz bei kriminellen Delikten
  - Atemschutz bei Giftgasen
  - Schutz vor Stromschlag
  - Schutz vor radioaktiver Kontamination

nem Überleben nicht vereinbare Verletzungen stellen eine Kontraindikation für Wiederbelebungsmaßnahmen dar. Die Versorgung weiterer schwerverletzter Patienten hat in der Regel Vorrang vor der Durchführung von Wiederbelebungsmaßnahmen, da die Ergebnisse von Reanimationen schwerverletzter Patienten außerordentlich schlecht sind.

Zustände mit schwerer *Ateminsuffizienz* nach einer Aspiration oder im Rahmen eines schweren Thoraxtraumas, vor allem erkennbar an den Zeichen der Atemnot, gehen mit einer akut bedrohlichen Hypoxämie einher und bedürfen der sofortigen Behandlung durch die Verabreichung von Sauerstoff, wenn nicht eine unmittelbare Intubation und Beatmung erforderlich sind.

Der bei jedem polytraumatisierten Patienten vorhandene *hämorrhagisch-traumatische* Schock bedarf einer Volumensubstitution über großlumige periphere Verweilkanülen, und Blutungen nach außen sind zu stillen.

Ein Spannungspneumothorax kann akut bedrohlich sein, seine Beseitigung durch Punktion und Drainage behebt die Situation schlagartig (siehe Beitrag Rossi und Spilker). *Offene Thoraxverletzungen* sind selten. Das in vielen Lehrbüchern empfohlene Anlegen eines luftdichten Verbandes zur Umwandlung des offenen Pneumothorax in einen geschlossenen ist bei großen Verletzungen schwierig, gelegentlich sogar unmöglich und provoziert unter Umständen das Entstehen eines Spannungspneumothorax, wenn gleichzeitig Verletzungen des Lungenparenchyms vorliegen. Die Intubation und Beatmung durch einen erfahrenen Notarzt ist die sicherere und effektivere Behandlungsmethode. Die Wunde selbst wird mit einem sterilen, *nicht* luftdichten Verband versorgt.

Im Rahmen von perforierenden Thoraxtraumen kann eine Herzverletzung zu einer *Perikardtamponade* führen. Die Lokalisation der Wunde und die vermutete Schuß- oder Stichrichtung sind Leitsymptome. In bedrohlichen Fällen ist die Perikardpunktion die einzig lebensrettende Sofortmaßnahme. Ein solches Ereignis ist sicher sehr selten. Bei über 20000 Notarzteinsätzen im eigenen Bereich war eine Perikardpunktion nie notwendig.

Die präklinische medizinische Versorgung (Tabelle 4)

Hat die erste rasche Untersuchung ergeben, daß keine lebensrettenden Sofortmaßnahmen notwendig sind, oder sind solche Maßnahmen durchgeführt, so erfolgt nun in größerer Ruhe die definitive präklinische medizinische Versorgung dieser Patienten. Dazu gehören zunächst einmal eine systematische klinische Diagnostik und Dokumentation der Befunde. Sie beinhaltet die Überprüfung und Beurteilung der Bewußtseinslage nach dem Glasgow-Coma-Scale. Weiterhin wird nach Zeichen ei-

Tabelle 3. Phasen der präklinischen Versorgung polytraumatisierter Patienten

II. Lebensrettende Sofortmaßnahmen zur Abwendung akut lebensbedrohlicher Situationen	
Bewußtlosigkeit	- Sicherung freier Atemwege
Atemstillstand	- Freimachen der Atemwege, Beatmung
Herz-Kreislauf-Stillstand	- kardiopulmonale Reanimation
Schwere Dyspnoe und Zyanose	- O_2-Gabe, Intubation, Beatmung
Hämorrhagisch-traumatischer Schock	- Volumensubstitution
Äußere Blutung	- Blutstillung
Spannungspneumothorax	- Pleuradrainage
Offene Thoraxverletzung	- Intubation, Beatmung, Verband, evtl. Thoraxdrainage
Perikardtamponade	- Perikardpunktion

Tabelle 4. Phasen der präklinischen Versorgung polytraumatisierter Patienten

III. Präklinische medizinische Versorgung

A. Diagnostik und Dokumentation
- Bewußtsein (nach Glasgow-Coma-Scale)
- Neurologie
  - Halbseitenzeichen
  - Querschnittssymptomatik
- Differenzierte Beurteilung der Herz-Kreislauf-Funktion
- Differenzierte Beurteilung der Atemfunktion
- Verletzungsmuster
- Beurteilung des Schweregrades

ner Halbseitenlähmung oder einer Querschnittslähmung gesucht. Gerade diese Angaben über den primär am Unfallort erhobenen neurologischen Status eines verletzten Patienten können für die weiterbehandelnden Kollegen in der Klinik unmittelbaren Einfluß für die Festsetzung der diagnostischen und operativen Prioritäten haben.

Die Überprüfung der Herz-Kreislauf-Funktion beinhaltet die regelmäßige Kontrolle von Puls und Blutdruck und die Beurteilung der peripheren Zirkulation sowie die kontinuierliche Überwachung des Elektrokardiogramms am Monitor. Zur Beurteilung der Atemfunktion dienen die Atemfrequenz, das Ausmaß einer Dyspnoe und Zyanose sowie Inspektion, Palpation, Perkussion und Auskultation des Thorax. Systematisch werden die wesentlichen Verletzungen in den verschiedenen Körperregionen erfaßt, dabei kommt es nicht darauf an, penibel auch jede periphere Fraktur zu erfassen, sondern nur die Verletzungen, die vor dem Transport einer Behandlung durch Verband, Reposition und Ruhigstellung bedürfen, und soweit sie wichtig sind für die Beurteilung des Schweregrads eines Traumas.

Die Diagnose „Polytrauma" beinhaltet grundsätzlich therapeutische Maßnahmen zur Sicherung eines ausreichenden Gasaustausches und einer ausreichenden

Tabelle 5. Phasen der präklinischen Versorgung polytraumatisierter Patienten

III. Präklinische medizinische Versorgung

B. Therapie
- Sicherung einer ausreichenden Kreislauffunktion
- Sicherung eines ausreichenden Gasaustausches
- Analgesie
- Vermeidung von zusätzlichen Wärmeverlusten
- Versorgung der örtlichen Verletzungen (Verband, Reposition, Ruhigstellung)

Kreislauffunktion, die in einer dem Bedarf angepaßten Volumensubstitution zur Behandlung des hämorrhagisch-traumatischen Schocks und in der Intubation und Einleitung einer kontrollierten Beatmung durch einen in diesen Maßnahmen erfahrenen Notarzt bestehen (Tabelle 5).

Diese Therapiegrundsätze sind aus einer pathophysiologischen Betrachtungsweise ableitbar, bei der die Sauerstoffbilanz des polytraumatisierten Patienten im Mittelpunkt steht (Abb. 1). Bei schwerverletzten Patienten besteht ein Mißverhältnis zwischen dem Sauerstoffangebot und dem Sauerstoffbedarf, weil zur gleichen Zeit das Angebot vermindert und der Bedarf erhöht sind. Alle drei Faktoren, die das Sauerstoffangebot, d. h. die Sauerstofftransportkapazität des Organismus, bestimmen – das Herzzeitvolumen, der Hämoglobingehalt des Blutes und die arterielle Sauerstoffsättigung –, sind bei diesen Patienten vermindert. Kompensationsmöglichkeiten bestehen nicht. Gleichzeitig bedingen Faktoren wie Streß, Angst, Schmerzen, Unterkühlung, der hämorrhagisch-traumatische Schock selbst, eine Aktivierung des sympathikoadrenergen Systems, ein vermehrtes Ausschütten von Streßhormonen und damit über eine Stoffwechselsteigerung einen erhöhten Sauerstoffbedarf.

Aus dieser Betrachtungsweise lassen sich die notwendigen therapeutischen Maßnahmen zwanglos ableiten. Das Sauerstoffangebot wird durch eine effektive Schockbe-

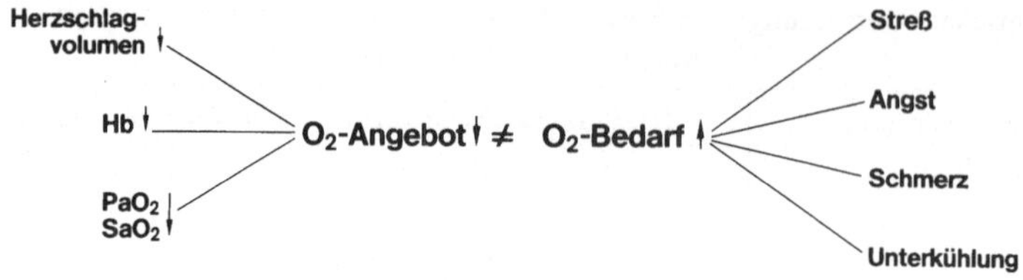

Abb. 1. O_2-Bilanz bei polytraumatisierten Patienten

handlung und damit durch eine Steigerung des Herzzeitvolumens und durch eine Normalisierung der Sauerstoffsättigung erhöht. Daß auch eine Besserung der Sauerstoffbilanz durch eine Beeinflussung des erhöhten Sauerstoffbedarfs bei diesen Patienten erreicht werden kann, hat bislang in den Diskussionen und Überlegungen über die Erstversorgung polytraumatisierter Patienten nicht die notwendige Beachtung gefunden. Unter diesen Gesichtspunkten wird die Behandlung von Angst und Schmerz nicht nur ein humanes Anliegen, sondern ein zentrales Problem im Rahmen der Erstversorgung polytraumatisierter Patienten.

Verfahren der Leitungsanästhesie zur Schmerztherapie sind unter den Bedingungen der Notfallmedizin in der Regel nicht praktikabel. Die fraktionierte i.v.-Gabe von Opiaten in Dosen, die keine bedrohliche Atem- oder Kreislaufdepression verursachen, ist, wie jede Erfahrung zeigt, eine wenig befriedigende Schmerztherapie bei Patienten mit z. B. einer ausgedehnten Rippenserienfraktur, stumpfem Bauchtrauma und multiplen Frakturen im Bereich des Beckens oder der Extremitäten. Erst unter einer Beatmung ist eine zur kompletten Schmerzausschaltung notwendige Dosierung von wirksamen Analgetika möglich. Dies ist bei der Entscheidung zur Intubation und Beatmung solcher Patienten ein wesentlicher und nützlicher Aspekt.

Zur Therapie des hämorrhagisch-traumatischen Schocks wird nach Möglichkeit über mehrere großlumige venöse Zugänge eine Infusionstherapie eingeleitet. Hinsichtlich der Art der Volumensubstitution besteht Einigkeit, da selbst Autoren, die sonst Anhänger von kristalloiden Lösungen für die Substitution von intravasalen Volumenverlusten sind, für den Bereich der Notfallmedizin kolloidale Volumenersatzmittel empfehlen, da nur dadurch mit ausreichender Schnelligkeit und ausreichender Sicherheit eine Stabilisierung der Kreislaufverhältnisse zu erreichen ist. Das Ausmaß der Volumensubstitution ist abhängig vom Verletzungsmuster und richtet sich nach dem Verhalten von Pulsfrequenz, Blutdruck und peripherer Zirkulation. Alle kolloidalen Volumenersatzmittel auf Dextran-, Gelatine- oder Stärkebasis können anaphylaktoide Reaktionen hervorrufen. In den zurückliegenden Jahren wurde zumindest für die Dextrane durch die Vorinjektion eines niedermolekularen Dextrananteils (Dextran 1000, Promit) ein wirksamer Schutzmechanismus entwickelt. Wir verwenden diese Vorinjektion im klinischen Bereich grundsätzlich, verzichten jedoch bewußt aus Zeitgründen darauf im Bereich der Notfallmedizin, wenn es sich um einen manifesten hämorrhagisch-traumatischen Schock handelt. Bei diesen Zuständen geht es ja darum, schnellstmöglich und ohne jeden weiteren Zeitverlust eine Stabilisierung anzustreben. Zum anderen ist bis heute kein Fall einer schweren anaphylaktoiden Reaktion unter den Bedingungen des hypovolämischen Schocks bekanntgeworden. Eine Blindpufferung einer vermuteten metabolischen Azidose hat sich als nicht notwendig erwiesen. Solange eine adäquate Volumensubstitution erfolgt und der Schockzustand nicht bereits über Stunden anhält, reichen die körpereigenen Regulationsmechanismen aus, um die anfallenden sauren Metaboliten aufzufangen. Die Gefahr einer iatrogenen Alkalose ist jedenfalls sehr groß.

Aufgrund der Häufigkeit und auch wegen seiner Auswirkungen auf die Prognose eines polytraumatisierten Patienten spielt das Schädel-Hirn-Trauma schon im Rahmen der Erstversorgung außerhalb der Klinik eine große Rolle. Wichtigste Maßnahme zur Reduzierung des Ausmaßes bleibender zerebraler Schäden ist die Sicherstellung einer ausreichenden Perfusion und ausreichenden Oxygenation des Gehirns durch eine effektive Schockbehandlung und durch die Sicherstellung eines ausreichenden Gasaustausches. Weitere obligate spezifische Maßnahmen beinhalten eine Oberkörperhochlagerung um 20 bis 30°, um den venösen Abfluß zu verbessern, und eine mäßige Hyperventilation beatmeter Patienten. Die Indikation zur Intubation bewußtloser Patienten mit erloschenen Schutzreflexen zur Sicherung freier Atemwege und zur Aspirationsprophylaxe ist unbestritten. Bei Schädel-Hirn-verletzten Patienten mit mittleren Komagraden, bei denen zur Intubation die Anwendung von Hypnotika und Relaxanzien notwendig ist, richtet sich die Indikation zur Intubation ganz wesentlich nach dem Ausbildungsstand des Notarztes. Ein in der Technik der Intubation und im Umgang mit dazu notwendigen Medikamenten erfahrener Notarzt wird Patienten mit einer Punktezahl von acht oder weniger im Glasgow-Coma-Scale intubieren.

Die Effektivität aller in den letzten Jahren vorgeschlagenen sogenannten hirnprotektiven Maßnahmen, etwa die hochdosierte Barbiturattherapie, ist nicht bewiesen und daher am Unfallort nicht indiziert. Als einzige Möglichkeit, einem Hirnödem durch medikamentöse Maßnahmen schon am Unfallort vorzubeugen, ist weiterhin die Verabreichung von Kortikosteroiden in der Diskussion, aber auch hierfür fehlt der sichere Beweis.

Tabelle 6. Phasen der präklinischen Versorgung polytraumatisierter Patienten

IV. Transport
- Fortlaufende Überwachung - Fortführung der therapeutischen Maßnahmen - Festlegung des Transportziels und Information der Klinik - Dokumentation und Übergabe des Patienten

Eine große notfallmedizinische Bedeutung hat das „Thoraxtrauma“, da sich unter diesem Begriff eine Reihe unterschiedlicher Einzelverletzungen verbirgt, die aufgrund ganz unterschiedlicher pathophysiologischer Mechanismen schon unmittelbar nach einem Unfall lebensbedrohliche Situationen bewirken können. Die notwendigen notfallmedizinischen Maßnahmen sind im Beitrag Rossi und Spilker detailliert dargestellt.

Transport (Tabelle 6)

Nach Abschluß aller notwendigen Maßnahmen am Unfallort erfolgt nun der Transport in die Klinik. Während der Fahrt müssen die Überwachung und die notwendigen therapeutischen Maßnahmen lückenlos weitergeführt werden. Als Transportziel für einen polytraumatisierten Patienten ist eine Klinik anzustreben, die alle modernen diagnostischen Möglichkeiten bietet und in der alle mit der Versorgung solcher Patienten befaßten Spezialfächer vertreten sind, wenn eine solche Klinik in einer vertretbaren Transportzeit zu erreichen ist. Ansonsten ist das nächste Krankenhaus, in dem eine gute allgemeinchirurgische, anästhesiologische und intensivmedizinische Versorgung gewährleistet ist, anzufahren.

Der Intoxikierte als Notfallpatient

M. Harloff

Unter einer *akuten exogenen Intoxikation* versteht man eine schädigende Einwirkung von chemischen, tierischen, pflanzlichen, bakteriellen oder sonstigen Giften auf den Organismus. Die Folge ist eine vorübergehende organische Funktionsstörung, ein bleibender Gesundheitsschaden oder der Tod des Individuums.

Die Wirkung der Gifte ist abhängig von der entsprechenden Substanz (Giftart), der verabreichten Menge (Giftdosis), der Art der Aufnahme (Applikationsweg), der Zeitspanne, die der Stoff einwirken kann (Kontaminationsdauer), und von der Empfindlichkeit und dem Zustand des Organismus selbst (Giftresistenz, Vorerkrankungen).

Eine *chronische Vergiftung* ist eine Organschädigung durch kontinuierliche oder wiederholte Applikation von Substanzen bis in toxische Bereiche. Akute Notfälle sind eher die Ausnahme.

Unter *endogener Intoxikation* sind Krankheitsbilder einzuordnen, die auf einer Kumulation körpereigener Metaboliten beruhen. Zum Notfallpatienten werden Intoxikierte dann, wenn eine akute Beseitigung oder Verhütung lebensbedrohlicher Störungen erforderlich ist bzw. durch schnelle medizinische Hilfe das Ausmaß der Organstörungen deutlich gesenkt werden kann.

Giftgruppen

Tabelle 1 zeigt eine Gruppierung derjenigen Stoffe, welche die toxikologisch und statistisch größte Relevanz aufweisen. Bei den Medikamenten stehen Psychopharmaka und Hypnotika mit knapp 90% an der Spitze. Aber auch schwere Vergiftungen mit Kardiaka, Analgetika und diversen anderen Medikamenten kommen vor. Große Bedeutung haben Kombinationsintoxikationen. Bei Chemikalien spielen vor allem Zyanide, Lösungsmittel, Säuren und Laugen eine Rolle.

Unter „Publikumsprodukte“ werden Insektizide, Herbizide und Reinigungsmittel als toxikologisch bedeutsam zusammengefaßt.

Bei Genußmitteln sind Alkohol und Pilze als wichtigste Vertreter, bei Drogen Opiate anzuführen.

Giftgase sind vor allem Kohlenmonoxyd, Reizgase und Rauchgase, wobei besonders

Tabelle 1. Gruppeneinteilung der toxikologisch und statistisch wichtigsten Substanzen bei akuten Intoxikationen

Medikamente
Psychopharmaka
Hypnotika
Kardiaka
Analgetika
Chemikalien
Zyanide
Lösungsmittel
Säuren, Laugen
Publikumsprodukte
Insektizide
Reinigungsmittel
Herbizide
Genußmittel, Drogen
Alkohol
Giftpilze
Opiate
Gase
Kohlenmonoxyd
Reizgase

Tabelle 2. Anteil der schweren oder tödlichen Intoxikationen des Schweizerischen Toxikologischen Informationszentrums (1983) (17415 auswertbare Beratungen)

Medikamente	567	71,1%
Drogen/Genußmittel	44	5,5%
Nahrungsmittel	13	1,6%
Chemikalien/Gase/Publikumsprodukte	160	20,1%
Pflanzengifte	9	1,1%
Tiergifte	5	0,6%
	798	100,0%

die Kunststoffverbrennung zu berücksichtigen ist.

Schwere Vergiftungen durch Nahrungsmittel, etwa der Botulismus, sind selten.

Bei Pflanzen spielen vor allem Giftpilze eine wesentliche Rolle.

Intoxikationen durch Tiergifte kommen im Rahmen des zunehmenden Reiseverkehrs vor.

Intoxikationen sind häufig und die Zahl nimmt ständig zu. In der Bundesrepublik Deutschland sind jährlich ca. 80000 klinisch behandlungsbedürftig, knapp 15% aller NAW-Einsätze entfallen auf diese Notfälle.

Eine Zusammenstellung des Schweizerischen Toxikologischen Informationszentrums *(2)* ihrer 17415 auswertbaren Telefonberatungen des Jahres 1983 ergibt die Häufigkeitsverteilung bezüglich schwerer oder tödlicher Verläufe (Tabelle 2). Es handelt sich um nahezu 5% aller Beratungen. Über 70% der schweren Vergiftungen betrafen Medikamente, gefolgt von der Gruppe „Chemikalien/Gase/Publikumsprodukte" mit 20%.

Giftwirkung

Die einzelnen Gifte wirken meist auf verschiedene Organsysteme. Nur in Ausnahmefällen führt eine akute Intoxikation zu einem solch charakteristischen Krankheitsbild, daß durch die Symptome das Toxin aufgedeckt wird.

Von seiten des ZNS können Bewußtseinsstörungen, Exzitationen, Krämpfe und Lähmungen auftreten, am Herz-Kreislauf-System finden sich Rhythmusstörungen, eine Herzinsuffizienz, Blutdruckalterationen, Schock- und Kreislaufstillstand, am respiratorischen System kommt es zu Atemdepression, Abschwächung der Schutzreflexe, zur fehlerhaften neuromuskulären Übertragung an der Atemmuskulatur, zur Verlegung der Atemwege, Bronchialobstruktion und alveolärer Exsudation, dem toxischen Lungenödem.

Die Änderung des metabolischen Gleichgewichts führt in erster Linie zur metabolischen Azidose *(1)*, die der Temperaturregelung zur Hypothermie. Schädigungen an Magen-Darm-Trakt, Leber, Niere und Haut besitzen üblicherweise keine notfallmedizinische Bedeutung.

Vitalfunktionsstörungen können sowohl auf einer direkten Giftwirkung als auch auf indirekten Folgen bzw. einer Kombination beider Mechanismen beruhen. Der Anteil der einzelnen Komponenten ist ebenso wie der zeitliche Ablauf wegen wechselnden Resorptionsverhaltens und unterschiedlicher Giftsensibilität nicht vorhersehbar. Mit einer akuten Verschlechterung des Allgemeinzustandes ist immer zu rechnen.

Untersuchungsgang

Der Untersuchungsgang bei Intoxikationen beginnt, wie bei jedem Notfall, mit der Überprüfung der vitalen Funktionen. Falls keine Sofortmaßnahmen erforderlich sind, folgen die Anamnese und die notfallmäßige körperliche Untersuchung, eventuell unterstützt durch einfache diagnostische Hilfsmittel (Tabelle 3).

Vitale Funktionen

Das übliche Verfahren zur Kontrolle der vitalen Funktionen ist bekannt (siehe Beitrag Dick und Klingebiel). Vorsicht ist bei Kontaktgiften sowie Gasen wegen der zum Teil erheblichen Eigengefährdung geboten.

Tabelle 3. Strategie bei akuten Intoxikationen

Kontrolle der Vitalfunktionen (Kreislauf, Atmung)
Anamnese (Was? Wieviel? Wielange? Wann? Wie?)
Untersuchung (Körper, Geist)
Zusatzuntersuchungen (Dräger-Gasspürpumpe und andere)
Befundbewertung (therapeutische Konsequenzen)
Asservation (Giftreste, Blut und anderes)

Tabelle 4. Luftgeruch bei Intoxikationen (Auszug aus: Daunderer, M.: Akute Intoxikationen. München: Urban und Schwarzenberg 1984)

Alkohol:	Alkohole, Chloralhydrat, Phenole
Azeton:	Lacke
Bittermandeln:	Blausäure, Nitrobenzol
Geranien:	N-Lost
Knoblauch:	Parathion, Arsen, Phosphorwasserstoff
Faules Heu:	Phosgen
Senf:	Schwefellost
Rettich:	Diallyläther
Naphthalin:	Phenylbenzol

Anamnese

Nicht nur wegen der noch häufig technisch unzureichenden, aufwendigen und zeitraubenden toxikologischen Analysen ist auf die Anamnese besonderer Wert zu legen. Ohne Klärung der üblichen Fragen (Was? Wieviel? Wielange? Wann? Wie?) sollte man sich am Notfallort in aller Regel nicht zufriedengeben. Die Suche nach Tablettenschachteln, Giftresten oder anderen potentiellen Noxen ist genauso selbstverständlich wie die Bemühung um Umfeldinformationen bzw. Hinweise von den Patienten selbst. Deren Aussagen verlangen allerdings bei Suizidenten und Drogenabhängigen eine kritische Wertung.

Körperliche Untersuchung

Die körperliche Untersuchung erfolgt nach dem vorangegangenen Schema (siehe Beitrag Dick und Klingebiel). Wichtig ist die Dokumentation der zerebralen Störung – am besten durch den Glasgow-Koma-Index –, da gerade bei Intoxikationen schnelle Änderungen der Bewußtseinslage auftreten können. Eine wertvolle diagnostische Bedeutung besitzt der Fötor, z. B. nach Alkohol, Bittermandeln, Knoblauch, faulem Heu und ähnlichem (Tabelle 4). Auch Hautveränderungen sind zu beachten, wobei Blasen durchaus nicht barbituratspezifisch sind.

Zusatzuntersuchungen

Zusatzuntersuchungen in der Prähospitalphase beschränken sich auf Glukosebestimmungen mittels Teststreifen und den Versuch einer Giftgasidentifikation. Schnelltest auf Alkohol, Säuren- oder Laugenbestimmung mit Universalindikatorpapier und Teststäbchen für Metallintoxikationen spielen in aller Regel keine Rolle.

Befundbewertung

Die Bewertung der Befunde, d. h. letztendlich die therapeutischen Konsequenzen, sind in hohem Maße von der Giftsubstanz abhängig; man denke an Herzrhythmusstörungen durch Anticholinergika.

Asservation

Im Gegensatz zu anderen Notfällen ist die Asservation von Giftresten, eventuell von Blut, Urin, Kleidung und Luft erforderlich.

Therapeutische und prophylaktische Spezialverfahren

Spezielle prophylaktische und therapeutische Verfahren, nämlich eine primäre Detoxikation und Gabe von Antidota, besitzen bei Intoxikationen einen hohen Stellenwert.

Primäre Detoxikation

Primäre Detoxikation bedeutet Giftentfernung aus dem Magen-Darm-Trakt, der Haut und den Augen.

Magenentleerung
Die Entleerung des Magens erfolgt durch provoziertes Erbrechen oder Magenspülung.
Zum provozierten Erbrechen benutzt man Apomorphin in Kombination mit einem Sympathikomimetikum (z.B. Novadral), zur Antagonisierung Naloxon (Narcanti).
Provoziertes Erbrechen ist kontraindiziert bei bewußtlosen, somnolenten oder krampfenden Patienten, bei Vergiftungen mit Schaumbildnern, Säuren und Laugen, Kohlenwasserstoffen und Lösungsmitteln.
Eine Magenspülung ist wegen der selten optimalen Situation am Notfallort und bei den kurzen Fahrzeiten des Notarztwagens meist nicht sinnvoll. In seltenen Ausnahmefällen kommt sie, vor allen Dingen bei Vergiftungen mit Phosphorsäureestern, Bipyridiliumderivaten, Arsen, Blausäure und Schwefelwasserstoff in Betracht. Dabei erfolgt die Durchführung mit einem dicklumigen Magenschlauch und Einzelportionen von 300-500 ml Wasser bis zu einer Gesamtmenge von 10-20 l und mehr Spülflüssigkeit. Auf Aspirationsschutz muß sorgfältig geachtet werden.

Dekontamination der Haut
Giftentfernung von der Haut bedeutet Entfernung der kontaminierten Kleidung, gründliche Reinigung mit Wasser und Seife, bei einigen schlecht löslichen Substanzen wie Anilin, Phenolen, Kresolen und Nitrobenzol eventuell Reinigung mit einem Polyäthylenglykol.

Dekontamination der Augen
Die Giftentfernung aus den Augen geschieht durch Spülung mit einer Augendusche.

Antidota
Einige wenige Antidota sind in der Prähospitalphase unerläßlich (Tabelle 5). Bei großzügiger Auslegung des Begriffs „Antidot" zählen hierzu: Apomorphin, Atropin, Dexamethason, Medizinalkohle, Naloxon, Natriumthiosulfat, Physostigminsalizylat, Polysiloxane und Sirup Ipecacuanhae. Die Dosierungen für Erwachsene sind in der Tabelle 5 zusammengestellt.
Weitere Substanzen, wie Antiseren, Kalzium-EDTA, Digitalis-Antidot BM, sind üblicherweise keine Bestandteile der Ausrüstung eines Notarztwagens; hierzu zählt ebenfalls Biperidin (Akineton), weil bei den entsprechenden Indikationen in aller Regel bis zur stationären Behandlung gewartet werden kann. Für Obidoxim (Toxogonin) ergibt sich am Notfallort keine Indikation, da eine Differenzierung der Intoxikation nicht immer möglich ist und bei einigen Alkylphosphaten und Karbamaten mit einer Verschlechterung des Krankheitsbildes gerechnet werden muß.

Tabelle 5. Antidota in der Prähospitalphase mit Dosierungsrichtlinien für Erwachsene

Apomorphin (0,1 mg/kg KG in Mischspritze mit ½-1 Ampulle Novadral i. v.)
Atropin (Alkylphosphatintoxikation: 2-5-10 mg i. v. Nachdosierung!)
4-DMAP (200-250 mg i. v.) Mischintoxikation (CO): reduzieren!
Fortecortin (Auxiloson Dosier-Aerosol) (initial vier Hübe, danach alle 3 min ein Hub)
Medizinalkohle (20-50 g)
Naloxon (Narcanti) (1 µg/kg KG i. v., Repetitionsdosis 1 µg/kg KG i. v. nach 5-10 min)
Natriumthiosulfat (6-10 g i. v.)
Physostigminsalizylat (Anticholium) (1-2 mg langsam (!) i. v., eventuell Vortest)
Polysiloxan (sab simplex) (drei bis fünf Teelöffel)
Sirup Ipecacuanhae (DAB VIII) (ca. 50 ml)

Spezielle Vergiftungen

Psychopharmaka
Während Intoxikationen mit Tranquilizern, vor allem Benzodiazepinen, im allgemeinen keine schwerwiegenden Vergiftungsbilder aufweisen, kommen bei Neuroleptika und Thymoleptika lebensbedrohliche Verläufe vor.
Hochpotente Neuroleptika (Tabelle 6) führen häufig vor allem bei Kindern zum sogenannten „bizarren neurologischen Syndrom", einer extrapyramidalen Funktionsstörung mit Muskelspasmen an Auge, Gesicht und Extremitäten. Die Prognose ist gut. Neuroleptika mit ausgeprägter anticholinerger Wirkung (Tabelle 6) rufen in toxischen Dosen ein der Vergiftung mit Thymoleptika entsprechendes Zustandsbild hervor. Die Prognose ist ernst.
Bei den Thymoleptika handelt es sich vor allem um trizyklische Antidepressiva (Tabelle 6). In hohen Dosen kommt es zu einer antiadrenergen Wirkung mit Bludruckabfall und negativer Inotropie, zu einer ausgeprägten anticholinergischen Wirkung mit Arrhythmien, Krämpfen, Delir und Koma und zu einer toxischen Myokardschädigung, welche die Rhythmusstörungen beträchtlich kompliziert (siehe Beitrag Heuser).
Neben allgemeintherapeutischen Maßnahmen ist schon in der Prähospitalphase der Einsatz von Physostigminsalizylat (Anticholium) zu erwägen, wobei dieses Medikament nur mit äußerster Vorsicht angewendet werden darf. Bei Auftreten einer Bradykardie oder Hypersalivation muß die Injektion sofort abgebrochen werden. Als Antidot gilt Atropin.

Schlafmittel (7)
Diese sedativ-hypnotischen Substanzen gehören verschiedenen Stoffklassen an und unterscheiden sich neben pharmakokinetischen Eigenschaften besonders in ihrer Wirkung bei Überdosierung. Alkohol verstärkt die Symptomatik erheblich. Alle Hypnotika können zu Bewußtlosigkeit, Atemdepression, Aspiration und Schock führen. Eine Hypothermie mit entsprechenden Komplikationen ist häufig, wobei diese im Rahmen ihrer Reduktion aller Stoffwechselvorgänge Anlaß gibt, gerade bei Hypnotikaintoxikationen Reanimationsmaßnahmen wesentlich länger durchzuführen. Barbiturate (z. B. Neodorm, Speda) sind arm an spezifischen Komplikationen. Bei den Bromkarbamiden (z. B. Merfudorm) kennen wir Herzrhythmusstörungen, stark wechselnde neurologische Veränderungen, eine disseminierte intravasale Gerinnung mit Schock sowie häufig eine ausgeprägte respiratorische Insuffizienz, mitunter einen plötzlichen Atemstillstand. Methaqualon (z. B. Normi-Nox) weist keine zentrale Atemlähmung auf. Im Vordergrund stehen die hochgradige motorische Unruhe, Krämpfe sowie Komplikationen durch Aspiration. Diphenhydramin (z. B. Sekundal-D) als Antihistaminikum besitzt

Tabelle 6. Neuroleptika und trizyklische Antidepressiva (Auswahl)

Neuroleptika	
„Hochpotent"	„Anticholinergisch"
Haloperidol (Haldol)	Chlorpromazin (Megaphen)
Trifluperidol (Triperidol)	Promethazin (Atosil)
Benzperidol (Glianimon)	Thioridazin (Melleril)
Fluphenazin (Omca)	Chlorprothixen (Truxal)
Trizyklische Antidepressiva	
Imipramin (Tofranil)	Chlomipramin (Anafranil)
Opipramol (Insidon)	Amitriptylin (Laroxyl)
Dibenzepin (Noveril)	Doxepin (Aponal)

eine deutliche anticholinergische Potenz mit entsprechender Symptomatik.
Gluthetimid (Doriden) hat sich als gefährliche Substanz mit nicht selten letalem Ausgang erwiesen. Herz-Kreislauf- und Atemstörungen treten auf, ebenso eine mäßige anticholinergische Symptomatik.
Die Therapie der Schlafmittelintoxikationen beschränkt sich in der Prähospitalphase auf unspezifische Maßnahmen. Als Ausnahme gilt die Anwendung von Physostigminsalizylat (Anticholium) beim anticholinergischen Syndrom.

Kardiaka
Antiarrhythmika hemmen generell kardiale Automatiezentren und besitzen in unterschiedlichem Ausmaß eine negativ-inotrope Wirkung. Mitunter führen sie zu zentralen Funktionsveränderungen und plötzlichem Atemstillstand.
Die unspezifische Therapie muß versuchen, Rhythmusstörungen zu beherrschen und einen kardiogenen Schock zu bessern.
Akute Digitalisintoxikationen sind immer lebensbedrohlich. Nach einer frühen Phase mit Übelkeit und Brechreiz kommt es zu Arrhythmien jeglicher Form. Die Therapie im Notarztwagen beschränkt sich auf den Versuch, Störungen mit hämodynamischer Auswirkung medikamentös zu bekämpfen. Das Legen eines transvenösen Schrittmachers sollte im Notarztwagen mit seinen eingeschränkten Möglichkeiten und fehlender Durchleuchtungseinrichtung möglichst vermieden werden. Digitalis-Antidot BM ist zur Zeit noch keine Therapie der vorklinischen Phase.

Analgetika
Azetylsalizylsäurevergiftungen (z. B. durch Aspirin) sind in Deutschland noch relativ selten. Säuglinge und Kleinkinder sind besonders gefährdet. Die Symptomatik beinhaltet Störungen des ZNS mit Exzitation bis zur Bewußtseinstrübung, Veränderungen des Säuren-Basen-Haushalts über eine primäre respiratorische Alkalose bis zur schweren metabolischen Azidose, Elektrolytveränderungen, Hyperthermie und Dehydratation. Die präklinische Therapie ist unspezifisch.
Pyrazolvergiftungen (z. B. durch Novalgin) führen akut zu Somnolenz, Koma, Krämpfen, zur Tachykardie und Hypotonie. Wiederum sind Kinder besonders gefährdet. Eine spezifische Therapie steht nicht zur Verfügung.
Auch Parazetamolüberdosierungen (z. B. durch ben-u-ron) sind nicht ungefährlich. Typisch ist ein biphasischer Verlauf mit gastrointestinalen Beschwerden in den ersten Stunden und Leberfunktionsstörungen nach wenigen Tagen. Dieser Ablauf ist der Grund, daß akute Notarzteinsätze extrem selten sind.
Akute Intoxikationen mit Hypnoanalgetika oder verwandten Substanzen sind bei zwei Patientengruppen üblich: Kleinkinder, hervorgerufen durch kodeinhaltigen Hustensaft, und Drogenabhängige, vor allen Dingen durch Heroin.
Die klassischen Symptome sind die respiratorische Insuffizienz, Bewußtseinsstörungen bis zum tiefen Koma und eine ausgeprägte Miosis, welche allerdings durch Hypoxie oder Überlagerung durch andere Toxine durchaus fehlen kann. Die gefürchtetste Komplikation ist die Atemlähmung. Ihr ist in der Prähospitalphase besondere Aufmerksamkeit zu schenken.
Neben unspezifischen Maßnahmen kommt hier das (echte) Antidot Naloxon (Narcanti) zum Einsatz. Bei Süchtigen kann dies Entzugserscheinungen mit kaum beherrschbaren Erregungszuständen auslösen.
Andere Rauschgifte wie Kokain, Weckamine, Halluzinogene und Schnüffelstoffe führen ungleich seltener zu akuten Notfällen.
Äthylalkoholvergiftungen sind sehr häufig; sie verlangen unspezifische Maßnahmen.

Blausäure
Blausäureintoxikationen entstehen durch Kunststoffbrände, in Industrie und Land-

wirtschaft. Die Aufnahme erfolgt oral, inhalativ oder perkutan. Schon geringe Dosen können in kurzer Zeit zum Tode führen. Nach einer initialen Atemstimulation kommt es schnell zur Atemlähmung, zur Bewußtlosigkeit, Krämpfen und Herz-Kreislauf-Stillstand. Auffallend ist oft eine rosige Haut und der Geruch nach Bittermandeln. Der Zyanidnachweis kann mit der Dräger-Gasspürpumpe versucht werden. Bei schneller gezielter Hilfe können die Patienten mitunter gerettet werden. Man appliziert die Antidota 4-DMAP, einen Met-Hb-Bildner, sowie gleichzeitig Natriumthiosulfat, welches als Schwefeldonator dient (Dosierung siehe Tabelle 5). Hierdurch wird eine Befreiung der Zytochromoxidase vom Zyanid sowie die Entgiftung über Rhodanid erreicht. Natriumthiosulfat ist im Gegensatz zu 4-DMAP praktisch nebenwirkungsfrei und besitzt die bessere Entgiftungskapazität, wirkt jedoch erst nach einigen Minuten. Vorsicht ist bei der Umwandlung zu Met-Hb bei Schwelbränden geboten, da hier häufig ein Teil des Hämoglobins schon mit CO blockiert ist und eine gefährliche Sauerstoffmangelversorgung droht. In diesem Fall muß die 4-DMAP-Dosis reduziert werden.

Lösungsmittel

Toxikologisch relevante Lösungsmittel sind einige flüchtige Kohlenwasserstoffe *(4)* sowie Alkohole *(7)* (Tabelle 7). Vor allem bei Kindern kennt man gefährliche akzidentelle Kohlenwasserstoffvergiftungen. Es kommt akut zu einer dosisabhängigen narkotischen Wirkung, bald treten gastrointestinale Störungen, Arrhythmien und Schocksymptome hinzu. Therapeutisch muß sorgfältig eine Aspiration wegen schwerer pneumonischer Komplikationen vermieden werden. Medizinalkohle ist sinnvoll. Es besteht Eigengefährdung bei der Versorgung dieser Patienten.

Alkohole als Lösungsvermittler sind überwiegend Methanol, Isopropylalkohol und Äthylenglykol. Allen Alkoholen ist eine Rausch- und Narkosewirkung sowie die Neigung zur metabolischen Azidose gemeinsam.

Tabelle 7. Toxikologisch relevante aliphatische chlorierte Kohlenwasserstoffe und Alkohole

Kohlenwasserstoffe	*Alkohole*
Dichlormethan	Methylalkohol
Trichlormethan	Äthylalkohol
Tetrachlormethan	Isopropylalkohol
Dichloräthan	Äthylenglykol
Trichloräthan	
Trichloräthylen	
Tetrachloräthylen	

Säuren und Laugen

Säuren und Laugen spielen statistisch als Gifte eine untergeordnete Rolle. Als Erstmaßnahmen, die gegebenenfalls schon telefonisch angeordnet werden können, muß eine ausgiebige Verdünnung mit Wasser sowie Schmerz- und Schockbekämpfung erfolgen. Das Legen einer Magensonde und die Magenspülung sind bei Säuren-/Laugenintoxikationen kontraindiziert.

Gase

Hier sind Kohlenmonoxyd, Reizgase und Kunststoffbrände anzuführen (Rettung dieser Patienten siehe Beitrag Pfenninger).

Kohlenmonoxyd

Bei CO stehen statistisch Suizidversuche mit Autoabgasen sowie Brände an vorderster Stelle.

Die Symptomatik beginnt mit Kopfschmerzen und Atemnot und führt über Bewußtseinsstörungen zum Tod im Koma. Immer besteht bei schweren Fällen eine metabolische Azidose. Therapeutisch muß in erster Linie soviel Sauerstoff wie möglich gegeben werden. Die Indikation zur Intubation sollte großzügig gestellt werden, die Beatmung erfolgt dann mit 100% O_2 und positiv-endexspiratorischen Drucken von rund 5 cm H_2O. Beim Transport sollte eventuell an eine Verlegung in ein Krankenhaus gedacht werden, wo die Möglichkeit einer hyperbaren Oxygenation besteht.

Tabelle 8. Reizgase (Auswahl)

Schnelle Wirkung - oberer Respirationstrakt	
Ammoniak	Chlorwasserstoff
Formaldehyd	Schwefelchlorid
Fluorwasserstoff	Acrolein
Bromwasserstoff	Phosphorchloride
Teflondämpfe	
Mittelschnelle Wirkung - mittlerer Respirationstrakt	
Schwefeldioxyd	Chlorgas
Isozyanate	Bromdämpfe
Phosphoroxydchlorid	Sulfochloride
Späte Wirkung - unterer Respirationstrakt	
Nitrosegase	Phosgen
Kadmiumoxyddämpfe	Ozon
Dimethylsulfat	Nickelcarbonyl

Reizgase
Reizgase sind Substanzen, die durch Inhalation zur lokalen Schädigung des Respirationstrakts führen. Ihre Anzahl ist groß. In der Tabelle 8 sind nur einige zusammengestellt.
Gut wasserlösliche Gase wie Ammoniak und Chlorwasserstoff schädigen den oberen Respirationstrakt sofort, gut lipoidlösliche Stoffe wie Phosgen und Ozon entfalten ihre Wirkung im unteren Atemtrakt oft erst nach Stunden. Die Symptome reichen von Husten und Kratzen im Hals über ein Glottisödem bis zur Bronchokonstriktion bzw. zum toxischen Lungenödem, jeweils abhängig vom Wirkungsort, d.h. von der Wasserlöslichkeit des Gases.
Die akuten Maßnahmen beschränken sich in den meisten Fällen auf die Entfernung des Patienten aus der toxischen Umgebung, Sedierung und Einsatz eines inhalierbaren Kortikoids (z.B. Auxiloson-Spray, initial vier Hübe). Die Indikation zur Intubation sollte großzügig gestellt werden, eine Krankenhauseinweisung ist in jedem Fall erforderlich.

Gase durch Kunststoffverbrennung
Kunststoffbrände bergen die Gefahr, verschiedenen Giftgasen wie Kohlenmonoxyd, Blausäure, eventuell Reizgasen gleichzeitig ausgesetzt zu sein. Die einzelnen Maßnahmen wurden oben aufgeführt.

Publikumsprodukte

Insektizide (z.B. E 605, Parathion)
Die größte toxikologische Bedeutung mit hoher Letalität haben Alkylphosphate. Die Gifte entfalten ihre Wirkung am zentralen, vegetativen und autonomen Nervensystem, wobei eine direkte toxische Schädigung einzelner Organe hinzutritt. Als klassische Symptome gelten Speichelfluß, Bradykardie und Miosis, eventuell fibrilläres Muskelzucken. Der Speichelfluß ist der wichtigste Hinweis. Die rasche Atropingabe ist neben der Beherrschung vitaler Funktionsstörungen die vordringlichste Aufgabe, die initiale Dosierung liegt bei 2-5-10 mg i.v., die Gabe erfolgt so lange, bis eine Hemmung der Sekretion nachweisbar wird. Obidoxim (Toxogonin) wird am Notfallort nicht gegeben, weil eine Differenzierung der verschiedenen Substanzen am Notfallort oft nicht möglich ist und bei einigen Alkylphosphaten und Karbamaten durch die Toxogoningabe mit einer Verschlechterung gerechnet werden muß.
Da durch Atropin nicht die Wirkung an der quergestreiften Muskulatur (Atemmuskulatur) aufgehoben wird, ist sorgfältig auf die Atmung zu achten und frühzeitig zu intubieren. Prinzipiell ist die rasche Giftelimination sinnvoll, wegen der Probleme bei der praktischen Durchführung am Notfallort und den häufig relativ kurzen Fahrzeiten sollte sie jedoch in der Regel erst im Krankenhaus erfolgen.

Herbizide
Bipyridiliumderivate, vor allem Paraquat, verlangen wegen ihrer hohen Toxizität ebenfalls eine schnellstmögliche Dekontamination. Für die Indikation zur Magenspülung gilt hier das gleiche wie bei der Intoxikation mit Alkylphosphaten. Sie sollte am Notfallort nur durchgeführt werden, wenn die Fahrzeiten bis ins nächste Krankenhaus zu lang sind.

Reinigungsmittel
Reinigungsmittel führen häufig zu akzidentellen Intoxikationen. Die meisten sind

jedoch von ihrer Zusammensetzung her ungefährlich, allenfalls kann eine Schaumbildung eine Aspirationsgefahr bedeuten. Polysiloxane (z. B. sab simplex) beseitigen diese Gefahr.
Im Gegensatz dazu verhalten sich Geschirrspülmaschinenmittel, WC- und Abflußreiniger wie starke Laugen oder Säuren und müssen entsprechend behandelt werden.

Nahrungsmittel

Intoxikationen durch Nahrungsmittel sind im Notarztdienst eine Rarität. Patienten mit gastroenteritischen Symptomen suchen meist den Hausarzt auf.
Der seltene, aber hochgefährliche Botulismus weist vor einer akuten Vitalgefährdung ausreichend Prodromi wie Schwindel, Erbrechen und Sehstörungen auf, so daß der ärztliche Kontakt schon vor der Gefahr des Herzstillstandes und der Atemlähmung erfolgt.

Pilze

Letale Pilzvergiftungen werden fast ausnahmslos durch den Knollenblätterpilz verursacht. Die initialen gastroenteritischen Symptome führen kaum zum Notfalleinsatz.
Das Pantherinasyndrom, etwa hervorgerufen durch Verzehr von Fliegenpilz oder Pantherpilz, entspricht einer atropinartigen Intoxikation.
Das Muskarinsyndrom, entstanden durch Rißpilze, Trichterlinge, Röhrlinge, Gifttäublinge und andere, bewirkt eine Parasympathikuserregung, welche als Antidot Atropin verlangt.

Pflanzen

Schwere Intoxikationen mit Pflanzen sind selten. Bei folgenden Arten können schon durch geringe Mengen bedrohliche Symptome bis zu letalen Verläufen auftreten: Bilsenkraut, Eisenhut, Gift Sumach, Herbstzeitlose, gefleckter Schierling, Wasserschierling, Seidelbast und Tollkirsche.
Die Wirkungen sind atropinähnlich bei Bilsenkraut, Stechapfel und Tollkirsche, zentralerregend und sedierend bei Eisenhut, Kornrade und Schierling, herzaktiv bei Digitalis und nikotinähnlich bei Goldregen und Tabak. Die akute Behandlung hat entsprechend der Hauptwirkung zu erfolgen *(3)*.

Tiere

Tierische Gifte spielen in unseren Breiten keine wesentliche Rolle. Die meisten ernsthaften Komplikationen sind allergische Reaktionen auf Insektenstiche.

Schlangen

Der Biß der heimischen Kreuzotter, der schnell Schmerzen, Lymphdrüsenschwellung und eventuell Bewußtlosigkeit hervorruft, endet in weniger als 1% durch Atemlähmung letal. Einige weitere Arten wie Spitzkopfnatter und Sandviper weisen ähnliche Symptome auf. Als Akutmaßnahme wird eine venöse Stauung, Schmerzbekämpfung und – nach entsprechender Testung – das Schlangengift Immunserum Europa empfohlen (entsprechende Informationen über die Giftzentralen, Verzeichnis siehe Anhang).
Bei Bissen exotischer Giftschlangen, etwa der Klapperschlange oder Kobra mit hämolytischen und neurotoxischen Symptomen, ist eine symptomatische Therapie wenig erfolgreich. Entsprechende Antiseren sind die einzige Hoffnung.

Insekten

Wespen-, Hornissen- und Bienenstiche verursachen starke örtliche Reizwirkungen, bei einigen Arten können ein Schock und Atemlähmung auftreten. Spezifische Komplikationen sind das Glottisödem und anaphylaktische Reaktionen. Sie verlangen entsprechende Maßnahmen (siehe Beitrag Kilian).

Entscheidend für die gesamte Problematik der Intoxikation ist, daß man bei unklaren Krankheitsbildern daran denkt. Bei dem geringsten Verdacht sollte nach weiteren Hinweisen gesucht werden. In speziellen Fällen ist eine Vorinformation der Klinik erforderlich, um die Behandlung so rasch wie möglich gezielt beginnen zu können. Eine handliche Fibel über Intoxikationen (z. B. Braun und Dönhardt) im Notarztwagen kann in speziellen Fällen hilfreich sein.

Literatur

1. Bierbach H, Schuster HP (1980) Metabolische Azidose bei akuten exogenen Intoxikationen. Notfallmedizin 6: 54
2. Braun W, Dönhardt A (1982) Vergiftungsregister, 3., überarb. und erweit. Auflage. Thieme, Stuttgart
3. Jahresbericht 1983. Schweizerisches Toxikologisches Informationszentrum Zürich
4. Krienke EG, von Mühlendahl KE (1978) Akzidentelle Vergiftungen durch Pflanzen, Teil III. Notfallmedizin 4: 619
5. Lemburg P (1980) Diagnose und Therapie von Vergiftungen mit flüchtigen aliphatischen chlorierten Kohlenwasserstoffen. In: Krienke EG, von Mühlendahl KE (eds) Vergiftungen im Kindesalter. Enke, Stuttgart
6. Rey C et al. (1980) Säure- und Laugenintoxikationen. Notfallmedizin 6: 996
7. Roth L, Daunderer M (1986) „Giftliste" (Toxikologische Enzyklopädie). 23. Ergänzungslieferung 1986. Ecomed, Landsberg
8. Weilemann LS et al. (1983) Schlafmittelvergiftungen. In: Schuster H P (ed) Soforttherapie bei Vergiftungen. Perimed, Erlangen
9. Weilemann LS (1981) Vergiftungen durch Alkohole. Notfallmedizin 7: 416

Der Ertrinkungsunfall

K. H. Lindner

Weltweit ertrinken ca. 140000 Menschen pro Jahr und fast die Hälfte der Opfer ist jünger als 20 Jahre. Nicht enthalten in dieser Zahl sind die ungleich häufigeren nicht tödlichen Unfälle. Die Ursachen für das Ertrinken sind vielfältig und umfassen neben der Unfähigkeit zu schwimmen den Tauchunfall, den Suizid, die Alkoholintoxikation, Erschöpfungszustände und Krampfanfälle mit Bewußtseinsverlust im Wasser. Ein akuter tödlicher Zwischenfall (z. B. ein plötzlicher Herztod) kann sich zufällig im Wasser abspielen und einen Ertrinkungstod vortäuschen.

Definitionen

Die Terminologie des Ertrinkens umfaßt vier Begriffe: Das *Ertrinken* beschreibt einen Erstickungstod durch Untertauchen im Wasser. Die Reanimationsmaßnahmen bleiben ohne Erfolg und die Todesursache ist durch das Milieu Wasser bedingt.
Demgegenüber spricht man von *Beinahe-Ertrinken,* wenn der Patient lebend geborgen wird oder wenn die Reanimationsmaßnahmen erfolgreich sind und wenn der Patient mindestens die ersten 24 h überlebt. Entsprechend dem überwiegenden Pathomechanismus wird eine Unterteilung in nasses und trockenes Ertrinken bzw. Beinahe-Ertrinken vorgenommen. Das Adjektiv „naß" weist auf eine Aspiration von Flüssigkeit hin. Bei 10–20% der untersuchten Ertrinkungsopfer läßt sich in der Lunge weder Wasser noch Aspirationsgut nachweisen. In diesen Fällen, dem sogenannten trockenen Ertrinken oder Beinahe-Ertrinken, ist ein Anhalten des Atems oder ein reflektorischer Laryngospasmus die Ursache der Asphyxie.
Bei Sprüngen ins kalte Wasser tritt in seltenen Fällen vermutlich durch vagal induzierte Rhythmusstörungen der sogenannte *„Immersionsschock"* auf, der bis zum Kreislaufstillstand geht.
Das *sekundäre Ertrinken* kennzeichnet einen verzögert eintretenden Tod nach Beinahe-Ertrinken durch eine meist in ihrer Schwere und in ihrem Ausmaß nicht erkannte pulmonale Insuffizienz. Da dieser Begriff einen sekundären Ertrinkungsvorgang impliziert und da andererseits tödliche Komplikationen nach Beinahe-Ertrinken nicht nur respiratorisch bedingt sind, sollte dieser Begriff nicht mehr verwendet werden.

Pathophysiologische Veränderungen

Lunge

Nach einer Süßwasseraspiration kommt es zu anderen pathophysiologischen Veränderungen als nach Beinahe-Ertrinken in Salzwasser. Das Süßwasser bewirkt eine Inaktivierung und Auswaschung des Surfactant mit nachfolgender Atelektasenbildung, Abnahme der Compliance, erhöhtem intrapulmonalem Rechts-links-Shunt und starkem Abfall des arteriellen Sauerstoffpartialdrucks. Die hypotone Flüssigkeit dringt bereits 2–3 min nach der Aspiration von den Alveolen in die Lungenstrombahn ein und kann zu einer passageren Hypervolämie führen. Die Hypoxämie stellt die am schwersten wiegende Gefährdung nach Beinahe-Ertrinken dar. Das sich entwickelnde interstitielle Lungenödem ist Folge eines multifaktoriellen Geschehens, für das das Auswaschen des Surfactant, die hypoxisch bedingte kardiale Insuffizienz und die Zunahme des zirkulierenden Blutvolumens durch Resorption des aspirierten Wassers ursächlich beteiligt sind (Abb. 1).

Nach der Aspiration von Salzwasser, das mit ca. 1000 mosmol/l eine mehr als dreimal so hohe Osmolalität wie das menschliche Plasma hat, tritt unter Schädigung der alveolokapillaren Membran sofort seröse Flüssigkeit von der Lungenstrombahn in die Alveolen über. Die interstitielle und intraalveoläre Flüssigkeitsansammlung vermindert die Dehnbarkeit der Lunge und re-

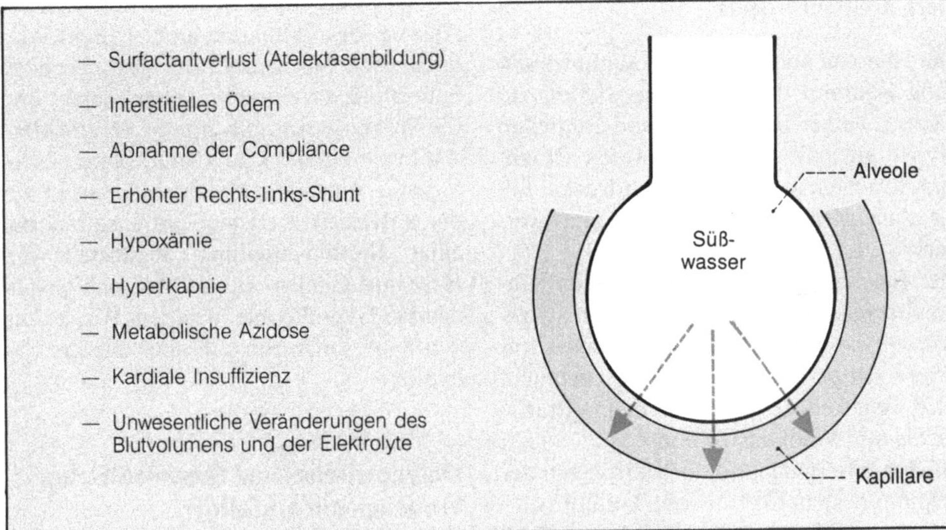

Abb. 1. Süßwasseraspiration

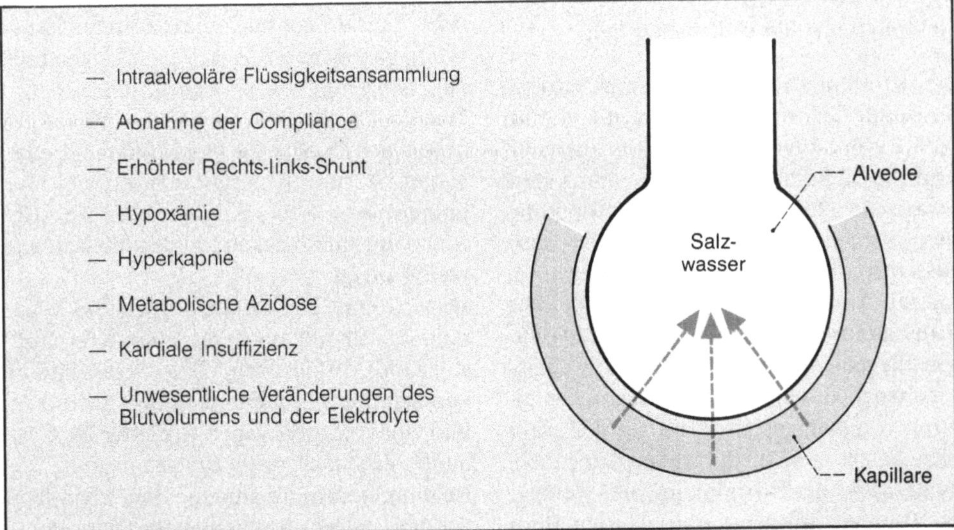

Abb. 2. Salzwasseraspiration

duziert die funktionelle Residualkapazität, also den zum Gasaustausch zur Verfügung stehenden Raum. Wie nach Süßwasseraspiration entsteht durch die Perfusion nicht belüfteter Alveolen ein erhöhter intrapulmonaler Rechts-links-Shunt mit einer arteriellen Hypoxämie, Hyperkapnie und metabolischen Azidose, die die eigentliche vitale Bedrohung darstellen (Abb. 2).

Herz-Kreislauf-System

Die Hypoxie und die Katecholaminfreisetzung während des Ertrinkens führen zunächst zu einer Tachykardie und arteriellen Hypertonie, die von bradykarden Rhythmusstörungen und einem Blutdruckabfall bis zum Kreislaufstillstand gefolgt werden.
Der Tauchreflex, der insbesondere im Kindesalter ausgeprägt ist und der dann ausgelöst wird, wenn das Gesicht in Wasser mit einer Temperatur unter 20 °C getaucht wird, ist gekennzeichnet durch eine Bradykardie und Vasokonstriktion.
Nach der Bergung und nach Einsetzen der respiratorischen Reanimation kommt es initial als Reaktion auf die Hypoxie und Hyperkapnie zu einer Tachykardie und zu einem Anstieg des Blutdrucks.

Elektrolyt- und Flüssigkeitshaushalt

Die Konzentration der Serumelektrolyte Natrium, Chlorid und Kalzium nimmt nach einer Süßwasseraspiration ab, während die Kaliumkonzentration durch eine intravasale Hämolyse und das Blutvolumen ansteigt. Umgekehrt führt die Salzwasseraspiration zu einer Hämokonzentration mit Anstieg der Serumelektrolyte. Die Blutvolumen- und Elektrolytverschiebungen, die eng mit der aspirierten Flüssigkeitsmenge korrelieren, sind bei einer Aspiration von weniger als 20 ml/kg KG Süß- oder Salzwasser nicht lebensbedrohlich. Da ca. 85% aller Ertrinkungsopfer weniger als 10 ml/kg KG aspirieren, werden Blutvolumen- und Elektrolytverschiebungen relativ selten und dann nur vorübergehend unmittelbar nach dem Ereignis beobachtet.

Zentrales Nervensystem

Neuere Studien belegen, daß 10–25% der beinahe ertrunkenen Patienten ein schweres neurologisches Defizit haben *(2)*. Ursächlich dafür ist neben der direkten hypoxischen Schädigung während der Asphyxie- und Bergungsphase ein Hirnödem mit Anstieg des intrakraniellen Drucks, das auch nach Normalisierung des arteriellen Sauerstoffpartialdrucks weiter besteht und die Prognose verschlechtert. Daß trotzdem Asphyxiezeiten bis zu 40 min ohne neurologische Ausfälle möglich sind, beruht auf der extremen Kreislaufzentralisation mit einer Blutumverteilung zugunsten von Herz und Gehirn und auf der sich ausbildenden Hypothermie in kaltem Wasser, die den Sauerstoffverbrauch aller Organe vermindert.

Diagnostisches und therapeutisches Vorgehen am Unfallort

Die charakteristischen Symptome nach dem Untertauchen im Wasser sind panische Angstzustände, eine motorische Unruhe, Lufthunger und reflektorische Inspirationsmanöver, die zum Verschlucken und zur Aspiration von Wasser führen.
Aus dem pathophysiologischen Ablauf ergeben sich die für die Notfalltherapie relevanten Störungen: Kreislaufstillstand, Hypothermie, akute respiratorische Insuffizienz, Bewußtlosigkeit, Halswirbelsäulenverletzungen.
Die extreme Kreislaufzentralisation während des Ertrinkens kann einen Kreislaufstillstand vortäuschen. Die Defibrillation von Kammerflimmern nach dem Ertrinken und einer Körpertemperatur unter 28 °C ist häufig erst nach Aufwärmen möglich. Die Reanimationsmaßnahmen bei Kindern werden wegen der günstigen neurologischen Prognose mindestens bis zum Errei-

chen einer normalen Körpertemperatur fortgeführt. Ein Transport in die Klinik zur aktiven Wiedererwärmung unter Fortführung der Reanimation kann indiziert sein.

Die Indikation zur endotrachealen Intubation wird nach einer Wasseraspiration (Rasselgeräusche) und den Zeichen der akuten respiratorischen Insuffizienz (Dyspnoe, Zyanose) großzügig gestellt, da nur sie einen sicheren Schutz vor Aspiration und die Voraussetzung für eine ausreichende Ventilation bietet. Zur Vermeidung einer arteriellen Hypoxämie wird bis zum Vorliegen einer arteriellen Blutgasanalyse mit reinem Sauerstoff beatmet. Durch eine Beatmung mit einem positiv-endexspiratorischen Druck von rund 5 cm H_2O läßt sich über eine Anhebung der funktionellen Residualkapazität die Störung der Lungenfunktion nach Süß- und Salzwasseraspiration günstig beeinflussen. Eine Drainage der Lunge nach Salzwasseraspiration durch die Schwerkraft sollte auf keinen Fall erfolgen, da hierbei Mageninhalt und verschlucktes Wasser neu aspiriert werden können.

Bei Bewußtlosen und schwer bewußtseinseingeschränkten Patienten wird die Intubation und Beatmung nicht nur zur Vermeidung der Hypoxämie, sondern auch zur Hyperventilation eingesetzt, da diese über eine Verminderung des intrazerebralen Blutvolumens einen erhöhten intrakraniellen Druck senkt oder zumindest einem weiteren Druckanstieg entgegenwirkt.

Kann bei einem bewußtlosen Patienten eine Halswirbelsäulenverletzung nicht ausgeschlossen werden, oder ist sie aufgrund des Unfallhergangs (Sprung in seichtes Wasser) sogar wahrscheinlich, müssen alle Kopfbewegungen und vor allem das Überstrecken vermieden werden.

Entscheidend für eine Erhöhung der Überlebensrate und eine Reduktion der neurologischen Folgeschäden nach Ertrinkungsunfällen ist die möglichst rasche und vollständige Stabilisierung der pulmonalen Funktion.

Literatur

1. Conn AW, Edmonds JF, Farker GA (1978) Near-drowning in cold fresh water: current treatment regime. Can Anaesth Soc J 25: 259
2. Hoff BH (1979) Multisystem failure: a review with special reference to drowning victims. Crit Care Med 7: 310
3. Knopp R (1978) Near drowning. JACEP 7: 249
4. Modell JH, Davis JH (1969) Electrolyte changes in human drowning victims. Anesthesiology 30: 414
5. Modell JH, Graves SA, Ketover A (1976) Clinical course of 91 consecutive near-drowning victims. Chest 70: 231

Der Notfallpatient mit thermischen und chemischen Schädigungen

H.-H. Mehrkens

Intensität und Einwirkungsdauer einer Noxe bestimmen den Schweregrad des Gewebeschadens der Haut. Dabei kommt es trotz unterschiedlicher Schädigungsquellen (z. B. Wärme, Kälte, chemische Lösungen, Strahlen) letzten Endes zu weitgehend gleich gearteten Läsionen der betroffenen Hautareale.

Verbrühungen - Verbrennungen

Pathophysiologie

Der Grad einer Schädigung wird nach der heute international anerkannten Nomenklatur wie folgt bezeichnet *(4):*

Epidermale Läsion = Schädigungsgrad I.
Oberflächlich-dermale Läsion = Schädigungsgrad II a.
Tief dermale Läsion = Schädigungsgrad II b.
Subdermale Läsion = Schädigungsgrad III.

Am Beispiel einer Brandverletzung ist die epidermale Läsion gekennzeichnet durch eine ausgeprägte Hautrötung (klassisches Beispiel: Sonnenbrand).

Charakteristisch für die oberflächlich dermale Läsion sind die typischen Brandblasen.

Schließlich besteht ein fließender Übergang von der tief dermalen Läsion zur subdermalen Läsion, bei der die Gewebenekrose sämtliche Schichten der Haut bis in das subkutane Fettgewebe erfaßt. Entscheidend für die Differenzierung zwischen einer dermalen und subdermalen Läsion ist die Tatsache, daß bei einer subdermalen Läsion auf jeden Fall die Follikel der Haarbälge mit zerstört sind und so eine spontane Regeneration des Gewebes nicht mehr möglich ist. Für die Erstversorgung am Unfallort ist eine Unterscheidung zwischen tief dermaler und subdermaler Läsion nicht möglich und auch von untergeordneter Bedeutung. Diese Unterscheidung wird erst bei der Festlegung des definitiven Therapiekonzeptes in der Klinik relevant.

In den nachfolgenden Ausführungen sollen in erster Linie exemplarisch die Brandverletzungen angesprochen werden, da sie unter notfallmedizinischen Aspekten eine vorrangige Rolle spielen. Bei der Entstehung eines Gewebeschadens der Haut durch thermische Energie sind einerseits die Temperatur und die Einwirkzeit die beiden bestimmenden Faktoren *(1),* deren Effektivität andererseits durch das Wärmeleitvermögen, die Durchblutung und die Dicke der Haut determiniert werden. Generell ist davon auszugehen, daß bei einer Temperatur von 45 °C die Schmerzrezeptoren erregt werden und sich ein Erythem ausbildet. Ab einer Temperatur von 55 °C kommt es zur Blasenbildung, bei mehr als 60 °C muß bereits mit Nekrose infolge der Eiweißkoagulation gerechnet werden *(4).*

Bei intakten Durchblutungsverhältnissen beträgt die schadlos tolerierte maximale Wärmeexpositionszeit bei 43 °C 8 h; sie verkürzt sich bei 48 °C auf 12 min *(16).*

Das Ausmaß eines Gesamtverbrennungsschadens der Haut wird wesentlich dadurch mitbestimmt, daß das Auslösen des Schadensereignisses nicht nur einen Primärdefekt setzt, sondern darüber hinaus auch Sekundärläsionen zur Folge hat, die in dem Phänomen der „Grenzzonenbildung" ihre Erklärung finden *(10)*. In der Umgebung des durch die thermische Energieeinwirkung gesetzten irreversiblen Gewebeschadens kommt es zur Ausbildung eines Areals, in dem das Gewebe zunächst lediglich reversibel in Form von mehr oder minder ausgeprägten Mikrozirkulationsstörungen geschädigt wird. Das Schicksal dieses nach Branemark *(3)* als „Grenzzone" definierten Bereichs wird in Abhängigkeit von der initialen Flüssigkeits- und Volumentherapie den Umfang des Gesamtschadens wesentlich beeinflussen. Diese Mikrozirkulationsstörungen haben ihre Ursache in den verbrennungsbedingten kapillären Verlusten an Wasser, Elektrolyten und insbesondere an Albumin *(11)*.

Wenn die Ausdehnung einer Brandverletzung, bezogen auf die Gesamtkörperoberfläche, ein bestimmtes Maß überschreitet (Erwachsene mehr als 15%), werden die Verluste an Eiweiß, Elektrolyten und Wasser in das Verbrennungsödem und über die Wundflächen so groß, daß mit der Ausbildung eines Verbrennungsschocks gerechnet werden muß. Zwei besondere Aspekte sind dabei von Bedeutung *(1, 11)*:

a) Aufgrund der sympathikoadrenergen Gegenregulation ist die initiale Beurteilung der Kreislaufsituation mit Hilfe von Blutdruck und Puls kaum möglich, deshalb ist der sogenannte „Schockindex" unbrauchbar *(11)*. Die Erfahrung zeigt, daß das primäre Volumendefizit daher häufig unterschätzt wird.
b) Zusätzlich muß beachtet werden, daß die Verluste über die geschädigten Kapillaren weiter anhalten und durch therapeutische Maßnahmen kaum beeinflußbar sind.

Die Kreislaufveränderungen im Rahmen eines Verbrennungsschocks (Abb. 1) führen nicht nur zu Makro- und Mikrozirkulationsstörungen im großen Kreislauf, sondern auch zu entsprechenden Veränderungen in der Lungenstrombahn. Die daraus resultierenden, frühzeitig einsetzenden Störungen im Gasaustausch müssen in der Ersttherapie unbedingt mitbeachtet werden. Die Sauerstoffapplikation ist daher in jedem Fall angezeigt, bei ausgedehnten Verbrennungen - nicht nur bei Inhalationstraumen - sollte daher die Indikation zur Intubation großzügig gestellt werden.

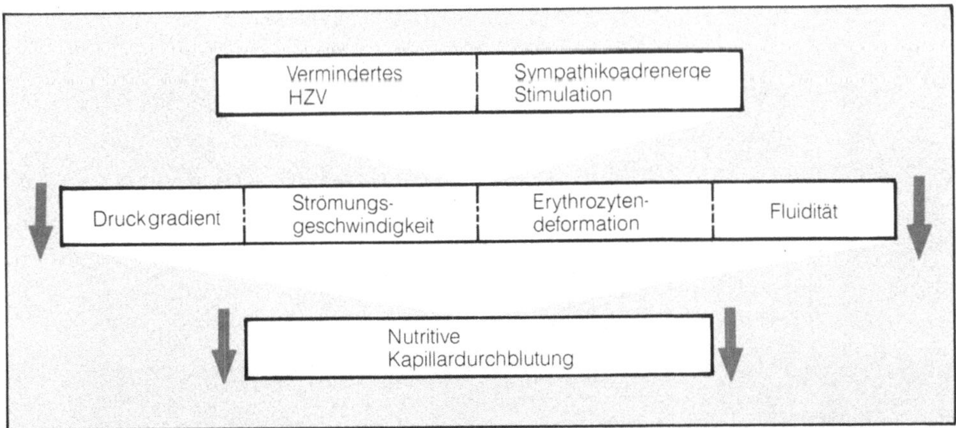

Abb. 1. Thermische Hautschädigung: Mikrozirkulationsstörung. Traumabedingte Beeinträchtigung der nutritiven Kapillardurchblutung

Diagnostische und therapeutische Erstmaßnahmen am Unfallort

Die Erstversorgung des Notfallpatienten am Unfallort nach einem thermischen Trauma vollzieht sich nach den allgemein gültigen Grundsätzen der präklinischen Notfallmedizin unter Berücksichtigung der besonderen Bedingungen der Verbrennungsfolgen:

- Retten aus der Gefahrenzone,
- Überprüfen und Sichern der Vitalfunktionen,
- Abschätzen der Schädigungsausdehnung,
- Legen eines venösen Zugangs,
- Schmerzbehandlung,
- Volumensubstitution,
- Lokalbehandlung,
- spezielle Probleme.

Beim Retten aus der Gefahrenzone ist insbesondere auf den Eigenschutz der Retter zu achten. Brennende oder heiße Kleidungsstücke sind so rasch wie möglich zu entfernen.

Die Vitalfunktionen werden rasch orientierend beurteilt und wenn nötig stabilisiert.

Die Ausdehnung der Verbrennung wird mit Hilfe der Neunerregel abgeschätzt (Abb. 2).

Eventuell vorhandene Begleitverletzungen müssen beachtet und entsprechend behandelt werden.

Das Legen eines großlumigen venösen Zugangs, gefolgt von einer suffizienten Schmerzbehandlung sind die nächsten Schritte. Zur Schmerzbehandlung eignet sich Morphin (2,5-5,0 mg i.v.) oder Ketamin (0,25-0,5 mg/kg KG i.v.). Eine zusätzliche Sedierung mit z.B. Diazepam kann erforderlich sein.

Bei einer Ausdehnung der Verbrennung zwischen 10 und 20% der Körperoberfläche erfolgt die Volumensubstitution mit Ringer-Laktat in einer Größenordnung von 500-1000 ml i.v. In Ausnahmefällen eignet sich auch die orale Zufuhr elektrolythaltiger Flüssigkeit, diese Maßnahme ist jedoch kontraindiziert bei eingeschränkten Schutzreflexen oder wenn eine anschließende Versorgung in Narkose bevorsteht.

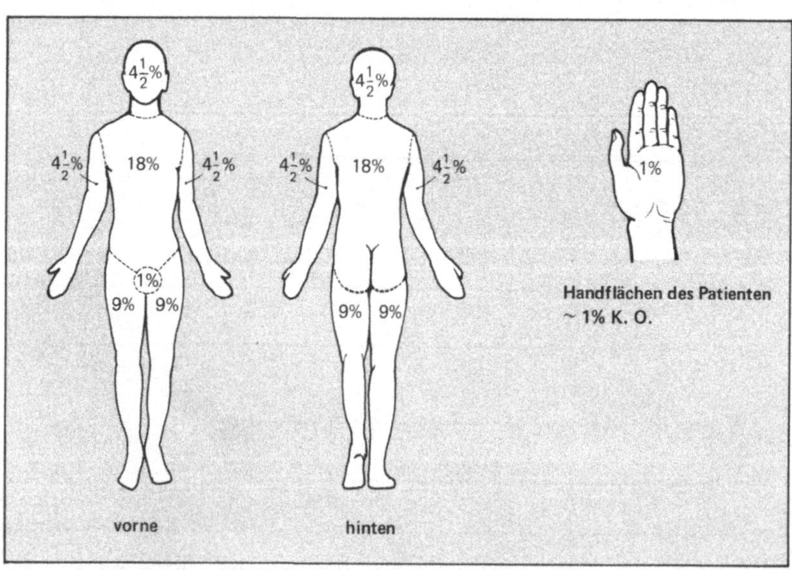

Abb. 2. Verbrennungen: Neunerregel

Bei einer Schädigung von über 20% der Körperoberfläche empfiehlt sich die initiale Gabe von bis zu 1000 ml einer isoonkotischen kolloidalen Volumenersatzmittellösung (z. B. Dextran 60 4,5% als Bolusinjektion), gefolgt von einer Ringer-Laktatinfusion in der Größenordnung von ca. 1000 ml/h bis zur definitiven klinischen Versorgung.
Die Lokalbehandlung der Brandverletzungen am Unfallort ist relativ einfach. Die Anwendung von kaltem Wasser zur Erstbehandlung stellt eine altbekannte und bewährte Maßnahme dar *(9)*, die bereits telefonisch angeordnet werden kann. Sie bewirkt in erster Linie eine effektive Schmerzlinderung und vermag außerdem die Ausbildung des lokalen Verbrennungsödems einzugrenzen. Vornehmliche Verwendung findet normales Leitungswasser mit einer Temperatur zwischen ca. 15 und 20 °C. Es ist wichtig, daß die Kaltwasserbehandlung so schnell wie möglich nach dem Verbrennungstrauma zur Anwendung kommt. Positive Effekte sind nur bis zu einem therapiefreien Intervall von längstens 1 h zu erwarten. Die Kaltwasserbehandlung ist besonders empfehlenswert bei Verbrühungen und mehr umschriebenen Brandverletzungen im Bereich der Extremität. Bei ausgedehnten großflächigen Verbrennungen scheint ihre Anwendung wegen der Gefahr der Unterkühlung weniger geeignet *(9, 13)*. Auf jeden Fall sollte die notwendige Flüssigkeitssubstitution durch sie keine Verzögerung erfahren. Intensive Spülungen der Hautläsionen mit einfachem Leitungswasser sind insbesondere auch nach Schädigungen durch chemische Lösungen erforderlich.
Zum Abdecken der Brandwunde sollte spezielles Verbandmaterial, wie z. B. Metalline-Tücher oder burn-pac-Tücher, benutzt werden. Das Gesamtprogramm des kompletten burn-pac-Versorgungssystems hat sich in diesem Zusammenhang insbesondere für Sekundärtransporte bewährt und wird für diese Zwecke trotz der nicht unerheblichen Kosten von verschiedenen Hilfsorganisationen, wie z. B. der Deutschen Rettungsflugwacht, benutzt. Weitere lokale Behandlungsmaßnahmen, wie z. B. das Aufbringen von Salben, Pudern oder anderen Substanzen, sind kontraindiziert.
Verbrennungen im Gesichtsbereich und Rauchspuren im Mund- und Rachenraum legen den Verdacht auf ein Inhalationstrauma nahe. Mit Reiz- und Giftgasintoxikationen ist zusätzlich bei Schwelbränden von Kunststoffen zu rechnen. In beiden Fällen ist die prophylaktische Gabe eines Kortisonsprays (z. B. Auxiloson-Spray, zwei bis vier Hübe) indiziert. Bei Schwelbränden muß ebenfalls an die Möglichkeit einer Zyanidintoxikation gedacht werden *(9)* (siehe auch Beitrag Harloff).

Auswahl des geeigneten Krankenhauses

Für den erstversorgenden Notarzt stellt sich immer wieder die Frage, ob und wann ein Brandverletzter bereits primär in ein Verbrennungszentrum zu transportieren ist. Der primäre Transport in ein solches Verbrennungszentrum wird nur dann in Frage kommen, wenn sich der Unfall in ummittelbarer Nähe einer solchen Einrichtung ereignet hat. In allen anderen Fällen ist der Brandverletzte nach der suffizienten Erstversorgung am Unfallort primär in das nächstgelegene geeignete Krankenhaus zu transportieren, das über die notwendigen chirurgischen und intensivmedizinischen Versorgungseinrichtungen verfügt.
Erst nach hier erfolgter erweiterter Diagnostik und Versorgung – gegebenenfalls in telefonischer Rücksprache mit einem Verbrennungszentrum – kommt dann unter Umständen ein Sekundärtransport in die über die Hamburger Leitstelle (Tel.-Nr. (040) 248288-837 oder -838) zu vermittelnde Spezialeinrichtung in Frage. Nach den Richtlinien der Berufsgenossenschaften werden als Kriterium zur Verlegung in ein solches Zentrum angesehen *(13)*:

1. Patienten mit mehr als 20% zweitgradig (dermal) verbrannter Körperoberfläche.

2. Patienten mit mehr als 10% drittgradig (subdermal) verbrannter Körperoberfläche.
3. Patienten mit Beteiligung von Gesicht, Händen, Füßen, Gelenken, Genitalien oder sonstiger komplizierter Lokalisation.
4. Patienten mit Begleitverletzungen.
5. Patienten mit Inhalationsschaden.
6. Patienten mit präexistenten Erkrankungen oder Alter unter acht bzw. über 60 Jahre.
7. Patienten mit elektrischen Verletzungen.

Strom- und Blitzunfall

Nach statistischen Angaben ereignen sich in Deutschland jährlich etwa 4000 ernste Elektrounfälle. Ca. 80% entfallen dabei auf Niederspannungsanlagen und 20% auf Hochspannungsanlagen *(6)*. Gemessen an der Mortalitätsrate ist die Lebensgefährdung bei Hochspannungsanlagen etwa dreimal höher als bei Niederspannungsanlagen. Im Jahre 1978 starben in der Bundesrepublik 171 Menschen durch einen Elektrounfall. Trotz Zunahme des Stromverbrauchs hat damit die Anzahl der Todesfälle in den letzten 20 Jahren kontinuierlich abgenommen *(14)*.
Der Blitzschlag nimmt wegen der dabei auftretenden enorm hohen Stromspannungen und Stromstärken (bis zu mehreren Millionen Volt bzw. bis zu etwa 500 Kiloampere) eine besondere Stellung ein. Wird ein Opfer direkt von einem Blitzschlag getroffen, so führt dieses Unfallereignis praktisch immer unmittelbar zum Tode. Die Zahl der jährlichen Todesfälle nach Blitzschlag liegt in der Bundesrepublik zwischen fünf und zehn *(14)*.
Läsionen der Haut sind mit Ausnahme der Lichtbogenverbrennung bei Hochspannungsunfall bei allen Schädigungsmechanismen durch elektrischen Strom (Niederspannung, Hochspannung, Blitz) primär von untergeordneter Bedeutung. Äußerlich sind lediglich beim Hochspannungs- und Blitzunfall die sogenannten „Strommarken" als sichtbare Verletzungszeichen an der Körperein- bzw. -austrittsstelle des Stroms zu verzeichnen. Im Gegensatz dazu entstehen in Abhängigkeit von der Stärke und der Dauer des Stromflusses infolge der entstehenden Durchströmungswärme beim Hochspannungs- und Blitzunfall ausgedehnte tiefe Nekrosen im Bereich der Muskulatur und der inneren Organe *(7)*.

Niederspannungsunfall (Spannung < 1000 Volt, Stromstärke < 5 Ampere)

Liegt das Herz im Stromfluß, besteht die Gefahr des Kammerflimmerns. Eine entscheidende Rolle spielt dabei der Hautwiderstand, der in Abhängigkeit vom Feuchtigkeitszustand zwischen 1000 kOhm (trokkene Haut) und 0,5-1 kOhm (feuchte Haut) liegen kann *(12)*.

Problematik
Tachykarde Rhythmusstörungen.

Erstmaßnahmen
Technische Rettung durch Unterbrechung des Stromkreises (Entfernen der Sicherung, Abschalten des Gerätes, Herausziehen des Netzsteckers, Wahl eines isolierten Standortes).
Bei Kammerflimmern: Defibrillation.
Behandlung von Rhythmusstörungen nach EKG-Analyse (siehe Beitrag Schuster: Leitsymptomatik - Herzrhythmusstörungen).
Wegen der Gefahr auch später einsetzender Rhythmusstörungen ist eine stationäre Überwachung in jedem Fall anzuraten.

Hochspannungsunfall (Spannung > 1000 Volt, Stromstärke > 5 Ampere)

Bei großen Stromstärken genügen wenige Millisekunden, um eine Lebensgefährdung oder sogar den Tod herbeizuführen. Die Einwirkdauer wird häufig dadurch verlängert, daß der Verletzte durch die auftretenden Muskelkrämpfe am spannungsführenden Teil „klebt", wodurch der Stromkreis geschlossen bleibt *(12)*. Hauptursachen für den Hochspannungsunfall sind die Leiterberührung und das Arbeiten mit metallischen Gegenständen (lange Eisenstange, mobile Krananlagen). Die Berührung kann direkt mit dem Körper erfolgen oder auch indirekt durch Lichtbogenüberschlag *(8)*.

Problematik
Kammerflimmern,
Rhythmusstörungen,
Muskelkrämpfe,
erhebliche Gewebsnekrosen trotz eventuell geringer Hautläsionen, Begleitverletzungen (z. B. Frakturen).

Erstmaßnahmen
1. Technische Rettung: Nur durch den Fachmann nach VDE-Bestimmung (Freischalten der Spannungsquelle, gegen Wiedereinschalten sichern, Spannungsfreiheit feststellen, erden und kurzschließen, benachbarte Spannungsträger abdecken oder abschranken). Der erforderliche Selbstschutz der Helfer ist unbedingt zu beachten!
2. Bei Kammerflimmern: Defibrillation.
3. Bei Rhythmusstörungen: Therapie nach EKG-Analyse.
4. Bei Verdacht auf Myolyse: ausreichende Flüssigkeitszufuhr, Gefahr der Crush-Niere.
5. Bei Bedarf Analgesierung und Sedierung.
6. Lokalbehandlung der Brandwunden.
7. Versorgung von eventuell vorhandenen Begleitverletzungen.

Hochspannungsverletzte sind nach der suffizienten Erstversorgung am Unfallort möglichst rasch und schonend in das nächstgelegene geeignete Krankenhaus zur weiteren Diagnostik und Versorgung zu transportieren. Von dort ist dann gegebenenfalls die Verlegung in ein Verbrennungszentrum zu veranlassen.

Blitzunfall

Die Auswirkungen des Blitzes, der über Bruchteile von Sekunden Spannungen von einigen Millionen Volt und Stromstärken von vielen Tausend Ampere aufweist, hängen in erster Linie davon ab, welchen Weg der Strom durch den Körper nimmt. Die äußerlichen Verbrennungsmarken an Ein- und Austrittsstelle lassen keine Rückschlüsse auf die unter Umständen tiefgreifenden Nekrosen im Bereich der durchströmten Gewebeareale zu *(7)*. Bei Stromfluß durch das Herz kommt es zum sofortigen Kreislaufstillstand. Wird der Kopf als Eintrittsstelle getroffen, tritt primär Bewußtlosigkeit auf, und es können ausgedehnte Nekrosen der Hirnsubstanz entstehen. Wird das akute Ereignis überlebt, muß mit der Ausbildung eines perifokalen Ödems und in der Folge davon mit intrakranieller Drucksteigerung und Krämpfen gerechnet werden.
Die Problematik und die therapeutischen Erstmaßnahmen unterscheiden sich nur unwesentlich von denen des Starkstromunfalls.

Strahlenunfall

Die natürliche Strahlenbelastung des menschlichen Organismus kann mit ca. 100 mrem/Person und Jahr angegeben werden *(5, 15)*. Von einer außergewöhnlichen Strahlenbelastung oder von einem Strahlenunfall ist dann zu sprechen, wenn eine akut einwirkende Strahlendosis diesen Wert um mehr als das Hundertfache übersteigt *(5)*. Dabei kann es sich entweder um eine Ganzkörper- oder Teilkörperbestrahlung handeln. Eine umschriebene Einzeldosis von ca. 1000 rem ruft an der Haut z. B. die typischen Erscheinungen einer Brandverletzung vom Erythem bis hin zum tiefen Strahlenulkus hervor. Eine gleich hohe Ganzkörperbestrahlung führt dagegen mit an Sicherheit grenzender Wahrscheinlichkeit innerhalb weniger Tage zum Tode *(15)*.

Tabelle 1. Stadieneinteilung des Strahlenunfalls in Abhängigkeit von der Ganzkörperdosis (Nach Vogel und Lissner 1985)

Ganzkörper-dosis in rem	Stadium	Klinische Symptomatik	Letalität
100-200	I	gering	0%
200-400	II	Schwindel, Übelkeit	10-25%
400-600	III	Erbrechen	50%
600	IV	Bewußtseinsstörung, Kreislaufinsuffizienz	nahezu 100%

Die Stadieneinteilung, die klinische Symptomatik und die Letalität in Abhängigkeit von der Dosis sind in der folgenden Tabelle zusammengestellt (Tabelle 1):

Erstmaßnahmen

Vor allen anderen Maßnahmen muß der ABC-Fachdienst (z. B. Feuerwehr) mit der notwendigen Spezialausrüstung (Meßgeräte, Schutzkleidung, Atemmaske) die Gefährdung für das Rettungspersonal durch folgende Maßnahmen abklären:

- Feststellen der Radioaktivität (Ortsdosimetrie - Personendosimetrie des Verletzten),
- Retten aus dem Gefahrenbereich,
- behelfsmäßige Dekontamination (Entfernen der Kleider, mehrfaches Duschen und gründliches Abwaschen),
- Sicherung der Vitalfunktionen (keine Atemspende),
- Wundversorgung (Spülung mit Kochsalzlösung, Wasser und staubdichter Verband),
- Transport in das nächstgelegene Krankenhaus mit einer Spezialabteilung für Strahlenunfälle.

Genaue Verhaltensmaßregeln für das Rettungspersonal sind in jedem Fall über die Rettungsleitstelle bei dem zuständigen Strahlenschutzzentrum zu erfahren. Gezielte lebensrettende Sofortmaßnahmen wie bei anderen Verletzungsarten oder Intoxikationen, etwa in Form einer gezielten Schocktherapie oder prophylaktischen Beatmung oder Gabe bestimmter Antidota, sind im Fall der Exposition einer supraletalen Strahlendosis nicht möglich. Ganz generell beschränkt sich die Primärversorgung von Strahlenunfallpatienten in erster Linie auf die Beurteilung der Prodromalsymptome der Strahlenkrankheit sowie auf die Therapie möglicher Begleitverletzungen.

Literatur

1. Ahnefeld FW, Haug HU (1974) Verbrennungsschock. Chirurg 45: 106
2. Ahnefeld FW, Klingebiel H, Mehrkens HH (1979) Pathophysiologie und Therapie von Kälteschäden. Med Klinik 74: 1833
3. Branemark P-J, Breine U, Joshi M, Urbascheck B (1968) Microvascular pathophysiology of burned tissue. Ann N Y Acad Sci 150: 474
4. Domres B (1982) Histologische Veränderungen thermisch geschädigten Hautgewebes. In: Die Verbrennungskrankheit. Springer, Berlin Heidelberg New York (Klinische Anästhesiologie und Intensivtherapie Bd 25, p 6)
5. Fliedner TM (1972) Ärztliche Maßnahmen bei akuter Ganz- bzw. Teilkörperbestrahlung. (Schriftenreihe Arbeitsmedizin, Sozialmedizin, Arbeitshygiene, Bd 47, p 27). Gentner Stuttgart
6. Gorgaß B (1976) Notfälle durch elektrischen Strom. In: Notfallmedizin. Springer, Berlin Heidelberg New York (Klinische Anästhesiologie und Intensivtherapie, Bd 10, p 259).
7. Jelen S (1979) Der Elektrounfall. MMW 21: 839
8. Josten H, Muhr G (1983) Notfall: Hochspannungsunfall. DIA 19: 27
9. Klaue P (1981) Frühversorgung von Verbrennungen. Chirurg 52: 618
10. Mehrkens H-H, Ahnefeld FW, Dölp R, Haug HU (1977) Basis- und Korrekturtherapie im Wasser-Elektrolyt- und Säuren-Basen-Haushalt bei schweren Verbrennungen und Hitzeschäden. In: Wasser-Elektrolyt- und Säuren-Basen-Haushalt. Springer, Berlin Heidelberg New

York (Klinische Anästhesiologie und Intensivtherapie Bd 15, p92).
11. Mehrkens HH (1979) Initialer Flüssigkeits- und Volumenersatz mit kolloidfreien und kolloidhaltigen Elektrolytlösungen nach standardisiertem Verbrennungstrauma: Tierexperimentelle Untersuchung an einem Verbrennungsschockmodell mit Schweinen. Habilitationsschrift, Universität Ulm
12. Mehrkens HH (1980) Elektrounfall. Vortrag Kongreß für Ärztliche Fortbildung, Linz 28.06.
13. Steen M, Zellner PR (1985) Wie sind Verbrennungspatienten zu versorgen. Notfallmedizin 11:53
14. Verband Deutscher Elektrotechniker (VDE) (1980) Pressemitteilung
15. Vogel Th, Lissner J (1985) Wirkung ionisierender Strahlung auf den menschlichen Organismus - Klinische Befunde. Dtsch Ärzteblatt 82: 1169
16. Wienert V, Sick H, Mühlen J zur (1983) Lokale thermische Belastbarkeit der menschlichen Haut. Anästh Intensivther Notfallmed 18:88

Der Notfallpatient mit akuter Bauchsymptomatik und gastrointestinaler Blutung: akute Erkrankungen aus der inneren Medizin

H. Schönborn und R. Krainau

Abgrenzung des Themenbereichs und Kurzdefinition

Aus praktischen Erwägungen empfiehlt es sich, das „akute Abdomen" begrifflich möglichst weit zu fassen und nach Dringlichkeitsstufen einzuteilen. In diesem Sinne ist unter „akutem Abdomen" eine akute, klinisch behandlungsbedürftige, oft vital bedrohliche Erkrankung von (Extra-)Abdominalorganen unter Einbeziehung des Magen-Darm-Kanals und des Bauchfells zu verstehen.

Die höchste Dringlichkeitsstufe (Stufe I) besteht dann, wenn das Vollbild eines akuten Abdomens mit Abwehrspannung, Ileuszeichen, Fieber, Exsikkose, Kreislaufzentralisation und Schock vorliegt. In diesen Fällen ist die sofortige Klinikeinweisung erforderlich, die am besten in eine Chirurgische Klinik erfolgen sollte.

Von der Dringlichkeitsstufe II ist dann auszugehen, wenn das aktuelle Krankheitsbild durch akute abdominelle Schmerzen und die typischen Symptome (Anamnese, Untersuchungsbefund!) einer prädisponierenden Erkrankung charakterisiert wird. Das Vollbild des akuten Abdomens (Abwehrspannung, Ileus etc.) liegt noch nicht vor oder beginnt sich zu manifestieren. Hierzu zählen penetrierende Ulzera, akute Pankreatitis, Gallenblasenempyem, akute Divertikulitis, Colitis ulcerosa und Stoffwechselentgleisungen mit akuter abdomineller Symptomatik. Auch hier ist die sofortige stationäre Einweisung erforderlich, die aus Gründen einer zügig abzuwickelnden Diagnostik (Endoskopie, Ultraschall, Röntgen) am besten in einer Medizinischen Klinik erfolgen sollte.

Zur niedrigsten Dringlichkeitsstufe (Stufe III) zählen die Erkrankungen, die zu akuten abdominellen Schmerzen führen, in aller Regel aber nicht die Entwicklung eines akuten Abdomens erwarten lassen (z. B. akute Gastroenteritis, unkompliziertes Ulkus, Gallenkolik, Nierenkolik). Hier können Diagnostik und Therapie im Einzelfall auch durch den Hausarzt oder Notarzt auf ambulantem Wege erfolgen.

Die *akute Gastrointestinalblutung* ist definiert als akute Blutung aus Speiseröhre, Magen, Dünndarm oder Dickdarm (einschließlich Hämorrhoiden). Davon abzugrenzen sind die seltenen intraabdominellen und retroperitonealen Blutungen.

Ursächliche Krankheitsbilder und ihre Häufigkeit

Aus internistischer Sicht wird vor allem auf die in Tabelle 1 aufgelisteten Abdominaler-

Tabelle 1. Akutes Abdomen (aus internistischer Sicht) - ursächliche Krankheitsbilder

Koliken (Gallenwege, Magen-Darm-Trakt, Harnwege, Salpinx)
Akute Pankreatitis
Stoffwechselentgleisungen (Diabetes mellitus, Urämie, Hyperlipoproteinämie, Ziewe-Syndrom, Porphyrie, Hypokalämie, Hyponaträmie)
Colitis ulcerosa (toxische Kolondilatation)
Organinfarkte (Milz, Nieren, Darm)
Intraabdominelle/retroperitoneale Blutung
Exogene Intoxikationen (Nahrungsmittel, Schwermetalle, pflanzliche Gifte, Pflanzenschutzmittel, Ätzgifte)

Tabelle 2. Akute Gastrointestinalblutung - oberer Gastrointestinaltrakt (Nach *4*)

Ulcus ventriculi (Anastomosenulkus)	23,3%	Ösophagusfundusvarizen	15,1%
Ulcus duodeni (Duodenalerosionen)	22,0%	Ösophagitis	13,4%
Magenerosionen	12,8%	Mallory-Weiss	8,3%
Magentumoren	5,1%		(n = 683)

krankungen eingegangen, die im wesentlichen den Dringlichkeitsstufen II und III zuzuordnen sind.

Bei den Gastrointestinalblutungen ist zwischen Blutungen aus dem oberen und dem unteren Gastrointestinaltrakt zu unterscheiden. Ca. 85% aller Blutungen entstammen dem oberen Gastrointestinaltrakt (Ösophagus, Magen, oberes Duodenum) und verteilen sich zu etwa zwei Drittel der Fälle auf Magen und Zwölffingerdarm und zu etwa einem Drittel auf Ösophagus- und Kardiabereich (Tabelle 2).

Die untere Gastrointestinalblutung ist selten und entstammt in der Mehrzahl der Fälle dem Dickdarm (Polypen 37%, Colitis ulcerosa 16,5%, Divertikel 11%, Karzinom 10%). Vermutlich spielen auch die Angiodysplasien eine nicht unwesentliche Rolle. Ursachen unterer Dünndarmblutungen sind Tumoren sowie Blutungen aus einem Meckelschen Divertikel.

Für die Erstversorgung in der Prähospitalphase ist die Lokalisation der Blutungsquelle von untergeordneter Bedeutung.

Tabelle 3. Akutes Abdomen (aus internistischer Sicht) - relevante Störungen

Koliken	Abdomineller Schmerz, Erbrechen, Infektion
Akute Pankreatitis	Abdomineller Schmerz, Erbrechen, Schock, Störungen im Wasser-Elektrolyt- und Säuren-Basen-Haushalt, funktioneller Ileus
Stoffwechselentgleisungen	Abdomineller Schmerz, Erbrechen, Bewußtseinstrübung, Exsikkose, Störungen im Wasser-Elektrolyt- und Säuren-Basen-Haushalt, Schock
Colitis ulcerosa	Abdomineller Schmerz, Exsikkose, Blutverlust, Infektion, Schock
Organinfarkte	Abdomineller Schmerz (Erbrechen, Schock)
Exogene Vergiftungen	Abdomineller Schmerz, Erbrechen, Bewußtseinstrübung, Schock
Magen-Darm-Blutung	Verlust von Vollblut, Schock, Erbrechen, Aspirationsgefahr
Intraabdominelle/retroperitoneale Blutung	Verlust von Vollblut, Erbrechen, Magen-Darm-Atonie, Schock

Notfallmedizinische Relevanz der Krankheitsbilder und ihre Pathogenese

Die notfallmedizinische Relevanz der akuten Abdominalerkrankungen und der gastrointestinalen und abdominellen Blutungen resultiert aus den Störungen und Symptomen, die vital bedrohlich sind und deshalb eine sofortige Therapie erforderlich machen. Die Leitsymptome internistischer Krankheitsbilder mit akutem Abdomen sind in Tabelle 3 wiedergegeben. Aus dieser Zusammenstellung wird deutlich, daß sich die relevanten Störungen dieser Krankheitsbilder weitgehend gleichen, so daß sich die notärztliche Versorgung auf folgende Probleme zu konzentrieren hat:

- abdomineller Schmerz, Erbrechen,
- Kreislaufschock,
- Störungen im Wasser-Elektrolyt- und Säuren-Basen-Haushalt,
- Bewußtseinstrübung,
- akute Blutungsanämie.

Tabelle 4. Akutes Abdomen - Gastrointestinalblutung (Anamnese und Umweltinformation)

Schmerz, Erbrechen Blutung, Schock, Fieber, Koma	Seit wann? Wie? Wo? Wie stark?
Störung von Wasser-Elektrolyt- und Säuren-Basen-Haushalt	Letzte Flüssigkeits- und Nahrungszufuhr? Erbrechen? Farbe? Geruch? Stuhlverhaltung/Diarrhö? Anurie/Polyurie?

Tabelle 5. Akutes Abdomen - Gastrointestinalblutung (Anamnese und Umweltinformation)

Steinleiden, Ulkusleiden, Kolitis?
Nikotin-, Alkoholabusus?
Stoffwechselerkrankung, chronische Leber-, Nierenerkrankung, Tumorleiden?
Schwangerschaft? Blutungsübel?
Verdorbene Nahrungsmittel? Ingestion von Giften?
Medikamentenanamnese (Kortikoide, Antirheumatika, Antikoagulanzien und andere)

Die Pathogenese dieser Syndrome ist meist komplexer Natur, wobei sich die Pathomechanismen von Schock- und Abdominalschmerz weitgehend überlappen.

Umweltinformation und Anamnese

Eigen- und Fremdanamnese dienen zur Quantifizierung der als relevant beschriebenen Störungen (Tabelle 4) und zur Erfassung wichtiger Grunderkrankungen (Tabelle 5). Sie erlauben es dem Notarzt, sich im Zusammenhang mit dem Untersuchungsbefund ein erstes Bild über Art und Schwere der Erkrankung zu verschaffen. Besonders wichtig ist die Übermittlung dieser Informationen an den weiterbehandelnden Arzt in der Klinik.

Untersuchungsbefunde

Charakteristische Symptome erlauben häufig schon eine erste Zuordnung zu bestimmten Krankheitsbildern (Tabelle 6).

Tabelle 6. Akutes Abdomen (aus internistischer Sicht) - Untersuchungsbefunde

Koliken	Motorische Unruhe, eventuell Ikterus, Stuhl-, Urinverfärbung, Fieber lokaler Druck-(Klopf-) Schmerz, keine Abwehrspannung
Akute Pankreatitis	„Gummibauch", Druckschmerz im Oberbauch, spärliche Darmgeräusche, Ikterus, Schock, Hyperglykämie
Stoffwechselentgleisungen	Fötor, Bewußtseinstrübung, Kußmaul-Atmung, Pseudoperitonismus (diabetisches Koma, Urämie), weiches Abdomen, Hypotonie, Urinverfärbung (Porphyrie), Hypo-/Hyperglykämie (Diabetes mellitus)
Colitis ulcerosa	Toxisch-septisches Zustandsbild, Schocksymptome, diffuser Meteorismus unter Druckschmerz, fehlende (spärliche) Darmgeräusche, Abwehrspannung
Organinfarkte	Schmerzen in Milzlager oder Nierenlager, fehlende Abwehrspannung, Hautblässe, Hautblutung (Leukämie), Mitralgesicht, Arrhythmia absoluta (Mitralvitium)
Exogene Intoxikationen	Fötor, Ätzspuren an Mund und Rachen, Abdomen in aller Regel weich, Schock, Bewußtseinstrübung

Starke Schmerzen, motorische Unruhe des Patienten wie auch Ikterus und Hämaturie sind typische Zeichen von Gallen- oder Nierenkoliken.

Akut einsetzender starker Schmerz, „Gummibauch" und frühzeitiger Schock sind charakteristisch für die akute Pankreatitis.

Fötor, Bewußtseinstrübung und Atemstörung (Azidoseatmung!) sind Leitsymptome von Stoffwechselentgleisungen, die ein akutes Abdomen vortäuschen können.

Bei Patienten mit Leukämie und Herzklappenfehlern (absolute Arrhythmie!) ist an

Organinfarkte (Niere, Milz, Darm) zu denken.
Äußerlich erkennbare Ätzspuren und ein typischer Fötor weisen auf exogene Giftzufuhr hin.
Leitsymptome der großen Blutung sind Blässe, Dyspnoe, Unruhe oder Lethargie und Schocksymptome (Tachykardie!). Blutspuren an Mund, Nase oder Anus weisen auf eine Gastrointestinalblutung hin. Besteht eine akute Anämie und fehlen Zeichen einer Blutung nach außen, muß an eine intraabdominelle oder retroperitoneale Blutung gedacht werden. Diese gehen häufig auch mit einem starken Meteorismus einher.
Mit Ausnahme von Blutzuckerbestimmungen (Stix-Methode) bei Verdacht auf diabetische Entgleisung sind bei abdominellen Notfällen und Blutungen präklinisch keine Laboruntersuchungen erforderlich.
Gestützt auf Anamnese, Umweltinformation und Untersuchungsbefund gelingt es in aller Regel, eine Verdachtsdiagnose zu formulieren, die Dringlichkeit richtig einzuschätzen und eine gezielte Klinikeinweisung vorzunehmen.

Prioritäten im therapeutischen Vorgehen

Ausgehend von den Leitstörungen des akuten Abdomens gleichen die Erstmaßnahmen in der Prähospitalphase den allgemeinen Richtlinien der Erstversorgung in der Klinik (Tabelle 7).
Mit Ausnahme von Gallen- und Nierenkoliken ist die Indikation zur Gabe von Analgetika grundsätzlich äußerst streng zu stellen, da Analgetika die Abdominalsymptomatik verschleiern. Analgetika sollten während des Transports in die Klinik nur dann eingesetzt werden, wenn die Schmerzen unerträglich sind oder zur Vitalgefährdung beitragen (siehe Beitrag Dick).
Bei der Auswahl eines Analgetikums sollte man sich auf peripher angreifende Analgetika vom Typ des Metamizols beschränken.

Tabelle 7. Akutes Abdomen - Gastrointestinalblutung - Notfalltherapie (Allgemeine Richtlinien aus internistischer Sicht)

Abdominalschmerz	Buscopan 1 Ampulle i. v. Cave Morphinpräparate und Diazepam!
Starkes Erbrechen	Magensonde, Lagerung, eventuell Paspertin (2 ml) 1 Ampulle i. v.
Bewußtseinstrübung	Lagerung, eventuell Intubation
Exsikkose, Hypotonie	Ringer-Laktatlösung
Schock, Blutung	Ringer-Laktatlösung, kolloidale Volumenersatzmittel

Aus Gründen der universellen Einsetzbarkeit (z. B. Koliken) und einer Wirkungspotenzierung empfiehlt sich die Kombination von Metamizol mit muskulotrop wirkenden oder neurotrop-muskulotrop wirkenden Spasmolytika. Eine Symptomverschleierung ist durch Spasmolytika kaum zu erwarten, da ihre Halbwertszeit außerordentlich kurz ist.
Zentral angreifende Hypnoanalgetika (Morphinpräparate) sind nicht nur bei akuter Pankreatitis kontraindiziert (Spasmus des Sphinkter Oddi!), sondern generell bei akutem Abdomen abzulehnen, da sie das Symptom Abwehrspannung über Stunden hinweg unterdrücken können. Aus den gleichen Gründen ist auch vor der Gabe von Diazepampräparaten zu warnen.
Im Hinblick auf die verschiedenen internistischen Krankheitsbilder ergeben sich nur wenige Besonderheiten. Sie bestehen vor allem im Weglassen gefährdender Allgemeinmaßnahmen (Tabelle 8).
Liegt der akuten Bauchsymptomatik eine Hypoglykämie zugrunde, so ist die sofortige i. v.-Injektion von 40%iger Glukose erforderlich. Bei den seltenen Fällen einer akuten intermittierenden Porphyrie ist jegliche Pharmakotherapie zu unterlassen. Ist bei Patienten mit Porphyrie eine Sedierung unumgänglich oder bestehen stärkste ab-

Tabelle 8. Akutes Abdomen – Notfalltherapie (Spezielle Richtlinien aus internistischer Sicht)

Koliken	Spasmoanalgetika
Akute Pankreatitis	Volumen- und Flüssigkeitsersatz
Stoffwechsel-entgleisungen	Hypoglykämie: Glukose 40% 50–100 ml i. v. Porphyrie: Cave Pharmakotherapie!
Colitis ulcerosa	Cave Spasmolytika!
Organinfarkte	
Exogene Intoxikation	Cave Magensonde bei Ätzgiften!

dominelle Schmerzen, ist die Gabe von Megaphen erlaubt.

Weitere Vorsichtsmaßnahmen gelten bei der Colitis ulcerosa (keine Spasmolytika!) und bei Verätzungen durch Ingestion von Säuren oder Laugen (keine Magensonde!).

Bei gastrointestinaler Blutung oder intra-/retroperitonealer Blutung wird man sich während des Transports mit sachgerechter Lagerung, Schaffung großvolumiger venöser Zugänge und Volumensubstitution begnügen. Von der Applikation einer Magensonde ist abzuraten, da sie innerhalb kürzester Zeit verstopft. Eine Pharmakotherapie der Blutung (Sekretin, Glycylpressin) kommt höchstens bei Sekundärtransporten in Frage.

Charakteristische Probleme des Notfalls

Bei der Versorgung eines abdominellen Notfalls können in der Prähospitalphase dadurch Fehler entstehen, daß ein akutes Abdomen durch extraabdominelle Erkrankungen vorgetäuscht wird (Tabelle 9). So sollte beispielsweise an die Möglichkeit eines akuten Herzinfarkts (Schmerzen im Epigastrium!), einer Lungenembolie, einer akuten Rechtsherzinsuffizienz (Akutschmerz im rechten Oberbauch!) oder eines Pneumothorax (Atmung!) gedacht werden. Im Verdachtsfall sind Flüssigkeits- und Volumenzufuhr restriktiv zu führen. In der Klinik muß die Erstversorgung eines Patienten mit akutem Abdomen oder mit akuter Gastrointestinalblutung interdisziplinär (internistisch/chirurgisch) erfolgen. Durch Endoskopie und Ultraschall sowie durch operative Endoskopie (Papillotomie, endoskopische Sklerosierung, Elektrokoagulation) ist die Gewichtigkeit des Internisten heute größer geworden. Ideal ist die Erstversorgung dann, wenn sich Internist und Chirurg frühzeitig konsiliarisch beraten.

Tabelle 9. Akutes Abdomen – Differentialdiagnose

Myokardinfarkt	Aneurysma dissecans
Akute Rechtsherzinsuffizienz	Herpes zoster
Lungenembolie	Wirbelkörperfraktur
Pneumothorax	
Pleuritis	

Literatur

1. Bey H, Schönborn H (1984) Akutes Abdomen. Internistische Differentialdiagnose und Therapie. Int Welt 7: 59
2. Berger H, Gschnitzer F (1982) Akute Bauchsymptome. Erste Entscheidungen. Urban & Schwarzenberg, München Wien Baltimore
3. Loth R, Kümmerle F (1978) Gastrointestinale Blutungen. Intensivbehandlung 3: 11
4. Lux G, Rösch W (1978) Notfallendoskopie. Intensivbehandlung 3: 36
5. Paquet KJ, Denck H, Zöckler CE (1984) Die Ösophagusvarizenblutung. Diagnose und Therapie. TM-Verlag, Bad Oeynhausen
6. Rösch W (1975) Blutungen im Magen-Darm-Kanal: Endoskopische Befunde. Diagnostik 8: 55
7. Schönborn H (1980) Internistische Aspekte des „akuten Abdomens". Notfallmedizin 6: 742
8. Schönborn H, Neher M, Schuster H-P, Mangold G (1980) Intensivmedizin bei gastroenterologischen Erkrankungen. Thieme, Stuttgart New York (Intensivmedizin, Notfallmedizin, Anästhesiologie Bd 20).
9. Siewert JR, Blum AL, Farthmann EH, Lankisch PG (1982) Interdisziplinäre Gastroenterologie. Notfalltherapie. Springer, Berlin Heidelberg New York

Der Notfallpatient mit akuter Bauchsymptomatik und gastrointestinaler Blutung: akute Erkrankungen und Verletzungen aus der operativen Medizin

P. Merkle

Die Forderung nach einer raschen und unverzüglichen Erfassung von Leitsymptomen und deren adäquate Therapie charakterisieren die Notfallsituation. Gezielte differentialdiagnostische Abklärung und die erst dann mögliche kausale Therapie bleiben der Klinik vorbehalten. Im folgenden wird aus chirurgischer Sicht auf Symptomatik und Notfallmaßnahmen beim akuten Abdomen und Bauchtrauma eingegangen.

Akutes Abdomen

Unter dem Begriff „akutes Abdomen" werden Erkrankungen verschiedenster, zunächst nicht immer exakt zu definierender Ursachen zusammengefaßt. Typisch ist beim akuten Abdomen der meist plötzliche Beginn mit abdominellen Schmerzen, die in ihrer Intensität oft progredient sind. Zu berücksichtigen sind sekundäre Auswirkungen und Folgen für den Organismus, die unbehandelt zu lebensbedrohlichen Zuständen führen können (z. B. Peritonitis oder Schock). Liegt ein akutes Abdomen vor, steht eine möglichst baldige Entscheidung über das weitere Vorgehen an (abwartend - operativ). Ein breites Spektrum an Ursachen kann unter dem Bild des akuten Abdomens verlaufen (Tabelle 1). Dementsprechend sind die Leitsymptome beim akuten Abdomen in ihrer Ausprägung vielfältig und variabel (Tabelle 2). Die exakte Erfassung der vorliegenden Symptome bzw. Symptomenkomplexe ist wichtig, da hierdurch auf die zugrundeliegende Erkrankung geschlossen werden kann; hieraus ergeben sich unter Umständen Konsequenzen für die Dringlichkeit der einzuleitenden Maßnahmen (Beispiele: intraabdominelle Blutung, mesenteriale Durchblutungsstörung). Zum anderen bestimmt die

Tabelle 1. Übersicht über die Ätiologie des akuten Abdomens

I. Verschluß oder Passagehindernis in einem Hohlorgan,
z. B. Gallenblasenkolik - Hydrops, Uretersteinkolik, mechanischer Ileus

II. Entzündung eines intraabdominellen Organs,
z. B. Pankreatitis, Cholezystitis, Appendizitis

III. Organruptur - Perforation (oft mit Peritonitis),
z. B. Ulkusperforation, Milz-/Leberruptur, Divertikelperforation, Aneurysmaruptur

IV. Akute Durchblutungsstörungen,
z. B. Mesenterialinfarkt, Milzinfarkt, Pfortaderthrombose

V. Extraabdominelle Ursachen,
z. B. basale Pneumonie, Herzinfarkt, metabolische Störungen

Tabelle 2. Leitsymptome beim akuten Abdomen

1. Bauchschmerzen mit Angstgefühl
2. Umschriebener oder diffuser Druckschmerz
3. Abwehrspannung der Bauchdecken
4. Erbrechen
5. Fakultativ Schockzeichen
6. Oberflächliche, schmerzhafte Atemexkursionen
7. Spätzeichen:
   a) Stuhl- und Windverhaltung,
   b) Exsikkose,
   c) Temperaturanstieg

Ausprägung der Symptome die im Notfall angezeigten therapeutischen Maßnahmen.

Wichtige Hinweise für die Beurteilung des Krankheitsbildes gibt die *Erhebung der Schmerzanamnese.* Intermittierend auftretende, krampfartige Schmerzen mit späterem Erbrechen sind charakteristisch für ein mechanisches Hindernis im Dünndarm; kolikartige Schmerzen mit Erbrechen und entsprechender Schmerzausstrahlung lassen auf ein Steinleiden im Bereich der Gallenwege oder der ableitenden Harnwege schließen. Plötzlich einsetzender, heftigster Schmerz ist typisch für eine Perforation oder eine Durchblutungsstörung. Hilfreich kann auch die Frage nach einer eventuell vorhandenen Ausstrahlung abdomineller Schmerzen in bestimmte Körperbereiche sein, die als Headsche Zonen bekannt sind.

Die *Inspektion des Patienten* gibt oft richtungsweisende Informationen. So verhalten sich Patienten mit viszeralen Schmerzen (z. B. Koliken) unruhig, krümmen oder wälzen sich im Bett vor Schmerzen. Im Gegensatz hierzu liegen Patienten mit somatischen Schmerzen (z. B. Peritonitis) ruhig und mit angezogenen Beinen im Bett und meiden jede Bewegung. Hautturgor und Hautdurchblutung lassen rückschließen auf den Grad der Exsikkose und den Zustand der Mikrozirkulation. Unerläßlich ist es, bei alten Patienten mit Exsikkose und Erbrechen die Inguinalgegend zu betrachten, um so eventuell die Diagnose einer inkarzerierten Hernie zu sichern.

Zu den einfachen Untersuchungsmethoden in der Notfallsituation zählt beim akuten Abdomen die *Palpation der Bauchdecken.* Lokalisation und Ausmaß einer Peritonitis lassen sich durch die Beurteilung der Bauchdeckenspannung abschätzen. Die Lokalisation der Schmerzen bei der Palpation gibt zudem Hinweise auf bestimmte Organerkrankungen. Ein pulsierender Tumor im linken Mittelbauch kann bei entsprechenden Begleitsymptomen auf das Vorhandensein eines gedeckt rupturierten Aortenaneurysmas als Ursache des akuten Abdomens hinweisen.

Tabelle 3. Leitsymptome des mechanischen Ileus

Allgemeinzustand zunächst wenig, im späteren Verlauf stark beeinträchtigt
Beginn mit krampfartigen Bauchschmerzen, später Dauerschmerz (Peritonitis)
Erbrechen
Exsikkose (Haut, Schleimhäute)
Tachykardie
Abdomen zunächst weich, später gespannte Bauchdecken
Peristaltik bei Beginn verstärkt, später reduziert bis aufgehoben

Tabelle 4. Leitsymptome der Peritonitis

Allgemeinzustand stark beeinträchtigt - Bauchschmerzen - toxisches Aussehen
Fieber, Tachykardie
Eingeschränkte, flache Atmung
Schonhaltung der Beine
Exsikkose (Haut, Schleimhäute)
Abdomen gespannt - bretthart
Darmgeräusche aufgehoben

Durch die einfache Methode der *Auskultation* können wesentliche Informationen erhalten werden. Für einen mechanischen Dünndarmileus charakteristisch sind hochgestellte, spritzende oder bei der Palpation plätschernde Darmgeräusche. Bei der Darmparalyse ist die Darmperistaltik aufgehoben; Strömungsgeräusche können beim Verdacht auf ein rupturiertes Aortenaneurysma die Arbeitsdiagnose sichern. In den Tabellen 3 bis 6 sind die Leitsymptome chirurgisch relevanter Erkrankungen nochmals zusammengefaßt.

Die *Notfallmaßnahmen* beim akuten Abdomen sind in der Regel symptomatisch und orientieren sich an den zu erhebenden Symptomen. Koliken der Gallen- oder Harnwege werden ambulant durch die Ver-

Tabelle 5. Leitsymptome der akuten mesenterialen Durchblutungsstörung

Stadium I: (1.–6. h)	Akute starke Bauchschmerzen, Schockzeichen, Unruhe, Hyperperistaltik, Abdomen palpatorisch weich
Stadium II: (7.–12. h)	Rückgang der Schmerzen, Peristaltik reduziert, Druckschmerz zunehmend, sanguinolentes Erbrechen, eventuell peranaler Blutabgang
Stadium III: (ab 12. h)	Zunahme der Bauchschmerzen, Abwehrspannung, keine Peristaltik, Schockzeichen, eventuell Anurie

Tabelle 6. Leitsymptome der Aneurysmaruptur

Prall elastischer „Tumor" im linken Oberbauch Auskultatorisch oft Strömungsgeräusche Abdominelle Schmerzattacken, die an Intensität und Dauer zunehmen
Rupturzeichen Plötzlich starke Schmerzen im linken Abdomen und Rücken Druckabfall, Tachykardie (hämorrhagischer Schock) Eventuell Hämatemesis, Meläna
Intervall von Beschwerdebeginn bis Ruptur Stunden bis Tage

abreichung von Spasmolytika behandelt. In der Regel ist ein entsprechender Therapieeffekt kurzfristig vorhanden. Im Zweifelsfall bzw. bei allen übrigen Erkrankungen, die unter dem Bild des akuten Abdomens verlaufen, ist eine Krankenhauseinweisung erforderlich. Eine besondere Dringlichkeit besteht bei intraabdominellen Blutungen (z. B. rupturierte Extrauteringravidität, Aneurysmaruptur) oder bei Verdacht auf eine mesenteriale Durchblutungsstörung, da bei diesen Erkrankungen der Zeitfaktor eine ganz entscheidende Rolle spielt. Bei Vorliegen einer Exsikkose ist die intravenöse Flüssigkeitszufuhr angezeigt, beim Volumenmangel oder bei einer Blutung sind volumenwirksame Substanzen zu verabreichen. Bei der Wahl der Schmerzmittel ist zu berücksichtigen, daß die klinische Diagnostik bei Gabe von Opiaten verschleiert oder erschwert werden kann; angezeigt sind Spasmolytika oder milde Analgetika. Zur Vermeidung einer Aspiration kann bei atonischem Erbrechen älterer Patienten, insbesondere beim Vorliegen einer Bewußtseinstrübung, gegebenenfalls eine Magensonde gelegt werden. Eine orale Flüssigkeitszufuhr ist kontraindiziert.

Das akute Bauchtrauma

Die Leitsymptome bei Verletzungen des Abdomens sind vielfältig, wobei festzuhalten ist, daß isolierte Organverletzungen des Abdomens heute die Ausnahme darstellen; in der Regel sind die Patienten polytraumatisiert. Es ergibt sich hieraus als Konsequenz, daß gerade bei polytraumatisierten, kreislaufinstabilen und möglicherweise bewußtlosen Patienten die Diagnostik des Bauchtraumas ganz wesentlich erschwert wird. In Abhängigkeit vom Unfallmechanismus und von der einwirkenden Kraft unterscheidet man das stumpfe oder gedeckte Bauchtrauma von der penetrierenden Verletzung, beispielsweise durch Stich oder Schuß. Nicht immer resultiert zwangsläufig eine intraabdominelle Verletzung, da die Bauchdecken bei stumpfer Gewalteinwirkung eine schützende Funktion besitzen. Liegt jedoch eine Organverletzung vor, sind prinzipiell Blutungen, eine Peritonitis oder deren Kombination möglich.

Auch beim Bauchtrauma kann die Analyse und Erfassung des Unfallherganges bereits Hinweise auf typische Verletzungen geben. Ein klassisches Beispiel ist das schwere Dezelerationstrauma mit der typischen Verletzungskombination Leber-/Milzruptur, Zwerchfellruptur und traumatisches Aortenaneurysma. Beim Fahrradsturz des Kindes mit dem Aufprall der Lenkstange im

Tabelle 7. Leitsymptome beim stumpfen Bauchtrauma

Prellmarken Abwehrspannung Aufgehobene Darmgeräusche Tachykardie Blutdruckabfall Schulterschmerzen Hämaturie
Wichtig: Beurteilung schwierig bei Kindern und bewußtlosen Patienten. Wesentlich ist die Verlaufsbeobachtung!

Oberbauch kommt es in typischer Weise zur Milzruptur oder zur Verletzung des Dünndarms oder der Bauchspeicheldrüse durch Abscherung an der Wirbelsäule.

Zahlreiche, oft richtungsweisende Symptome weisen auf das Vorliegen eines stumpfen Bauchtraumas hin (Tabelle 7). Hierzu gehören Prellmarken, lokalisierter Druckschmerz in Kombination mit Abwehrspannung und eventuell aufgehobenen Darmgeräuschen. Besonders schwierig ist die Beurteilung bei bewußtlosen und polytraumatisierten Patienten. Von besonderer Wichtigkeit ist aber die primäre Untersuchung mit Dokumentation der Befunde einschließlich der Kontrolluntersuchungen in bestimmten Zeitabständen und die exakte Information an den weiterbehandelnden Arzt im Krankenhaus. Tachykardie und Blutdruckabfall weisen auf eine Kreislaufinstabilität hin, doch muß bei Polytraumatisierten auch an die Möglichkeit des Blutverlustes in andere Organe gedacht werden. Schulterschmerzen links können auf eine Milzruptur hindeuten. Hämaturie und Erbrechen von Blut sind Symptome, die sorgfältig zu registrieren sind und in der Klinik eine weitere diagnostische Abklärung erfordern.

Die *Notfallmaßnahmen beim Bauchtrauma* müssen darauf ausgerichtet sein, die Volumenverluste zu substituieren und eine ausreichende Analgesie sicherzustellen. Bei den heute zur Verfügung stehenden diagnostischen Möglichkeiten im Krankenhaus (Sonographie, Peritoneallavage) kann die Indikation zur suffizienten Schmerzbehandlung bereits am Notfallort großzügig gestellt werden.

Bei Pfählungsverletzung muß der Fremdkörper in situ belassen werden, wie auch bei offenen Bauchdeckenverletzungen sollten nur die Wunden steril abgedeckt werden.

Literatur

1. Botsford ThW, Wilson RE (1981) Das akute Abdomen. Enke, Stuttgart
2. Cope Z (1972) The early diagnosis of the acute abdomen. Oxford University Press, London
3. Delany HM, Jason RS (1981) Abdominal trauma. Surgical and radiologic diagnosis. Springer, New York Heidelberg Berlin

Der Notfallpatient mit Barotrauma

H. Matthys

Barotraumata entstehen meistens bei Tauchunfällen. Sie sind von der Tauchart, der Tauchtiefe und Dauer abhängig. Selten beobachtet man Barotraumata bei Lawinenverschütteten sowie bei Explosionsschäden auch in Flugzeugen als Folge einer starken Druckeinwirkung vorwiegend auf die lufthaltigen Körperhöhlen, insbesondere die Lungen. Bei Tauchunfällen muß der Notarzt sich zuerst Klarheit verschaffen über die Tauchart und die Tiefe und Dauer der Druckbelastungen, die zu ganz spezifischen Barotraumata führen (Abb. 1).
Ganz allgemein versteht man unter einem Barotrauma Schädigungen des Menschen aufgrund von Druckunterschieden zwischen der Umgebung und lufthaltigen Körperhöhlen sowie ausrüstungsbedingten Hohlräumen.
Wir erachten diese Definition als didaktisch vorteilhaft wegen der großen differentialdiagnostischen und therapeutischen Bedeutung. Das so definierte Barotrauma bedarf im Gegensatz zum Dekompressionsunfall im allgemeinen keiner Überdruckbehandlung (Ausnahme: Barotrauma der Lunge mit lebensgefährlichen Luftembolien).

Schnorcheltauchen

Beim Schwimmen in einer Tiefe von über 50 cm mit Atmung durch einen an die Oberfläche verlängerten Schnorchel entsteht ein relativer Unterdruck in der Lunge. Dieser Unterdruck bedingt bei längerer Einwirkung ein sogenanntes physikalisches oder hypobares Lungenödem. Dies führt zur respiratorischen Insuffizienz mit Bluthusten, verbunden mit schaumigem Sputum und eventuell zu akutem Rechtsherzversagen. Die adäquate Therapie besteht aus der sofortigen intermittierenden Überdruckbeatmung mit hohem O_2-Anteil und positiv-endexspiratorischen Drucken.

Gerätetauchen

Beim Tauchen mit Atemgeräten (Froschmänner, Helmtaucher) und bei „Caisson"-arbeiten sowie beim notfallmäßigen Aussteigen aus U-Booten beobachteten wir ebenfalls akute Barotraumata. Bleibt beim Aufsteigen eine gashaltige Körperhöhle verschlossen, so kommt es durch die Expansion des Gases zu entsprechenden Überdrucksymptomen.
Beim bleibeladenen Helmtaucher kann durch einen Sturz in die Tiefe ein Barotrauma der Lunge und des Kopfes entstehen, wenn der Helmdruck nicht entsprechend der Tauchtiefe sofort ausgeglichen werden kann. Im allgemeinen beobachten wir jedoch Barotraumata vorwiegend beim Auftauchen.

Barotrauma der Lunge

Bei Panikaufstiegen von Gerätetauchern, seltener bei Helmtauchern oder bei akuter Dekompression eines Caissons, aber auch beim Notfallaussteigen aus einem sinkenden U-Boot kann als Folge der akuten Lungenüberblähung ein Lungenriß mit Pneumothorax, ein Mediastinal- bzw. Hautemphysem entstehen. Eine Hämoptoe kann dabei ebenfalls auftreten (Abb. 2). Über einen Lungenriß können Luftblasen

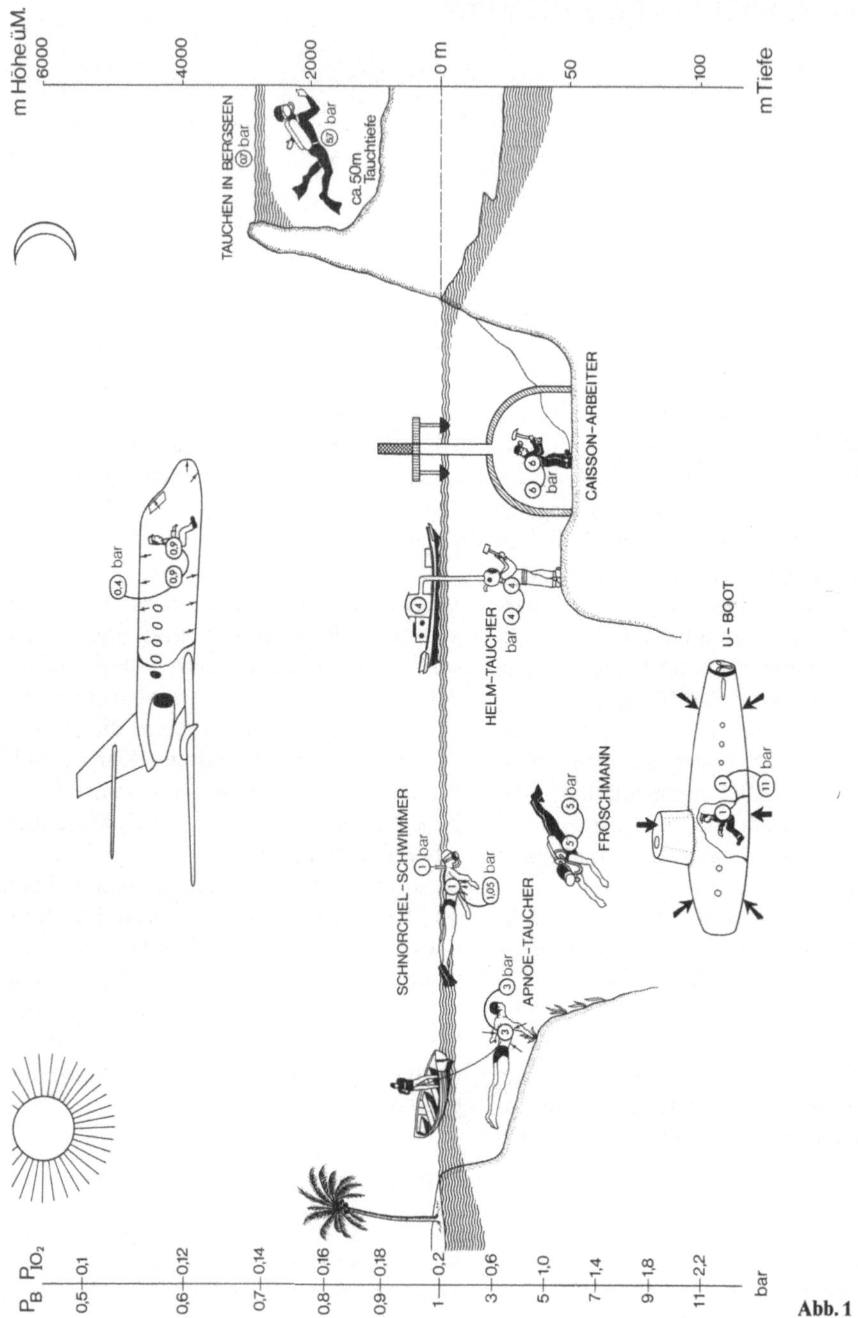

Abb. 1

in den Kreislauf übertreten und im Gehirn, den Herzkranz- und anderen peripheren Arterien Gasembolien verursachen. Die Symptomatik äußert sich in Jackson-Epilepsie, Halbseitenlähmung, Bewußtlosigkeit, infarktartigem Kreislaufversagen sowie schmerzhaften Minderdurchblutungen mit hypoxischen Gewebsschäden.

Steht keine Überdruckkammer für eine Dekompressionsbehandlung zur Verfü-

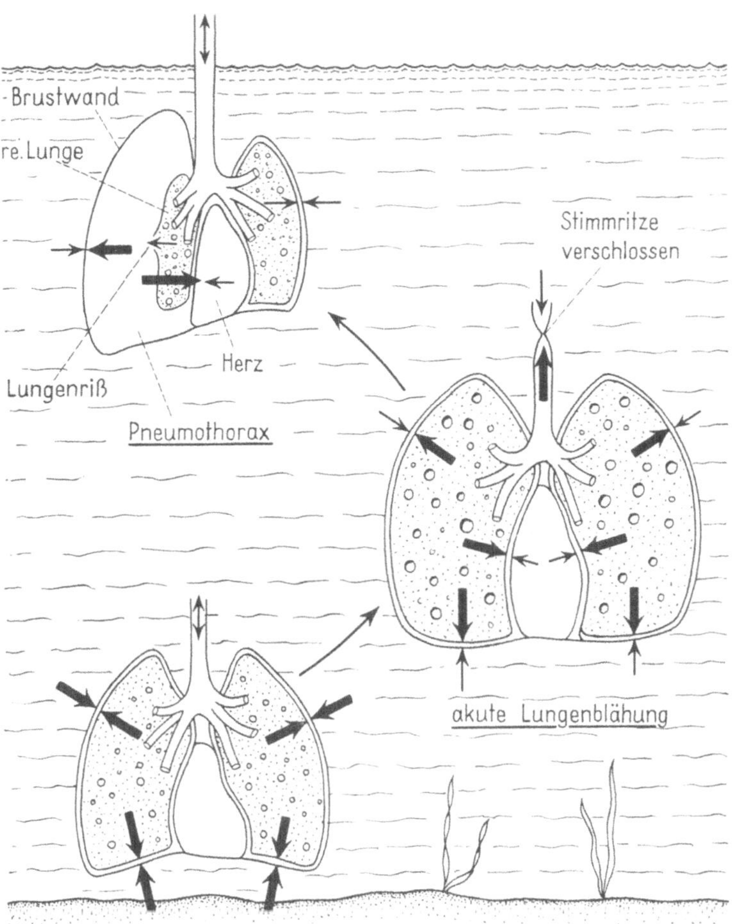

Abb. 2. Barotrauma der Lunge. Bei Panikaufstiegen kann es leicht zu reflektorischen Stimmritzenkrämpfen und akuter Lungenblähung kommen. Dies führt zu Lungenrissen, als Folge davon entsteht ein Pneumothorax oder sogar Spannungspneumothorax mit Hautemphysem

gung, soll der Patient nach erfolgreicher Reanimation nach Möglichkeit reinen Sauerstoff atmen.

Vor jeder Rekompressionsbehandlung muß ein eventuell vorliegender Pneumothorax nach den üblichen Regeln entlastet werden.

Barotrauma der Schädelhöhlen

Am häufigsten sind Barotraumen der Schädelhöhlen, wenn z. B. durch eine entzündliche Schwellung der Druckausgleich erschwert oder unmöglich ist. Hier kann ebenfalls durch eine kurze Rekompression, entsprechend ca. 0,5–1 bar, mit anschließender langer Dekompression in der Überdruckkammer die akute Schmerzsymptomatik zum Verschwinden gebracht werden. Treten beidseitig Drehschwindel auf und war der Taucher in Tiefen über 50 m, muß auch an einen Dekompressionsunfall des Innenohrs gedacht werden. Unter einem Dekompressionsunfall versteht man eine durch zu rasche Außendruckreduktion hervorgerufene Gasblasenbildung in den Körpergeweben als Folge der Überschreitung der Inertgaslöslichkeitsgrenze (kritische Übersättigung). Je nach dem Ort der Blasenbildung entstehen typische Krank-

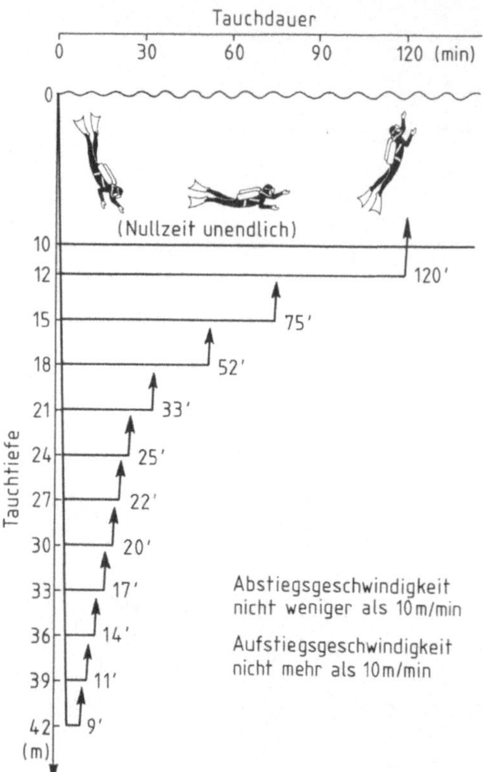

Abb. 3. Unter der Nullzeit verstehen wir die Summe von Abstiegs- und Aufenthaltszeit = Grundzeit = Tauchzeit für eine gegebene Tauchtiefe, aus der wir noch ohne Dekompressionshalte mit einer Geschwindigkeit von 10 m/min aufsteigen können

Abb. 4. Barotrauma des Mittelohrs ohne Trommelfellriß. Wird das Abtauchen trotz ungenügender Druckausgleichsmöglichkeit langsam erzwungen, kommt es durch den relativen Unterdruck in der Paukenhöhle zu einem blutigen Flüssigkeitsaustritt. Dieser hält an, bis das fehlende Luftvolumen im Mittelohr durch die austretende Flüssigkeit kompensiert ist. Während des Auftauchens können erneut starke Ohrenschmerzen eintreten, da dem komprimierten Luftvolumen im Mittelohr nicht mehr der gleich große Paukenhöhlenraum zur Verfügung steht wie vor dem Abtauchen

▼

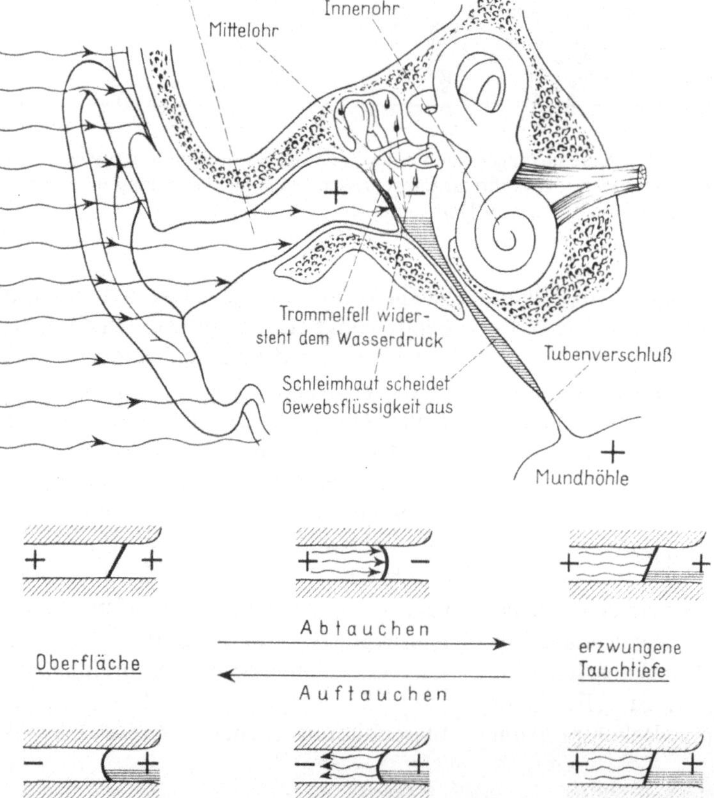

heitsbilder, die dem Taucher recht geläufige Namen wie Taucherflöhe, Bends, Blow up tragen. Diese Unfälle verlangen stets eine möglichst baldige Rekompression in einer Überdruckkammer mit anschließender langsamer therapeutischer Dekompression.
Im Gegensatz zum Barotrauma treten die sogenannten reinen Dekompressionsunfälle durch Überschreiten der Inertgaslöslichkeit in den verschiedenen Körpergeweben nur bei Tauchgängen jenseits der sogenannten Nullzeiten auf. Unter der Nullzeit versteht man die Summe von Abstiegs- und Aufenthaltszeit für eine gegebene Tauchtiefe, aus der wir noch ohne Dekompressionshalte mit einer Geschwindigkeit von 10 m/min aufsteigen können (Abb. 3).
Erzwingt man ein Abtauchen bei fehlender Mittelohrbelüftung, riskiert man durch den relativen Unterdruck in der Paukenhöhle eine Invagination des Trommelfells, eventuell gefolgt von einer Ruptur. Das nachströmende kalte Wasser reizt das Innenohr und es entsteht ein sogenanntes „Ménière-Syndrom" mit akut auftretendem Drehschwindel, Erbrechen und Hörverlust und der Gefahr des Ertrinkungstodes. Das gleiche können wir beim Auftauchen beobachten, wenn die Tuben z. B. durch schleimhautabschwellende Mittel zunächst noch durchgängig waren (Abb. 4).
Ausrüstungsbedingte Hohlräume können zu Brillenhämatomen, Augenschädigungen und Hautsuffusionen sowie Nasenbluten führen.

Rettungsmaterial

Neben der üblichen Ausrüstung zur kardiopulmonalen Reanimation ist bei Barotraumata vor allen Dingen die Überdruckkammer als spezifisches Therapieverfahren einzusetzen. Bei Überdrucksymptomen im Bereich der Nasennebenhöhlen und des Mittelohrs ist der Einsatz von schleimhautabschwellenden Medikamenten (z. B. Otriven, Adrenalin-Medihaler) sinnvoll.

Literatur

1. Matthys, H (1983) Medizinische Tauchfibel. Springer, Berlin Heidelberg New York

Der Notfallpatient mit akutem Gefäßverschluß

G. Rudofsky

Irreversible Schäden am versorgten Organ sind fast immer die Folge einer zu spät erkannten plötzlichen Verlegung der versorgenden Arterie durch Embolien oder Thrombosen. Nur die frühzeitige Diagnose, die sachgerechte Primärversorgung, chirurgische oder internistische Therapie können Funktionswiederherstellung und Organerhalt ermöglichen.

Die weitaus häufigste Ursache stellt die arterielle Embolie in etwa 70-90% der Fälle dar. Sie wird definiert als hämatogene Verschleppung von körpereigenem (Gerinnsel, Gewebefetzen - bakteriell durchsetzt -, Tumorzellnester oder Atheromteilchen) oder körperfremdem (Splitter, Geschoß) Material mit teilweiser oder vollständiger Verlegung des Gefäßlumens. Gelegentlich können auch Gas- oder Fettembolien (traumatisch, iatrogen) zum akuten Gefäßverschluß führen.

In der Mehrzahl der Fälle findet sich der Embolusstreuherd im linken Herzen. Die wesentlichen Emboliequellen sind wandständige Thromben nach Myokardinfarkt mit und ohne Herzwandaneurysmen und erworbene Klappenfehler mit Vorhofflimmern, überwiegend Mitralvitien in 70-75%. Seltener sind Embolien aus proximal gelegenen Aorten- oder Arterienaneurysmen. Als Rarität gelten Emboli von Thrombosen der Lungenvenen ausgehend oder paradoxe Embolien durch ein offenes Foramen ovale. In etwa 15% der Patienten bleibt die Emboliequelle unbekannt. Das Krankheitsbild hat sich in den letzten Jahren entscheidend geändert. So wurden in der früheren Literatur in etwas mehr als der Hälfte rheumatische Vitien und in absteigender Häufigkeit koronare Herzerkrankung, bakterielle Endokarditiden und extrakardiale Ursachen gefunden. Untersuchungen der letzten Jahre zeigten, daß nun in weit mehr als 50% die koronare Herzkrankheit in den Vordergrund gerückt ist. Dadurch hat sich auch das Geschlechtsverhältnis geändert. In der Statistik der Chirurgischen Universitätsklinik Ulm kommt dies ebenfalls deutlich zum Ausdruck. Bei 316 chirurgisch behandelten Patienten mit Embolien der Gliedmaßenarterien fand sich in 60% eine koronare Herzkrankheit mit nachweisbaren Rhythmusstörungen in 49%. Nur 23% hatten einen rheumatischen Herzklappenfehler. 43% der Patienten waren männlichen Geschlechts *(3)*.

Lokalisiert sind die embolischen Verschlüsse an den Aufzweigungen der arteriellen Gefäße oder vorgegebenen anatomischen Engen (z. B. Skalenuslücke, Adduktorenschlitz). Vom Herzen ausgehende Embolien sind aufgrund der anatomischen Gegebenheiten - spitzwinklige Abzweigungen der hirnversorgenden Arterien - insbesondere im Truncus brachiocephalicus bzw. den übrigen Halsschlagadern lokalisiert. Nur selten kommen solche Patienten noch rechtzeitig in die Hand des Klinikers, meist enden diese Ereignisse tödlich. Dies bestätigen auch umfangreiche Sektionsstatistiken, die zeigen, daß in 6% Mesenterialarterien, in 34% obere oder untere Extremitäten und in 60% aller Embolien vom linken Herzen ausgehend die hirnversorgenden Arterien betroffen sind. Wesentlich seltener sind ortsständig gewachsene Thrombosen (10-30%). In den meisten Fällen handelt es sich um Abschei-

dungsthromben an arteriosklerotisch vorgeschädigten Gefäßen. Aber auch Gerinnungsstörungen, paraneoplastische Syndrome, Aneurysmata oder dissezierende Aneurysmata und Arteriitiden sind, wenn auch sehr selten, Ursachen für akute Thrombosen.
Infolge von Arterienpunktionen im Rahmen diagnostischer Maßnahmen oder der Therapieüberwachung sind iatrogen induzierte akute Gefäßverschlüsse häufiger geworden. Auch stumpfe oder offene Traumata können durch Einriß der Gefäßwand und Aufrollen der Intima zu akuten Verschlüssen führen *(1)*.
Eine weitere iatrogen induzierte Ursache ist der akute Gefäßverschluß bei geringgradiger arteriosklerotischer Einengung und unkontrollierter diuretischer Therapie, die über Hämatokritsteigerung zu einer Verschlechterung der Strömungsdynamik über die Stenose führen kann und so eine Thrombose verursacht. Die klinische Symptomatik wird bei der arteriellen Thrombose häufig weniger dramatisch ausgeprägt sein, da aufgrund der vorangegangenen arteriosklerotisch bedingten Stenosen sich bereits Kollateralen ausgebildet haben *(3)*.

Akuter Arterienverschluß

Das charakteristische Symptom bei einem akuten Verschluß einer Gliedmaßenarterie ist der plötzlich einsetzende, meist sehr starke Schmerz, der verbunden ist mit Kraftlosigkeit, Par- bzw. Hypästhesien, Lähmung und Kältegefühl. Bei der Embolie wird der Schmerz als peitschenhiebartig beschrieben. In schweren Situationen kann schon zu Anfang ein Schockzustand eintreten. Je länger das Ischämiesyndrom besteht, um so größer ist auch die Gefahr, daß die Patienten ein Schocksyndrom entwikkeln. Besteht der Verschluß länger als 6 h, so droht dem Patienten ein Tourniquetsyndrom mit metabolischer Azidose, Hyperkalämie und Myoglobinämie, die zum Nierenversagen führen kann. Die Haut ist distal des Verschlusses kalt, zunächst blaß, nach einiger Zeit jedoch zyanotisch marmoriert. Die Kältezone beginnt etwa eine Handbreit distal der Verschlußlokalisation. Auch die Pulse sind unterhalb der Obliteration ausgelöscht. Von Pratt wurden 1954 die Symptome des akuten Arterienverschlusses zusammengefaßt *(4)*:

Pain	= Schmerz
Paleness	= Blässe
Paraesthesia	= Gefühlsstörung
Pulselessness	= Pulsverlust
Paralysis	= Bewegungsunfähigkeit
Prostration	= Schock

Differentialdiagnostisch muß das akute Ischiassyndrom bei Bandscheibenprolaps in Betracht gezogen werden. Hierbei findet sich jedoch der typische Lasèguesche Dehnungsschmerz, der an der Extremitätenrückseite nach oben zieht, bis in das Gesäß reichend. Das Ischiassyndrom geht häufig auch mit einer Vasospastik einher, jedoch ist hier die Demarkierung der Kältezone nicht so scharf gezogen wie beim arteriellen Verschluß. Ferner sind in aller Regel die Arteria poplitea und weiter proximal die Arteria femoralis tastbar, die beim akuten Gefäßverschluß in Abhängigkeit von der Verschlußhöhe auch ausgefallen sein kann. Beim Muskelfaserriß und auch bei der akuten Wadenvenenthrombose, die eine ähnliche Schmerzsymptomatik verursachen kann, ist der arterielle Gefäßtastbefund, also auch der der Fußarterien unauffällig.
Die Phlegmasia coerulea dolens, der akute Querschnittsverschluß aller Gliedmaßenvenen bei zunächst erhaltenem arteriellem Einstrom, ist charakterisiert durch eine Schwellung der Gliedmaße, mit anfangs zyanotischer und später blauschwarzer aufsteigender Verfärbung der Extremität.
Als Sofortmaßnahme ist die Schmerzbekämpfung unumgänglich, die in schweren Fällen mit Opiaten erfolgen sollte. Diese müssen unbedingt *intravenös* verabreicht

werden, damit eine nachfolgende Fibrinolyse möglich ist! Ferner muß die Gliedmaße tiefgelagert werden, es empfiehlt sich ein lockerer Verletzungsschutzverband, am besten mit Watte angelegt. Zirkuläre Verbandsfixierungen oder gar straffe zirkuläre Verbände sind an der betroffenen Extremität unbedingt zu vermeiden.
Falls keine Herzinsuffizienz vorliegt, kann bereits während des Transports mit einer vorsichtigen Volumengabe begonnen werden, die natürlich bei einem bestehenden Schock obligat ist. Die früher obligate Digitalisierung sollte heutzutage nicht mehr durchgeführt werden.
Besteht eine Herzinsuffizienz, so sollte sie entsprechend behandelt werden (siehe Beitrag Schuster: Leitsymptomatik - akutes Herzversagen). Nach wie vor muß insbesondere bei längerem Transport Heparin in einer Dosierung von 10000 Einheiten i.v. verabreicht werden.
Obligat ist natürlich der umgehende Transport in ein Krankenhaus, in dem gefäßchirurgische und möglichst auch angiologische Therapiemöglichkeiten bestehen. Ist dies aufgrund längerer Transportwege problematisch, so sollte ein Hubschraubertransport in die entsprechende Klinik erfolgen. Aufgrund der therapeutischen Palette, die sich in den letzten Jahren durch lokale Lyse, ultrahohe Streptokinaselyse und Katheterdilatation beträchtlich erweitert hat, sollte einer Klinik der Vorzug gegeben werden, in der sowohl gefäßchirurgische wie auch angiologische Behandlungsverfahren zur Verfügung stehen.
Als absolute Kontraindikation muß die Wärmeapplikation durch Heizkissen, Wärmflaschen oder ähnliche Gerätschaften angesehen werden. Damit wird der noch vorhandene Minimalstoffwechsel sehr rasch zusammenbrechen und ein Gewebsuntergang mit bleibender Organschädigung die Folge sein. Auch hier sollte die ungezielte Gabe von vasoaktiven Substanzen, die ansonsten zur Therapie arterieller Verschlußerkrankungen eingesetzt werden, vermieden werden.

Apoplex (extrakranielle Arterien)

Akute embolische und thrombotische Verlegungen der Arteria carotis communis, der Arteria carotis interna oder ihrer Äste ziehen einen Schlaganfall nach sich. Unter Berücksichtigung der unterschiedlichen Angaben im Schrifttum werden etwa 20-30% der Schlaganfälle durch einen extrakraniell gelegenen Verschluß oder hochgradige Stenose verursacht, die bei dem heutigen Stand der gefäßchirurgischen Technik bei rechtzeitiger Diagnose hätten behandelt werden können und so dem Patienten eine Halbseitenlähmung erspart geblieben wäre. Vor allem gilt dies für die Vorboten des großen Schlaganfalls, der transitorisch ischämischen Attacke (TIA) und dem prolongierten reversiblen ischämischen neurologischen Defizit (PRIND) *(2, 3)*.
Die Symptomatik, und damit das neurologische Defizit, werden bestimmt von der Lokalisation und dem Ausmaß der Okklusion sowie der Qualität eventueller Kollateralkreisläufe und der kardialen Leistungsreserve.
Man kann die akute zerebrale Ischämie in vier Schweregrade unterscheiden:
Transitorisch-ischämische Attacke (TIA): Flüchtige neurologische Symptome, die sich innerhalb von Minuten, jedoch spätestens bis zu 24 h nach dem Ereignis wieder komplett zurückbilden.
Prolongiertes reversibles ischämisches neurologisches Defizit (PRIND): Neurologische Ausfälle, die länger als 24 h bestehen, sich aber ebenfalls wieder innerhalb von zwei bis drei Tagen völlig zurückbilden.
Progredient entwickelnder Apoplex mit fehlender oder unvollständiger Rückbildung, im amerikanischen Schrifttum als „Progressive stroke" definiert.
Persistierender kompletter Hirninfarkt, „Completed stroke", liegt vor, wenn sich die Symptome überhaupt nicht oder nur geringfügig zurückbilden.
TIA und PRIND gelten als Vorboten für schwere und schwerste zerebrale Isch-

ämien. Das Risiko, nach einem stattgehabten reversiblen neurologischen Ausfall einen großen Schlaganfall zu erleiden, ist gegenüber der Normalbevölkerung um das 16fache erhöht.

Der akute Verschluß der Arteria cerebri media oder ihrer Äste verursacht in über 80% einen ischämischen Hirninfarkt mit kompletter Halbseitenlähmung und Bewußtlosigkeit. Dagegen gehen Carotis-interna-Stenosen oder -Verschlüsse meist mit inkompletten, rasch reversiblen neurologischen Symptomen ohne Bewußtseinsverlust einher.

Charakteristisch für die Prozesse in Carotis-interna- und Carotis-communis-Bereich sind flüchtige Mono- bis Hemiparesen, Aphasien, Dysarthrien, Hypästhesien, Parästhesien, die sehr charakteristische Amaurosis fugax und kurzfristige Schwindelattacken. Diese können auch so flüchtig auftreten, daß sie kaum vom Patienten selbst oder den Angehörigen bemerkt werden.

Uncharakteristischer sind die Symptome bei einem Aortenbogensyndrom mit Beteiligung einer oder mehrerer Halsschlagadern *(3)*.

Die diagnostischen Sofortmaßnahmen bei der akuten zerebralen Ischämie bestehen in der sofortigen Überprüfung der Vitalfunktionen, der gründlichen neurologischen und angiologischen Untersuchung mit Auskultation und Palpation der Halsschlagadern und der Blutdruckmessung an beiden Armen.

In der Therapie steht die Aufrechterhaltung der Vitalfunktionen im Vordergrund. Von allergrößter Wichtigkeit ist das beruhigende Einwirken des Rettungspersonals auf den Patienten, da dieser häufig alles hört, aber nicht sprechen kann. Eine Sedierung sollte, wenn überhaupt, nur in geringen Dosen erfolgen, um keine zusätzliche Atemdepression zu produzieren oder die neurologischen Symptome zu verfälschen.

Es dürfen an den gelähmten Extremitäten *keine* parenteralen Zugänge gelegt werden, da diese das ohnehin große Thromboserisiko potenzieren würden. Für den Transport sollte ein venöser Zugang gelegt werden. Die Infusionstherapie mit niedermolekularen Dextranen sollte erst nach computertomographischem Ausschluß einer Blutung als Apoplexursache, d.h. in der Klinik, eingeleitet werden.

Eine arterielle Hypertonie muß sofort behandelt werden, wenn die Druckwerte über 180 mm Hg systolisch liegen, da die Gefahr der Einblutung im ischämischen Bereich unter den hohen Druckwerten größer ist und auch das perifokale Ödem verstärkt wird. Es empfiehlt sich jedoch eine vorsichtige Blutdrucksenkung auf Werte von 160–170 mm Hg, um die Hämodynamik an möglicherweise bestehenden Stenosen im zerebralen Bereich nicht weiter zu beeinträchtigen. Liegt der systolische Wert unter 120 mm Hg, muß er angehoben werden, da die Autoregulation des Hirns in diesen Situationen meist aufgehoben ist.

Die Gabe von Dexamethason ist umstritten. Jedoch scheint ein guter Effekt auf das Hirnödem bei protrahiert verlaufendem Schlaganfall nachweisbar zu sein, so daß die Verabreichung schon am Notfallort in Betracht zu ziehen ist *(2)*.

Phlebothrombose

Die klinische Symptomatik der tiefen Bein- und Beckenvenenthrombose und auch die der oberen Extremität ist viel variabler als die der akuten arteriellen Verschlüsse. Sie wird geprägt von der Entstehungsgeschwindigkeit der Gerinnsel, deren Lokalisation aufgrund damit möglicher Kollateralen sowie der Höhe des arteriellen Einstroms. So können beim Bettlägrigen mit geringer arterieller Durchblutung ausgedehnte Bein- und sogar Beckenvenenthrombosen entstehen, ohne daß diese klinisch sichtbar werden. Angesichts dieser Problematik ist es verständlich, daß selbst vom Geübten bei der klinischen Diagnostik der Venenthrombose lediglich eine

Tabelle 1. Differentialdiagnose des akuten Gliedmaßenarterienverschlusses (GAV)

	GAV	Akute Venenthrombose	Phlegmasia coerulea dolens	Muskelfaserriß	Ischias-syndrom
Beginn	akut	akut	akut	akut	subakut
Schmerzen	stark, Linderung bei Tieflagerung	mäßig-stark, Linderung bei Hochlagerung	sehr stark	stark, umschrieben. Besser bei Ruhigstellung	stark
Ödem	0	+	+ +	(+) umschrieben	0
Hauttemperatur	kühl-kalt	warm	proximal warm, distal kalt		
Hautfarbe	blaß, später marmoriert	leicht zyanotisch	tief zyanotisch	normal	normal
Puls	0	+	0	+	(+)
Par-, Hypästhesien	+ +	0	0-(+)	0	(+)
Hautvenen	kollabiert	gestaut	gestaut oder thrombosiert	normal	normal

Treffsicherheit von 40-60% im Vergleich zur Phlebographie erreicht werden kann *(1)*. Als Notfall wird nur das ausgeprägte Vollbild der Thrombose eingeordnet werden. Dabei ist die Extremität von distal nach proximal bis kurz unterhalb des Thromboseendes ödematös geschwollen und erheblich spontan und druckschmerzhaft, bei der Beckenvenenthrombose reicht das Ödem gelegentlich bis über das Leistenband. Die Haut ist überwärmt und blau livide verfärbt. In schweren Fällen geht dieses Bild mit erheblichen Schmerzen und Bewegungseinschränkung bis Bewegungsverlust einher. Die dramatischste Situation tritt bei der querschnittsmäßigen Verlegung sämtlicher abführender Venen einer Extremität, der Phlegmasia coerulea dolens auf. Dabei wird durch den anfangs noch erhaltenen arteriellen Einstrom Flüssigkeit in die Gewebe abgepreßt, bis der erhöhte Gewebedruck den arteriellen Einstrom unterbricht. Eine aufsteigende venöse Gangrän ist die Folge. Durch die enorme Flüssigkeitssequestrierung entsteht eine Hypovolämie, die zum Volumenmangelschock führen kann. Von der Phlebothrombose streng zu unterscheiden sind die thrombotischen Verlegungen der subkutanen Venen, die lediglich mit einer schmerzhaften Rötung und Infiltration der betroffenen Vene einhergehen und durch die Haut als derbe Stränge palpabel sind. Diese meist harmlosen Zustandsbilder werden als Thrombophlebitis bezeichnet, obwohl das lokale pathomorphologische Bild identisch ist.

Zu den Sofortmaßnahmen bei Patienten mit Phlebothrombose zählen die strikte Immobilisierung, die Hochlagerung der Extremität, ein straffer Kompressionsverband mit nicht elastischem Bindenmaterial zur Gerinnselfixierung, die i.v.-Gabe von 10000 Einheiten Heparin, gegebenenfalls auch eine Schmerzbehandlung und in den schwersten Krankheitsbildern die Schockbehandlung *(1, 3)*.

I. m.-Injektionen sind unbedingt zu vermeiden, da eine nachfolgende fibrinolytische Therapie dann unmöglich wäre. Der möglichst schonende Transport des liegenden Patienten sollte umgehend in die Klinik erfolgen, in der sowohl Gefäßchirurgen wie auch internistische Angiologen zur Verfügung stehen, damit eine fachgerechte Abwägung zwischen Fibrinolyse und Thrombektomie erfolgen kann.

Eine bereits stattgehabte Lungenembolie oder eine, die während des Transports auftritt, sollte natürlich nach den dafür gültigen Richtlinien behandelt werden (siehe Beitrag Grosser).

Literatur

1. Bollinger A (1979) Funktionelle Angiologie. Thieme, Stuttgart
2. Kappert A (1984) Atlas der Angiologie. Huber, Bern
3. Rudofsky G (1981/83) Zirkulation - Angewandte Angiologie, Angiologische Notfälle. Perimed, Erlangen
4. Vollmar J (1975) Rekonstruktive Chirurgie der Arterien. Thieme, Stuttgart

Notfälle bei Schrittmacherpatienten

T. Pop

Ein Notfallpatient kann Schrittmacherträger sein. Unabhängig davon können Schrittmacherpatienten durch spezifische, schrittmacherbedingte Komplikationen zum Notfallpatienten werden. Da zur Erkennung und Zuordnung dieser Komplikationen dem EKG eine zentrale Rolle zukommt, werden diese Notfälle nach deren elektrokardiographischen Manifestationen besprochen.

Permanenter Stimulationsausfall

EKG-Bild: Der permanente Stimulationsausfall ist durch das Fehlen von Stimulationsartefakten trotz niedriger Kammerfrequenz gekennzeichnet.

Ursachen: Aggregatausfall, Batterieerschöpfung oder Adapterlösung.

Intermittierender Stimulationsausfall

EKG-Bild: Nach Ablauf der Auslösezeit fehlen gelegentlich Stimulationsartefakte.

Ursachen: Wackelkontakte, unvollständiger Elektrodenbruch, galvanische und elektromagnetische Interferenzen, T-Wellen-Wahrnehmung, Störbeeinflussung durch körpereigene Muskelpotentiale oder Berührung mehrerer Schrittmacherelektroden.

Ineffektive Stimulation

EKG-Bild: Nicht beantwortete Stimulationsartefakte.

Ursachen: Partielle oder komplette Elektrodendislokation, Elektrodenbruch, Elektrodenretraktion, Elektrodenperforation, Reizschwellenerhöhung oder Batterieerschöpfung.

Fehlende Wahrnehmung

EKG-Bild: Schrittmacherimpulse fallen außerhalb der Auslösezeit ein.

Ursachen: Elektrodenbruch, Elektrodendislokation, Elektrodenperforation, Schrittmacherdefekt, Batterieerschöpfung, frischer Herzinfarkt oder neu aufgetretener Schenkelblock.

Schrittmacherinduzierte Rhythmusstörungen

EKG-Bild: Kammertachykardie, Kammerflimmern oder die sogenannte DDD-schrittmacherassoziierte Umkehrtachykardie.

Ursachen:

a) Kammertachykardie und Kammerflimmern treten durch gestörte Wahrnehmung in Verbindung mit Herzinfarkt, Hypoxie und Elektrolytstörungen auf.
b) Die DDD-schrittmacherassoziierte Umkehrtachykardie beruht auf einer langen retrograden Leitungszeit.

Diagnostische und therapeutische Erstmaßnahmen

Schrittmacherspezifische Notfälle manifestieren sich in zwei Formen:

- durch eine ausgeprägte Bradykardie oder
- durch eine ausgeprägte Tachykardie.

Erstmaßnahmen bei Bradykardie
- Beurteilung des Bewußtseins,
- Bestimmung der Herzfrequenz (zentral und peripher),
- Blutdruckmessung.

- Bei Hypotonie Flachlagerung.
- Bei Bewußtseinsstörung bzw. hämodynamischer Beeinträchtigung: Atropin 0,5-1,0 mg i.v.
- Bei Nichtansprechen zusätzlich Alupent 0,1-0,5 mg i.v.
- Bei Nichtansprechen: Herzdruckmassage.

Erstmaßnahmen bei Tachykardie
Lagerung entsprechend dem klinischen Bild.
Xylocain 100 mg i.v. bei dokumentierter Kammertachykardie.
Bei hämodynamischer Beeinträchtigung eventuell Versuch der Kardioversion.
Eine genaue Differenzierung der schrittmacherbedingten Störungen ist nur mit Hilfe eines technisch einwandfreien EKGs möglich.

Literatur

1. Chatterjee K, Harris A, Leatham A (1969) The risk of pacing after infarction and current recommendations. Lancet II: 1061
2. Coumel P, Mugica J, Barold SS (1975) Demand pacemaker arrhythmias caused by intermittent incomplete electrode fracture. Amer J Cardiol 36: 105
3. Den Dulk K, Lindemans F, Wellens HJJ (1984) Management of pacemaker circus movement tachycardia. PACE 7: 346
4. Harthorne JW, Eisenhauer AC, Steinhaus DM (1984) Pacemaker-mediated tachycardias: an unresolved problem. PACE 7: 1140
5. Irnich W (1982) Störbeeinflussung von Herzschrittmachern. Herzschrittmacher 2: 4
6. Schaudig A, Zimmermann M, Thurmayr R, Beyer J (1977) Komplikationen der Schrittmachertherapie. Internist 18: 25
7. Thormann J (1984) Komplikationen bei Schrittmachertherapie. Lebensversicherungsmedizin 36: 189
8. Treese N, Kasper W, Meinertz T, Pop T (1980) Undersensing of demand pacemakers in acute myocardial infarction. Klin Wochenschr 58: 1319

Notfälle bei Dialysepatienten

H. Köhler

Notfallsituationen bei Dialysepatienten können verschiedene Ursachen haben. Sie können unmittelbare Folge der Dialysebehandlung sein, Folge der Nierenfunktionseinschränkung (Urämie), der renalen Grundkrankheit (z. B. Ruptur von Zystennieren) oder aber Folge von Zweit- und Dritterkrankungen (z. B. Myokardinfarkt). Besondere klinische Bedeutung haben die urämiebedingten und dialysebedingten Störungen.

Urämiebedingte Störungen

Mit zunehmendem Nierenfunktionsausfall entstehen vielfältige Störungen bis zum Vollbild des urämischen Syndroms (Tabelle 1). Liegt eine sogenannte terminale Niereninsuffizienz vor, so ist ein Weiterleben nur durch einen künstlichen oder natürlichen Organersatz möglich. Die künstliche Niere korrigiert die Störungen der Urämie jedoch nur intermittierend (meist dreimal wöchentlich) und inkomplett. Urämiezeichen und urämiebedingte Komplikationen (z. B. Überwässerung, Hyperkalämie) sind deshalb unmittelbar vor einer korrigierenden Dialysebehandlung besonders häufig und ausgeprägt.

Die rasch eingeleitete Dialyse stellt bei der Mehrzahl der urämiebedingten Störungen (z. B. Überwässerung, Hyperkalämie, Azi-

Tabelle 1. Das urämische Syndrom als Folge einer Störung von exkretorischer und inkretorischer Nierenfunktion

Urämisches Syndrom Ursache	Klinik
1. Exkretorische Störung (unzureichende Ausscheidung von)	
Natrium, Wasser	Überwässerung, Fluid lung, Lungenödem, Herzinsuffizienz, Hochdruck, Hirnödem
Kalium	Hyperkalämie mit Rhythmusstörungen
Wasserstoff	Renale Azidose
Urämietoxine einschließlich harnpflichtige Substanzen	Perikarditis, Polyneuritis, Anämie, Blutungsneigung, Immundefekt
2. Inkretorische Störung (unzureichende Bildung von)	
1,25 $(OH)_2$ Vitamin D_3 (aktives Vitamin D)	Renale Osteopathie (Osteomalazie) und sekundärer Hyperparathyreoidismus
Erythropoetin	Renale Anämie
Renin-Angiotensin-Aldosteron-System	Hypertonie
Kallikrein-Kinin-Prostaglandin-System	Blutdruckdepression, Nierendurchblutung

dose, Herzinsuffizienz, Hypertonie) im Unterschied zu den dialysebezogenen Störungen (z.B. Hypotonie, Sepsis, Fistelthrombose) die wirksamste Therapie dar. Wenn die Dialyse aber nicht unmittelbar eingeleitet werden kann und wenn eine chronische Störung vorliegt, sollten überbrückende Maßnahmen durchgeführt werden. Bei allen Notfallmaßnahmen ist zu bedenken, daß Natrium-, Wasser- und Kaliumbilanz beim Dialysepatienten in der Regel positiv sind, insbesondere unmittelbar vor der nächsten Dialysebehandlung. Jede Volumen- und Elektrolytzufuhr (Blut, Volumenersatzmittel, Kochsalz, natrium- und kaliumhaltige Medikamente, Natriumbikarbonat) muß deshalb mit der nötigen Vorsicht erfolgen.

Diagnostische und therapeutische Erstmaßnahmen

Bei Überwässerung: Klinische Zeichen der Überwässerung sind Luftnot, Halsvenenstauung, Tachykardie, Hochdruck. Der Auskultationsbefund ist bei der „Fluid lung", einem vorwiegend interstitiellen Lungenödem, uncharakteristisch und oft überraschend gering. Wichtig ist die Frage nach dem „Trocken- oder Sollgewicht" des Patienten.

Als Soforttherapie kommen in Frage: Lagerung und Senkung der Vorlast durch Nitropräparate.

Bei Hyperkalämie: Die Hyperkalämie wird bei terminaler Niereninsuffizienz durch die renale Azidose verstärkt. Gefährdet ist der Patient vor allem durch Rhythmusstörungen (Extrasystolen, Kammerflimmern, -flattern). Elektrokardiographisch finden sich hohe T-Wellen und QRS-Komplex-Verbreiterung.

Notfallmaßnahmen sind:

10-30 ml Kalziumglukonat 10% über 2 min. Wirkungseintritt nach 1-3 min (Cave digitalisierte Patienten).

Anschließend sollte folgende Maßnahme eingeleitet werden:

200 ml Glukose 20% mit 20 Einheiten Altinsulin, infundiert in 20 min. Wirkungseintritt nach 15-30 min. Oder 200 ml Natriumbikarbonat 8,4%ig, Infusion über 20 min. Wirkungseintritt nach 15-30 min.

Bei Herzinsuffizienz: Die Herzinsuffizienz ist oft Folge einer Überwässerung und bessert sich nach deren Beseitigung. Erst dann ist eine Digitalisbehandlung in Erwägung zu ziehen. Mit einer notfallmäßigen Digitalisierung ist Zurückhaltung geboten, da die später notwendige Dialyse die Digitalisnebenwirkungen (Rhythmusstörungen) durch den raschen Ausgleich von Hyperkalämie, Azidose, Hypokalzämie und Hypermagnesämie erhöht. Notfallmäßig sind die Lagerung und die Gabe von Nitropräparaten vorzuziehen.

Bei Hypertonie: In 90% ist der Hochdruck von Dialysepatienten bedingt durch die Hypernaträmie und Überwässerung, die sich durch adäquate Dialyse weitgehend bessern läßt. Notfallmäßig erfolgt die Behandlung wie beim Nierengesunden. In Abhängigkeit von der klinischen Symptomatik kann eine Therapie mit Nifedipin, Clonidin oder Nitropräparaten erforderlich werden.

Dialysebezogene Störungen

Die häufigsten Komplikationen der Dialysebehandlung haben in den letzten zehn Jahren trotz wesentlich verbesserter Dialysetechnik zugenommen (Tabelle 2). Dies liegt an der höheren Effizienz und verbes-

Tabelle 2. Häufigste Komplikationen unter Hämodialyse (Nach Kjellstrand 1985) in % der Dialysen

Hypotonie (Blutdruckabfall > 25%)	50
Hypertonie	16
Übelkeit	16
Kopfschmerz	10
Erbrechen	7
Muskelkrämpfe	4

serten Ultrafiltrationsleistung der modernen Dialysatoren, die gleichzeitig eine verkürzte Dialysezeit von durchschnittlich dreimal 4 h/Woche ermöglichen. Hierbei kommt es im Extrazellulärraum zur überproportionalen Abnahme von Volumen und Osmolalität. Die intrazelluläre Osmolalität nimmt dabei zu, weil die osmotisch wirksamen Teilchen die Zellmembran langsamer als Wasser passieren. Die Folgen sind einerseits Hypovolämie und andererseits Schwellung der Hirnzellen mit den klinischen Zeichen, die in Tabelle 2 aufgeführt sind. Die Hypotonie ist die häufigste Komplikation, wobei ihre Pathogenese vielschichtig ist. Differentialdiagnostisch ist immer eine Sepsis oder ein hämodynamisch wirksamer Perikarderguß zu bedenken. Auf die Vielzahl von möglichen Komplikationen während der Hämodialysebehandlung, die durch die verbesserte Dialysetechnik und -überwachung weitgehend ausgeschaltet sind, soll hier nicht eingegangen werden (z. B. Hartwassersyndrom, Luftembolie, Hämolyse und andere).

Diagnostische und therapeutische Erstmaßnahmen

Bei Hypotonie: Die Entstehungsmechanismen der Hypotonie sind vielfältig. Unter und direkt nach der Dialyse kommt in erster Linie ein Volumenmangel in Frage, der meist durch Trinken von gesalzener Fleischbrühe zu bessern ist. Zu berücksichtigen ist die chronische, therapeutisch nur schwer beeinflußbare Hypo-/Asympathikotonie, die Folge einer urämischen Störung des vegetativen Nervensystems ist. Bei Verdacht auf Sepsis und Perikarditis ist die sofortige Klinikeinweisung obligat.

Bei Infektion und Sepsis: Infektionen sind nach den kardiovaskulären Komplikationen die häufigste Todesursache bei Dialysepatienten (20%). Die Sepsis verläuft bei Dialysepatienten aufgrund ihres sekundären, urämiebedingten Immundefektes foudroyant und atypisch. Eintrittspforten für Erreger sind in über 70% die durch Shunt oder Kratzeffekte geschädigte Haut (Staphylokokken), außerdem der Gastrointestinal- und Urogenitaltrakt (E. coli, Pseudomonas). Klinisch entwickelt sich vor allem eine Hypotonie, eine nennenswerte Fieberreaktion fehlt häufig. Besteht der Verdacht auf eine beginnende Sepsis, erfolgt die sofortige Klinikeinweisung.

Bei Fistel-(Shunt-)Komplikationen: Ein funktionstüchtiger Gefäßzugang ist für den Dialysepatienten von vitaler Bedeutung. Außerhalb der Dialyse sollten möglichst keine Fistelpunktionen erfolgen. Generell gilt, daß am Shuntarm keine Blutdruckmessungen erfolgen sollten. Die wesentlichen Komplikationen sind der Verschluß (meist Thrombose), die Infektion (meist Staphylokokken) und die Blutung.

Literatur

1. Brenner BM, Rector FC (1981) The kidney, 2nd ed. Saunders, Philadelphia London Toronto
2. Köhler H (1984) Erkrankungen der Nieren und Harnwege. In: Wolff HP, Weihrauch TR (eds) Internistische Therapie, 5. Aufl. Urban & Schwarzenberg, München Wien Baltimore, p. 605
3. Losse H, Renner E (1982) Klinische Nephrologie. Thieme, Stuttgart New York

Notfälle bei Patienten mit Störungen der Hämostase

W. G. A. Ohler

Akute Blutungen, die Anlaß zu einer Notsituation geben oder im Rahmen einer Notfallsituation auftreten, können in drei Gruppen gegliedert werden:

- Blutungen durch einen Gewebsdefekt,
- Blutungen durch eine Hämostasestörung,
- Blutungen durch Gewebsdefekt *und* Hämostasestörung.

Die erste Gruppe unterliegt hinsichtlich der Akutdiagnostik und Soforttherapie den allgemeinen Grundsätzen der Blutstillung (siehe Beitrag Mehrkens: Blutstillung).
Spontanblutungen von einem notfallmäßig relevanten Ausmaß (Gelenkblutungen, Schleimhautblutungen, Hautblutungen) sind in der Regel durch eine Hämostasestörung bedingt. Blutungen durch eine überschießende Antikoagulanzienwirkung sind hier eingeschlossen.
Wesentlich problematischer hinsichtlich der Diagnostik und Therapie sind Blutungen der dritten Gruppe, bei denen ein Trauma nachweisbar ist, das aber in keiner adäquaten Beziehung zur Stärke der Blutung steht. Gerade in dieser Gruppe ist das Risiko einer Fehleinschätzung am Notfallort besonders groß.
Die Abklärung einer Hämostasestörung ohne labortechnische Hilfe am Unfallort ist unmöglich. Wichtig ist jedoch, daß man bei inadäquaten Blutungen daran denkt. Dies sollte Anlaß sein, die Blutung differentialdiagnostisch durch zwei Maßnahmen abzuklären:

- Erhebung der Anamnese,
- Beachtung des klinischen Bildes.

Diagnostische Bedeutung der Vorgeschichte

Die Annahme einer hämorrhagischen Diathese ist einfach, wenn der Patient von einem angeborenen oder erworbenen Blutungsübel oder von einer Antikoagulanzientherapie berichten kann. Besonders hilfreich kann hier am Notfallort die Kenntnisnahme eines Notfallausweises oder eines Antikoagulanzienpasses sein. Es sollten auch besondere Schmuckstücke oder Accessoires beachtet werden, die Warnhinweise enthalten können (Ringe, Anhänger, Broschen, Armbänder). Außerdem können Angaben des Patienten über typische frühere Blutungen (Gelenkblutungen, häufiges Nasenbluten, Hauthämatome, Nachblutungen nach Zahnextraktionen) den Verdacht auf eine Hämostasestörung erhärten.
Da es aber eine Reihe von Blutungsübeln gibt, die unter normalen Lebensbedingungen nicht oder kaum auffallen (z. B. Subhämophilie, Von-Willebrand-Jürgens-Syndrom), kann die Anamnese unter Einschluß der Familienanamnese (kongenitale hämorrhagische Diathesen) völlig leer erscheinen. Schließlich verdrängen viele Patienten unter dem Eindruck einer akuten Verletzung das Vorhandensein einer Blutungsneigung völlig.

Diagnostische Bedeutung des klinischen Befundes

Als zweite Maßnahme am Notfallort zur Erkennung einer Hämostasestörung zählt die Beachtung des klinischen Bildes. Hier muß besonders auf die Stärke der Blutung im Zusammenhang mit dem vorangegangenen Trauma geachtet werden. Schließlich kann die Art und Lokalisation einer Blutung auf eine bestimmte Hämostasestörung hindeuten. Teleangiektasien an typischer Stelle im Gesicht oder an den Schleimhäuten erlauben die Diagnose eines Morbus Osler, der zu schwersten Nasenblutungen führen kann. Petechiale Hautblutungen sind häufig Ausdruck einer „thrombozytären Hämostasestörung". Demgegenüber sind plasmatisch bedingte Blutungsübel durch mehr flächenhafte Hautblutungen gekennzeichnet. Gelenkdeformationen und Gelenkversteifungen können auf eine Hämophilie aufmerksam machen (Tabelle 1).

Blutungsprobleme können auch bei erworbenen hämorrhagischen Diathesen vorkommen, insbesondere ist dabei an Leberschäden zu denken, so daß klinische Hinweise auf ein Leberleiden (Spider naevi, Lebervergrößerung, Subikterus) klinische Anhaltspunkte geben. Hämatologische Erkrankungen (z.B. Leukosen), die oft mit einer Thrombozytopenie einhergehen, sind klinisch mit Lymphknotenvergrößerungen oder Splenomegalie verbunden.

Für eine absichernde Diagnostik in Form von einfachen Tests dürfte am Notfallort oder in Notsituationen außerhalb der Klinik kaum Zeit und keine apparativen Möglichkeiten vorhanden sein. Immerhin könnte beim Anlegen einer Staubinde zur Suche eines venösen Zuganges die Ausbildung von Petechien auffallen (Rumpel-Leedesches Zeichen). Als einfache Suchmethode - auch unter Notfallbedingungen - ist die Venenblutgerinnungszeit zu nennen. Sie ist leicht durchführbar, aber weder sensibel noch präzise. Sie kann jedoch bei pathologischem Ausfall auf eine plasmatische Hämostasestörung (z.B. Hämophilie) hindeuten. Jede weitere fortführende Diagnostik ist am Notfallort Zeitverschwendung.

Tabelle 1. Richtungsweisende klinische Symptome auf eine bestimmte Form einer Hämostasestörung

Petechien:	Thrombozytopenie Thrombozytopathie
Flächenhafte Hauthämatome:	Koagulopathie einschließlich Antikoagulanzien
Gelenkblutungen:	Hämophilie
Teleangiektasien:	Morbus Osler
Inadäquate Traumablutung:	Alle Arten von Hämostasedefekten

Therapeutische Konsequenzen

Die wichtigste, für eine effektive Therapie aus der Diagnostik zu ziehende Folgerung ist die Information des Krankenhausarztes schon vor Einlieferung des Patienten. Dadurch können in der Klinik notwendige diagnostische und therapeutische Maßnahmen (z.B. Bereitstellung von Substitutionspräparaten) getroffen werden.

Am Notfallort selbst müssen als erstes blutstillende Maßnahmen konsequent angewandt werden (siehe auch Beitrag Mehrkens: Blutstillung). Damit kann der Blutverlust in vielen Fällen verringert werden, der das bedrohende Element der Hämostasestörung ist.

Bei bekannter Diagnose ist es prinzipiell wünschenswert, in Abhängigkeit von der Schwere und Lokalisation der Blutung eine sofortige Substitutionstherapie zu beginnen. Dies ist aber in der Regel nur möglich, wenn der Patient das notwendige Substitutionsmittel bei sich trägt, wie es heute im Rahmen der Selbstbehandlung der Hämophiliepatienten oft der Fall ist. Die Einleitung einer Substitutionsbehandlung am Notfallort ist weiterhin denkbar, wenn anläßlich des Notrufs dem Notarzt die Diagnose des Blutungsübels genannt wird. Dann kann das erforderliche Substitutionsmittel bei Antritt der Rettungsfahrt mitgenommen werden (Faktor-VIII-Konzentrat, 1000-2000 Einheiten, PPSB oder Frischplasma).

Für die Therapie von Blutungen unter Antikoagulanzientherapie (Marcumar, Coumadin, Sintrom) ist die Vitamin-K-Gabe nicht sinnvoll, da sie erst nach mehreren Stunden wirkt. Wenn überhaupt, ist in diesen Fällen nur PPSB oder Frischplasma rasch wirksam.

Bei der extrem seltenen Möglichkeit von Blutungen unter Heparinlangzeittherapie kann die Normalisierung der Hämostase schon am Notfallort mit dem Antidot Protaminsulfat Roche erreicht werden. Aber auch hier muß das Mittel vorhanden sein und die Konsequenzen für die thromboembolische Grundkrankheit bedacht werden.

Bei bekannten oder unbekannten Hämostasestörungen sollten am Notfallort unbedingt i.m.-Injektionen vermieden werden. Außerdem ist zu bedenken, daß die in der Schockbehandlung angewandten Volumenersatzlösungen durch Hemmung der Thrombozytenfunktion blutungsfördernde Eigenschaften haben. Daraus läßt sich zwar keine generelle Kontraindikation bei Hämostasestörungen ableiten, man sollte hier aber besser auf Vollelektrolytlösungen zurückgreifen.

Die Wirksamkeit von sogenannten unspezifischen Hämostyptika ist zweifelhaft und bei schweren hämorrhagischen Diathesen ungenügend. Lokale hämostyptische Maßnahmen (Fibrinogenplatten oder ähnliches) sind ebenfalls nur eingeschränkt wirksam.

Literatur

1. Lechner K (1985) Stufendiagnostik hämorrhagischer Diathesen. Internist 26: 141
2. Matthias FR (1985) Blutgerinnungsstörungen. Springer, Berlin Heidelberg New York Tokyo
3. Ohler WGA (1984) Hämorrhagische Diathesen. In: Wolff HP, Weihrauch TR (eds) Internistische Therapie. Urban & Schwarzenberg, München Wien Baltimore

Notfälle bei Patienten mit Bluthochdruck

H. Köhler

Akute, krisenhafte Steigerungen des systolischen und diastolischen Blutdrucks können bei essentieller und sekundärer Hypertonie auftreten, in seltenen Fällen auch ohne vorbestehende Hochdruckkrankheit. Wenn eine solche *hypertensive Krise* zur Organbeteiligung führt, spricht man vom *hypertensiven Notfall.* Die klinische Bedeutung einer Blutdrucksteigerung läßt sich in erster Linie an der Organbeteiligung und nicht an der Höhe des Blutdrucks ablesen. Im Unterschied zur hypertensiven Krise handelt es sich bei der *malignen Hypertonie* um eine dauerhafte diastolische Blutdruckerhöhung über 120 mm Hg mit charakteristischen Augenhintergrundsveränderungen und mit einer rasch progredienten Nierenfunktionseinschränkung. Die maligne Hypertonie führt gehäuft zur akuten, krisenhaften Blutdrucksteigerung.

Klinik und Diagnostik

Der hypertensive Notfall kann mit einer Reihe von Organkomplikationen einhergehen. Häufig ist die hypertensive Enzephalopathie, die sich aufgrund einer hochdruckbedingten Störung der Hirndurchblutung mit Hirnödem entwickelt. Klinische Zeichen sind Kopfschmerzen, Unruhe, Verwirrtheit, Erbrechen, fokale und generalisierte Krämpfe und Koma. Außerdem finden sich beim hypertensiven Notfall Störungen an Herz, Augen, Nieren und Aorta (Tabelle 1).

Zu bedenken ist, daß der Blutdruckkrise oft eine chronische Blutdruckerhöhung zugrunde liegt, die zur funktionellen und meist auch morphologischen Einengung der Widerstandsgefäße geführt hat. Um die Organperfusion aufrechtzuerhalten, ist unmittelbar ein höherer Blutdruck erforderlich. Beispielsweise liegt die untere kritische Grenze der ungestörten Hirndurchblutung normalerweise bei einem arteriellen Mitteldruck von 60 mm Hg. Sie kann im Alter, bei lange bestehender Hypertonie und insbesondere bei sehr schwerer Hypertonie bis auf 120 mm Hg ansteigen. Eine abrupte Blutdrucksenkung kann in solchen Fällen zu einer Unterschreitung der kritischen Grenze der Organperfusion und damit zu ischämischen Komplikationen wie Hirninfarkt, Myokardinfarkt und Blindheit führen. Das Risiko des zu hohen Blutdrucks ist also gegen das Risiko des abrupt entstehenden zu niedrigen Blutdrucks abzuwägen.

Für die Schnelligkeit der Blutdrucksenkung ergibt sich folgende praktische Kon-

Tabelle 1. Organbeteiligung bei hypertensivem Notfall

Gehirn:	Hypertensive Enzephalopathie Hirnblutung Hirninfarkt
Herz:	Linksherzinsuffizienz mit Lungenödem Koronarinsuffizienz mit Myokardinfarkt
Augen:	Fundus hypertonicus III-IV (Retinablutung, Cottonwool-Exsudat, Papillenödem)
Niere:	Nephrosklerose mit Niereninsuffizienz
Aorta:	Aneurysma dissecans

Tabelle 2. Wie schnell sollte der Blutdruck gesenkt werden?

Hypertensiver Notfall mit - hypertensiver Enzephalopathie, Hirnblutung, - Herzinsuffizienz mit Lungenödem, Herzinfarkt, - frische Retinablutung, Papillenödem	Blutdrucknormalisierung innerhalb von 1-2 h (oral, parenteral)
Hypertensive Krise ohne Organbeteiligung	Blutdrucksenkung auf 100-110 mm Hg diastolisch in zwei bis drei Tagen, Blutdrucknormalisierung in den folgenden Wochen (oral)

sequenz: Beim *hypertensiven Notfall* mit vital bedrohlichen Organkomplikationen (hypertensive Enzephalopathie, Hirnblutung, Linksherzinsuffizienz mit Lungenödem, frische Retinablutung und Papillenödem) ist eine rasche Blutdrucknormalisierung innerhalb von 1-2 h anzustreben, um das weitere Fortschreiten der Organkomplikationen zu verhindern.

Bei einer *Hochdruckkrise* ohne Organkomplikation sollte der Blutdruck dagegen eher langsam, d.h. innerhalb von zwei bis drei Tagen, auf Werte um 100-110 mm Hg diastolisch gesenkt und erst in den folgenden Tagen und Wochen eine Blutdrucknormalisierung (<160/95 mm Hg) angestrebt werden (Tabelle 2). Dieses Vorgehen empfiehlt sich besonders bei älteren Patienten, beim Vorliegen einer Karotisstenose, chronischen neurologischen Störungen sowie bei Vorbehandlung mit potenten Antihypertensiva.

Tabelle 3. Hypertensiver Notfall

Sofortmaßnahmen
1. Nifedipin (Adalat) 10 mg sublingual (Kapsel zerbeißen)
   Wirkungseintritt innerhalb weniger Minuten
   Nebenwirkung: Tachykardie
   Bei unzureichender Wirkung: nach ca. 15 min 20 mg Nifedipin sublingual oder
2. Clonidin (Catapresan) 0,075-0,15 mg langsam i.v.
   Wirkungseintritt nach ca. 10 min
   Nebenwirkung: Sedation
   Clonidin als Erstmaßnahme, falls sublinguale Applikation von Nifedipin nicht möglich ist

Zusatzmaßnahmen
1. *Lagerung:* Oberkörper hoch, Beine tief (Ausnutzung der orthostatischen Nebenwirkung einiger Antihypertensiva)
2. *Sedierung:* Bei Unruhe und Angst Diazepam (Valium) 5-10 mg i.v.
3. *Diurese:* Bei Hochdruckenzephalopathie oder Lungenödem Furosemid (Lasix) 40-200 mg i.v.
4. *Phentolamin (Regitin)* 5 mg i.v
   bei Verdacht auf Phäochromozytom
   Eventuell weitere 5 mg nach 5 min

Sofortmaßnahmen außerhalb der Klinik

Die Intensität der Maßnahmen orientiert sich in erster Linie am Vorliegen von Organkomplikationen (Tabelle 2). Prinzipiell läßt sich der erhöhte Blutdruck durch eine Reihe unterschiedlicher Substanzen senken. Bei der Medikamentenwahl ist nicht nur die Art der Substanz, sondern auch die Erfahrung des Therapeuten mit der betreffenden Substanz von Bedeutung. In der Notfallsituation empfiehlt sich jedoch ein klares, eher schematisches Vorgehen, das sich am Vorschlag der Deutschen Liga zur Bekämpfung des hohen Blutdrucks (Oktober 1984) orientieren sollte (Tabelle 3). Für Nifedipin als initiale Substanz spricht die zeitsparende sublinguale Applikationsform (Zerbeißkapsel), der rasche Wirkungseintritt und außerdem ein günstiger Effekt auf die Hirndurchblutung. Im Verhältnis zur systemischen Blutdrucksenkung scheint die Hirndurchblutung durch Nifedipin weniger beeinflußt zu werden als durch Clonidin. Da nicht vorherzusehen ist, inwieweit sich zusätzliche Organkomplikationen entwickeln und wie der Patient auf die medikamentösen Maßnahmen reagiert, ist nach Einleiten der Sofortmaßnahmen eine intensive stationäre Überwachung zu veranlassen.

Literatur

1. Bertel O, Conen D, Radü EW, Müller J, Lang C, Dubach UC (1983) Nifedipine in hypertensive emergencies. Br med J 286: 19
2. Ledingham JGG, Rajagopalan B (1979) Cerebral complications in the treatment of accelerated hypertension. Q J Med 48: 25
3. Rosenthal J (1984) Arterielle Hypertonie, Ätiopathogenese, Diagnostik, Therapie, 2. Aufl. Springer, Berlin Heidelberg New York Tokyo
4. Strandgaard S, Olesen J, Skinhoj E, Lassen NA (1977) Auto-regulation of brain circulation in severe hypertension. Br med J 1: 507
5. Zschiedrich H, Köhler H (1983) Der hypertensive Notfall - sofortige oder langsame, perorale oder parenterale Blutdrucksenkung? Notfallmedizin 9: 1294

Notfälle bei Patienten mit endokrinen Erkrankungen

H. L. Fehm

Aus der Vielzahl der möglichen endokrinen Notfälle haben nur wenige eine notfallmedizinische Relevanz. Dazu zählen:

1. das ketoazidotische Coma diabeticum,
2. das hyperosmolare Coma diabeticum,
3. der hypoglykämische Schock,
4. die Addison-Krise,
5. die thyreotoxische Krise,
6. die hyperkalzämische Krise.

Das ketoazidotische Coma diabeticum

Die Ketoazidose bei Patienten mit Typ-I-Diabetes mellitus bleibt eine Herausforderung an alle damit befaßten Ärzte. In Abb. 1 sind die Grundzüge der Pathogenese dargestellt. Alle Symptome lassen sich auf einen absoluten Insulinmangel und/oder auf eine Insulinresistenz zurückführen. Der Insulinmangel bedingt eine maximale Stimulation der Glukoneogenese, die nun bei gestörter peripherer Utilisation rasch zur Hyperglykämie führt. Aus der gleichzeitig gesteigerten Lipolyse resultiert ein Überangebot an freien Fettsäuren an die Leber, die nun zu einer gesteigerten Ketonkörperbildung führt. Voraussetzung für die beschleunigte Ketogenese ist ein absoluter oder relativer Anstieg des Glukagon. Aus diesen pathophysiologischen Überlegungen läßt sich die Symptomatologie des Coma diabeticum lückenlos ableiten.

In der Tabelle 1 ist der mittlere Flüssigkeits- und Elektrolytbedarf in der Ketoazidose dargestellt. Daraus ergeben sich die

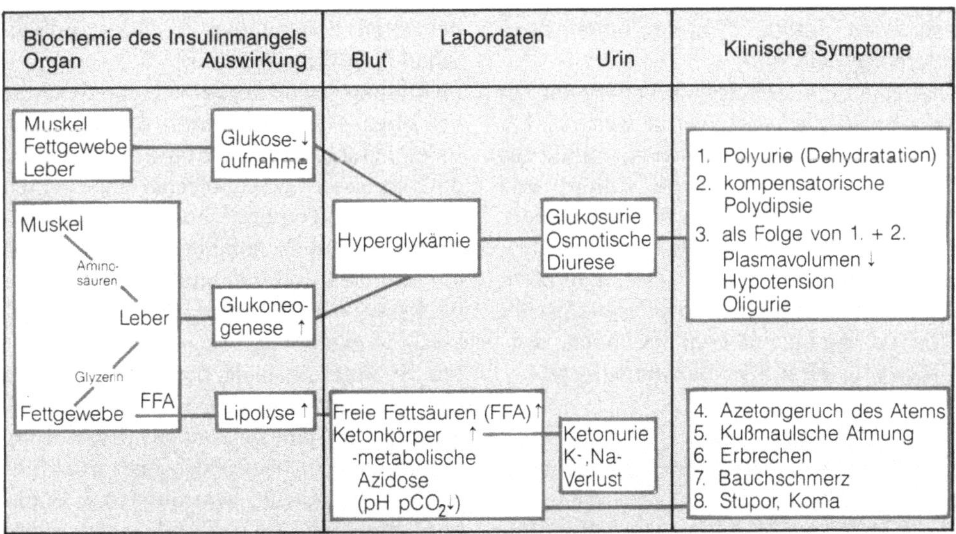

Abb. 1. Pathophysiologie der diabetischen Ketoazidose

Tabelle 1. Mittlerer Flüssigkeits- und Elektrolytbedarf beim ketoazidotischen Coma diabeticum

Wasser	100 ml/kg
Natrium	7 mval/kg
Kalium	5 mval/kg
Chlorid	5 mval/kg
Magnesium	0,5 mval/kg
Phosphat	1 mval/kg

Tabelle 2. Therapieprotokoll für das ketoazidotische Coma diabeticum

1. Flüssigkeit	
0,9% NaCl 1000 ml/h	
2. Insulin	
6-12 E Alt-Insulin/h i.v. über Infusionspumpe, Dosis nach 2 h verdoppeln, falls kein Abfall des Blutzuckers	
3. Kalium	
K^+ 3 < mmol/l	40 mmol K^+/h
3 mmol/l < K^+ 4 < mmol/l	25 mmol K^+/h
4 mmol/l < K^+ 5 < mmol/l	10 mmol K^+/h
5 mmol/l < K^+ 6 < mmol/l	5 mmol K^+/h
6 mmol/l < K^+	0 mmol K^+/h
4. Bikarbonat	
pH > 7,1	0
pH < 7,1	50 mmol initial + 10 mmol K^+ in 30 min
pH < 7,0	100 mmol initial + 20 mmol K^+ in 45 min

therapeutischen Maßnahmen für die Klinik, deren Grundzüge in der Tabelle 2 zusammengestellt sind.

Da bei der außerklinischen Versorgung bis auf den Blutzuckerwert keine weiteren Laborwerte zur Verfügung stehen, entfällt die Erstbehandlung mit Insulin, Kalium und Natriumbikarbonat. Als Notfallmaßnahme bleibt allein die Gabe von Vollelektrolytlösungen. Die meisten Autoren empfehlen zunächst die Infusion physiologischer Kochsalzlösung, obwohl es auch gute Gründe für die Ringer-Laktatlösung gibt.

Das hyperosmolare Coma diabeticum

Das hyperosmolare Koma geht per definitionem ohne Ketoazidose einher. Während für das ketoazidotische Koma Blutzuckerspiegel um 500-600 mg/dl typisch sind, ist ein hyperosmolares Koma erst bei Blutzuckerwerten über 600 mg/dl zu fürchten, meist liegen die Werte bei 1000 mg/dl. Entsprechend stehen die Folgen der osmotischen Diurese mit einem erheblichen Defizit an Wasser und Natrium im Vordergrund der klinischen Symptomatik.

Im Gegensatz zum ketoazidotischen Koma, das eine Komplikation des Typ-I-Diabetes darstellt, findet sich das hyperosmolare Koma typischerweise bei älteren Typ-II-Diabetikern.

Die therapeutischen Richtlinien, die für das ketoazidotische Koma entwickelt wurden, gelten in gleicher Weise für das hyperosmolare Koma, d. h. es bleibt außerklinisch allein die Gabe von Vollelektrolytlösungen übrig.

Der hypoglykämische Schock

Die Probleme der Erkennung und Differentialdiagnose der Spontanhypoglykämien brauchen hier nicht erörtert zu werden, da es sich durchweg um seltene Krankheitsbilder handelt. Dagegen gehören die Hypoglykämien im Rahmen der Therapie mit Insulin oder oralen Antidiabetika zu den häufigsten endokrinologischen Notfällen überhaupt.

Definitionsgemäß liegt eine Hypoglykämie bei Blutzuckerwerten unter 45 mg/dl vor. Es ist jedoch wichtig, darauf hinzuweisen, daß einerseits bei schlecht eingestellten Diabetikern Hypoglykämiesymptome bereits bei deutlich höheren Blutzuckerwerten auftreten und daß andererseits Gesunde wesentlich niedrigere Werte symptomlos tolerieren können.

Die Symptomatologie der Hypoglykämie ist außerordentlich vielfältig. Ein Symptomenkomplex läßt sich auf die Aktivierung des adrenergen Nervensystems zurückführen, ein zweiter auf zentralnervöse Funktionsstörungen infolge Glukosemangels (Tabelle 3). Bekanntlich ist die Glukose das

Tabelle 3. Symptome der Hypoglykämie

Adrenerg	Neuroglukopenisch
Zittrigkeit	Kopfschmerzen
Schweißausbruch	Schwäche
Heißhunger	Doppelbilder
Angst	Verwirrtheit
Tachykardie	Verhaltensstörungen
Herzpalpitationen	Koordinationsstörungen
	mnestische Störungen
	Krampfanfälle
	Koma

Tabelle 4. Symptome der Nebennierenrindeninsuffizienz

Schwäche und Ermüdbarkeit		100%
Gewichtsverlust		100%
Hyperpigmentation		95%
Elektrolytstörungen		90%
Hyponaträmie	88%	
Hyperkalämie	64%	
Hyperkalzämie	6%	
Hypotonie		88%
Gastrointestinale Symptome		56%
Erbrechen	84%	
Übelkeit	81%	
Schmerzen im Abdomen	32%	
Obstipation	28%	
Diarrhö	21%	
Salzhunger		19%
Muskel- und Gelenkschmerzen		10%
Vitiligo		4%

vorrangige Substrat zur Energiegewinnung im Zentralnervensystem. Die Symptome durch Aktivierung des sympathischen Nervensystems sind besonders ausgeprägt, wenn der Blutzucker rasch abfällt; bei langsamem Abfall des Blutzuckers können sie ganz fehlen, so daß die neuroglukopenischen Symptome alleine das klinische Bild bestimmen.

In jüngerer Zeit werden zunehmend tragbare *Insulininfusionspumpen* eingesetzt, wenn mit der konventionellen Insulintherapie eine befriedigende Einstellung des Diabetes nicht zu erreichen ist. Über diese Pumpen wird kontinuierlich, meist subkutan, eine Insulinbasalrate infundiert; zusätzlich kann der Patient vor den Mahlzeiten eine Bolusinjektion abrufen. Die Hauptgefahr der Pumpenbehandlung besteht darin, daß sich unter der Insulindauerinfusion eine Hypoglykämie protrahiert und schleichend ausbildet; da es dabei nicht zur Aktivierung des sympathischen Nervensystems kommen muß, gerät der Patient ohne Warnzeichen in einen Zustand, in dem er die Hypoglykämie selbst nicht mehr bekämpfen kann.

Die Therapie der Hypoglykämie ist einfach, sie besteht in der i.v.-Gabe von 40%iger Glukose. In der Regel erlangt der Patient nach Gabe von 40-80 ml das Bewußtsein wieder.

Zusätzlich können 1-2 mg Glukagon i.v. gegeben werden.

Die Addison-Krise

Unter einer Addison-Krise versteht man einen lebensbedrohlichen Zustand, der durch einen Mangel an Nebennierenrindenhormonen verursacht wird. Dieser Mangel kann akut entstehen durch hämorrhagische Infarzierung beider Nebennieren. Meist handelt es sich bei der Addison-Krise jedoch um eine Dekompensation der chronischen Nebennierenrindeninsuffizienz. Die Addison-Krise ist kein seltenes Ereignis. Man muß davon ausgehen, daß jeder Patient mit einer Nebennierenrindeninsuffizienz im Verlauf seiner Erkrankung wenigstens einmal in eine Krise gerät.

Die Symptomatologie der Addison-Krise entspricht derjenigen der chronischen Nebennierenrindeninsuffizienz; ein Unterschied besteht nur im Schweregrad einzelner Symptome. In Tabelle 4 ist die prozentuale Häufigkeit der wichtigsten Symptome des Morbus Addison dargestellt. Die Krise ist charakterisiert durch den Übergang der Hypotonie in einen Schockzustand. Durch Erbrechen und Durchfälle kann das bestehende Defizit an extrazellulärem Volumen rasch lebensbedrohlich vergrößert werden. Die kolikartigen Bauchschmerzen können so stark werden, daß Verwechslungen mit einem akuten Prozeß vorkommen und Anlaß zur Laparotomie geben können. Die Addison-Krise wird häufig von einer Psychose begleitet. Apathie und Somnolenz können sich bis zum Koma oder zu Verwirrungen, Delirien oder Dämmerzuständen steigern.

Das klinische Bild der Addison-Krise entsteht aus der Verschmelzung zweier wohlunterscheidbarer Syndrome, nämlich dem Mangel an Mineralokortikoiden und dem an Glukokortikoiden. Der Hypoaldosteronismus führt zur Hyponaträmie, Hyperkalämie und zur metabolischen Azidose. Hypotonie und Schock sind Folge des Natriummangels. Man kann davon ausgehen, daß ein Patient in der Addison-Krise 20% seines extrazellulären Flüssigkeitsvolumens verloren hat. Es kann notwendig sein, innerhalb weniger Stunden bis zu 3 l einer kaliumarmen oder kaliumfreien Vollelektrolytlösung zu infundieren. Solange gewährleistet ist, daß genügend NaCl gegeben wird, ist es relativ unwichtig, ob eine Substitutionsbehandlung mit Mineralokortikoiden durchgeführt wird. Dies gilt nicht für die Substitutionsbehandlung mit Glukokortikoiden, weil sich eine Addison-Krise auch bei ausgeglichener Elektrolytbalance entwickeln kann. Als Symptome des isolierten Mangels an Glukokortikoiden finden sich Anorexie (nach ein bis zwei Tagen), Schwäche, Lethargie, Übelkeit und Erbrechen, Fieber, Blutdruckabfall und orthostatische Hypotonie. Die durchschnittliche Dauer bis zum Auftreten einer Addison-Krise besteht in der Größenordnung von drei bis vier Tagen. 100 mg Kortisol bringen diese Symptome innerhalb von 12 h zum Verschwinden.

Die Therapie der Addison-Krise ist einfach. Die einzelnen Maßnahmen ergeben sich zwingend aus den pathophysiologischen Überlegungen. Entscheidend ist, daß die Therapie bereits bei begründetem Verdacht auf das Vorliegen einer Addison-Krise einsetzt. Selbst die nicht indizierte einmalige Gabe von 100 mg Hydrokortison dürfte kaum je ernsten Schaden anrichten. In Tabelle 5 ist ein Therapievorschlag zusammenfassend dargestellt. Hydrokortison ist den synthetischen Steroiden vorzuziehen, da die mineralokortikoide Partialwirkung der natürlichen Steroide bei der Substitutionstherapie erwünscht ist. Bei einer Dosierung von mehr als 200 mg Hydrokortison täglich ist eine zusätzliche Gabe von Mineralokortikoiden nicht notwendig. Falls Hydrokortison nicht vorhanden ist, kann statt dessen auch Prednisolon gegeben werden. Für den Notarzt ist es wichtig zu wissen, daß alle Addison-Patienten einen Notfallausweis mit den wichtigsten Angaben besitzen und bei sich tragen sollten.

Tabelle 5. Therapie der Addison-Krise

1. 100 mg Hydrokortison i. v.
2. Vollelektrolytlösung (kaliumarm) nach Blutdruck bis zu 1000 ml/h
3. Glukose, als Zusatz zur Infusion, z. B. 50 ml 40%ige Glukose

Tabelle 6. Häufigkeit der Symptome bei der Hyperthyreose

Symptom	Häufigkeit
Nervosität	99%
Tachykardie	97%
Struma	97%
Feinschlägiger Tremor	97%
Vermehrtes Schwitzen	91%
Wärmeintoleranz	89%
Palpitationen	89%
Müdigkeit	88%
Gewichtsverlust	85%
Schwirren über der Schilddrüse	77%
Augensymptome	71%
Gesteigerter Appetit	65%
Diarrhö	23%

Die thyreotoxische Krise

Die thyreotoxische Krise ist eine seltene, aber sehr ernste Komplikation des Morbus

Basedow. In der Regel findet sich ein auslösender Faktor wie Operation, Trauma oder schwere Infektion, insbesondere Sepsis. Die Letalitätsrate liegt auch heute noch zwischen 20 und 40%. Sie stellt eine lebensbedrohliche Exazerbation der Hyperthyreose dar. Die Übergänge sind fließend. Neben den in Tabelle 6 genannten Symptomen können in der Krise zusätzlich die folgenden Veränderungen auftreten: Fieber bis 41 °C, extreme Tachykardien mit Frequenzen bis 200/min, große körperliche Schwäche bei innerer Unruhe, Agitiertheit, Delir und Koma. Primär apathische Verläufe kommen ebenfalls vor.

Die Grundzüge der Therapie in der Klinik sind in Tabelle 7 dargestellt. Für die außerklinische Versorgung bleibt davon allein die Infusion einer Vollelektrolytlösung, die Gabe von Glukokortikoiden und eventuell die Applikation von Betablockern.

Tabelle 7. Therapeutische Maßnahmen bei der thyreotoxischen Krise

Thyreostatika	
z. B. Propylthiouracil	3-6 × 200 mg p. o.
Methimazol oder Carbimazol	3-6 × 40 mg i. v.
Jod bzw. Lithium (2 h nach Thyreostatikagabe)	
z. B. Endojodin	2-6 Ampullen i. v.
Lithium	1-1,5 g
Glukokortikoide	
z. B. Dexamethason	4 × 2 mg
Hydrokortison	200 mg i. v./24 h
Betablocker	
z. B. Propranolol	4 × 40-80 mg p. o. 2 mg i. v.
Rehydratation	
z. B. Glukose 5% und 0,9% NaCl	4-6 l
Eventuell Plasmapherese, Hibernation	

Die hyperkalzämische Krise

Die hyperkalzämische Krise droht bei einem Serumkalziumspiegel über 4 mmol/l, gleichgültig welche der möglichen Ursachen einer Hyperkalzämie vorliegt. In Tabelle 8 sind die wichtigsten Symptome des Hyperkalzämiesyndroms genannt; bei der Krise sind die einzelnen Störungen entsprechend akzentuiert. Ausgelöst wird die Krise häufig dadurch, daß die Flüssigkeitszufuhr nicht mehr den erheblich gesteigerten Flüssigkeitsverlusten entspricht. Die Polyurie schlägt dann schnell in eine Oligurie-Anurie um, was wiederum zu einer weiteren Steigerung der Hyperkalzämie führt. Serumkalziumwerte über 5 mmol/l

Tabelle 8. Symptome des Hyperkalzämiesyndroms

	Hyperkalzämiesyndrom	Hyperkalzämische Krise
Niere	Polyurie Nephrokalzinose Nephrolithiasis	Oligurie, Anurie
Gastrointestinaltrakt	Übelkeit, Erbrechen Obstipation Ulkusbildung Pankreatitis Cholelithiasis	gesteigert
Herz	QT-Zeit-Verkürzung Digitalisempfindlichkeit	Herzversagen bei kontrahiertem Ventrikel
Zentralnervensystem	Adynamie Hyporeflexie Psychosyndrom	Somnolenz Koma
Skelett	Osteoporose Frakturen	

sind mit dem Leben nicht über längere Zeit vereinbar.

Dem Hyperkalzämiesyndrom und damit der hyperkalzämischen Krise können verschiedene Erkrankungen zugrunde liegen, die häufigsten Ursachen mit ca. 70% stellen Malignome mit und ohne Knochenmetastasen dar.

Bei ausreichender Nierenfunktion ist die forcierte Diurese mit Vollelektrolytlösungen und Furosemid die Methode der Wahl. Vor Beginn der Furosemidtherapie sollten 1-2 l Vollelektrolytlösung gegeben werden, um das stets vorhandene Defizit an Extrazellulärvolumen auszugleichen.

Bei Patienten mit oligurischem Nierenversagen kann das Kalzium mit Hilfe der Hämodialyse gesenkt werden. Phosphatinfusionen kommen wegen der Nebenwirkungen (Gewebeverkalkung) nur als Ultima ratio in Frage.

Literatur

1. Barrett EJ, Defronzo RA (1984) Diabetic ketoacidosis: Diagnosis and treatment. Hospital Practice 4: 89
2. Brown MD (1978) Prevention and management of hyperthyroid storm. World J Surg 2: 293
3. Sönksen PH, Lowy C (1980) Clinics in endocrinology and metabolism, vol 9/3. Saunders, London
4. Fehm HL, Voigt KH, Pfeiffer EF (1980) Krisen bei Ausfall der Nebennierenrinde und des Hypophysenvorderlappens. Acta Endocrinol 1: 303
5. Foster DW, McGarry JD (1983) The metabolic derangements and treatment of diabetic ketoacidosis. N Engl J Med 309: 159
6. Herrmann J (1978) Neuere Aspekte in der Therapie der thyreotoxischen Krise. Dtsch med Wochenschr 103: 166
7. Raue F (1981) Das Hyperkalziämie-Syndrom; Symptomatik - Ursachen - Differentialdiagnose - Therapie. Internistische Welt 4: 157
8. Pak CYC (1981) Pathogenesis and management of hypercalcemic states. In: Isselbacher KJ, Adams RD, Braunwald E, Martin JB, Petersdorf RG, Wilson JD (eds) Harrison's principles of internal medicine, Update I, 9th ed, McGraw-Hill, New York

Fachspezifische Notfälle

Notfälle im Kindesalter: akute Erkrankungen und Vergiftungen

H. Stopfkuchen

Zerebrale Anfälle

Bei 4% aller Kinder tritt im Laufe der Kindheit mindestens ein zerebraler Krampfanfall auf. Überwiegend handelt es sich dabei um symptomatische oder Gelegenheitskrämpfe, seltener um chronisch rezidivierende Anfälle.

Der häufigste Gelegenheitskrampf ist der Fieberkrampf. Als auslösende Ursachen kommen weiterhin in Frage:

- eine Meningitis,
- eine Enzephalitis,
- eine Hypoglykämie,
- eine Intoxikation,
- eine Hypokalzämie,
- eine Hypoxie,
- ein Schädel-Hirn-Trauma.

Ein *Krampfanfall* tritt meist generalisiert tonisch-klonisch, seltener tonisch oder atonisch, in 15% auch als fokaler Anfall auf.
Die Anfallsdauer beträgt in der Regel zwischen 5 und 10 min.
Von einem *Status epilepticus* spricht man, wenn ein Krampfanfall länger als 15 min andauert oder kurze, rezidivierende Krampfanfälle ohne interkurrentes Wiedererlangen des Bewußtseins auftreten.
Der häufigste Gelegenheitskrampf ist der Fieberkrampf; es handelt sich hierbei um einen Krampfanfall im Rahmen eines fieberhaften Infektes ohne entzündliche Erkrankung des Zentralnervensystems.
Das Prädilektionsalter liegt zwischen dem sechsten Lebensmonat und dem sechsten Lebensjahr.

Therapie eines Krampfanfalls
Jeder Krampfanfall muß möglichst rasch durchbrochen werden!

Antikonvulsive Therapie:
Diazepam Desitin rectal tube
Dosis: bei 10–15 kg KG: 5 mg,
bei mehr als 15 kg KG: 10 mg,
eventuell nach 5–10 min wiederholen.

Diazepam intravenös
Dosis: ca. 0,2 mg/kg KG langsam (1 mg/min) i.v., eventuell Repetition bis zum Sistieren des Anfalls.
Cave: Depression der Spontanatmung, eventuell Beatmung erforderlich, Hypotonie.

Eine antipyretische Therapie sollte bei rektalen Temperaturen über 38,5 °C die antikonvulsive medikamentöse Therapie begleiten.

Physikalisch: kalte Umschläge, Wadenwickel.
Medikamentös: Paracetamol rektal
Dosis: Säuglinge 125 mg; Kleinkinder 250 mg.

Vorangegangene Paracetamolgaben beachten, bei unkontrollierter Zufuhr Intoxikationsgefahr.

Therapie des Status epilepticus
Freihalten der Atemwege, Sauerstoffgabe, Schutz vor Begleitverletzungen (z. B. Beißkeil), antikonvulsive Therapie am sichersten intravenös.

Diazepam: 0,2 mg/kg KG initial, Repetition nach 1-2 min bis zum Sistieren der Krämpfe.
Cave: Depression der Spontanatmung, eventuell Beatmung erforderlich, Beatmungsmöglichkeit muß vorbereitet sein.

Prinzipiell gilt bei jedem Krampfanfall: An eine Intoxikation denken, eine Hypoglykämie ausschließen und das Kind zur weiteren Diagnostik und Überwachung in ein Krankenhaus einweisen.

Akute respiratorische Störungen

Akute respiratorische Störungen sind im Kindesalter meist bedingt durch akute Atemwegsobstruktionen.
Typische klinische Zeichen bei Atemwegsobstruktionen in Abhängigkeit von der Lokalisation:

- Nasopharynx: Mundatmung, Nasensekret, Schnarchen.
- Oropharynx: Schluckstörungen, Sabbern.
- Larynx: Inspiratorischer Stridor, Heiserkeit, Aphonie.
- Subglottischer Bereich: In- und exspiratorischer Stridor.
- Bronchien: Verlängerte Exspiration, abnorme Atemgeräusche.

Pseudokrupp (akute Laryngotracheobronchitis)

Definition: Infektion der oberen Luftwege, die immer den Larynx, üblicherweise aber auch den subglottischen Bereich, die Trachea und die Bronchien betrifft.

Ursachen: Am häufigsten viral bedingt, seltener bakterielle Infektion, allergische Reaktion ebenfalls möglich.

Prädilektionsalter: Kleinkindesalter (erstes bis sechstes Lebensjahr).

Anamnese: Häufig Zeichen eines Infektes des oberen Respirationstrakts seit zwei bis drei Tagen.
Symptome: Dyspnoe, Heiserkeit, inspiratorischer Stridor, bellender Husten, interkostale und juguläre Einziehungen.

Therapie: Oberkörperhochlagerung.
Sedierung (z. B. Diazepam Desitin) bei wachen, sehr unruhigen Kindern.
Prednison rektal in einer Dosierung von 100 mg.
Wenn möglich, Anfeuchtung der Atemluft.
O_2-Gabe (initial über vorgehaltene Maske).
Lassen sich dadurch eventuell vorhandene Hypoxiezeichen nicht beheben, sollte eine *Maskenbeatmung* begonnen werden. Durch diese Maßnahmen läßt sich in den meisten Fällen eine Hypoxie beheben, eine Intubation ist dadurch selten erforderlich.
In allen Fällen, zu denen der Notarzt gerufen wird, sollte eine stationäre Einweisung in Begleitung des Notarztes erfolgen.

Epiglottitis

Definition: Akuter entzündlicher Prozeß im Bereich des Larynxeingangs, insbesondere der Epiglottis.
Ursache: Bakteriell (Haemophilus influencae Typ B).
Prädilektionsalter: Sowohl Kleinkindes- als auch Schulkindesalter.
Anamnese: Kurze Krankheitsdauer von 6-10 h.
Symptome: Dyspnoe, hohes Fieber (39-40 °C), Halsschmerzen, Schluckbeschwerden, sitzende Position mit vorgeschobenem Unterkiefer, Speichelfluß, kloßige Sprache, schwerkranker Gesamteindruck.

Therapie: Oberkörperhochlagerung.
Bei wachem Kind Sedierung, vorsichtige Dosierung (z. B. mit Diazepam Desitin); O_2-Gabe, initial über vorgehaltene Maske. Bei anhaltenden Zeichen der Hypoxie Maskenbeatmung. Eine Intubation kann

Tabelle 1. Differentialdiagnose von Epiglottitis und Pseudokrupp

Symptome	Epiglottitis	Pseudokrupp
Alter	Kleinkind - Schulkind	Kleinkind
Beginn	immer akut	akut - allmählich
Fieber	hoch	leicht- bis mittelgradig
Dyspnoe	deutlich	mäßig - deutlich
Dysphagie	ausgeprägt	fehlend
Speichelfluß	stark	nicht vorhanden

extrem schwierig sein und sollte, wenn überhaupt, nur bei schwersten Zeichen der Hypoxie erfolgen.
Ultima ratio: Koniotomie.

Fremdkörperaspiration

Prädilektionsalter: Kleinkindesalter.
Symptome: Plötzlich einsetzende Dyspnoe, Husten, Zyanose.

Therapie: Bei hochgradiger Atemnot: Oberkörpertieflagerung, Schlag auf den Rücken.
Alternativ: Thoraxkompression bei gleichzeitiger Fixierung der Bauchdecken.
Bei Verdacht auf hochsitzenden Fremdkörper (Hypersalivation) eventuell Kehlkopfinspektion und Versuch der Entfernung des Fremdkörpers mit Hilfe der Magill-Zange.

Insektenstich

Bei Insektenstich im Mund- und Rachenbereich oder im Bereich der oberen Luftwege kann es durch eine rasch zunehmende Schwellung zu einer bedrohlichen Behinderung der Spontanatmung kommen.

Therapie: Ein bis zwei Hübe Berotec-Spray,
ein bis zwei Hübe Auxiloson-Spray,
Kortikoide i. v. (z. B. 1 mg/kg KG Dexamethason).
Bei zunehmender Atemnot: frühzeitige Intubation.

Bronchiolitis (Asthma des Säuglings)

Definition: Es handelt sich um einen akut entzündlichen Prozeß im Bereich der Bronchiolen mit exspiratorischer Obstruktion.
Ursache: Viren (meist RS-Viren).
Prädilektionsalter: Säuglingsalter.
Symptome: Dyspnoe, mittelgradiges Fieber, exspiratorischer Stridor, interkostale Einziehungen.

Therapie: Oberkörperhochlagerung, O_2-Gabe über vorgehaltene Maske.
Bei wachem Kind vorsichtige Sedierung (z. B. Diazepam, Desitin), eventuell Berotec-Spray (ein Hub), eventuell Kortison rektal. Immer stationäre Einweisung.

Status asthmaticus

Definition: Akute Obstruktion im Bereich der Bronchiolen.
Ursachen: Allergisch, entzündlich.
Prädilektionsalter: Schulkindesalter.
Symptome: Dyspnoe, exspiratorischer Stridor, Unruhe, Tachykardie.

Therapie: Berotec-Spray ein bis zwei Hübe.
Euphyllin: 2-3 mg/kg KG i. v.
Kortison (z. B. 5 mg/kg KG Prednisolon).
O_2-Gabe. Vorsicht bei somnolenten Patienten, wo die Hypoxie eventuell der alleinige Atemantrieb ist.
Intubation und Beatmung nur im äußersten Notfall, d. h. bei einsetzender Somnolenz und beginnender Bewußtlosigkeit.

Dehydratationen

Definition: Verlust von extrazellulärer Flüssigkeit.

Ursachen: Am häufigsten im Rahmen einer Durchfallerkrankung, eines rezidivierenden Erbrechens oder eines Brechdurchfalls.
Prädilektionsalter: Erstes und zweites Lebensjahr.
Symptome: Graue Hautfarbe, Hautturgorverlust, kalte Haut, trockene Schleimhäute, eingesunkene, halonierte Augen, eingesunkene große Fontanelle, Tachykardie, Blutdruckabfall, Somnolenz, eventuell Krämpfe.
Eine grobe Zuordnung der klinischen Symptome zum Ausschluß der Dehydratation ergibt sich aus folgenden Symptomen:

Leichte Dehydratation: Zeichen der Exsikkose, Kind jedoch bewußtseinsklar.
Mittelschwere Dehydratation: Zeichen der Exsikkose, das Kind ist jedoch lethargisch bis somnolent. Körpertemperatur erhöht.
Schwere Dehydratation: Ausgeprägte Zeichen einer Exsikkose, das Kind ist meist somnolent oder bewußtlos, eventuell treten Krampfanfälle auf, es finden sich hyperpyretische Temperaturen. Insgesamt macht ein solches Kind einen „toxischen" Gesamteindruck.

Therapie: Kinder, insbesondere Säuglinge mit einer mittelschweren bzw. schweren Dehydratation müssen stationär eingewiesen werden. Für den Notfallort gilt: Falls eine rasche Venenpunktion möglich, Infusion von Ringer-Laktat.
Dosierung: 10–20 ml/kg KG/h.
Falls eine rasche Venenpunktion nicht möglich ist, sollte unverzüglich der Transport in die Klinik erfolgen.

Intoxikationen

Häufigster pädiatrischer Notfall! Betroffen sind vor allen Dingen Kleinkinder bis zum sechsten Lebensjahr.

Ursachen: Medikamente, Nahrungsmittel, Tiergifte. Säuren, Laugen, Wasch- und Spülmittel, Kohlenwasserstoffverbindungen.
Die häufigsten Intoxikationen betreffen Medikamente, Reinigungsmittel, Kosmetika, Insektenvertilgungsmittel, Farben, Petroleum, Gase und Dämpfe.
Meist wird bei Kindern die Giftaufnahme direkt beobachtet. Bei komatösen oder krampfenden Kindern muß an die Möglichkeit einer Intoxikation gedacht werden.
Bei der Notfallmeldung können oft schon erste therapeutische Maßnahmen telefonisch angeordnet werden.

Intoxikationen mit Medikamenten, Nahrungsmitteln, Tiergiften

Symptome: Diese variieren, je nach Zeitpunkt der Erstuntersuchung und Menge des aufgenommenen Mittels, von klinisch unauffälligen Bildern bis hin zu schweren Erkrankungserscheinungen. Nach allen in Frage kommenden Intoxikationsmöglichkeiten fahnden, Mittel sicherstellen. Erhebung einer möglichst genauen Anamnese.

Therapie: Bei erhaltenem Bewußtsein und erhaltenen Schutzreflexen: Erbrechen provozieren.
Mittel der Wahl im Kindesalter: Ipecacuanha-Sirup.
Dosierung: Kinder unter zwei bis drei Jahren: 20 ml verdünnt mit Tee. Kinder älter als drei Jahre: 30 ml verdünnt mit Tee. Anschließend reichlich Flüssigkeit trinken lassen!
Erbrochenes aufheben zur eventuellen Analyse. Wenn möglich, anschließend Kohle pulvis 2,5–5 g in Wasser auflösen und trinken lassen.
Bei unauffälligem klinischem Befund und kurzen Fahrzeiten sollten diese Maßnahmen erst in der Klinik vorgenommen werden.
Bei Somnolenz oder Bewußtlosigkeit sofortiger Transport, Atemwege sichern, Ma-

genspülung (nach Intubation) nur bei Fahrzeiten über 30 min.

Säuren- und Laugenverätzungen

Diagnostik: Diagnose meist unproblematisch, Ätzspuren im Mund- und Rachenbereich in den meisten Fällen nachweisbar. Nicht vorhandene Ätzspuren im Mundbereich schließen aber eine Speiseröhren- oder Magenverätzung nicht aus!

Therapie: So früh wie möglich reichlich Wasser trinken lassen. Diese Maßnahme kann bereits telefonisch angeordnet werden.
- Kein Erbrechen provozieren!
- Keine Magenspülung!
- Kein Magenschlauch!

Wasch- und Spülmittelintoxikationen

Diagnostik: Mit Ausnahme von Spülmaschinenzusätzen und Abflußreinigern sind die üblichen Waschmittel relativ harmlos und reizen meist nur die Schleimhäute. Spülmaschinenzusätze sind starke Laugen und müssen als solche therapiert werden.
Therapie: Bei Wasch- und Spülmittelintoxikationen keine Magenspülung wegen möglicher Schaumbildung.
Zum Entschäumen, falls Aspirationsgefahr besteht: sab simplex: 5-10 ml oral.

Intoxikationen mit Kohlenwasserstoffverbindungen

(Z. B. Benzin, Tetrachlorkohlenstoff, Trichloräthylen, Petroleum, Lackverdünner).

Diagnostik: Die klinische Symptomatik variiert nach Substanz und Menge des aufgenommenen Stoffes. Gefahr durch akutes Leberversagen, Nierenversagen, ZNS-Depression.

Therapie: Kohle pulvis: 5-10 g per os.
Bei schweren Vergiftungen und langen Transportzeiten (über 30 min) eventuell Magenspülung nach vorhergehender Intubation und Sicherung der Atemwege.
- Wegen möglicher Aspirationsgefahr kein Erbrechen auslösen!
- Keine Milch - fördert Resorption!
- Kein Rizinusöl - fördert Resorption!

Die aufgenommene Menge der Substanz muß möglichst genau bestimmt werden; der Transport in die Klinik sollte zügig erfolgen. Falls die Substanz bekannt ist, ist die Vorinformation der aufnehmenden Klinik sinnvoll.

Literatur

1. Doose H (1980) Zerebrale Anfälle im Kindesalter. Clausen & Bosse, Leck
2. Levin D, Morris F, Moore GC (1984) A practical guide to pediatric intensive care. Mosby, St Louis Toronto London
3. Pascoe DJ, Grossman M (1984) Quick reference to pediatric emergencies. Lippincott, Philadelphia
4. Reese RM (1983) Emergency medicine clinics of North America. Saunders, Philadelphia London
5. Windorfer A, Truckenbrodt H (1980) Kinderärztliche Notfälle. Thieme, Stuttgart

Notfälle im Kindesalter: Verletzungen

K.-H. Altemeyer

Zu den akuten Verletzungen im Kindesalter, die für die Notfallmedizin von Bedeutung sind, zählen:
- die Verbrühungen und Verbrennungen,
- das schwere, isolierte Schädel-Hirn-Trauma,
- das Polytrauma.

Bei der Versorgung dieser Kinder kommt es aufgrund der Größenunterschiede, der physiologischen und pathophysiologischen Besonderheiten nicht selten zu technischen, diagnostischen und therapeutischen Schwierigkeiten, die im Notarztdienst noch dadurch erschwert werden, daß nicht immer Zeit und Gelegenheit bestehen, wichtige Daten, wie z.B. das Alter oder das Gewicht, zu erfragen.

Für das Abschätzen des Alters stehen folgende Anhaltspunkte zur Verfügung:

- Ein Säugling ohne Zähne ist jünger als sechs bis acht Monate.
- Die große Fontanelle ist nach 12 bis 18 Monaten geschlossen.
- Ein Kind mit Windeln ist jünger als vier Jahre.
- Die ersten Lücken im Milchgebiß treten zwischen dem sechsten bis achten Lebensjahr auf.
- Ein Kind, das mit einem Fahrrad verunglückt, ist älter als fünf bis sechs Jahre.

Nach dem Abschätzen des Alters gelten folgende Anhaltswerte für das Körpergewicht:

- Ein Neugeborenes wiegt 3-4 kg.
- Ein einjähriges Kind wiegt 10-15 kg.
- Ein sechsjähriges Kind wiegt 20-30 kg.
- Ein 12jähriges Kind wiegt 30-40 kg.

Diese groben Alters- und Gewichtseinteilungen werden als Grundlage für die Dosierung von Medikamenten oder Infusionslösungen genommen, ebenso ergeben sich hieraus Anhaltszahlen für die Atmung oder Beatmung, die Herzfrequenz und den Blutdruck oder die Frequenz bei Herzdruckmassage.

Verbrühungen, Verbrennungen

Betroffen sind von dieser Art der Verletzung alle Altersstufen, wobei Kleinkinder oder Krabbler bei den Verbrühungen mit heißer Flüssigkeit, wie z.B. Wasser, Tee oder Kaffee, eindeutig dominieren.
Ausdehnung, Tiefe und Lokalisation der Schädigung bestimmen entscheidend die weitere Prognose dieser Kinder.

Diagnostische und therapeutische Erstmaßnahmen
Als Sofortmaßnahme für die ersten 15-30 min ist die *Kaltwasserbehandlung* auch für Laien die Methode der Wahl, die eventuell bereits telefonisch angeordnet werden kann. Bei kleinen Kindern besteht aber die Gefahr der Hypothermie, so daß diese Methode hier nicht kritiklos eingesetzt werden sollte; eventuell muß bei dieser Maßnahme eine Temperaturkontrolle erfolgen.
Entscheidend für den Notarzt ist das *Abschätzen der Ausdehnung* der betroffenen Körperoberfläche. Eine Differenzierung

zwischen ganz oberflächlichen, epidermalen und tiefen, dermalen Schädigungen ist dabei noch relativ einfach, alle übrigen Stadien sind am Notfallort kaum zu verifizieren. Für das Abschätzen der Ausdehnung der Hautschädigung ergibt sich die Schwierigkeit, daß durch die alterstypischen Veränderungen der Körperrelationen zueinander die Neunerregel erst bei Schulkindern jenseits des siebten bis achten Lebensjahres angewendet werden kann.

Unter dem siebten bis achten Lebensjahr hat sich folgendes einfache Schema bewährt:
- Kopf und beide Arme ca. 30%,
- Rumpf ca. 30%,
- beide Beine ca. 30%.

Stationär behandelt und damit transportiert werden müssen Säuglinge und Kleinkinder mit einer Schädigung von mehr als 5-10% und Schulkinder mit einer Ausdehnung von über 10% der Körperoberfläche. Zusätzlich muß eine stationäre Behandlung bei allen Kindern mit Verbrühungen oder Verbrennungen im Bereich des Gesichts, des Genitale, der Gelenke oder der Hände und Füße erfolgen.
Neben der Kaltwasserbehandlung als Sofortmaßnahme ergeben sich für den Notarzt folgende Punkte für das weitere Vorgehen:

Schmerzbehandlung:
Ketamin: 0,25-0,5 mg/kg KG i.v. oder
Morphin: 0,05 mg/kg KG i.v.

Infusionsbehandlung:
Ringer-Laktat: 20-30 ml/kg KG/h oder
Kolloide (z.B. Macrodex 60): 5-10 ml/kg KG/h.
Falls eine rasche Venenpunktion nicht möglich ist, sollte bei einer Fahrzeit unter 30 min ohne Infusion zügig transportiert werden. Eine orale Flüssigkeitsgabe von Elektrolytlösungen ist bei Kindern ohne Bewußtseinsstörung möglich, meist aber wegen der nachfolgenden Behandlung in Narkose ungünstig.

Lokalbehandlung: Steriles Abdecken der verbrannten Hautstellen mit z.B. Metalline-Folie oder, wenn keine Hypothermie besteht, mit sauberen, feuchten Tüchern. Keine Puder, keine Salben, keine Verbände.

Spezielle Probleme: Bei Inhalationstraumen im Rahmen von Verbrennungen empfiehlt sich die Gabe von ein bis zwei Hüben Auxiloson-Spray. Ein zunehmender inspiratorischer Stridor oder eine beginnende respiratorische Insuffizienz erfordern eine frühzeitige Intubation und Beatmung.

Isoliertes Schädel-Hirn-Trauma

Das Schädel-Hirn-Trauma gehört allein oder in Kombination mit anderen Verletzungen zu den häufigen Notfällen im Kindesalter. Betroffen sind davon alle Altersgruppen. Typische Unfälle sind der Sturz vom Wickeltisch oder aus dem Kinderwagen, das Anschlagen des Kopfes beim Spielen oder Unfälle mit dem Roller, dem Kettcar oder dem Fahrrad. Schwere Schädel-Hirn-Traumen sind aber auch im Rahmen von Kindesmißhandlungen möglich, man sollte immer daran denken.
Die Autoregulation der kindlichen Hirngefäße ist gegenüber Traumen empfindlicher, so daß es rascher als im Erwachsenenalter zur zerebralen Hyperämie mit einer Volumenzunahme des Gehirns kommt. Bei Säuglingen ist dabei eine größere Kompensationsbreite durch die offene Fontanelle und die offenen Schädelnähte möglich. Typisch für das gesamte Kindesalter ist aber die Möglichkeit einer *plötzlichen* Dekompensation, ohne eindeutige und frühzeitige Warnzeichen. Zudem besteht keine generelle Korrelation zwischen der Schwere des Unfalls und dem möglichen Ausmaß des Schädel-Hirn-Traumas.

Für den Notarzt bedeutet das in aller Regel, daß die Kinder, zu denen er gerufen wird, zur weiteren Beobachtung in ein Krankenhaus gebracht werden sollten.

Diagnostische und therapeutische Erstmaßnahmen

Um am Unfallort die Schwere der Hirnschädigung aktuell beurteilen zu können, ist eine orientierende neurologische Untersuchung unbedingt erforderlich. Seitenzeichen in Verbindung mit dem Pupillenverhalten und Hinweise auf mögliche Querschnittsläsionen müssen ebenso erfaßt werden wie der Grad der Bewußtseinsstörung. Hierfür hat sich das Glasgow-Coma-Scale bewährt, wobei für Kleinkinder eine Modifikation des Erwachsenenschemas angewendet wird (Tabelle 1).

Koma-Index unter 7

Das entsprechende klinische Bild ist dadurch gekennzeichnet, daß das Kind nicht auf Ansprache reagiert, weder die Augen öffnet, noch auf Schmerzreize mit gezielten Abwehrreaktionen reagiert. Bei dieser Konstellation muß von einem schweren Schädel-Hirn-Trauma ausgegangen werden.

Tabelle 1. Beurteilung des Bewußtseinszustands bei Kindern *(3)*

Augenöffnung	Spontan	4
	Auf Anruf	3
	Auf Schmerz	2
	Nicht	1
Motorische Reaktion	Befolgt Aufforderung	6
	Gezielte Abwehr	5
	Flexion	4
	Massenbewegung	3
	Extension	2
	Keine	1
Verbale Antwort	Orientiert	5
	Verwirrt	4
	Wortsalat	3
	Unverständlich	2
	Keine	1
Kleinkinder unter zwei bis drei Jahren	Verständliche Worte	5
	Nur Schreien	2

Folgende Sofortmaßnahmen müssen erfolgen:
Sicherung eines suffizienten Kreislaufs.
Bei der orientierenden Untersuchung müssen die Radialis- oder Femoralispulse tastbar sein oder der Blutdruck muß in der altersentsprechenden Norm liegen. Ist das nicht der Fall, muß durch entsprechende Volumensubstitution mit einem kolloidalen Volumenersatzmittel (z.B. Macrodex 60: 5-10 ml/kg KG initial) primär der Kreislauf stabilisiert werden.

Intubation (technische Einzelheiten siehe Beitrag Altemeyer und Lemburg): Bei stabilen Kreislaufverhältnissen hat sich folgendes Vorgehen bewährt:

Atropin:	0,01 mg/kg KG i.v.
Thiopental:	3-4 mg/kg KG i.v.
Succinylcholin:	2 mg/kg KG i.v.

Bei instabilem Kreislauf ist es zur Sicherung der zerebralen Perfusion günstiger, statt der Barbiturate Ketamin in einer Dosierung von 1-2 mg/kg KG i.v. zu verwenden.
Nach der Intubation wird mit einem O_2-Anteil von 50% hyperventiliert.

Zur Fortführung der Narkose kommen folgende Medikamente in Frage:

Morphin:	0,1 mg/kg KG i.v.
Diazepam:	0,05-0,1 mg/kg KG i.v.
Pancuronium:	0,1 mg/kg KG i.v.

Bei stabilen Kreislaufverhältnissen wird der Oberkörper 20-30° hochgelagert und der Kopf in Mittelstellung durch Polster fixiert. Die Gabe von Kortikosteroiden ist umstritten, eine einmalige Gabe von 1 mg/kg KG Dexa- oder Betamethason wird initial oft durchgeführt; ein Effekt ist bisher nicht bewiesen worden.

Koma-Index über 7

Ein solches Kind reagiert gezielt auf Schmerzreize und öffnet die Augen. Bei suffizienter Atmung und stabilen Kreislaufverhältnissen erfolgt lediglich eine Sei-

tenlagerung mit angehobenem Oberkörper (20-30°). Es wird ein venöser Zugang gelegt; als Infusion empfehlen wir Ringer-Laktat. Die Infusionsmenge muß bei stabilen Kreislaufverhältnissen zurückhaltend bemessen werden, sie dient nur zum Offenhalten der Vene.
Auch in diesen Fällen erfolgt immer ein Transport zur weiteren stationären Beobachtung. Die Gabe von Dexa- oder Betamethason in der Dosierung von 1 mg/kg KG wird auch in diesen Fällen empfohlen; der therapeutische Effekt ist ebenfalls hier umstritten.
Zur Behandlung von Krampfanfällen im Rahmen von Schädel-Hirn-Traumen eignen sich sowohl Barbiturate als auch Benzodiazepine, die Dosierung liegt hier etwa in gleicher Höhe wie zur Narkoseeinleitung oder zur Narkoseunterhaltung, die Dosierung muß jedoch gegebenenfalls erhöht werden, bis die Krampfanfälle sistieren. In solchen Fällen sind immer eine Intubation und eine Beatmung erforderlich.

Das polytraumatisierte Kind

Hiervon sind alle Altersstufen betroffen. Säuglinge als Beifahrer im Pkw, Kleinkinder als unerfahrene Fußgänger im Straßenverkehr und Schulkinder als Zweiradfahrer. In rund 50% der Fälle haben polytraumatisierte Kinder ein schweres *Schädel-Hirn-Trauma*, häufig wird hierdurch auch die weitere Prognose entscheidend beeinflußt. Neben den speziellen Aspekten in der Behandlung des Schädel-Hirn-Traumas kommen für das Kindesalter weitere Besonderheiten hinzu, die beachtet werden müssen.
Thoraxtraumen sind ebenfalls nicht selten, typischerweise sind jedoch begleitende Rippenfrakturen die Ausnahme, weil das Thoraxskelett noch sehr elastisch ist. Dadurch wird jedoch eine Thoraxkontusion relativ direkt auf die Lunge übertragen, so daß schwere Pleura- und Lungenverletzungen ohne begleitende Rippenfrakturen die Regel sind.
Prellmarken an der lateralen Thoraxwand rechts können auf mögliche *Leber-* oder *Nierenrupturen* hinweisen, Prellmarken auf der linken Thoraxseite auf mögliche *Milz-* oder *Nierenrupturen*. Ebenfalls ist an *Zwerchfellrupturen*, vor allen Dingen auf der linken Seite zu denken.
Ein *instabiles Becken* kann von einer *Blasenruptur* oder *Verletzungen der ableitenden Harnwege* begleitet sein.
Frakturen der *Arme* und *Beine*, je nach Art der Gewalteinwirkung, gehören ebenfalls zum charakteristischen Bild.
Ein typischer Unfallhergang sieht häufig so aus:
Ein Kleinkind springt unbedacht auf die Straße und läuft vor ein Auto. Der Scheinwerfer trifft das Kind in Thoraxhöhe, die Stoßstange prallt gegen den Oberschenkel und der Kopf schlägt auf die Motorhaube auf. Danach wird das Kind vom Auto weg auf die Straße geschleudert.

Diagnostische und therapeutische Erstmaßnahmen

Der erste Eindruck, den diese Kinder machen, ist oft besser, als es der Wirklichkeit entspricht.
Am leichtesten läßt sich noch die Schwere des Schädel-Hirn-Traumas beurteilen, der Untersuchungsbefund der Lunge und des Abdomens ist primär oft uncharakteristisch. Der Kreislauf, grob orientierend mit Hilfe der Radialis- oder Femoralispulse beurteilt, ist über lange Zeit kompensationsfähig. Die Dekompensation erfolgt dann aber ohne große und längeranhaltende Warnsymptome plötzlich und unvermittelt, so daß bei mehrfachverletzten Kindern frühzeitig eine ausreichende Zahl von Plastikverweilkanülen gelegt werden sollte.
Nach einer raschen, orientierenden Untersuchung, ergänzt durch eine möglichst genaue Erfassung des Unfallgeschehens, erfolgt die Erstversorgung in folgender Reihenfolge:

Sicherung einer suffizienten Ventilation,
Schaffung und Sicherung stabiler Kreislaufverhältnisse,
Maßnahmen zur Schmerzbehandlung.

Bei fehlenden Schutzreflexen oder bei insuffizienter Spontanatmung muß intubiert werden. Das gleiche gilt für ein begleitendes Schädel-Hirn-Trauma mit einem Glasgow-Coma-Scale unter 7 (s.o.). Abgesehen davon ist bei mehrfachverletzten Kindern fast immer eine spätere Versorgung in Narkose erforderlich, so daß polytraumatisierte Kinder auch aus diesem Grund schon am Unfallort intubiert werden sollten.

Bei tief bewußtlosen Patienten kann ohne weitere Medikamente intubiert werden, ansonsten erfolgt die *orale* Intubation mit

Atropin: 0,01 mg/kg KG i.v.,
Ketamin: 2,0 mg/kg KG i.v.,
Succinylcholin: 2,0 mg/kg KG i.v.

Zur Aufrechterhaltung der Narkose kommen Benzodiazepine (z.B. Diazepam 0,05-0,1 mg/kg KG i.v.) in Verbindung mit Morphin (0,1 mg/kg KG i.v.) und Pancuronium (0,1 mg/kg KG i.v.) zur Anwendung. Die Beatmung erfolgt initial mit 50% Sauerstoff und Hyperventilation.

Das Volumendefizit wird initial mit einem kolloidalen Volumenersatzmittel (z.B. Macrodex 60, 5-10 ml/kg KG) behandelt. Ist der Radialis- oder Femoralispuls nicht tastbar, wird zügig so lange infundiert, bis diese peripheren Pulse wieder tastbar sind oder ein altersentsprechender Blutdruck meßbar wird.

Der Transport solcher Kinder sollte immer in das nächstgelegene Schwerpunktkrankenhaus erfolgen, wo eine *komplette Akutbehandlung* durchgeführt werden kann. Eine Weiterverlegung von dort in eine Spezialklinik ist nach primärer Stabilisierung immer noch möglich, auf jeden Fall sollte eine übereilte Verlegung in eine Spezialklinik vermieden werden, weil dadurch zusätzliche, lebensbedrohliche Begleitverletzungen übersehen werden können.

Literatur

1. Bruce DA, Raphaely RC, Goldberg AI, Zimmermann RA, Bilaniuk LT, Schut L, Kuhl DE (1979) Pathophysiology, treatment and outcome following severe head injury in children. Child's Brain 5: 174
2. Butenandt I, Coerdt L (1979) Verbrennungen im Kindesalter. Enke, Stuttgart (Bücherei des Pädiaters, Heft 81)
3. Klöti J, Dangel P, Boltshauser E (1982) Die Behandlung des Schädel-Hirn-Traumas im Kindesalter. Notfallmedizin 8: 194
4. Pochon JP (1984) Verbrennungen und Verbrühungen. In: Sauer H (ed) Das verletzte Kind, Lehrbuch der Kindertraumatologie. Thieme, Stuttgart, p 146
5. Touloukian RJ (1978) Pediatric trauma. Wiley, New York

Notfälle aus der Gynäkologie und Geburtshilfe

P. Brockerhoff

Es braucht nicht besonders betont zu werden, daß auch für gynäkologische und geburtshilfliche Notfälle die grundsätzliche Empfehlung gilt, einen möglichst schnellen Transport der Patienten in die Klinik anzustreben. Hierbei haben die allgemeinen Regeln der Notfallmedizin (Überwachung der Vitalfunktionen, Schocktherapie usw.) ebenfalls Gültigkeit. Sie brauchen daher nicht besonders erläutert zu werden. Es gibt jedoch einige Notfälle, bei denen bereits vor und während des Transports in die Klinik gezielte Sofortmaßnahmen indiziert sind. Die Darstellung des therapeutischen Vorgehens für die einzelnen Krankheitsbilder beschränkt sich hier auf diese Notfallmaßnahmen.

Nicht schwangerschaftsbedingte Notfälle

Verletzungen

Auslösende Ursachen können sein: Kohabitationsverletzungen, Verletzungen im Rahmen von Vergewaltigungen, Unfallverletzungen.

Kohabitationsverletzungen treten vorwiegend bei jungen Mädchen als Deflorationsverletzungen, seltener bei Frauen, die geboren haben, auf. Stärkere Blutungen nach der Kohabitation können durch tiefe Einrisse im Bereich des Hymens, der Klitoris und des Dammes direkt sichtbar sein. Häufigere Kohabitationsverletzungen sind jedoch Einrisse der Vaginalwand und des hinteren Scheidengewölbes, die sich nur mit einer Spiegeleinstellung diagnostizieren lassen. Blutiger Urin deutet auf eine Verletzung der Blase, spontaner Stuhlabgang in die Vagina auf eine Verletzung des Rektums hin.

In jedem Fall sollte eine Klinikeinweisung zur weiteren Abklärung erfolgen. Eventuell können zusätzlich eine analgetische Therapie und eine Volumensubstitution notwendig werden, bei stärkerer Blutung empfiehlt sich eine Beckenhochlagerung.

Kontraindiziert ist eine Tamponade der Vagina wegen der damit verbundenen Gefahr der Erweiterung bereits bestehender Verletzungen.

Wird der im Notarztdienst tätige Arzt an den Tatort einer *Vergewaltigung* gerufen, so geschieht dies meistens, weil Verdacht auf Verletzungen oder schwere psychische Schockzustände besteht. Neben einer eingehenden Allgemeinuntersuchung der Patientin soll vor allem nach Hämatomen, Kratzeffekten und Verletzungen gefahndet werden. Häufigste Lokalisation sind Oberarme, Handgelenke, Mammae, Unterbauch und Innenseite der Oberschenkel. Im Bereich der Halspartien soll auf Würgemale, im Bereich des äußeren Genitale auf Hinweise für Kohabitationsverletzungen geachtet werden. Der Transport der Patientin sollte unter Aufsicht erfolgen, da nicht selten Suizidgefahr besteht.

Typische gynäkologische *Unfallverletzungen* sind zum einen stumpfe Gewalteinwirkungen von kaudal auf das äußere Genitale. Sie führen meist zu Hämatomen in diesem Bereich, die erhebliche Ausmaße annehmen können. Besonders gefürchtet sind jedoch Pfählungsverletzungen, die durch Sturz von oben auf einen Pfahlzaun

oder sonstigen vergleichsweise spitzen Gegenstand bedingt sind.
Im Vordergrund der Erstversorgung von Pfählungsverletzungen steht die Schock- und Schmerzbehandlung. Es sollte nicht versucht werden, eine exakte Diagnosestellung vorzunehmen. Eine gynäkologische Untersuchung am Notfallort ist kontraindiziert. In den Unterbauch eingedrungene Gegenstände sollten nicht herausgezogen werden, bevor nicht in der Klinik Operationsbereitschaft besteht und Blutkonserven bereitstehen.

Akute Schmerzen im kleinen Becken

Pelviperitonitis

Die Pelviperitonitis beruht meistens auf einer nicht oder nicht ausreichend behandelten, seit einiger Zeit bestehenden Adnexitis, seltener auf einem rupturierten Tuboovarialabszeß. Neben Fieber werden zunehmend starke Schmerzen im Unterbauch angegeben. Bei der äußeren Untersuchung findet sich ein Druckschmerz mit Abwehrspannung unterhalb des Nabels. Zeichen der Peritonitis sind Übelkeit, Brechreiz und ein flacher Puls.
Als Sofortmaßnahme kann allenfalls ein venöser Zugang gelegt und eine Infusionstherapie begonnen werden. Die weitere Behandlung muß jedoch umgehend in der Klinik erfolgen.

Akute Stieldrehung

Ovarialtumoren und gestielte Myome können infolge von Wachstum und Emporsteigen im Becken eine langsame, bei ruckartig durchgeführten Bewegungen (z. B. beim Sport) eine plötzliche Stieldrehung erfahren. Die langsame Unterbrechung der Blutzufuhr führt zu zunehmenden Schmerzen im Unterbauch und peritonealen Reizerscheinungen wie Übelkeit und Brechreiz, während die akute Zirkulationsstörung mit einem plötzlich auftretenden, sehr heftigen Schmerz einhergeht. Hat sich bereits ein peritonealer Schockzustand entwickelt, zeigen die Patientinnen eine Facies abdominalis und eine diffuse Abwehrspannung im gesamten Abdomen, was erhebliche differentialdiagnostische Schwierigkeiten bereiten kann *(2, 4, 10, 15)*.
Als Sofortmaßnahme kommen eine Flachlagerung der Patientin und die Gabe von Analgetika in Frage, eine Klinikeinweisung ist in jedem Fall erforderlich.

Tumorblutungen

Lebensbedrohliche Blutungen aus Karzinomkratern kommen am häufigsten bei fortgeschrittenen Kollumkarzinomen vor, die meist schon behandelt und daher auch bekannt sind. Die Blutung setzt bei Arrosion eines größeren Gefäßes oft plötzlich und mit Heftigkeit ein. Das äußere Genitale der Patientinnen ist voller Blut, die Vagina voller Koagel, darüber hinaus finden sich frische Blutungen. Der häufig bereits reduzierte Allgemeinzustand der eher älteren Patientin, die Tumoranämie und die Stärke des Blutverlustes können sehr schnell zu einer massiven Schocksymptomatik führen *(9)*.
Die Sofortmaßnahmen bestehen in der Bekämpfung des drohenden hämorrhagischen Schocks durch Volumensubstitution; zusätzlich sollte der Versuch der Blutstillung durch eine feste Tamponade der Vagina erfolgen.

Notfälle in der Frühschwangerschaft

Vaginale Blutungen im Rahmen eines Aborts

Ein drohender oder auch inkompletter Abort kann durch eine stärkere vaginale Blutung notfallmedizinisch relevant werden. Eine Unterscheidung zwischen beiden Formen ist im außerklinischen Bereich nicht immer möglich.

Zu den Sofortmaßnahmen zählen die Lagerung und - in Abhängigkeit von der Kreislaufsituation - die Volumensubstitution. Bei starken, kreislaufrelevanten Blutungen sollten auch beim drohenden Abort Kontraktionsmittel gegeben werden (Synthocynon 50 E auf 500 ml Ringer-Laktat). Ein umgehender Transport in die Klinik ist in jedem Fall erforderlich.

Septischer Abort

Unabhängig von der Ursache (früher häufig Abtreibungsversuche) muß bei allen Aborten mit Fieber über 38,5 °C und/oder Schüttelfrost mit einer transuterinen Infektion und der Möglichkeit eines septischen Schocks der Mutter gerechnet werden. Patientinnen, bei denen der Verdacht auf einen septischen Abort besteht, sind vital gefährdet und bedürfen einer Intensivtherapie. Sie sollten nur in solche Kliniken eingewiesen werden, die über entsprechende Einrichtungen verfügen (siehe Beitrag Kilian).

Extrauteringravidität

Bei jeder Frau im gebärfähigen Alter mit plötzlich einsetzenden Schmerzen im Unterbauch und unklarer Regelanamnese sollte stets an die Möglichkeit einer Extrauteringravidität gedacht werden. Ein kurz zuvor durchgeführter negativer Schwangerschaftstest schließt eine Extrauteringravidität keinesfalls aus. Die Symptomatik kann in Einzelfällen völlig unspezifisch sein *(3)*. Häufig werden eine Amenorrhö von fünf bis neun Wochen und kurzfristig auftretende Schmierblutungen sowie meist uncharakteristische, gelegentlich einseitige Unterbauchschmerzen in der Anamnese angegeben.
Bei der *Tubarruptur* kommt es zu einem plötzlich auftretenden stechenden Schmerz im Unterbauch mit Angstzuständen und zunehmender Kollapsneigung. Nach der Ruptur kommt es in Abhängigkeit von der Stärke der intraabdominellen Blutung zunehmend zu einer allgemeinen Schocksymptomatik und dem Bild eines akuten Abdomens. Die Patientin ist extrem blaß, äußerst ängstlich und klagt häufig über Übelkeit und Brechreiz. Es besteht ein Blutdruckabfall, eine Tachykardie und Tachypnoe sowie Zeichen der Kreislaufzentralisierung. Während sich bei der äußeren Untersuchung meist ein zunächst einseitiger Druckschmerz über der Rupturstelle mit Abwehrspannung konstatieren läßt, ist im weiteren Verlauf nur noch eine diffuse Abwehrspannung des gesamten Abdomens - gelegentlich mit Vorwölbung desselben - zu beobachten.
Zu den Sofortmaßnahmen zählen die Lagerung, die Volumensubstitution und der rasche Transport in das nächstgelegene Krankenhaus. Eine analgetische Behandlung kann eventuell notwendig sein.

Notfälle in der Spätschwangerschaft

Traumen

Äußere Gewalteinwirkungen - mit Ausnahme von Pfählungsverletzungen - treffen den Uterus bis zur 16. Schwangerschaftswoche nur selten direkt, da er bis zu diesem Zeitpunkt geschützt im Beckenring liegt. Zu einem späteren Gestationsalter kann jedoch ein äußeres Trauma zur Störung der Schwangerschaft führen. Es ist zu beachten, daß entsprechende Symptome wie vaginale Blutungen oder Fruchtwasserabgang nicht sogleich am Unfallort, sondern oft erst Stunden oder Tage nach dem Unfallereignis bemerkt werden. Auch die Ausbildung eines retroplazentaren Hämatoms bei stumpfem Trauma kann erst über Stunden erfolgen (siehe unten) und mit Verzögerung dann zum intrauterinen Fruchttod führen. Dies macht erforderlich, auch bei einem minimalen Trauma die Schwangere zu einer vorübergehenden stationären Überwachung in die Klinik einzuweisen.

Koma bei Diabetes mellitus

Aufgrund der zahlreichen endokrinen und metabolischen Veränderungen in der Schwangerschaft kommt es bei Schwangeren mit Diabetes mellitus besonders häufig zu Entgleisungen des Kohlenhydratstoffwechsels.
Die Sofortmaßnahmen entsprechen dabei den üblichen Richtlinien (siehe Beitrag Fehm).

Aortokavales Syndrom (Vena-cava-Kompressionssyndrom)

Besonders im dritten Trimenon nimmt bei Rückenlagerung der Schwangeren durch eine Verminderung des venösen Blutstroms vom Herzen das Herzzeitvolumen ab, so daß es zu einer Minderdurchblutung der peripheren Organe mit Schocksymptomatik kommen kann. Hierbei kann auch Bewußtlosigkeit auftreten, die jedoch nach Lagerungsänderung in Linksseitenlage meist reversibel ist, so daß im allgemeinen keine weiteren Sofortmaßnahmen notwendig sind.

Krampfanfälle in der Schwangerschaft

Epilepsie

Bei bekannter Epilepsieanamnese bereitet die Diagnostik meist keine Schwierigkeiten. Die Symptome entsprechen denjenigen, die auch außerhalb der Schwangerschaft beobachtet werden. Erstmanifestationen der Epilepsie in der Schwangerschaft kommen jedoch vor. In diesem Falle ist eine differentialdiagnostische Abgrenzung gegenüber eklamptischen Anfällen (siehe unten) vorzunehmen.
Die Sofortmaßnahmen entsprechen denjenigen, die auch außerhalb der Schwangerschaft zur Anwendung kommen (siehe Beitrag Krämer). Eine Klinikeinweisung ist in jedem Fall indiziert.

Eklampsie

Die Eklampsie gehört zum Formenkreis der EPH-Gestosen, die durch das Auftreten von Ödemen (E), Proteinurie (P) und/oder Hypertonie (H) in der Schwangerschaft charakterisiert sind. Bei ausgeprägter Symptomatik (Blutdruckwerte über 160 mm Hg systolisch oder 110 mm Hg diastolisch, Proteinurie über 5 g/l im 24-Stunden-Urin, ausgedehnte Ödeme) spricht man von einer Präeklampsie.
Dem eklamptischen Anfall gehen häufig Prodromi voraus: Blutdruckanstieg, Ödeme (besonders im Gesicht), Augenflimmern, Kopf- und Oberbauchschmerzen sowie eine motorische Unruhe *(7, 13)*. Der eklamptische Anfall besteht aus einer etwa über 10-20 s andauernden tonischen Phase, der sich unmittelbar eine klonische Phase von etwa 1-2 min anschließt. Hierbei werden in kurzen Intervallen Kontraktionen und Entspannungen der Muskulatur beobachtet, blutiger Schaum vor dem Mund weist auf eine Verletzung im Mundbereich hin. Die Atmung sistiert - abgesehen von einigen wenigen, oft schnarchenden Atemzügen - während des Anfalls weitgehend, so daß eine Zyanose auftritt. Meistens tritt nach dem Anfall eine längere Bewußtseinsstörung auf. Für das Anfallsgeschehen besteht stets eine retrograde Amnesie. Komplikationen nach Eklampsien sind unter anderem zerebrale Blutungen der Mutter, vorzeitige Plazentalösung mit intrauterinem Fruchttod, akutes Nierenversagen, Lungenödem und Koagulopathien bei disseminierter intravasaler Gerinnung.
Ziel der Sofortmaßnahmen bei schweren Präeklampsien ist, das Auftreten von eklamptischen Anfällen zu verhüten oder, falls eklamptische Anfälle bereits eingetreten sind, diese möglichst rasch zu stoppen. Während des eklamptischen Anfalls gehört es zu den ersten Maßnahmen, die Patientin durch Einführen eines Gummikeils zwischen die Zähne vor einem Zungenbiß zu schützen. Bei Präeklampsie oder abgelau-

fener Eklampsie ist es von besonderer Bedeutung, zusätzliche Licht- und Lärmreize weitgehend auszuschalten, da jede Irritation der Patientin einen neuen Anfall auslösen kann. Dies betrifft auch den Transport in die Klinik. Der den Transport begleitende Arzt sollte den Fahrer des Rettungswagens anweisen, zügig, aber ruhig zu fahren und abrupte Fahrmanöver zu vermeiden. Vor dem Transport ist das Anlegen eines venösen Zugangs wichtig. Von ebenfalls großer Bedeutung als Sofortmaßnahme ist eine ausreichende Sedierung der Patientin.

Zur Unterbrechung eines Krampfanfalls wird notfallmäßig entweder Diazepam in einer Dosierung von 20 mg oder 2-3 mg/kg KG Trapanal langsam i.v. gegeben; eine Dosissteigerung kann eventuell erforderlich sein.

Bei jeder antikonvulsiven Therapie besteht die Gefahr einer Atemdepression, so daß eine Beatmung jederzeit möglich sein muß.

Bei Blutdruckwerten über 200 mm Hg systolisch oder über 150 mm Hg diastolisch sollten bereits im Rahmen der Sofortmaßnahmen Antihypertensiva gegeben werden, z.B. in Form von Nepresol oder Adalat (siehe auch Beitrag Köhler).

Es ist jedoch zu beachten, daß bei einer Überdosierung der Blutdruck sehr rasch auf subnormale Werte absinken kann, wodurch infolge einer verminderten plazentaren Durchblutung das fetale Risiko zunimmt. Der Blutdruck ist also langsam und nicht zu tief zu senken!

Die Urinausscheidung ist bei Präeklampsien und Eklampsien meist sehr gering. Die Gabe von Diuretika ist als Initialtherapie jedoch kontraindiziert, da hierdurch die bestehende Hypovolämie und Hämokonzentration ungünstig beeinflußt werden.

Vorzeitiger Blasensprung

Bei einer Schwangeren, die Flüssigkeitsabgang aus der Scheide angibt, sollte unter der Annahme eines vorzeitigen Blasensprungs eine Beckenhochlagerung erfolgen. Bei schwallartigem Abgang von Fruchtwasser, besonders bei Mehrgebärenden, Hydramnion und hochstehendem Kopf vor der 36. Schwangerschaftswoche sollte alsbald vaginal untersucht werden, da hier die Gefahr eines Nabelschnurvorfalls (siehe unten) besonders groß ist. Für die Untersuchung ist wegen der Gefahr einer aufsteigenden Infektion bei gesprungener Fruchtblase der Introitus sorgfältig zu desinfizieren und ein steriler Handschuh zu verwenden. Jeder vorzeitige Blasensprung bedarf der weiteren klinischen Abklärung und Therapie.

Nabelschnurvorfall

Kommt es aufgrund mangelhafter Abdichtung zwischen dem vorangehenden Teil und dem unteren Uterinsegment bei einem Blasensprung zum Vorfallen der Nabelschnur, so kann durch deren Kompression innerhalb weniger Minuten ein intrauteriner Fruchttod entstehen. Erscheint die Nabelschnurschlinge in der Vulva, so ist eine Diagnosestellung schnell möglich. Häufiger jedoch liegt die Nabelschnur beim Vorfall nicht sichtbar in der Vagina und kann dort nur durch vaginale Untersuchung als pulsierende Schlinge vor dem vorangehenden Teil getastet werden.

Umgehende Sofortmaßnahmen, die bis zum Erreichen der nächstliegenden Klinik beibehalten werden müssen, sind zum einen eine extreme Beckenhochlagerung, zum anderen das Zurückhalten des vorangehenden Teiles mit der in die Vagina eingeführten Hand (auch auf dem Transport). Bei Wehentätigkeit ist eine Notfalltokolyse indiziert *(11)*. Hierzu werden 25 µg Partusisten über 2-3 min i.v. injiziert (Partusisten intrapartal, 1 ml = 0,025 mg). Alternativ kann Berotec-Spray (zwei bis drei Hübe alle 5 min) appliziert werden.

Placenta praevia

Nach Einführung der routinemäßigen Ultraschalldiagnostik in der Schwangerschaft ist bei den meisten Schwangeren eine sonographische Plazentalokalisation im Mutterpaß vermerkt. Den meisten Schwangeren, bei denen eine Placenta praevia oder eine tiefsitzende Plazenta vorliegt, dürfte somit diese Diagnose bekannt sein. Ist das nicht der Fall, so ist das Leitsymptom eine Blutung im letzten Schwangerschaftsdrittel oder unter der Geburt ohne zunächst ersichtliche Ursache.
Bei der äußeren Untersuchung ist der Uterus meist weich, der Leib nicht gespannt und ein Druckschmerz besteht ebenfalls nicht.
Zu den Sofortmaßnahmen bei Verdacht auf Placenta-praevia-Blutung gehört neben einer Volumensubstitution der umgehende Transport in die Klinik. Eine vaginale oder rektale Untersuchung oder der Versuch einer Tamponade sind streng kontraindiziert, da hierdurch Massivblutungen ausgelöst werden können.

Vorzeitige Plazentalösung

Bei der vorzeitigen Ablösung der Plazenta, die besonders häufig bei Patientinnen mit Hypertonie bzw. Gestose auftritt, kommt es infolge einer arteriellen Blutung zur Ausbildung eines retroplazentaren Hämatoms. Typisches Symptom einer ausgedehnten vorzeitigen Plazentalösung sind der erhöhte Grundtonus des Uterus und ein erheblicher Dauerschmerz. Eine vaginale Blutung tritt zwar häufig auf, ist jedoch nicht obligat, da die retroplazentare Blutung nicht unbedingt Anschluß an den Zervikalkanal gewinnen muß. Es ist durchaus möglich, daß der Blutverlust nach außen nur gering ist und im krassen Gegensatz zum klinischen Zustand der Patientin mit bereits typischer Schocksymptomatik steht. Häufige Komplikationen der vorzeitigen Plazentalösung sind außer einem massiven Blutverlust der intrauterine Fruchttod, der Verbrauch von Gerinnungsfaktoren sowie die Einschwemmung von Gerinnungsaktivatoren in den mütterlichen Kreislauf, so daß schwere Gerinnungsstörungen auftreten können.
Eine notfallmäßige vorsichtige äußere Untersuchung der Patientin ist sinnvoll, eine vaginale Untersuchung jedoch kontraindiziert, da eine sichere Abgrenzung gegen eine Placenta praevia häufig zunächst nicht möglich ist *(12)*. Bei entsprechender Kreislaufsymptomatik muß eine adäquate Volumensubstitution eingeleitet werden, eine Tokolyse ist kontraindiziert!

Uterusruptur

Differentialdiagnostisch ist im Hinblick auf die Uterusruptur von Bedeutung, daß diese nur eintritt, wenn schon über einen gewissen Zeitraum Wehentätigkeit bestanden hat. Bei drohender Uterusruptur kommt es darüber hinaus zu einer verstärkten Wehentätigkeit im Sinne eines Wehensturms. Die heute häufigste Ursache der Uterusruptur ist - besonders dann, wenn ein relatives Mißverhältnis zwischen vorangehendem Kopf und Beckeneingang vorliegt - der Zustand nach Sectio. Aber auch bei allen anderen vorangegangenen Operationen am Myometrium ist das Risiko einer Uterusruptur bei nachfolgender Schwangerschaft erhöht. Typisches Syndrom bei drohender Uterusruptur ist zunächst eine starke Schmerzhaftigkeit des unteren Uterinsegments, bei Zustand nach Sectio ein starker Schmerz im Bereich der alten Narbe. Nach erfolgter Ruptur kommt es zu einem relativ plötzlichen Sistieren der Wehentätigkeit und zu akuten peritonealen Reizsymptomen bis hin zum peritonealen Schockzustand. Eine stärkere Blutung nach außen wird nur selten beobachtet. Ein rasch wachsender Tumor neben dem Uterus ist Hinweis auf ein zunehmendes Hämatom infolge inkompletter (gedeckter) Ruptur.

Im Vordergrund der Sofortmaßnahmen dieser lebensbedrohlichen Situation steht die umgehende Schockbekämpfung. Unabhängig davon ist die Patientin schnellstens in das nächste Krankenhaus zu bringen.

Fruchtwasserembolie

Die Einschwemmung von Fruchtwasser in die mütterliche Zirkulation mit Verlegung von mehr oder minder großen Abschnitten der pulmonalen Strombahn wird als Fruchtwasserembolie bezeichnet. Das Ereignis kann nach unauffälligem Schwangerschaftsverlauf ohne Vorzeichen unter der Geburt auftreten. Es kommt zu einer plötzlich einsetzenden Dyspnoe, Zyanose und einem auf einem akuten Rechtsherzversagen beruhenden kardiogenen Schock mit Bewußtseinstrübung. Die Mortalität der Fruchtwasserembolie beträgt bereits in den ersten 60 min über 50% *(8)*.
Wichtigste Akutmaßnahme ist die sofortige endotracheale Intubation und O_2-Beatmung mit einem positiv-endexspiratorischen Druck von rund 5 cm H_2O. Ziel der weiteren Notfalltherapie ist in erster Linie die Entlastung des rechten Herzens. Nitroglyzerin und Furosemid werden sofort gegeben.
Kontraindiziert sind alle Maßnahmen, die zu einer Steigerung des ohnehin erheblichen zentralvenösen Drucks beitragen können, wie z. B. eine unkontrollierte Flüssigkeits- und Volumenzufuhr.
Im kardiogenen Schock kommen zusätzlich positiv-inotrope Substanzen (z. B. Dobutrex) zum Einsatz.

Notfälle bei der Kindsentwicklung

Es kann im allgemeinen davon ausgegangen werden, daß Geburten, die sich ungeplant zu Hause oder auf dem Weg in die Klinik ereignen, einen so zügigen Verlauf nehmen, daß sich keine wesentlichen Probleme hinsichtlich der Kindsentwicklung dabei ergeben. Für den hinzugerufenen Notarzt ergibt sich meist nur die Aufgabe der Kindsabnabelung, wobei darauf geachtet werden sollte, daß auf der kindlichen Seite nicht zu kurz abgenabelt wird, damit gegebenenfalls die Möglichkeit für das spätere Legen von Nabelkathetern bestehen bleibt (siehe Beitrag Lemburg).

Schulterdystokie

Gelingt es nach vollständiger Entwicklung des kindlichen Kopfes nicht, die kindlichen Schultern zu entwickeln, so muß eine Schulterdystokie angenommen werden. Obwohl es in einer solchen Situation relativ schnell zu einer fetalen Hypoxie kommen kann, bedarf es eines ruhigen systematischen Vorgehens.
Erster Schritt der Sofortmaßnahmen ist das Anlegen einer großen Episiotomie bzw. die Erweiterung einer bereits erfolgten Episiotomie. Notfallmäßig kann auch eine zweite Episiotomie auf der kontralateralen Seite angelegt werden. Da häufig die vordere Schulter hinter der Symphyse hängt, kann als nächster Schritt versucht werden, durch senkrechten Druck von außen mit der ausgestreckten Hand oberhalb der Symphyse den fetalen Schultergürtel von vorn in das kleine Becken hineinzudrücken.

Beckenendlage

Schnell ablaufende Beckenendlagengeburten erfolgen meistens spontan (siehe oben) und erfordern dann nur in den seltensten Fällen eine ärztliche Hilfe. Bis zum Eintritt des nachfolgenden Kopfes in das Becken ist ein möglichst konservatives Vorgehen angezeigt. Insbesondere ein ungeduldiges Ziehen am Steiß ist kontraindiziert, da erst durch dieses Schwierigkeiten durch das Hochschlagen der kindlichen Arme neben den Kopf entstehen können.
Der Handgriff nach Bracht, also das beid-

Tabelle 1. Differentialdiagnose stärkerer vaginaler Blutungen

Leitsymptom: Stärkere Blutung aus der Scheide
Trauma - Kohabitationsverletzung - Vergewaltigung - Pfählungsverletzung - Fremdkörper in der Vagina
Fortgeschrittenes Malignom
Frühschwangerschaft - Abort - Blasenmole
Spätschwangerschaft und sub partu - Placenta praevia - Vorzeitige Plazentalösung - Uterusruptur - Retentio placentae - Postpartale Blutung - Koagulopathie

Tabelle 2. Übersicht über die wichtigsten Differentialdiagnosen bei akuten Schmerzen im kleinen Becken *(1)*

Leitsymptom: Akute Schmerzen im kleinen Becken
Gynäkologische Ursachen - Ektope Schwangerschaft - Stielgedrehte Ovarialzyste - Adnexitis (Pelviperitonitis) - Tuboovarialabszeß - Torsion eines subserösen Myoms - Abort - Vorzeitige Wehen

händige Fassen des vorangehenden Steißes mit vorsichtiger Führung desselben nach vorn um die Symphyse herum, führt in den meisten Fällen zum Ziel. Es muß jedoch bedacht werden, daß - sobald der nachfolgende Kopf in das kleine Becken eingetreten ist - die Nabelschnur komprimiert wird und nun die Geburt innerhalb von 5 min beendet sein muß. Der Handgriff nach Bracht kann durch einen Druck von oben auf die Bauchdecken der Mutter unterstützt werden, mit dem das kindliche Köpfchen in das Becken hineingedrückt wird. Folgen Schultergürtel und Kopf des Kindes bei der Entwicklung nicht nach, muß sogleich untersucht werden, ob bei hochgeschlagenen Armen eine Armlösung mit anschließender Kopfentwicklung nach Veit-Smellie durchgeführt wird. Die Technik dieser Maßnahmen kann an dieser Stelle nicht in Einzelheiten erläutert werden.

Postpartale Blutungen

Atonie

Atonische Nachblutungen sind die häufigsten Ursachen peripartaler stärkerer mütterlicher Blutverluste. Zur Prophylaxe geben heute die meisten Geburtshelfer unmittelbar nach der Entbindung Oxytocin (z. B. 1 Ampulle Syntocinon i. v.). Atonische Nachblutungen sind besonders häufig nach protrahierten Geburtsverläufen, Mehrlingsschwangerschaften, Neugeborenen mit einem Geburtsgewicht über 4500 g, bei Multiparae und bei Retention von Plazentaresten. Deshalb sollte auch bei einer außerklinischen Geburt die Plazenta zur Beurteilung der Vollständigkeit in jedem Fall in die Klinik mitgebracht werden.

Leitsymptom der atonischen Nachblutung ist der hochstehende Fundus uteri bei gleichzeitig weichem Uterus.

Gelingt es durch die Gabe von Syntocinon nicht, in beschriebener Weise eine atonische Nachblutung post partum zum Stehen zu bringen, so kann eine bimanuelle Kompression des Uterus versucht werden. Hierzu wird - möglichst nach Abspülen des äußeren Genitale mit Desinfektionslösung - mit der Faust in das vordere Scheidengewölbe eingegangen und damit der Uterus nach oben gegen die äußere Hand gedrückt, die die Bauchdecken oberhalb des Fundus uteri eindrückt. Diese bimanuelle Kompression des Uterus kann über längere Zeit - auch während des Transports in die Klinik - beibehalten werden.

Weichteilverletzungen

Besteht post partum bei gut kontrahiertem Uterus und sicher vollständiger Plazenta eine stärkere vaginale Blutung, so muß in erster Linie an Zervix- und Vaginalrisse gedacht werden. Aus einem größeren Zervixriß können ohne weiteres innerhalb weniger Minuten erhebliche Mengen Blut verlorengehen. Eine exakte Diagnosestellung ist nicht möglich, so daß die Volumensubstitution und ein rascher Transport ins Krankenhaus erfolgen sollten. Das Legen einer unkontrollierten Tamponade ist problematisch, da hierdurch nur in den seltensten Fällen eine effektive Blutstillung erreicht wird und außerdem die Gefahr der Perforation und Infektion besteht.

Literatur

1. Brockerhoff P (1982) Der Schock aus geburtshilflicher Sicht. In: Frey R, Stosseck K (eds) Der Schock und seine Behandlung. Fischer, Stuttgart New York
2. Brockerhoff P (1984) Zur Differentialdiagnose akuter Schmerzen im kleinen Becken. Gynäkologe 17: 138
3. Elser H, Leis D, Eiermann W, Albrich W, Lindenauer W, Spindler E (1981) Anamnese und Befunde bei 501 Frauen mit der Aufnahmediagnose „Extrauteringravidität". Geburtsh Frauenheilk 41: 556
4. Frangenheim H (1978) Die Differentialdiagnose akuter Unterbaucherkrankungen. Gynäkologe 11: 189
5. Friedberg V (1971) Der Geburtsschock. Gynäkologe 4: 19
6. Friedberg V, Martin K, Gerteis R (1974) Veränderungen des Venendrucks und der Nierenfunktion bei Lagewechsel der Schwangeren. Geburtsh Frauenheilk 34: 809
7. Friedberg V (1982) Die Spätgestosen. In: Käser O, Friedberg V, Ober KG, Thomsen K, Zander J (eds) Gynäkologie und Geburtshilfe, Band II, 2. Thieme, Stuttgart, p 8.205
8. Graeff H, Holzmann K, Hugo JM von, Hafter R (1978) Pathomechanismen und Klinik der Fruchtwasserembolie. Geburtsh Frauenheilk 38: 887
9. Heller L (1974) Notfälle in Gynäkologie und Geburtshilfe, 2. Aufl. Thieme, Stuttgart
10. Huff RW (1982) Pelvic pain. In: Pauerstein CJ (ed) Gynecologic disorders - Differentialdiagnosis and therapy. Grune & Stratton, New York, p 103
11. Kastendieck E (1984) Vorbereitung operativer Entbindungen als Indikation zur Tokolyse. In: Künzel W, Darda S (eds) Tokolyse. Springer, Berlin Heidelberg New York Tokyo, p 31
12. Knab DR (1978) Abruptio placentae. Obstet Gynec 52: 625
13. Knoche E, Traub E, Schuhmann RA (1983) Sofortmaßnahmen bei schwerer Präeklampsie und eklamptischem Anfall. Notfallmedizin 9: 1178
14. Kuhn W, Graeff H (1977) Gerinnungsstörungen in der Geburtshilfe: Pathophysiologie, Diagnostik, Therapie, 2. Aufl. Thieme, Stuttgart
15. Taft D (1983) Diagnostik des akuten Abdomens. Klin J 11: 6

Notfälle aus der Ophthalmologie

R. Rochels

Akute Erkrankungen des Augapfels und seiner Adnexe führen oft innerhalb kurzer Zeit zu einer erheblichen, vielfach irreversiblen Minderung der Sehkraft oder gar zum Verlust des Auges. Sofortiges Erkennen der jeweiligen Notfallsituation, Einleitung einer entsprechenden Notfalltherapie und Transport des Patienten zu einem Augenarzt oder einer Augenklinik sind deshalb wichtigste Aufgabe des erstbehandelnden Notarztes. Während bei Verätzungen die Notfalltherapie noch am Unfallort einzusetzen hat, ist bei der Mehrzahl der Notfälle aus der Ophthalmologie eher therapeutische Zurückhaltung seitens des Notarztes geboten. Überlegungen zur Priorität im therapeutischen Vorgehen ergeben sich bei schweren Verkehrsunfällen; hier steht die Notfalltherapie von Augenverletzungen ganz am Schluß und sollte sich auf das Anlegen eines sterilen Verbandes beschränken. Antibiotische Augensalben dürfen niemals primär appliziert werden, da sie für Stunden die exakte Diagnostik durch den Augenarzt erschweren.

Nachfolgend soll ein Überblick über Notfallsituationen am Auge und seiner Adnexe gegeben werden. Nach einer Kurzdefinition mit Darstellung der Pathogenese werden die Symptome der jeweiligen Erkrankung und typische Komplikationen aufgeführt. Differentialdiagnostische Überlegungen, Hinweise zur Notfallanamnese, Technik der Notfalluntersuchung und die Besprechung der jeweiligen Notfalltherapie schließen sich an. Aus didaktischen Gründen werden zunächst die Verletzungen des Auges und seiner Adnexe abgehandelt; sodann werden die akuten Augenerkrankungen, Differentialdiagnostik und Notfalltherapie beim Leitsymptom „akute Erblindung" und schließlich die akuten Erkrankungen der Lider, der Tränenorgane und der Orbita dargestellt.

Verletzungen des Auges und seiner Adnexe

Oberflächliche Verletzungen des Auges

Verletzungen der Bindehaut

Fremdkörper

Definition: Staub-, Schmutzpartikel und Fremdkörper können auf der Bindehaut haftenbleiben bzw. unter die Lider gelangen (subtarsale Fremdkörper).

Symptomatik: Schmerzen, Blepharospasmus, Epiphora, Fremdkörpergefühl im Auge.

Diagnostik: Nach Applikation eines Oberflächenanästhetikums (z. B. Novesine-, Kerakain-Augentropfen) Abziehen der Lider und Inspektion der Bindehaut; Patient soll nach rechts, links, oben und unten schauen, um Fremdkörper im Fornix conjunctivae erkennen zu können. Ektropionieren (beim Oberlid gegebenenfalls doppeltes Ektropionieren mit Desmarres-Haken). Bei Hammer-Meißel-Anamnese an perforierende Augenverletzungen denken (siehe unten).

Therapie: Entfernen des Fremdkörpers mit Wattestäbchen. Applikation einer antibiotischen Augensalbe, steriler Augenverband; Kontrolle binnen 24 h beim Augenarzt. Eingebrannte Metallfremdkörper primär durch den Augenarzt entfernen lassen. Bei Übersplitterungen des Gesichts meist auch Übersplitterung der Lider, Bindehaut und Hornhaut; umgehende Vorstellung beim Augenarzt.

Riß-, Schnittwunden
Definition: Bindehautriß- und -schnittwunden entstehen zumeist durch gegen das Auge schlagende Äste, Tierkrallen, Glassplitter (Brillenglas, Windschutzscheibe).

Symptomatik: Schmerzen, Epiphora, Blepharospasmus; umschriebene Rötung oder Unterblutung der Bindehaut, Fremdkörpergefühl.

Diagnostik: Inspektion der Bindehaut mit der Taschenlampe; auf gegebenenfalls vorhandene Fremdkörper achten.

Therapie: Steriler Augenverband; Vorstellung des Patienten beim Augenarzt zum sicheren Ausschluß einer perforierenden Augenverletzung.

Verletzungen der Hornhaut

Erosio corneae
Definition: Abschürfung des Hornhautepithels durch Fingernagel, Fremdkörper oder Ast.

Symptomatik: Starke Schmerzen, Fremdkörpergefühl, Blepharospasmus, Epiphora, Herabsetzung der Sehkraft; Bindehautrötung.

Komplikationen: Begleitiritis, Sekundärinfektion (Ulcus corneae, Herpes corneae).

Diagnostik: Inspektion der Hornhaut mit der Taschenlampe. Subtarsale Fremdkörper ausschließen. Je nach Anamnese an perforierende Augenverletzungen denken.

Therapie: Bei gesicherter Diagnose antibiotische Augensalbe, steriler Verband. Kontrolle binnen 24 h durch den Augenarzt.

Hornhautfremdkörper
Definition: Meist eingebrannte Metallfremdkörper, die beim Schleifen, Polieren, Schweißen gegen das Auge fliegen; Bindehaut-Hornhaut-Fremdkörperübersplitterung bei Feuerwerkskörperexplosion und Schußverletzungen.

Symptomatik: Starke Schmerzen, Fremdkörpergefühl, Blepharospasmus, Epiphora, Visusminderung; punktförmiger schwarzer Fleck auf der Hornhaut, Bindehautrötung.

Komplikationen: Begleitiritis, Sekundärinfektion (Ulcus corneae, Herpes corneae).

Diagnostik: Inspektion mit der Taschenlampe.

Therapie: Steriler Augenverband; Vorstellung beim Augenarzt; hier Entfernen des Fremdkörpers und eventueller Rostreste an der Spaltlampe in Lokalanästhesie mit der Fremdkörpernadel.

„Verblitzung" (Keratoconjunctivitis photoelectrica)
Definition: Sonderform der Verbrennung mit disseminierter, feinfleckiger Bindehaut- und Hornhautepitheleinschmelzung durch UV-Licht (Höhensonne, UV-Schweißgeräte).

Symptomatik: Beidseitiger starker Augenschmerz, Blepharospasmus, Epiphora, Reibegefühl, deutliche Visusminderung; matte Hornhautoberfläche, Bindehautrötung.

Diagnostik: Nach Applikation eines Oberflächenanästhetikums Inspektion mit der Taschenlampe; auf eventuell zusätzlich vorhandene Bindehaut-Hornhaut-Fremdkörper achten.

Therapie: Bei gesicherter Diagnose antibiotische Augensalbe, steriler Verband. Kontrolle binnen 24 h beim Augenarzt. Niemals anästhesierende Augentropfen oder Augensalben rezeptieren, da diese die Epithelregeneration hemmen!

Verbrennungen des vorderen Augenabschnitts
Definition: Entstehungsursachen sind offene Flammen, Explosionen, Starkstromkurzschluß.

Symptomatik: Starke Schmerzen, Blepharospasmus, deutliche Visusminderung; meist ausgedehnte Gesichtsverbrennungen unterschiedlichen Schweregrades, verbrannte Wimpern und Augenbrauen, Lid-, Bindehaut-, Hornhautnekrosen; Schocksymptomatik.

Komplikationen: Narbenektropium, -entropium, Symblepharon, Hornhautnarben.

Diagnostik: Inspektion der Augenregion. Bei erheblichem Blepharospasmus auf Untersuchung der Augen verzichten.

Therapie: Analgetika, steriler Verband; notfallmäßiger Transport in die Augenklinik.

Verätzungen des vorderen Augenabschnitts
Definition: Entstehung durch Explosion in Chemiefabriken, auslaufende chemische Reagenzien und Reinigungsmittel sowie Kalk im Baugewerbe.

Symptomatik: Starker Augenschmerz, Blepharospasmus, deutliche Visusminderung; meist schwerste Verätzungen im gesamten Gesicht mit ausgedehnten Hautnekrosen; eventuell Schocksymptomatik.

Komplikationen: Narbenektropium, -entropium, Symblepharon, Hornhautnarben.

Diagnostik: Notfallanamnese und Lokalbefund sichern die Diagnose. Auf Mitbeteiligung der Nasen- und Mundschleimhaut achten!

Therapie: Lokale Applikation eines Oberflächenanästhetikums auf Bindehaut und Hornhaut; Öffnen der Lidspalte, Spülung mit 0,9%iger NaCl- oder Ringer-Laktatlösung. Entfernen aller vorhandenen Partikel (auch subtarsal!) mit dem Wattetupfer. Ausgiebiges, auch während des Transports in die Augenklinik fortzuführendes Spülen des vorderen Augenabschnitts mit bivalenter Pufferlösung (z. B. Isogutt-Augentropfenlösung 250 ml im Spülbeutel) oder indifferenter Flüssigkeit, Spülflüssigkeit stets von medial nach lateral laufen lassen; gegebenenfalls Schocktherapie und Analgetika.

Augapfelprellung

Definition: Entstehung durch Faustschlag, Tennisball, Sektkorken, Sturz auf das Gesicht.

Symptomatik: Visusminderung, dumpfer Augenschmerz; Lidhämatom, Bindehautunterblutung, bei Orbitahämatom Exophthalmus mit Motilitätseinschränkung und Doppelbildwahrnehmung; fakultativ: Vorderkammereinblutung, Iridodialyse, Verziehung der Pupille, Linsen-(sub-)luxation, Glaskörper-, Netzhautblutung, Aderhautrupturen, periphere Netzhautrisse, Sekundärglaukom.

Komplikationen: Glaskörperverschwartung, Amotio retinae, Netzhautnarben.

Diagnostik: Anamnese und Inspektion sichern die Diagnose. An zusätzliche Verletzungen (gedeckte Skleraruptur, Orbitabodenfraktur, Impression der medialen Orbitawand) denken.

Therapie: Steriler Verband. Verlegung in Augenklinik; dort Röntgen des Schädels in zwei Ebenen, Nasennebenhöhlenaufnahmen, eventuell Polytomographie des Gesichtsschädels; bei Sekundärglaukom medikamentöse Senkung des Augeninnendrucks durch Karboanhydrasehemmer (z. B. Diamox 500 mg langsam i. v.).

Perforierende Augenverletzungen
Definition: Entstehung durch Glassplitter (Brillenglas, Windschutzscheibe, Flaschen, Trinkgläser), mit hoher Geschwindigkeit abfliegende Metallpartikel (typische Hammer-Meißel-Anamnese), Strick-, Nähnadeln, Schraubenzieher, Schere, Pflanzenstachel, Tierkrallen.

Symptomatik: Bei Hornhautperforation: starker Schmerz, Blepharospasmus, Epiphora, Visusminderung. Aufgehobene oder sehr flache vordere Augenkammer, eventuell mit Einblutung oder Inkarzeration von Iris in die Wunde, vorgezogene Pupille (!), eventuell traumatische Katarakt.
Bei Bindehaut- und Skleraperforation: Blepharospasmus, Visus kann normal sein. Umschriebene Bindehautblutung, eventuell klaffende Sklerawunde mit Glaskörperprolaps, eventuell kollabierter Bulbus.

Komplikationen: Glaskörperblutung, intraokulare Entzündung (siehe unten), Netzhautablösung, bei metallischem Fremdkörper Siderosis bulbi mit Erblindung.

Diagnostik: Gründliche Anamnese und Inspektion des Auges mit Taschenlampe erhärten die Diagnose. Bei Kindern daran denken, daß Unfallursache oft verschwiegen wird und Perforation Tage zurückliegen kann (Leitsymptom: „rotes Auge"). An intraokularen Fremdkörper denken.

Therapie: Steriler Verband, keine Augensalbe! Spießende Fremdkörper unter keinen Umständen selber entfernen! Sofortiger Transport in die Augenklinik zur Wundversorgung.

Verletzungen der Orbita

Definition: Entstehung durch Metallfremdkörper (Geschoßkugel), Stichverletzung (Glassplitter, Messer, Schere, Nadel, Schraubenzieher), im Rahmen von Pfählungsverletzungen des Mittelgesichts (Pfeil, Eisenstange) mit oder ohne knöcherne Beteiligung.

Symptomatik: Lid- und/oder Bindehautschnitt-, -rißwunde; Lid- und/oder Bindehauteinblutung; bei Orbitahämatom massive Lid-Bindehaut-Unterblutung, Protrusio bulbi mit und ohne Motilitätseinschränkung durch Muskelabriß oder -hämatom (Leitsymptom: Doppelbilderwahrnehmung); Visus kann normal sein.

Komplikationen: Orbitaphlegmone (siehe unten).

Diagnostik: Gründliche Anamnese und Lokalbefund sichern die Diagnose. An Begleitverletzungen der Nasennebenhöhlen (Leitsymptom: Epistaxis, Lidemphysem) und der Schädelbasis denken.

Therapie: Steriler Verband. Sofortiger Transport in die Augenklinik. Keine Augensalbe applizieren! Spießende Fremdkörper unter keinen Umständen selber entfernen! Eventuell Schocktherapie und Analgetika.

Akute Erkrankungen des Auges

Akutes Glaukom (Glaukomanfall)

Definition: Akut auftretende Steigerung des Augeninnendrucks auf Werte bis 70 mm Hg (Normalwerte: 14–20 mm Hg) bei Patienten mit engem Kammerwinkel (Glaucoma chronicum congestivum). Auslösende Ursachen sind starke Aufregung und langer Aufenthalt im Dunkeln (Erweiterung der Pupille führt zu vollständiger Verlegung des engen Kammerwinkels).

Symptomatik: Akut einsetzende stärkste Schmerzen im Auge mit Ausstrahlen in die gleichseitige Gesichtshälfte, deutlicher Visusabfall, farbige Ringe um Lichtquellen, Übelkeit, Erbrechen (beachte internistische

Differentialdiagnosen!). Ziliare Bindehautgefäßinjektion oder Stauungshyperämie der Bindehaut, trübe Hornhaut, flache Vorderkammer, Pupille übermittelweit, verzogen, ohne Lichtreaktion.

Komplikationen: Akute glaukomatöse Optikusatrophie mit Erblindung (Glaucoma absolutum).

Diagnostik: Inspektion des vorderen Augenabschnitts mit der Taschenlampe. Vorsichtige Palpation des Bulbus mit zwei Fingern durch die geschlossenen Lider und Vergleich mit der Gegenseite bzw. mit dem eigenen Auge (beim Glaukomanfall fühlt der Bulbus sich steinhart an). Anamnestisch ist ein schon länger bestehendes Glaukom meist nicht bekannt!

Differentialdiagnostik: Keratitis, Iritis.

Therapie: Schon bei Verdacht auf Glaukomanfall intravenöse Applikation eines Karboanhydrasehemmers (z. B. Diamox 500 mg); sofortiger Transport in die Augenklinik.

Akute Erblindung

Definition: Die akut einsetzende, ein- oder seltener beidseitige deutliche Herabsetzung der Sehkraft bis hin zur Erblindung ist Hauptsymptom vieler akuter Augenerkrankungen und für den Patienten ein Alarmzeichen.

Symptomatik: Leitsymptom ist der plötzliche Visusabfall mit oder ohne Schmerzen; die Pupille kann übermittelweit und lichtstarr sein; der vordere Augenabschnitt kann unauffällig sein.

Diagnostik: Gründliche Anamnese und Prüfung der direkten und indirekten Lichtreaktion mit der Taschenlampe.

Differentialdiagnostik: Ursächlich kommen folgende Erkrankungen in Frage: Glaukomanfall (siehe oben), Regenbogenhautentzündung, Zentralarterien- und -venenverschluß der Netzhaut, Neuritis nervi optici, Arteriitis temporalis, vordere ischämische Optikusneuropathie, Netzhautablösung, Glaskörper-, Netzhautblutungen, traumatische Optikusschädigung, akute Gesichtsfeldausfälle zentraler Genese (zerebrale Durchblutungsstörungen mit Amaurosis fugax, Vergiftungen), Hysterie.

Therapie: Da die exakte Diagnose durch den Notarzt mittels Augenspiegel bei spielender Pupille nur selten gestellt werden kann, müssen alle Patienten mit akuter Herabsetzung der Sehkraft umgehend notfallmäßig einem Augenarzt vorgestellt werden; durch diesen erfolgt dann die entsprechende Notfalltherapie und gegebenenfalls die Einweisung in die Augenklinik.

Orbitaphlegmone

Definition: Akute eitrige Entzündung des Augenhöhleninhalts bei eitriger Sinusitis, nach Orbitatrauma (mit oder ohne Fremdkörper) oder fortgeleitet bei generalisierter Sepsis.

Symptomatik: Starker Schmerz, Fieber, eventuell Herabsetzung der Sehkraft; Lid-Bindehaut-Rötung und -Schwellung, entzündliche axiale Protrusio bulbi mit schmerzhafter Motilitätseinschränkung.

Komplikationen: Übergreifen der Entzündung auf den Sehnerven mit Erblindung, eitrige Thrombophlebitis, Sinus-cavernosus-Thrombose (siehe unten), Meningitis, Sepsis.

Diagnostik: Inspektion; wegen starker Schmerzhaftigkeit keine Palpation. Sofortige intravenöse Gabe von Antibiotika und eiliger Transport des Patienten in eine Augenklinik; dort nach entsprechender Röntgendiagnostik chirurgische Intervention in Zusammenarbeit mit dem Hals-Nasen-Ohren-Arzt.

Sinus-cavernosus-Thrombose

Definition: Blande oder eitrige Thrombosierung des Sinus cavernosus als Komplikation von Orbitaphlegmone (siehe oben), Gesichtsfurunkel (Naseneingangs-, Oberlippenfurunkel!) und eitrigen Mittelohrentzündungen.

Symptomatik: Akut einsetzendes, schweres, generalisiertes Krankheitsbild mit Fieber, Benommenheit, starkem Kopfschmerz und Herabsetzung der Sehkraft.
Ein- oder oft beidseitiger entzündlicher Exophthalmus mit Lid-Bindehaut-Schwellung und -Rötung (Stauungshyperämie) und schmerzhafter Motilitätseinschränkung.

Komplikationen: Sepsis mit schlechter Prognose.

Diagnostik: Gründliche Anamnese und Inspektion erwecken den Verdacht auf eine Sinus-cavernosus-Thrombose.

Therapie: Notfallmäßiger Transport des Patienten in eine Klinik; dort Therapieeinleitung durch Augen-, HNO-Arzt, Neurochirurgen und Internisten.

Literatur

1. Fechner PU, Teichmann KD (1982) Medikamentöse Augentherapie. Enke, Stuttgart (Grundlagen und Praxis). 2. Aufl
2. Freyler H (1985) Augenheilkunde für Studium, Praktikum und Praxis. Springer, Berlin Heidelberg New York
3. Hollwich F (1974) Augenheilkunde, 7. Aufl. Thieme, Stuttgart
4. Küchle HJ, Busse H (1978) Taschenbuch der Augenheilkunde, 2. Aufl. Huber, Bern
5. Leydhecker W (1982) Grundriß der Augenheilkunde, 21. Aufl. Springer, Berlin Heidelberg New York
6. Pau H (1977) Therapie in der Augenheilkunde. Springer, Berlin Heidelberg New York
7. Reim, M (1985) Augenheilkunde. Enke, Stuttgart
8. Sachsenweger R, Sachsenweger M (1985) Notfallsituationen am Auge, 2. Aufl. Thieme, Leipzig

Notfälle aus der Hals-Nasen-Ohren-Heilkunde

D. Collo

Aus der Vielzahl wirklicher Gefährdungszustände in der Hals-Nasen-Ohren-Heilkunde sollen einige Situationen eingehender besprochen werden, die im Rahmen einer Notfallbehandlung von Bedeutung sein können.

Blutungen aus dem Ohr

Blutungen aus dem Ohr entstehen nach *Pfählungsverletzungen* bei Reinigungsversuchen. Sie betreffen meist den äußeren Gehörgang und sind mit Schmerzen verbunden. Bei gleichzeitiger Traumatisierung des Trommelfells liegt zugleich Schwerhörigkeit, bei Irritierung des Steigbügels auch Schwindel vor. Nach Sturz auf das Kinn kann es zur *Fraktur des Mandibulaköpfchens* und damit zur Fraktur der *Vorderwand des Gehörganges* kommen; auch hier treten Ohrblutungen auf. Die Diagnose wird durch Klärung des Unfallherganges, Verletzungszeichen am Kinn, präaurikulären Druckschmerz und Beschwerden beim Kauakt gestellt.

Schließlich werden Ohrblutungen bei *laterobasalen Schädelfrakturen* bemerkt. Diese können in Form von Längs-, Quer- oder Kombinationsfrakturen neben der Blutung zur Hörbehinderung, Schwindel oder Fazialisparese führen. Unfallhergang und Ohrblutung sowie die Röntgenaufnahme der Felsenbeine sichern die Diagnose.

Besteht Verdacht auf eine derartige Verletzung, sind Säuberungsversuche des Gehörganges zur besseren Beurteilung des Trommelfells zu unterlassen, da die Gefahr einer aszendierenden Infektion besteht, die bei Vorliegen einer Liquorfistel eine endokranielle Komplikation zu begünstigen vermag. Außer dem sterilen Abdecken des Ohres ist keine Notfalltherapie erforderlich. Allerdings hat sofort die Überweisung in eine Fachklinik zu erfolgen, wo in der Regel eine konservative Behandlung nach vorheriger Diagnostik erfolgt. Lediglich bei Vorliegen einer stärkeren Blutung, die auf eine Verletzung des Sinus sigmoideus hinweist, massivem Liquorabgang und einer sofortigen Fazialisparese sind chirurgische Maßnahmen in Form einer Enttrümmerung, Freilegung des Nervus facialis und seiner Versorgung erforderlich.

Mastoiditis

Findet sich retro- und infraaurikulär eine druckschmerzhafte, teigige Schwellung, wölbt sich die hintere, obere Gehörgangswand bei verändertem Trommelfell vor und läßt die Anamnese auf eine längerbestehende Mittelohrentzündung schließen, muß mit einer *Mastoiditis* gerechnet werden.

Sie erfordert eine sofortige chirurgische Intervention, da die enge Nachbarschaft der Mittelohrräume zu Labyrinth und mittlerer und hinterer Schädelgrube rasch zu lebensbedrohlichen Komplikationen führen kann (Abb. 1).

Gesichtsverletzungen

Ein großer Teil der im Straßenverkehr und am Arbeitsplatz erlittenen Verletzungen be-

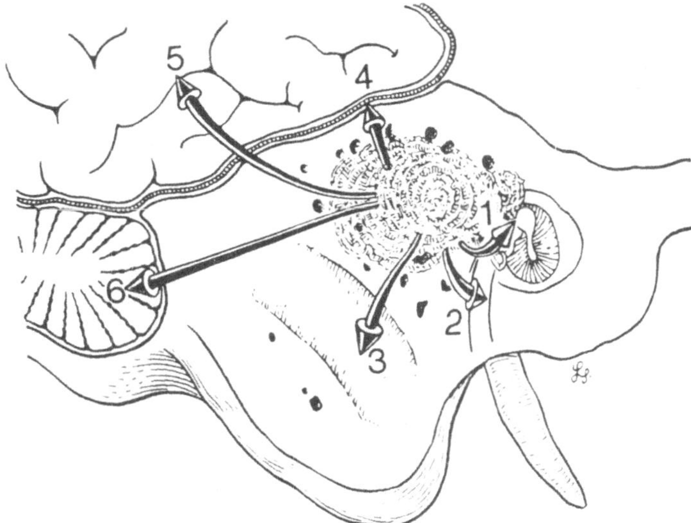

Abb. 1. Komplikationen bei akuten und chronischen Mittelohrentzündungen. *1* Zerstörung der Paukenhöhlenstrukturen; *2* Einbruch in den Fazialiskanal; *3* Einbruch in den Sinus sigmoideus; *4* Meningitis; *5* Temporallappenabszeß; *6* Kleinhirnabszeß

trifft die Gesichtspartie. Bereits bei der Erstuntersuchung am Unfallort sollte die Schwere der Verletzung richtig eingeschätzt werden. Wichtige Hinweise gibt die Rekonstruktion des Unfallherganges, eine sorgfältige klinische Untersuchung ist anzuschließen.

Ein Luftemphysem in der Orbita ist durch Vorwölbung und typisches Knistern bei der Palpation zu diagnostizieren und weist auf eine Siebbeinfraktur hin.

Bei Vorliegen einer Oberkieferfraktur läßt sich oft beim Rütteln eine abnorme Kieferbeweglichkeit nachweisen.

Unterkieferfrakturen sind durch mangelnde Okklusion, Schädelbasisfrakturen durch Monokel- oder Brillenhämatome als Leitsymptom zu diagnostizieren. Gleichzeitig sollte die Beweglichkeit der Bulbi, der Visus und die Sensibilität im Gesichtsbereich überprüft werden. Nach erster notdürftiger Blutstillung ist die Einweisung in eine Fachklinik erforderlich.

Immer muß bei derartigen Verletzungen auch an Zerreißungen der Dura mater im Bereich der Frontobasis gedacht werden.

Nasenbluten

Nasenbluten gehört zu den häufigsten Notfallsituationen; es ist meist harmlos, kann aber auch lebensbedrohliche Formen annehmen. Bei pulsierenden Blutungen muß daran gedacht werden, daß die innere Nase sowohl über die Ethmoidalarterien, also über die Arteria carotis interna, als auch über die Arteria maxillaris interna, also die Arteria carotis externa, versorgt wird.

Als Ursachen für Nasenblutungen kommen am häufigsten in Betracht:
Arteriosklerose und Hypertonie,
Verletzungen mit dem bohrenden Finger,
Frakturen des knöchernen und knorpeligen Nasengerüstes,
Frakturen der Nasennebenhöhlen und der vorderen Schädelbasis,
Infektionskrankheiten,
hämorrhagische Diathesen.

Die Blutungsquelle liegt fast immer im vorderen Septumabschnitt - also gut erreichbar - bei Verletzungen mit dem bohrenden Finger, der Rhinitis sicca anterior und bei Infektionskrankheiten.

Die Blutungsquelle liegt häufig im hinteren Nasenabschnitt bei Arteriosklerose, Frakturen oder Tumoren.
Bei hämorrhagischen Diathesen blutet es häufig flächenhaft.
Die Nasenblutung ist relativ harmlos und sistiert oft spontan bei Verletzungen mit dem bohrenden Finger, Rhinitis sicca anterior, Infektionskrankheiten, Nasenbeinfrakturen oder Tumoren. Die Blutung kann bedrohlich sein bei Arteriosklerose und Hypertonie, Nebenhöhlenfrakturen oder hämorrhagischer Diathese.
Die Behandlung ist zunächst auf die Blutungsquelle gerichtet, eine orientierende Differentialdiagnose kann für die Einschätzung der Situation wertvoll sein. Äußere Umstände, Alter des Patienten, Allgemeinzustand und Grundleiden sind zu erfassen.
Bei der Blutstillung sollte der Patient möglichst sitzen. Auf diese Weise kann beurteilt werden, auf welcher Seite die Blutung vorliegt und wie stark sie ist. Blutungen aus den tieferen Luft- und Speisewegen lassen sich auf diese Weise ausschließen. Der erste Behandlungsversuch kann durch das Andrücken des Nasenflügels an das Septum, also die Kompression der blutenden Gefäße erfolgen. Ist auf diese Weise die Blutung nicht stillbar, sollte eine vordere Nasentamponade gelegt werden. Bei Behandlungsmißerfolg ist der Facharzt hinzuzuziehen. Nach Beurteilung der Situation können einzelne Gefäße unter Sicht verätzt oder koaguliert werden; falls notwendig, ist eine erneute vordere Tamponade oder eine Nasenrachentamponade nach Belloc vorzunehmen. Bei heftigen arteriellen Blutungen ist zuweilen sogar die Unterbindung der Arteria maxillaris interna oder die der Ethmoidalarterien erforderlich.
Als unterstützende Allgemeinmaßnahme ist eine reflektorische Gefäßkonstriktion mit Hilfe von Eisbeutel und Eiskrawatte zu versuchen; medikamentös sind Hämostyptika, Antihypertensiva, bei großem Blutverlust Infusion oder Transfusion, bei Störung der plasmatischen Gerinnung entsprechend dem Grundleiden gezielte Substitutionsbehandlungen erforderlich.

Entzündungen im Bereich der Nase und der Nasennebenhöhlen

Als bedrohlich sind *Furunkel* im Bereich der Nase und der Oberlippe einzuschätzen, da sich infolge des venösen Abflusses über die Vena angularis in den Sinus cavernosus rasch lebensbedrohliche endokranielle Komplikationen entwickeln können. Stationäre Aufnahme und antibiotische Therapie sind erforderlich. Die Entwicklung einer Angularisthrombophlebitis, die sich in einer druckschmerzhaften Schwellung und einem Erythem zwischen Nasenwurzel und medialem Augenwinkel äußert, zwingt zur chirurgischen Intervention und Unterbindung oder Klippung der Vena angularis.
Wegen der engen anatomischen Beziehung des Nasennebenhöhlensystems zur vorderen Schädelgrube und der Orbita ist bei exazerbierender *Nasennebenhöhlenentzündung* an die Möglichkeit einer derartigen orbitalen oder endokraniellen Komplikation zu denken und die Einweisung in eine Fachklinik zu veranlassen.

Akute Atemnot

Die Atemnot mit der akuten Gefahr des Erstickungstodes ist eine der dramatischsten Notfallsituationen, mit denen ein Arzt konfrontiert werden kann. Da unter günstigen äußeren Bedingungen in den meisten Fällen eine sofortige Hilfe möglich ist, andererseits bei unzureichenden Maßnahmen und Zeitverlust ein deletärer Ausgang droht, ist dem zunächst hinzugerufenen Arzt eine schwere Verantwortung aufgebürdet. Abhängig von den äußeren Umständen, der Erreichbarkeit des Krankentransports, der Entfernung zur nächsten Fachklinik, aber auch den eigenen Möglichkeiten muß entschieden werden, was zu tun ist. Für ein überlegtes Handeln ist von folgenden Fragen auszugehen:

1. Welches Krankheitsbild liegt vor?
2. Wie bedrohlich ist die Situation und wie wird sie sich voraussichtlich entwikkeln?
3. Was könnte unter gegebenen Umständen - verfügbare technische Hilfsmittel, persönliche Erfahrung - getan werden?
4. Was könnte unter optimalen Bedingungen erfolgen?
5. In welcher Zeit ist die optimale Behandlung erreichbar und sind in der Zwischenzeit Sofortmaßnahmen erforderlich und möglich?

Eine klare Diagnose ist entscheidend für die Beurteilung der ganzen Situation und die einzuschlagende Therapie.
Unter dem Leitsymptom Atemnot sind so viele verschiedenartige Zustände vereint, daß es nicht ein für alle Fälle schematisch anzuwendendes Vorgehen gibt.
Was ist bei akuter Atemnot mit *inspiratorischem Stridor* differentialdiagnostisch in Betracht zu ziehen?

Stenosierende Prozesse - im Rachen,
- im Kehlkopf,
- in der Trachea,

Fremdkörperaspiration,
Atemnot, die nicht durch stenosierende Prozesse verursacht wird.

Dabei läßt sich auch ohne technische Hilfsmittel eine brauchbare Differentialdiagnose treffen. Durch Beobachtung und durch Befragen des Kranken oder seiner Angehörigen läßt sich oft die Stenoseatmung von der Ateminsuffizienz aus anderer Ursache unterscheiden.
Bei *Stenoseatmung* ist die Atemfrequenz verlangsamt, das Inspirium länger als das Exspirium, der inspiratorische Stridor ist wahrnehmbar, es besteht ein Mißverhältnis zwischen Atemanstrengung und bewegtem Luftvolumen.

Bei *kardial bedingter Ateminsuffizienz* ist die Atemfrequenz beschleunigt, das Verhältnis von In- zu Exspirium ist annähernd normal. Es liegt kein Stridor vor.
Wichtig ist auch die Frage, wie rasch sich der Zustand der akuten Atemnot entwikkelte.
Bei ganz akutem Beginn muß an eine Fremdkörperaspiration, ein Trauma in Form von Kehlkopfverletzung oder Trachealruptur sowie an ein lokales allergisches Ödem gedacht werden.
Entwickelte sich die Atemnot innerhalb einiger Stunden, sind häufig bakteriell entzündliche Erkrankungen des Kehlkopfes und der Luftröhre, wie bei der Epiglottitis, Tracheitis, Pseudokrupp, ursächlich zu diagnostizieren.
Die Entwicklung der Atemnot in Tagen läßt an abszedierende Entzündungen im Sinne eines Peri- oder Retropharyngealabszesses sowie an Komplikationen nach Fremdkörperaspiration denken.
Schleichende, ständig zunehmende Atemnot wird bei Larynxneoplasien, bei juvenilen Kehlkopfpapillomen, Narbenstenosen nach Tracheotomie oder Intubation beobachtet.
Liegt eine lange bestehende Belastungsdyspnoe mit rascher Dekompensation vor, muß an eine beiderseitige Rekurrensparese gedacht werden.
An Untersuchungen sind die Inspektion der Mundhöhle und des Pharynx mit dem Mundspatel, die Beurteilung von Hypopharynx, Kehlkopf und zervikaler Trachea durch indirekte Laryngoskopie zu erwägen; ist ein flexibles Endoskop vorhanden, bereichert dieses die diagnostischen Möglichkeiten.
In einer Fachklinik lassen sich Hypopharynx und Larynx unter mikrochirurgischen Bedingungen in Schwebestützautoskopie beurteilen.
Zunehmend häufiger wird als Ursache der inspiratorischen Atemnot der Pseudokrupp gefunden. Hierbei handelt es sich um eine Laryngitis subglottica, wobei es unterhalb der Stimmlippen zu einer öde-

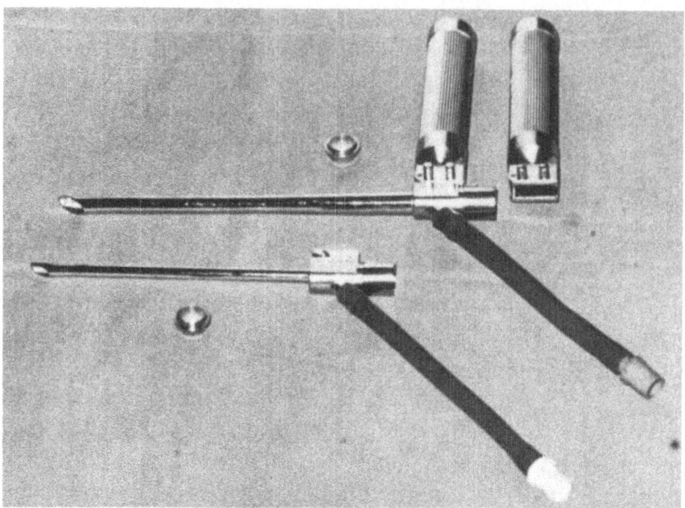

Abb. 2. Notfallrohr

matösen Schleimhautschwellung kommt. Disponiert dafür sind pastöse Kinder im Alter bis zu sechs Jahren, bei denen im Zusammenhang mit einem viralen Infekt das Krankheitsbild durch bellenden Husten und inspiratorischen Stridor charakterisiert ist (nähere Einzelheiten siehe Beitrag Stopfkuchen).

Differentialdiagnostisch muß bei inspiratorischer Atemnot auch an benigne und maligne Tumoren, juvenile Kehlkopfpapillome, doppelseitige Rekurrensparese nach Strumaresektion, Narbenbildungen nach Traumen, aber auch Kehlkopf- oder Trachealstenosen nach Intensivtherapie als Ursache der Atemnot gedacht werden.

Erfordert der Grad der akuten Atemnot die sofortige Hilfe, ist das Notfallrohr am besten geeignet, auch bei starker Verschwellung und Veränderung des Kehlkopfeinganges und damit fehlender anatomischer Orientierung, den Luftmangel des Patienten sofort und ohne Verletzung zu beheben (Abb. 2). Dieses Notfallrohr besteht aus einem mit Batterien versehenen Handgriff, einem starren Endoskop, das mit einem abnehmbaren Fenster versehen ist, so daß beim Einführen des Rohres die Betrachtung der Larynxeingangsregion im direkten Strahlengang möglich ist. Da das Rohr an seinem Ende stumpf angeschrägt ist, vermag man sich auch durch einen verlegten Hypopharynx ohne Verletzung der Schleimhaut hindurchzuhangeln, um die Weichteile unter direkter Betrachtung seitwärts zu drücken, so daß der Blick in den Larynx und in die Trachea frei wird. Diesem Instrument, das in verschiedenen Größen vorliegt, kommt auch bei Verdacht auf Kehlkopf- und Tracheaverletzungen besondere Bedeutung zu.

Kehlkopf- und Tracheaverletzungen

Als Folge eines stumpfen Halstraumas, wie es im Straßenverkehr beim Aufprall auf die Lenksäule vorkommt, können *Frakturen des Kehlkopfes* oder *Einrisse der Trachea* resultieren. Die Beschwerden sind dabei häufig zunächst gering (Abb. 3). Dieser Junge war mit seinem Roller gegen den Bürgersteig gefahren und dabei mit dem Hals gegen seinen Lenker geprallt. Bei einem solchen Vorgang wird reflektorisch die Glottis im Augenblick des Unfallgeschehens verschlossen, so daß das Trauma direkt auf eine geschlossene Luftsäule in Kehlkopf, Luftröhre und Bronchien trifft.

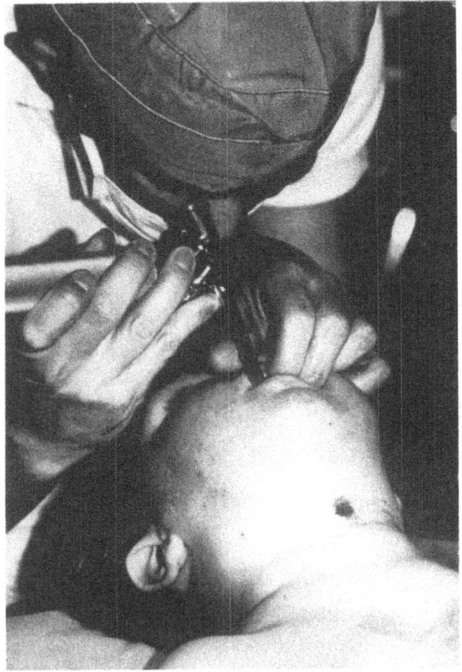

Abb. 3. Laryngotracheoskopie mit dem Notfallrohr nach stumpfem Halstrauma

Dabei kann ein Einriß oder Abriß von Kehlkopf oder Luftröhre eintreten.
Beweisende Leitsymptome für einen derartigen Unfallmechanismus sind Prellmarken am Hals und Entwicklung eines Halshautemphysems. Bei Verdacht auf Vorliegen einer derartigen Verletzung ist die sofortige Einweisung in eine Fachklinik erforderlich. Beim Auftreten akuter Luftnot muß intubiert werden. Dabei ist äußerst vorsichtig und schonend vorzugehen, da es bei Vorliegen einer schwerwiegenden Tracheaverletzung bei nur geringer zusätzlicher Traumatisierung zum endgültigen Abriß der noch vorhandenen Gewebsbrücke des Atemrohres kommen kann, was rasch zum Erstickungstod führt. Bei Vorliegen akuter Atemnot ist nach derartigen Traumen der Einsatz des Notfallrohres der üblichen Intubation vorzuziehen, da unter direkter Betrachtung das Ausmaß der Verletzung erkannt und ein weiteres Trauma vermieden werden kann.
In der Fachklinik muß anschließend endoskopisch die Situation geklärt, eine tiefe Tracheotomie und die Versorgung der Kehlkopf- und Tracheaverletzung vorgenommen werden.
Die operative Freilegung der Trachea zur Tracheotomie ist kein Eingriff für die Notfallsituation. Wegen der variablen Lokalisation und Größe der Schilddrüse muß mit Blutungen gerechnet werden, die in Notsituationen nicht beherrschbar sind. Verziehungen der Trachea können bei Tracheotomieversuchen in Notsituationen fatale Folgen haben. Ist eine Intubation wegen der besonderen anatomischen Situation nicht möglich, fehlen die entsprechenden Instrumente und steht ein Notfallrohr nicht zur Verfügung, bleibt die Koniotomie. Dieser Eingriff muß am deflektierten Kopf vorgenommen werden. Erst dann läßt sich eindeutig das Ligamentum conicum zwischen Schildknorpel und Ringknorpel palpieren. Der Hautschnitt erfolgt in Vertikalrichtung, um die oberen Larynx- und Schilddrüsengefäße nicht zu verletzen; die eigentliche Öffnung des Ligamentum conicum wird horizontal vorgenommen. Dabei wird der Kehlkopf eröffnet, nicht die Trachea. Es handelt sich bei diesem Eingriff also nicht um eine Tracheotomie, sondern um eine Laryngotomie. Nach Beseitigung der lebensbedrohlichen Situation durch die Koniotomie hat die Einweisung in eine Fachklinik zu erfolgen, wo in Ruhe eine Tracheotomie und die Versorgung des eröffneten Kehlkopfes vorgenommen werden kann.

Notfälle bei tracheotomierten Patienten

Nicht selten treten Notsituationen bei *Trachealkanülenträgern* auf. Nach Bestrahlung kann ein Tracheostoma so stark schrumpfen, daß einerseits Luftnot resultiert, andererseits die vorhandene Trachealkanüle nicht wieder eingesetzt werden kann. Ein Bougie, der konisch zulaufend durch die

Trachealkanüle gezogen wird und beim Einsetzen das geschrumpfte Tracheostoma aufdehnt, erleichtert das Einführen der Trachealkanüle.
Tracheaverlegungen können bei diesen Patienten weiter durch Borkenbildung, Tumorrezidive oder bei Blutungen mit Koagelbildung entstehen. Auch ein fehlerhafter Kanülensitz kann eine Luftbehinderung bewirken. Ein falscher Kanülensitz oder scharfe Kantenbildungen im Bereich des Trachealkanülenendes können Ursache für entzündliche Reaktionen der Trachea, Granulationsbildungen, aber auch heftiger Arrosionsblutungen sein.

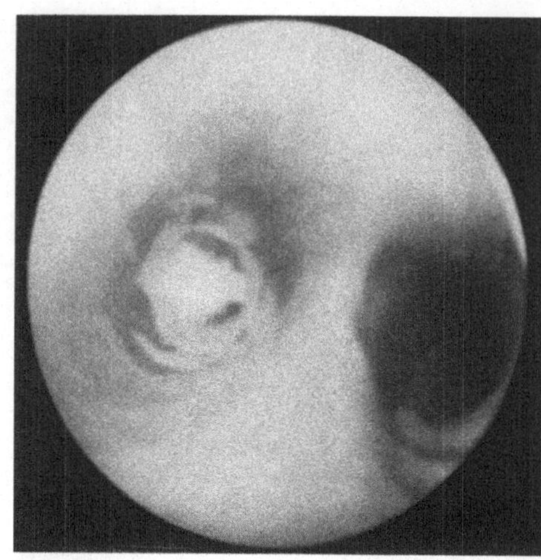

Abb. 4. Aspirierter Fremdkörper im linken Hauptbronchus

Fremdkörperaspiration

In die tiefen Luftwege aspirierte Fremdkörper kommen bevorzugt im Kindesalter vor. Typisch sind Spielzeugteile, Erdnußkerne, Apfelstückchen. Häufig erfolgt ihre Aspiration unbemerkt. Der Fremdkörper kann am Kehlkopfeingang liegenbleiben und dort zu Atemnot, selten auch zum Bolustod führen. Meistens gelangen aspirierte Fremdkörper jedoch in die Trachea, wo sie Atemnot und Hustenreiz bewirken. Gelangt ein Fremdkörper in einen Hauptbronchus, ist die Symptomatik zunächst ärmer, allerdings können auch beim Flottieren des Fremdkörpers heftige Hustenreize und lebensbedrohliche Erstickungszustände resultieren. Verschließt der Fremdkörper über längere Zeit einen Hauptbronchus, kommt es zur Atelektasenbildung. Entsteht ein Ventilmechanismus, folgt daraus eine Lungenüberblähung. In beiden Fällen ist röntgenologisch die Verschiebung des Mediastinums nachweisbar.
Immer sollte beim geringsten Verdacht auf Vorliegen eines Bronchial- oder Trachealfremdkörpers die Tracheobronchoskopie angeschlossen werden. Dabei darf die augenblickliche Symptomlosigkeit nicht dazu verleiten, die Situation als harmlos zu verkennen. Die Schilderung der Anamnese muß bedacht werden, rezidivierende Bronchopneumonien sind Hinweis auf einen Bronchialfremdkörper.
Die Abb. 4 zeigt die Situation nach Aspiration eines Zahnes, zu dessen endoskopischer Entfernung am besten ein starres Bronchoskop geeignet ist.
Bei Verdacht auf Vorliegen eines *Ösophagusfremdkörpers* ist die Ösophagoskopie erforderlich, da sein Übersehen die Möglichkeit einer Ösophagusperforation mit nachfolgender Mediastinitis bedeuten kann.

Verätzungen des Rachens und der Speiseröhre

Verätzungen des Rachens und der Speiseröhre kommen vor, wenn durch ein Versehen oder in suizidaler Absicht eine Säure oder Lauge getrunken wurde. Häufig finden sich Veränderungen im Bereich der Mundhöhle und des Pharynx, ohne daß ihr Fehlen beweisend für die Unversehrtheit der Speiseröhre wäre. Im Zweifelsfall sollte die endoskopische Kontrolle vorgenommen werden. Sind stärkere Veränderungen im Bereich der Speiseröhre erkennbar, sollte die Ernährung über eine weiche Magensonde erfolgen.

Als allgemeine Notfallmaßnahme sind Schockbehandlung, die Gabe von schmerzbekämpfenden Mitteln, die antibiotische Prophylaxe sowie die Gabe von Kortikosteroiden zu empfehlen (Fremdkörperaspiration und Verätzungen im Kindesalter siehe auch Beitrag Stopfkuchen).

Mit Notfallsituationen im Kopf- und Halsbereich werden Ärzte vieler Fachrichtungen konfrontiert. Dabei besteht die wichtigste Aufgabe des erstversorgenden Arztes darin, die Situation hinsichtlich der akuten Gefahr und der prospektiven Gefährdung richtig einzuschätzen. Das setzt eine den Umständen entsprechende gute Diagnostik voraus.

Literatur

1. Collo D (1981) Das schwerverletzte Kind - aus der Sicht des HNO-Chirurgen. Z Kinderchir 33: 131
2. Feldmann H (1974) HNO-Notfälle. Springer, Berlin Heidelberg New York
3. Ilberg C von (1982) Verletzungen von Kehlkopf und Trachea. In: Berendes J, Link R, Zöllner F (eds) HNO-Heilkunde. Bd.4, 4. Thieme, Stuttgart, p 1-23.

Notfälle aus der Urologie

G. H. Jacobi und U. H. Engelmann

Gliederung

Niere:	Die akute Pyelonephritis.
	Der akute renale und perinephritische Abszeß.
	Die Urosepsis.
	Die Nieren-(Harnleiter-) Steinkolik.
	Die Nierenarterienembolie.
	Die Nierenvenenthrombose.
	Die Anurie bei Urolithiasis.
	Das Nierentrauma.
Blase:	Die Tamponade.
	Der Harnverhalt.
	Die Blasenruptur.
Prostata:	Die akute Prostatitis.
Harnröhre:	Die Harnröhrenruptur.
Skrotum:	Die Hodentorsion.

Die akute Pyelonephritis

Pathogenese: Sie entsteht gewöhnlich kanalikulär aszendierend, selten durch hämatogene Streuung.

Symptomatik und Diagnostik: Vorausgegangene Harnwegsinfekte liegen in Dreiviertel der Fälle vor. Steinleiden, postrenale Obstruktionen, Diabetes mellitus und allgemeine Abwehrschwäche können Begleiterkrankungen sein. Plötzlicher Beginn mit Fieber, Schüttelfrost, Flankenschmerz und auch Übelkeit ist charakteristisch und für den außerklinischen Bereich von Bedeutung.

Therapie: Präklinisch lediglich Flüssigkeitszufuhr, bei hohem Fieber mit Schüttelfrost Antipyretika und Analgetika. Klinikeinweisung.

Der akute renale und perinephritische Abszeß

Pathogenese: Wie bei der akuten Pyelonephritis meist kanalikulär aufsteigend, seltener hämatogen.

Symptomatik und Diagnostik: Schweres Krankheitsbild mit hohem, zum Teil septischem Fieber und Flankenschmerzen. Kreislaufbeteiligung kann vorhanden sein.

Therapie: Flüssigkeitszufuhr, Antipyretika, Analgetika, sofortige Klinikeinweisung.

Urosepsis

Pathogenese: In der Regel als Komplikation von anderen urologischen Begleiterkrankungen wie Steinleiden, postrenalen - auch infravesikalen - Abflußbehinderungen durch Übertritt von meist gramnegativen Keimen in die Blutbahn. Diabetiker, Malignompatienten und alte Kranke sind besonders gefährdet.

Symptomatik und Diagnostik: Schlechter Allgemeinzustand, Blutdruckabfall bis hin zum septischen Schock.

Therapie: Intravenöse Flüssigkeitszufuhr, Antipyretika, Schockbehandlung. Eventuell Einsatz von Kortikosteroiden. Sofortige Klinikeinweisung.

Nieren-(Harnleiter-)Steinkolik

Pathogenese: Durch Wandkontakt wird ein Konkrement im harnableitenden System eingeklemmt; es entstehen schmerzhafte, frustrane Kontraktionen mit zusätzlichem Dilatationsschmerz des Nierenbeckens und ein Kapselschmerz der Niere.

Symptomatik und Diagnostik: Schwerer dumpfer, wellenförmiger Schmerz vom Nierenlager über die Flanke in den Unterbauch ausstrahlend. Bei tiefsitzenden Steinen bis in die Hoden, die Schamlippen oder in das Perineum ziehend. In der Regel keine peritoneale Abwehrspannung, aber Übelkeit und Erbrechen. In der Vorgeschichte Steinleiden möglich.

Therapie: Spasmoanalgetika initial zur sofortigen Schmerzkupierung i. v. Klinikeinweisung durch den Notarzt empfehlenswert.

Nierenarterienembolie

Pathogenese: Embolie aus dem linken Vorhof oder linken Ventrikel bei vorbestehenden kardialen Erkrankungen, wie z. B. bei der absoluten Arrhythmie.

Symptomatik und Diagnostik: Einseitiger, messerscharfer, heftiger, plötzlicher Flankenschmerz mit möglicher Ausstrahlung in den Unterbauch. Hämaturie ist möglich.

Therapie: Bei Verdacht sofortige Klinikeinweisung (Zeitfaktor!). Analgetika.

Nierenvenenthrombose

Pathogenese: Bei Kindern auf dem Boden einer Dehydratation, z. B. im Rahmen einer Diarrhö oder einer Infektion. Bei Erwachsenen bei membranöser Glomerulonephritis oder bei oralen Kontrazeptiva.

Symptomatik und Diagnostik: Beim Neugeborenen Hämaturie und tastbarer Flankentumor, beim Erwachsenen Flankenschmerzen, die aber uncharakteristisch sein können. Bei beidseitigem Befall Oligurie oder Anurie.

Therapie: Bei Verdacht Klinikeinweisung.

Die Anurie bei Urolithiasis

Pathogenese: Bei beidseitigen blockierenden Harnleiter- oder Nierenbeckensteinen bzw. bei einseitigem Befall bei Einzelnieren kann es durch postrenale Obstruktion zur Oligurie oder Anurie kommen. Bei Uratnephropathie (Gicht, maligne Tumoren, Zytostatikatherapie) kann es durch Uratkristallablagerungen im tubulären Apparat zur intrarenalen Obstruktion kommen.

Symptomatik und Diagnostik: Oligurie oder Anurie, dumpfe bis kolikartige Flankenschmerzen (Harnleitersteine!), Begleitinfekte (Fieber bis septische Temperaturen) sind möglich.

Therapie: Ausschluß einer anders bedingten postrenalen und besonders der infravesikalen Obstruktion (Blasenpalpation und Perkussion, Katheterismus). Bei Koliken Spasmoanalgetika. Klinikeinweisung.

Das Nierentrauma

Pathogenese: Direkte oder indirekte (manchmal banal erscheinende) Gewalteinwirkung auf die Niere führt zu Nierenverletzungen von der Kontusion über Gewebszerreißungen bis hin zu völligen Kontinuitätsdurchtrennungen und Nierenabscherungen.

Symptomatik und Diagnostik: Abhängig vom Trauma. Hautkontusionen, Prellmarken, Abschürfungen. Flankenschmerzen.

Bei Blutverlusten entsprechende Symptome bis hin zum Schock. Makrohämaturie.

Therapie: Volumensubstitution, Analgetika, Klinikeinweisung.

Die Blasentamponade

Pathogenese: Austamponierung der Blase durch Blutkoagel bei schwerer Makrohämaturie. Zugrundeliegende Erkrankungen: Blasentumoren, Status nach transurethraler Resektion mit Nachblutung. Renale Makrohämaturie bei Nierentumoren. Hämorrhagische Zystitis (auch Radio- und Endoxanzystitis).

Symptomatik und Diagnostik: Schwere Makrohämaturie, bei der Miktion Abgang auch von Koageln. Volle, pralle, tastbare Blase mit erheblichen Unterbauchschmerzen. Harnverhalten möglich.

Therapie: Soforttherapie des Blutverlustes in der Regel nicht nötig. Klinikeinweisung. Analgetika, bei Blasenkrämpfen auch Spasmolytika.

Der akute Harnverhalt

Pathogenese: Bei infravesikaler Obstruktion (meist benigne Prostatahyperplasie) durch Detrusordekompensation.

Symptomatik und Diagnostik: Plötzlich auftretende Harnsperre mit tastbar gefüllter schmerzhafter Blase.

Therapie: Entlastung durch Katheterismus oder - wenn kein Katheter vorhanden - durch suprapubische Blasenpunktion. Nach völliger Entleerung kann die Miktion wieder in Gang kommen. Klinikeinweisung zur weiteren urologischen Abklärung.

Tabelle 1. Die Verdachtsdiagnose bei urologischen Notfällen stützt sich im wesentlichen auf die folgenden Symptome, die einzeln oder in Kombination auftreten können

Oligurie, Anurie	Nierenarterienembolie Nierenvenenthrombose Lithiasis Blasentamponade Prostataadenom
Abdomineller Schmerz und Flankenschmerz	Gefäßverschluß Steinkolik Akute Pyelonephritis Perinephritischer Abszeß
Fieber	Akute Pyelonephritis Perinephritischer Abszeß Lithiasis mit Obstruktion Akute Prostatitis Akute Epididymitis
Makrohämaturie	
Renal bedingt:	Nierenkarzinom Nierenarterienembolie Nierenvenenthrombose Urolithiasis Nierenverletzungen
Infrarenal bedingt:	Blasentamponade Blasenstein Hämorrhagische Zystitis Verletzungen im Bereich der ableitenden Harnwege
Akute Hodenschwellung	Hodentorsion! Epididymitis Hydrozele Hodentumor

Die Blasenruptur

Pathogenese: Intra- oder extraperitonealer Einriß der Blasenwand bei gefüllter Blase durch auf den Unterbauch einwirkende Gewalt (z. B. durch Knochenfragmente bei Beckenfrakturen).

Symptomatik und Diagnostik: Leitsymptome sind die Makrohämaturie nach Beckentrauma, Unterbauchschmerzen mit oder ohne peritoneale Zeichen. Spontanmiktion oft nicht möglich. Blutverlust bis zum Schock möglich.

Therapie: Volumensubstitution, Analgetika, sofortige Klinikeinweisung.

Die akute Prostatitis

Pathogenese: Akute, meist aszendierende Infektion der Prostata mit E. coli, Enterokokken und Staphylokokken, seltener auch Trichomonaden und andere.

Symptomatik und Diagnostik: Deutlicher bis extremer Druckschmerz am Perineum und rektal mit schmerzhafter Defäkation. Dysurie, Pollakisurie bis hin zum Harnverhalt. Fieber bis zu septischen Temperaturen und Schüttelfrost.

Therapie: Analgetika, Klinikeinweisung zur weiteren Abklärung.

Die Urethraruptur

Pathogenese: Stumpfe oder penetrierende Beckentraumen - Straddle-Verletzungen - führen zur Ruptur der vorderen oder hinteren Harnröhre bzw. zum Abriß im Bereich des Beckenbodens.

Symptomatik und Diagnostik: Penile oder perineale Hämatome und Schwellungen mit Blutaustritt aus dem Meatus. Dysurie mit Hämaturie oder Harnverhalt.

Therapie: Kein Katheterismus vor Abklärung durch ein retrogrades Urethrogramm! Therapie der Begleitverletzungen (Polytraumatisierte, Beckenfrakturen). Falls Entlastung bei Harnverhalt vor Klinikeinweisung nötig: suprapubische Zystostomie.

Die Hodentorsion

Pathogenese: Drehung des Hodens/Nebenhodens um seinen Aufhängeapparat, den Samenstrang. Hauptaltersgruppe sind pubertäre Jugendliche. Uncharakteristische Vorgeschichte, Auftreten im Schlaf etwas häufiger.

Symptomatik und Diagnostik: Langsam zunehmender Schmerz im Skrotum mit Ausstrahlung nach oben bis in die Flanke. Schwellung des Skrotalinhaltes mit hochstehendem Hoden. Häufig Lageanomalien in der Hoden-Nebenhoden-Beziehung (aber nicht beweisend).

Therapie: Die manuelle Retorquierung kann versucht werden, erspart auch im Erfolgsfall aber nicht die *sofortige* Klinikeinweisung, da spontane Rezidive vorkommen. Die Ischämietoleranz des Hodenparenchyms ist sehr begrenzt. Schmerztherapie, eventuell mit Sedierung. Die Operation sollte innerhalb der 6-Stunden-Grenze erfolgen.

Notfälle aus der Neurologie

G. Krämer und H. C. Hopf

Einleitung

Neurologische Notfallsituationen mit Beeinträchtigung der zerebralen Funktionen treten häufig mit recht einheitlich geprägter Symptomatik ohne sofort auffällige Differenzierung der Einzelsymptome nach Ursache und Lokalisation des zugrundeliegenden Prozesses auf. Das liegt daran, daß meist eine intrakranielle Drucksteigerung vorliegt, die Dringlichkeit und Art der ersten therapeutischen Maßnahmen prägt und die exakte ätiologisch-diagnostische Zuordnung einer Störung an den zweiten Platz verweist. D.h. die symptomatische Therapie und Erhaltung der vitalen Funktionen stehen ganz im Vordergrund und erlauben erst sekundär eine spätere diagnostische Abklärung. In diesem Sinn orientiert sich die nachfolgende Übersicht von neurologischen Notfallsituationen zunächst an den unspezifischen Syndromen des bewußtlosen oder „verwirrten" Patienten, an epileptischen Anfällen und akuten Kopfschmerzen. Anschließend wird aber auch auf die speziellen Aspekte einzelner Krankheiten eingegangen, die in Tabelle 1 zusammengestellt sind.

Die angesprochenen diagnostischen und therapeutischen Maßnahmen beschränken sich dabei im wesentlichen auf solche, die vom hinzugerufenen Notarzt, der gewöhnlich kein Neurologe ist, durchgeführt werden können.

Tabelle 1. Spezifische und unspezifische Syndrome bei Patienten mit neurologischen Notfällen

Unspezifisch
Bewußtseinsstörungen
„Verwirrtheit"
Epileptische Anfälle
Akuter Kopfschmerz
Spezifisch
Apoplektischer Insult (Ischämie/Blutung)
Hirnvenen- und/oder Sinusthrombose
Meningitis
Enzephalitis
Hypertone Enzephalopathie
Querschnittslähmung
Guillain-Barré-Syndrom
Myasthenie

Der bewußtlose Patient

Klinisch wird Bewußtlosigkeit (Koma) als ein Zustand definiert, in dem keine adäquate Reaktion auf äußere Reize erfolgt und der Patient aus diesem Zustand auch nicht erweckbar ist. In oberflächlichen Komastadien rufen starke Schmerzreize noch gezielte Abwehrbewegungen hervor und die Hirnstammreflexe, wie Pupillenreaktion auf Licht und Kornealreflex, sind ebenso wie die Spontanatmung erhalten. Mit zunehmender Komatiefe (siehe Tabelle 2) kommt es zu einem Verlust der Tätigkeit zerebraler Strukturen, absteigend vom Kortex über dienzephale und mesenzephale Strukturen bis zum Hirnstamm. Sind sämtliche Hirnstammreflexe erloschen, besteht keine Spontanatmung mehr und sind Temperatur- und Blutdruckregulation gestört, so liegt das Bild des dissoziierten Hirntodes vor.

Hauptursachen der Komaentstehung sind einerseits metabolische Störungen sowie exogene Intoxikationen, andererseits ein

Tabelle 2. Komastadien I-IV. Übersicht der klinischen Befunde, wobei in Abhängigkeit von der Ätiologie Variationen möglich sind

Komastadien												
	Reaktion auf Schmerzreiz	Muskeltonus	MER	Bab.	Bulbusstellung	Pupillenweite	LR	CR	Hirnstammreflexe OZR	VOR	CSR	Atmung
I	gezielt	normal	+	-	normal			+	(+)	mit Nystagmus	+	normal
II	ungezielt	normal	+	-	normal Konvergenz Divergenz			+	+	tonisch	+	Cheyne-Stokes
		erhöht	++	+	Divergenz			(+)	++	tonisch	+	
	Streck-synergismen	stark erhöht	+++	++	Divergenz			(+)	(+)	unter Umständen dissoziiert	+	"Maschinen-Atmung"
III	keine	schlaff	-	-	Divergenz			-	-	-	-	
IV	keine	schlaff	- (spinale Automatie)	-	Divergenz			-	-	-	-	keine Spontanatmung mehr

MER = Muskeleigenreflexe
Bab. = Babinski
LR = Lichtreaktion
CR = Kornealreflex
OZR = Okulozephaler Reflex
VOR = Vestibulookulärer Reflex
CSR = Ziliospinaler Reflex

lokaler oder diffuser zerebraler Krankheitsprozeß mit Hirndruckerhöhung und drohender Einklemmung. Ziel der neurologischen Befunderhebung bei bewußtlosen Patienten ist zunächst, hirnlokale Prozesse von metabolischen oder toxischen abzugrenzen und vor allem, beginnende Einklemmungssymptome frühzeitig zu erkennen.

Oft gibt die Fremdanamnese entscheidende Hinweise. Der Untersucher hat in der Notfallsituation auf Kornealreflex sowie auf Pupillenweite und Lichtreaktion als relevanteste Hirnstammreflexe zu achten und sie zu bewerten. Zur Beurteilung der Pupillenweite muß (anamnestisch) der Gebrauch von Miotika und von Mydriatika ausgeschlossen werden (zu medikamentösen Effekten auf die Pupillenweite siehe auch Tabelle 3). Wenn die Pupillomotorik seitengleich regelrecht ist und auch sonst körperliche Zeichen einer umschriebenen zerebralen Schädigung fehlen, kann mit recht großer Sicherheit eine metabolisch-toxische Grundstörung angenommen werden.

Konjugierte Bulbusbewegungen nach einer Seite weisen auf eine strukturelle Hirnläsion hin: Bei einer Hemiparese erfolgt die Blickabweichung bei einer Großhirn-

Tabelle 3. Auswahl der wichtigsten medikamentösen Effekte auf die Pupillenweite

Verengung	Erweiterung
Systemisch	
Barbiturate	Alkohol
Narkotika	Kokain
Chloralhydrat	Amphetamine
Reserpin	Antihistaminika
MAO-Hemmer	Trizyklische Antidepressiva
Alphamethyldopa	Adrenalin/Noradrenalin
Cholinergika	Anticholinergika
Cholinesterasehemmer	Phenothiazine
Lokal	
Miotika, z. B. Pilocarpin	Mydriatika, z. B. Atropin
Carbachol	Phenylephrin
Methacholin	Adrenalin
Physostigmin	Scopolamin
Neostigmin	Hydroxyamphetamin

schädigung zur gesunden Seite, bei einer Hirnstammläsion jedoch zur Lähmungsseite.

Die ausreichend sichere Beurteilung des Augenhintergrundes bleibt meist Neurologen und Ophthalmologen vorbehalten; keinesfalls darf zur Erleichterung der Untersuchung eine medikamentöse Pupillenerweiterung erfolgen.

Ein Meningismus weist meist entweder auf eine Subarachnoidalblutung (SAB) oder auf eine Meningitis bzw. Enzephalitis hin. Doch kann vor allem im tiefen Koma ein Meningismus fehlen.

Die Prüfung von Sensibilität und Motorik zielt auf Reaktion gegenüber Schmerzreizen (Seitenvergleich!). Bei fortschreitender Einklemmung lösen Schmerzreize häufiger Beuge- oder Strecksynergismen der Extremitäten aus, die nicht mit zerebralen Krampfanfällen verwechselt werden dürfen.

Am Notfallort sind nur einseitige Störungen im Bereich der Pyramidenbahn (positiver Babinski) als Ausdruck einer Halbseitensymptomatik bzw. umschriebenen zerebralen Störungen verwertbar, weitergehende Untersuchungen bleiben der Klinik vorbehalten.

Therapeutische Erstmaßnahmen beim bewußtlosen Patienten müssen sich auf die Stabilisierung der Vitalfunktionen konzentrieren. Hinzu kommt der Ausschluß einer Hypoglykämie. Bei Verdacht auf eine intrakranielle Drucksteigerung ist eine hochdosierte Kortisontherapie (z. B. 100 mg Dexamethason i. v.) zu diskutieren.

Der „verwirrte" Patient

Akute Schädigungen des Gehirns können zunächst rein psychische Veränderungen hervorrufen, bevor fokale organneurologische Ausfälle, wie beispielsweise Lähmungen, faßbar sind. Die psychischen Auffälligkeiten werden häufig pauschalierend als Verwirrtheitszustände bezeichnet und insbesondere bei älteren Patienten vorschnell auf zerebrale Durchblutungsstörungen bezogen. Da im Stadium dieses „Verwirrtheitszustandes" bei vielen Grundkrankheiten eine gezielte Behandlung bleibende neurologische Ausfälle noch verhindern kann (z. B. Ausräumung eines subduralen Hämatoms oder Substitution von Vitamin B_1 bei Wernicke-Enzephalopathie), ist die frühzeitige exakte Diagnose von besonderer Wichtigkeit. Nicht selten werden auch zentrale Sprachstörungen (Aphasien)

Tabelle 4. Häufige neurologische Ursachen organischer Psychosyndrome

Erkrankung	Körperliche Begleitsymptome
Subdurales Hämatom	Kopfverletzung, eventuell banal und lange zurückliegend, motorische Unruhe, erst spät neurologische Herdsymptome
Epidurales Hämatom	Rasch einsetzende neurologische Herdsymptome nach Schädel-Hirn-Trauma
Meningitis, Enzephalitis	Fieber, Meningismus, Lichtscheu, zerebrale Anfälle
Intrakranielle Druckerhöhung (z. B. Tumor)	Kopfschmerz, Brechreiz, zerebrale Anfälle, Herdsymptome
Wernicke-Enzephalopathie	Ataxie, Augenmuskelparesen, Lethargie - Apathie
Korsakoff-Syndrom	Demenz, Amnesie mit oder ohne Konfabulationen
Epileptischer Dämmerzustand	Bewegungsautomatismen, fokale Anfälle

als Verwirrtheitszustand verkannt, besonders wenn der Redefluß erhalten bleibt und keine deutliche Hemiparese vorhanden ist.

Die häufigsten neurologischen Krankheiten, die als Ursache hirnorganischer Psychosyndrome mit dem Leitsymptom „Verwirrtheit" in Frage kommen, sind in Tabelle 4 zusammengefaßt. Leitsymptom des organischen Psychosyndroms ist die Bewußtseinstrübung, die sich zu Beginn lediglich in Verhangenheit oder Benommenheit äußern kann. Dieses Leitsymptom ist neben dem Fehlen inhaltlicher Denkstörungen insbesondere wichtig zur Differenzierung gegenüber endogenen Psychosen. Weitere wichtige Symptome sind Orientierungs- und Auffassungsstörungen, eine verminderte Merkfähigkeit und Gedächtnisstörungen.

Die Erhebung der Anamnese bei verwirrten Patienten in der Notfallsituation richtet sich auf die Frage nach vorherbestehenden körperlichen und psychiatrischen Erkrankungen einschließlich von Krankheiten der inneren Organe (Niere, Leber usw.) und der Möglichkeit von Alkohol- und Medikamentenabusus. Bei der neurologischen Untersuchung muß nach diskreten Seitendifferenzen oder sonstigen Herdhinweisen gesucht werden, da ausgeprägte fokale Ausfälle oft fehlen.

Eine notfallmäßige symptomatische medikamentöse Therapie wird allenfalls bei agitierten oder deliranten Patienten erzwungen. Ohne Kenntnis der genauen Diagnose sollte in der Regel Benzodiazepinderivaten der Vorzug gegeben werden.

Epileptische Anfälle

Zerebrale Krampfanfälle sind zwar eine der häufigsten neurologischen Störungen, die den Patienten notfallmäßig zum Arzt führen, fast immer aber sind sie bis zu dessen Eintreffen spontan wieder abgeklungen. In dieser Situation ist eine routinemäßige Applikation von Antikonvulsiva oder Sedativa (Diazepam, Barbiturate) nicht indiziert. Sowohl die diagnostische Bewertung als auch die Entscheidung über das weitere Vorgehen kann sich fast nur auf anamnestische und insbesondere fremdanamnestische Angaben stützen.

Prinzipiell kann jeder Mensch bei einer Vielzahl von Krankheiten, auch wenn sie nicht primär das Nervensystem betreffen, einen oder mehrere epileptische Anfälle erleiden (Tabelle 5). Bei vorbestehender bekannter Epilepsie bedürfen einzelne einmalige Anfälle meist keiner stationären Einweisung, es sei denn, es ist zu einer Verletzung gekommen. Im Zweifelsfall ist aber

Tabelle 5. Ursachen epileptischer Anfälle

1. Unbekannt (keine faßbare Ursache)
2. Genetisch determiniert
3. Defektzustände
   Perinatale Hirnschäden
   Schädel-Hirn-Traumen
   Neurochirurgische Operationen
   Abgelaufene Infarkte und Blutungen
4. Akute Erkrankung
   Gehirntumor
   Enzephalitis
   Hirnvenen- und Sinusthrombose
   Eklampsie
   Stoffwechselstörung
   Fieber (Kinder)
5. Chronische Erkrankung
   Zerebrale Gefäßmalformation
   Degenerative ZNS-Prozesse
   Systemerkrankung
   Arteriosklerose
   Stoffwechselstörung
6. Medikamenten- und Alkoholabusus
   Entzug
   Intoxikation

Tabelle 6. Vorgehen beim Status epilepticus

1. *Verhalten beim Anfall/in der Akutsituation*
   Sicherstellung der Herz-Kreislauf-Funktion
   Schutz vor Verletzungen
   Sofern erforderlich, Sauerstoffgabe (bis 4 l/min) über Nasensonde
   Bei sicherer Diagnose Therapiebeginn mit 10 mg Diazepam (alternativ 1 mg Clonazepam) intravenös oder 15 mg Midazolam intramuskulär
   Bei persistierenden Anfällen Wiederholung der Benzodiazepininjektion

2. *Kurze Orientierung über mögliche Ursache/Auslösung des Status*
   Bekanntes Anfallsleiden?
   (Medikation, zu niedriger Blutspiegel, Umstellung, regelmäßige Einnahme, Zeitpunkt der letzten Einnahme, zusätzliche Erkrankung, sonstige Faktoren wie mangelnder Schlaf, Alkohol, andere Medikamente oder Drogen)

   Bisher keine Anfälle bekannt?
   Akute ZNS-Erkrankung, Tumorverdacht, Enzephalitis, Sinusthrombose, Insult, metabolisch-toxische Störung, Schädel-Hirn-Trauma, chronische Erkrankung

   Orientierende neurologische Untersuchung

eine stationäre Beobachtung immer vorzuziehen, beispielsweise wenn ein Status epilepticus droht oder eine symptomatische Genese zu vermuten ist. In Notfallsituationen ist eine genaue Differenzierung der verschiedenen Anfallsformen weniger wichtig, da zumindest im Erwachsenenalter psychomotorische und generalisierte tonisch-klonische (Grand-mal-Anfälle) über 90% der Ereignisse ausmachen.

Im Gegensatz zum selbstlimitierenden, nicht behandlungsbedürftigen einzelnen Anfall ist der Status epilepticus stets eine Indikation für eine medikamentöse Soforttherapie. Als Status werden epileptische Anfälle bezeichnet, die lange dauern oder sich in so kurzen Abständen wiederholen, daß sich daraus ein „andauernder epileptischer Zustand" ergibt. In der Praxis handelt es sich dabei gewöhnlich um rezidivierende Grand-mal-Anfälle, bei denen der Patient zwischenzeitlich das Bewußtsein nicht wieder erlangt.

Ein Status epilepticus steht nie am Anfang eines idiopathischen Anfallsleidens, d. h. bei fehlender Epilepsieanamnese liegt stets eine aktuelle ZNS-Schädigung vor. Bei bestehendem chronischem Anfallsleiden wird ein Status epilepticus meist durch Einnahmefehler der Antikonvulsiva provoziert.

Nachdem ein Status epilepticus auch heute noch mit einer Letalität von ca. 10% behaftet ist, ist die Notwendigkeit zur umgehenden Einleitung einer wirksamen Therapie evident. Erstmaßnahme sollte die Injektion eines Benzodiazepins sein, wobei neben der i. v.-Applikation von Diazepam oder Clonazepam neuerdings durch das Midazolam - auch bei i. m.-Gabe - eine rasche Wirkung beobachtet wurde.

Über die allgemeinen Therapiemaßnahmen beim Status epilepticus inklusive des weiteren Vorgehens im Krankenhaus bei Therapieresistenz orientiert die Tabelle 6. Häufigster Therapiefehler ist ein zu zögernder und/oder zu niedrig dosierter Einsatz in der Anfangsphase.

Akuter Kopfschmerz

Kopfschmerz als Leitsymptom akuter neurologischer Krankheiten hat in der Praxis eine hervorragende Bedeutung. Beurteilungskriterien sind dabei zeitliche Merkmale (Alter des Patienten, Häufigkeit der Beschwerden, Verlaufsdynamik), Intensität und Charakter, auslösende Faktoren, Lokalisation und eventuelle Begleitsymptome. Eine kurze Gegenüberstellung der wichtigsten Kopfschmerzen im Rahmen neurologischer Notfälle gibt Tabelle 7 wieder.
Als Faustregel kann man davon ausgehen, daß folgende Kopfschmerzmerkmale in jedem Fall als Alarmsymptom gelten und zu umgehender Abklärung veranlassen sollten:

1. Kombination mit neurologischen Funktionsstörungen (Meningismus, Stauungspapillen, Hirnnervenausfälle, Hemiparese, Hirnstammsymptome).
2. Kombination mit ernstzunehmenden Begleitbeschwerden (Fieber, Brechreiz, psychische Veränderungen, Krampfanfälle).
3. Schlagartig auftretende, „explosionsartige" Kopfschmerzen mit Todesangst oder initialer Bewußtlosigkeit.
4. Erstmals auftretende, ungewöhnlich starke Kopfschmerzen, insbesondere bei älteren Patienten.
5. Kopfschmerzen rasch zunehmender Intensität.
6. Umschrieben lokalisierte, seitenkonstante Kopfschmerzen.

Besonders zu achten ist auf den Meningismus als Ausdruck einer Reizung der Hirnhäute. Dabei prüft man den muskulären Widerstand bei passiver Beugung des Kopfes nach vorn. In der Praxis tritt ein Meningismus außer bei Meningitis bzw. anderen entzündlichen ZNS-Erkrankungen am häufigsten bei einer Subarachnoidalblutung auf, seltenere Ursachen sind Hirndrucksteigerung, Raumforderungen in der hinteren Schädelgrube, HWS-Prozesse, schwere Tonsillitis und Peritonsillarabszesse, gelegentlich Intoxikationen. Tonuserhöhungen im Rahmen extrapyramidaler Erkrankungen sind durch die Rigidität gegen Reklination meist abgrenzbar.
Ein Meningismus ist stets eine Indikation zur stationären Einweisung in ein Fachkrankenhaus. Eine Medikation für den Transport sollte, abgesehen von einer eventuell erforderlichen Gabe von Analgetika, unterbleiben.

Subarachnoidalblutung

Leitsymptom der Subarachnoidalblutung ist der schlagartig, gewöhnlich aus völligem Wohlbefinden heraus einsetzende rasende Kopfschmerz. Häufigste Ursache sind Aneurysmen und Angiome der zerebralen Gefäße. Daneben kommen Schädel-Hirn-Traumen und andere Gefäßerkrankungen sowie Gerinnungsstörungen (Marcumarbehandlung!) in Frage. Abhängig von Lokalisation und Ausmaß der Blutung kommt es neben dem nur selten fehlenden Meningismus häufiger zu Bewußtseinsstörungen. Neurologische Herdsymptome weisen in der Regel auf eine sekundäre Einblutung in das Hirnparenchym oder auf einen mit einer Latenz von Tagen auftretenden Gefäßspasmus mit sekundären Ischämien hin; sie können aber auch Ausdruck einer primär zerebralen Läsion sein, in deren Folge sich eine Subarachnoidalblutung entwickelt hat. Doppelbilder, Ptosis und Mydriasis bei Okulomotoriusparese können direkter Druckeffekt des Aneurysmas auf den Nerven sein, Abduzensparesen Folge des allgemein erhöhten intrakraniellen Drucks. Vegetative Begleitsymptome in Form von Blasenentleerungsstörungen, Tachykardie und Blutdruckanstieg sind häufig, EKG-Veränderungen aller Art und Schwere kommen vor.
Jede Subarachnoidalblutung ist zur diagnostischen Abklärung möglichst sofort in die Klinik einzuweisen (Liegendtrans-

Tabelle 7. Differentialdiagnose von Kopfschmerzen

Merkmal	Subarachnoidalblutung	Hirntumor	Migräne	Neuralgie	Bing-Horton-Syndrom (Cluster headache)	bakt. Meningitis
Alter des Patienten	beliebig	beliebig	10.–50. Lj.	ab 40./50. Lj.	20.–40. Lj.	beliebig
Häufigkeit des Kopfschmerzes	einmalig	einmalig	rezidivierend	rezidivierend	rezidivierend period. Häufung	einmalig
Intensität/Charakter	äußerst heftig, Vernichtungsgefühl	dumpf bohrend, zermürbend	pulsierend, wechselnd stark	heftigst, wie ‚elektrischer Schlag‘	stechend, pulsierend, sehr intensiv	dumpf, stark, ‚platzen‘
Auslösung	Zufall (körperliche Belastung?)	Liegen, Bücken, Anstrengung	Belastung (Wetter, Menstruation etc.)	Berührung von Triggerpunkten, Kauen, Kälte etc.	Alkohol, Nitroglyzerin, Histamin	spontan
Verlaufsdynamik	initial maximal, langsam abklingend	langsam progredient, wellenförmig	jeweils Stunden (bis Tage) dauernd	blitzartiger Beginn, Sekunden dauernd	oft ‚fahrplanmäßig‘ nachts, Dauer jeweils ½–3 h	progredient
Lokalisation	initial meist okzipital	beliebig, meist diffus	meist halbseitig	entsprechend periph. Nerv	streng halbseitig, Schläfen-Augen-Region	Stirn, diffus
Begleitsymptome	Meningismus, evtl. Bewußtseinsstörung, evtl. neurologische Herdzeichen	evtl. Bewußtseinstrübung, Brechreiz, Anfälle/Ausfälle	Sehstörungen, Licht- und Lärmscheu, Übelkeit/Brechreiz	manchmal vermehrte Tränensekretion	Rötung der Haut u. Augen, Augentränen, Zuschwellen der Nase, Horner-Syndrom	Fieber, Meningismus, Bewußtseinsstörung
Akutmaßnahme	stat. Einweisung	Überweisung zum Facharzt	medikamentöse Therapie	medikamentöse Therapie	medikamentöse Therapie	stat. Einweisung
Diagnostik	Computertomographie Lumbalpunktion Angiographie	EEG, Computertomographie, Angiographie	EEG	Ausschluß symptomatischer Formen	evtl. Provokationstest	Lumbalpunktion Bakteriologie Computertomographie
Therapie	Operation	Operation, Bestrahlung, Chemotherapie	Mutterkornalkaloide	Carbamazepin	Antihistaminika, Betablocker O_2-Inhalation	Antibiotika

port!). Im Krankenhaus wird nach Diagnosesicherung durch Computertomographie und Lumbalpunktion eine frühzeitige Angiographie und Operation angestrebt.

Meningitis - Enzephalitis

Abgesehen von einer leichten begleitenden Nackensteifigkeit bei gesicherter harmloser viraler Allgemeininfektion stellt allein schon jeder Verdacht auf Meningitis oder Enzephalitis eine Indikation zur umgehenden stationären Einweisung dar. Differente Therapiemaßnahmen sollten möglichst unterbleiben, da sie geeignet sind, eine Beeinträchtigung der Hirnfunktion (Sedativa!) vorzutäuschen oder einen Erregernachweis (Antibiotika) unmöglich zu machen.

Die Mehrzahl der Meningitiden ist durch Viren hervorgerufen. Bei geringer allgemeiner Beeinträchtigung und Fehlen neurologischer Ausfälle präsentieren sie sich meist nicht als wirklicher Notfall. Die exakte Zuordnung ist rein klinisch anfangs aber oft nicht möglich. Die bloße Vermutung, daß es sich nicht um eine bakterielle, sondern nur um eine virale Meningitis handelt, darf aber nicht vom raschen Handeln abhalten.

Über das klinische Bild der akuten bakteriellen Meningitis orientiert die Tabelle 8. Es sei nochmals hervorgehoben, daß die „Kardinalsymptome" der Meningitis Kopfschmerz, Fieber und nachfolgend Bewußtseinsstörungen und Meningismus sind.

Anders als die eher harmlosen viralen Meningitiden sind die viralen Enzephalitiden sehr ernst zu nehmen. Im Erwachsenenalter spielt insbesondere die Herpes-simplex-Virus-Enzephalitis eine wichtige Rolle, wobei eine frühzeitige Behandlung die Mortalität senken und die Residuen abmildern kann.

Das klassische klinische Bild ist geprägt von einem Temporallappensyndrom mit Bewußtseinsstörung (psychische Auffälligkeit, „Verwirrtheit", Gedächtnisstörungen, Verlangsamung, Schwerbesinnlichkeit) mit rascher Progredienz, epileptischen Anfällen und neurologischen Herdsymptomen (Aphasie, Hemiparese usw.).

Tabelle 8. Symptome der akuten bakteriellen Meningitis

Fieber, unter Umständen Schüttelfrost
Kopfschmerzen, diffus, drückend
Meningismus, Wurzeldehnungszeichen (auch Kernig und Brudzinski positiv, in schweren Fällen Entlastungshaltung und Opisthotonus)
Überempfindlichkeit gegenüber Reizen (optisch, akustisch, taktil)
Bewußtseinsstörungen (von initialer Unruhe und gesteigerter Reizbarkeit über delirante Bilder und zunehmende Benommenheit/Lethargie bis hin zu allen Komastadien)
Übelkeit, Brechreiz, Erbrechen
Neurologische Schädigungszeichen (Krampfanfälle, Hirnnervenausfälle, Paresen etc.)
Hautveränderungen (Petechien besonders bei Meningokokken, Rezidiv eines Herpes simplex möglich); Blutunterlaufungen
Vegetative Störungen (Blutdruck- und Pulsunregelmäßigkeiten, vermehrtes Schwitzen, Störungen des Schlaf-Wach-Rhythmus)

Apoplektischer Insult

Der apoplektische Insult ist in der Bundesrepublik Deutschland die dritthäufigste Todesursache. Bereits daraus wird seine notfallmedizinische Bedeutung ersichtlich. Trotz sehr ähnlicher oder gleichartiger klinischer Symptomatik entpuppen sich 10-15% der vaskulären Ereignisse im Computertomogramm als intrazerebrale Blutungen; bei den anderen 85-90% handelt es sich um thrombotische und/oder embolisch bedingte zerebrale Ischämien. In Abhängigkeit vom betroffenen Gefäßgebiet kommt es zu sehr unterschiedlichen klinischen Ausfallserscheinungen (siehe

Tabelle 9. Lokalisation zerebrovaskulärer Störungen aufgrund der klinischen Symptomatik

Stromgebiet
A. ophthalmica Flüchtige Visusminderung eines Auges (= Amaurosis fugax) Zentralarterienverschluß der Retina
A. cerebri anterior Beinbetonte Hemiparese und Sensibilitätsstörung
A. cerebri media Gesichts- und armbetonte Hemiparese und Sensibilitätsstörung Hemianopische Sehstörung Aphasien
A. cerebri posterior Hemianopische Sehstörung
A. basilaris Schwindel Gekreuzte Paresen und Sensibilitätsstörungen Dissoziierte Empfindungsstörungen Ataxie, zerebelläre Symptome Dysarthrie Hirnnervenausfälle Ohrgeräusche Horner-Syndrom „Drop attacks" Singultus
Unspezifisch Konjugierte Blickwendung Krampfanfall Kopfschmerz „Verwirrtheit"

Tabelle 9). Die Amaurosis fugax als passagere monokuläre Visusreduktion macht dabei die einzige Ausnahme von der Regel für das Karotisstromgebiet, daß die Störungen immer auf der Körperseite auftreten, die kontralateral zur Gefäßläsion liegt.

Führendes Symptom der meisten Schlaganfälle im Bereich der Großhirnhemisphären ist eine Halbseitenstörung (Hemisyndrom), beim häufigen Mediainfarkt in Form einer arm- und gesichts- (brachiofazial) betonten sensomotorischen Hemiparese mit oder ohne Hemianopsie. Ist die dominante Hemisphäre geschädigt, findet sich meist zusätzlich eine Aphasie.

Das Vollbild eines schweren Schlaganfalls bereitet nie diagnostische Schwierigkeiten. Ganz anders sind leichtere Schädigungen zu beurteilen, wenn etwa nur ein Schweregefühl oder eine Ungeschicklichkeit von Arm oder Hand besteht, und Reflexauffälligkeiten bzw. Pyramidenbahnzeichen fehlen. Gerade die klinisch gering ausgeprägten zerebralen Ischämien sollten aber möglichst rasch ins Krankenhaus eingewiesen werden, um einer „Katastrophe" durch Ausdehnung der Ischämiezone entgegenwirken zu können.

Intrazerebrale Blutungen führen häufig initial zu Bewußtseinsstörungen, bei Anschluß an den Subarachnoidalraum auch zu Meningismus. Am häufigsten wird die sogenannte hypertone Massenblutung beobachtet. Sie findet sich meist im höheren Lebensalter mit einer langen Hypertonieanamnese. Bevorzugte Lokalisation ist der Stammganglienbereich. Nächsthäufig werden Blutungen aus Aneurysmen oder Angiomen angetroffen, insbesondere bei jüngeren Patienten. Seltenere Ursachen sind Blutgerinnungsstörungen, Einblutungen in zerfallende Hirntumore, Einnahme von Antikoagulanzien und anderes mehr. Neben der typischen klinischen Symptomatik mit akutem Beginn fokaler neurologischer Ausfälle und Bewußtseinsstörungen zeigen Hirnblutungen in seltenen Fällen auch eine langsame Entwicklung oder geringe Ausdehnung, so daß erst im Computertomogramm die richtige Diagnose gestellt wird. In solchen Fällen ist eine Abgrenzung gegenüber einer Ischämie klinisch kaum möglich.

Die notfallmäßigen diagnostischen und therapeutischen Erstmaßnahmen bei zerebrovaskulären Ereignissen sind von Art und Ausmaß der Störung einerseits und Merkmalen des jeweiligen Patienten andererseits abhängig. Patienten mit passageren Störungen sollten ebenso wie diejenigen mit neurologischen Ausfällen stationär eingewiesen werden. Eine häufig noch empfohlene generelle rasche Blutdrucksenkung bei Schlaganfallpatienten ist abzulehnen; lediglich bei exzessiven Werten ist eine vor-

sichtige Senkung auf 140-160 mm Hg systolisch und 90 mm Hg diastolisch indiziert. Bei ausgeprägter Hemiparese mit Bewußtseinstrübung kann eine hochdosierte Dexamethasongabe (40-100 mg i.v.) erfolgen, obwohl ein Effekt von Steroiden auf das ischämische Hirnödem bislang nicht bewiesen ist. Sonstige medikamentöse Maßnahmen in der Akutsituation außerhalb des Krankenhauses sollten unterbleiben, weil sie entweder unwirksam sind, infolge einer Durchblutungssteigerung in gesunden Hirnarealen zu Lasten der bereits geschädigten Regionen („Steal effect“) sogar schädlich sein können (z. B. Aminophyllin, Papaverin, Nikotinsäure) oder noch nicht genügend erprobt sind (z. B. Kalziumantagonisten).
In Verkennung der möglichen Gefahr werden flüchtige Ereignisse - beispielsweise Paresen, die schon nach wenigen Minuten oder Stunden wieder abgeklungen sind - oft nicht ernst genommen, obwohl bekannt ist, daß ihnen nach Stunden oder Tagen ein schwerster ischämischer Insult folgen kann. Ursache solcher transitorischer ischämischer Attacken (TIA) sind entweder Embolisierungen durch spontane intravasale Aggregate und Verschleppung von kleinen und kleinsten Thromben von arteriosklerotischen Plaques bzw. von den Herzklappen oder aber Minderdurchblutungen hinter stenosierenden Arterienveränderungen. In letzterer Situation ist die Folge einer ausgedehnten Insultbildung bei rascher medikamentöser Senkung eines erhöhten Blutdrucks ohne weiteres einleuchtend. Als Akutmaßnahme ist daran zu denken, daß ein dramatischeres zweites Ereignis oder aber die stotternde Entwicklung eines progredienten Insultes möglichst verhindert werden sollte. Wir sehen deshalb auch die TIA als Notfallereignis an und fordern die initiale stationäre Betreuung, die im wesentlichen auf eine rasche Erkennung hämodynamisch oder thromboembolisch relevanter Veränderungen des Herz-Kreislauf-Systems gerichtet ist.

Hirnvenen- und Sinusthrombosen

Hirnvenen- und Sinusthrombosen treten selten als eigenständige Krankheit auf, meist als Komplikation einer Vielzahl intra- und extrakranieller Erkrankungen. In Abhängigkeit von der Lokalisation des thrombosierten zerebralen Gefäßes kommt es zu unterschiedlichen klinischen Bildern.
Prädisponierende Faktoren sind neben entzündlichen Nachbarschaftsprozessen (Nebenhöhlen, Mittel- oder Innenohr, Felsenbein) im Kindesalter Geburtstraumen, angeborene Herzfehler sowie Infektionskrankheiten; bei Jugendlichen Schädel-Hirn-Traumen, die nicht schwerwiegend zu sein brauchen; im Erwachsenenalter bei Frauen Gerinnungsstörungen im Rahmen von Schwangerschaft und Wochenbett oder bei Einnahme von oralen Kontrazeptiva. Im höheren Alter sind Arteriosklerose, Hochdruck, Rechtsherzinsuffizienz und schließlich allgemeine Kachexie häufig beteiligt.
Die meisten Patienten klagen zunächst über Kopfschmerzen, üblicherweise in Scheitelmitte. Vier von fünf Patienten entwickeln eine intrakranielle Drucksteigerung mit Übelkeit, Brechreiz und Erbrechen, seltener auch Meningismus und Bewußtseinstrübung. Zwei von drei Patienten bekommen meist fokale epileptische Anfälle. Entweder im Anschluß an Anfälle oder auch spontan können Halbseitensymptome inklusive aphasischer Störungen auftreten.
An eine Hirnvenen- und Sinusthrombose muß stets gedacht werden, wenn sich im Verlauf eines Entzündungsprozesses im Kopfbereich, einer Gravidität oder des Wochenbetts, nach einem Schädel-Hirn-Trauma, bei Thrombophlebitis migrans in der Körperperipherie oder ähnlichem akute neurologische Beschwerden einstellen.

Hypertensive Enzephalopathie

Dieser Begriff bezieht sich auf ein relativ akut einsetzendes Geschehen mit krisenhaft gesteigertem Blutdruck, Kopfschmerz, Übelkeit, Brechreiz, Sehstörungen und eventuell Krampfanfällen sowie Verwirrtheit bis zu Bewußtseinsstörungen.
Dieses Syndrom kann bei allen Hypertonieformen inklusive akuter Glomerulonephritis und Eklampsie auftreten. Neben den genannten allgemeinen und neurologischen Funktionsstörungen können auch lateralisierte oder fokale neurologische Ausfälle wie sensomotorische Hemiparesen oder Aphasien hinzutreten, die dann an die Möglichkeit von umschriebenen zerebralen Blutungen oder Ischämien denken lassen müssen. Am Augenhintergrund finden sich Exsudate, Einblutungen, Papillenödem und sogar Stauungspapillen. Daneben bestehen häufig auch Zeichen einer kardialen Dekompensation und eines Nierenversagens.
Die Diagnostik außerhalb der Klinik muß sich auf die anamnestische Erfassung eventuell auslösender Faktoren (Absetzen von Antihypertensiva, vorbestehendes Nierenleiden, schwer behandelbare Hypertonie etc.) sowie Blutdruckregistrierung beschränken. Die initiale Therapie zielt auf eine Blutdrucksenkung mit Mitteln wie z. B. Kalziumantagonisten oder Clonidin. Eine Klinikeinweisung ist indiziert.

Akute Querschnittslähmungen

Häufige Ursachen akuter Querschnittslähmungen sind Wirbelsäulentraumen, Bandscheibenvorfälle und spinale Ischämien. Dagegen ist bei Entzündungsprozessen (Myelitis) und spinalen Raumforderungen eher ein langsam progredienter Verlauf zu erwarten. Unabhängig von der Ätiologie ist die akute Querschnittslähmung durch eine plötzliche Funktionsstörung der wichtigen Rückenmarksbahnen unterhalb der Läsion gekennzeichnet. Klinisch-neurologisch ergeben sich daraus eine Para- oder Tetraparese bis -plegie der Extremitäten, eine Sensibilitätsstörung der unteren Körperhälfte kaudal der Schädigung sowie eine Blasen- und Darmlähmung. Läsionen des Zervikalmarkes können zu einer Tetraparese, Läsionen des Thorakolumbalmarkes nur zu einer Paraparese der Beine führen. Besonderheit des Konussyndroms ist, daß die akute Blasenlähmung Leitsymptom ist. In Tabelle 10

Tabelle 10. Querschnittssymptome in Abhängigkeit von der Läsionshöhe

Zervikalmark	Thorakolumbalmark	Conus medullaris
Schlaffe Tetraparese bis -plegie	Paraparese bis -plegie der Beine	Beine frei beweglich
Sensibilitätsstörung kaudal der Läsion	Sensibilitätsstörung kaudal der Läsion	Anästhesie im Sakralbereich („Reithosen"-Anästhesie)
Blasenlähmung	Blasenlähmung	
Im spinalen Schock Areflexie an den unteren Extremitäten, gegebenenfalls auch an den oberen Extremitäten (abhängig von der Höhe der Läsion)	Im spinalen Schock Areflexie an den Beinen, später Reflexsteigerung Babinski positiv	Blasen-/Enddarmlähmung Babinski negativ
Später Reflexsteigerung, bei hoher Halsmarkläsion Atemstörung durch Zwerchfellähmung		
Babinski positiv		

sind die wichtigsten Querschnittssymptome aufgeführt.
Bei der Erstuntersuchung querschnittsgelähmter Patienten ist die ungefähre Höhenlokalisation, d.h. die Zuordnung zum zervikalen, thorakalen oder Conus-medullaris-Niveau entscheidend. Die erste orientierende neurologische Untersuchung beschränkt sich auf die Prüfung der Motorik, der Reflexe und der Sensibilität (Schmerzreaktion). Bei Halsmarkläsionen unterhalb C5 können die Arme und Schultern noch bewegt werden, die Handmuskeln weisen jedoch eine deutliche Kraftminderung auf. Recht exakt läßt sich das geschädigte Segment durch Prüfung der Schmerzempfindung eingrenzen. Die Muskeleigenreflexe sind bei akuten Querschnittslähmungen distal der Läsion zunächst erloschen. Im Zervikalbereich ist damit eine ergänzende Höhenlokalisation möglich (Ausfall von Trizeps- und Bizepssehnenreflex - Läsion oberhalb C6. Trizepssehnenreflex erloschen, Bizepssehnenreflex erhalten - Läsion bei C7. Trizepssehnenreflex und Bizepssehnenreflex erhalten - Läsion unterhalb Th1). Bei einer Läsion des Conus medullaris ist auf eine umschriebene Sensibilitätsstörung im Sakralbereich (Reithosenanästhesie) zu achten.
Weitere Maßnahmen können ambulant nicht erfolgen. Der Patient ist so rasch wie möglich in eine neurologische oder neurochirurgische Klinik zu überweisen. Außer bei unmittelbarer Traumatisierung ist bei der akuten Querschnittslähmung grundsätzlich von einem raumfordernden, rükkenmarkskomprimierenden Prozeß auszugehen. Nur die sofortige neurochirurgische Dekompression kann dabei bleibende Lähmungen verhindern. Von wenigen Ausnahmen abgesehen erfordert die weitere Diagnostik eine Myelographie.
Die therapeutische Erstversorgung gilt bei Halsmarkläsionen der Sicherung der Vitalfunktionen (Beachtung der Ateminsuffizienz, Blutdruckabfall) und bei Traumen der Versorgung anderer Verletzungen. Querschnittsgelähmte sind so zu lagern und zu transportieren, als ob eine instabile Wirbelfraktur vorliegt.

Guillain-Barré-Syndrom

Beim Guillain-Barré-Syndrom handelt es sich um eine akute progrediente Schädigung der Nervenwurzeln, wahrscheinlich entzündlicher Genese, mit dem charakteristischen klinischen Merkmal der aufsteigenden Lähmung (Landry-Paralyse). Einige Tage nach einem unspezifischen Infekt der Luftwege oder des Intestinums beginnen Kribbelparästhesien in Füßen und eventuell Händen. Parallel oder innerhalb einiger weiterer Tage entwickelt sich eine zunehmende Schwäche der Extremitätenmuskulatur. Diese beginnt gewöhnlich symmetrisch in beiden Beinen und ist dort stärker ausgeprägt, ein initialer Befall der oberen Extremitäten ist aber ebenfalls möglich. Die Paresen schreiten meist rasch fort und erfassen häufig die Rumpf- und Halsmuskulatur bis zur Tetraplegie. In diesem Stadium besteht die Gefahr der Atemlähmung. Bei ausgeprägten Paresen sind fast ausnahmslos auch Hirnnerven beteiligt, bevorzugt der Nervus facialis. Zeichen einer Mitbeteiligung des autonomen Nervensystems sind Blasenentleerungsstörungen, Blutdruckschwankungen, Tachykardien und selten Herzrhythmusstörungen.
Der neurologische Untersuchungsbefund zeigt eine schlaffe Parese bis Plegie der Extremitätenmuskeln. Die Muskeleigenreflexe sind erloschen. Von Parästhesien abgesehen sind Sensibilitätsstörungen oft nicht nachweisbar. Im Initialstadium mit Parästhesien und „allgemeinem Schwächegefühl" wird die Diagnose oft nicht gestellt. Richtungsweisend ist bei diesen Patienten der neurologische Befund, der meist schon eine deutliche Reflexabschwächung und Paresen in den distalen Muskeln (meist Fußheber und -senker) nachweist. Bei ausgeprägtem Krankheitsbild mit hochgradiger Para- oder Tetraparese ist die Differentialdiagnose gegen Querschnittslähmungen

anderer Genese gelegentlich schwierig (im Gegensatz zur Rückenmarksschädigung kein sensibles Niveau).
Schon bei Verdacht auf dieses Krankheitsbild ist eine stationäre Einweisung erforderlich, weil die Atemstörung überraschend und ohne kennzeichnende Vorboten einsetzen kann.

Myasthenie

Klinisches Leitsymptom der Myasthenia gravis pseudoparalytica ist eine isolierte motorische Symptomatik mit abnormer Ermüdbarkeit der Willkürmuskulatur. Pathophysiologisch liegt eine Veränderung der neuromuskulären Übertragung aufgrund von Antikörpern gegen Azetylcholinrezeptoren der neuromuskulären Endplatte vor. Notfallsituationen treten kaum bei Erstmanifestation der Krankheit, sondern im Krankheitsverlauf in Form von myasthenen oder cholinergen Krisen auf.
Die myasthene Krise ist Folge eines plötzlichen Azetylcholinmangels an der Endplatte entweder durch unzureichende Therapie mit Cholinesterasehemmern (z. B. plötzliches Absetzen der Medikamente) oder erhöhtem Bedarf an Azetylcholin, z. B. bei akuten viralen oder bakteriellen Infekten. Auch bestimmte Medikamente wie Lokalanästhetika, Muskelrelaxanzien, Neuroleptika und magnesiumhaltige Antibiotika können durch Hemmung der neuromuskulären Übertragung eine myasthene Krise auslösen. Ursache einer cholinergen Krise ist die (relative) Überdosierung mit Cholinesterasehemmern.
Das klinische Bild der myasthenen und cholinergen Krise ähnelt sich weitgehend: In beiden Fällen zeigt sich eine rasch progrediente generalisierte Muskelschwäche, zunächst mit Schluck- und Sprechstörungen und schließlich mit zunehmender Ateminsuffizienz. Es besteht die Gefahr einer Aspiration mit einer raschen, oft innerhalb von Minuten kompletten Atemlähmung. Bei der cholinergen Krise ist auf Faszikulieren und cholinerge Symptome wie Schwitzen, Speichelfluß oder Diarrhö zu achten.
Eine leichte Ateminsuffizienz kündigt sich meist durch Tachykardie, Schlaflosigkeit und Schwäche beim Abhusten (bei Infekten) an, ohne daß die Patienten zunächst über Atembeschwerden klagen. Auch eine zunehmende Ermüdungsreaktion oder Schluckstörungen müssen als Warnsymptome gewertet werden.
Myasthene Patienten mit deutlich zunehmender Muskelschwäche müssen stationär überwacht werden. Eine ungezielte ambulante Änderung der Cholinesterasehemmerdosis kann akut eine krisenhafte Verschlechterung herbeiführen. Bei bereits ausgeprägter Muskelschwäche, Schluckstörung und beginnender Ateminsuffizienz ist eine notfallmäßige Klinikeinweisung notwendig, unter Umständen nach vorheri-

Tabelle 11. Symptomatik und Akutmaßnahmen bei myasthener bzw. cholinerger Krise

Situation	Symptomatik	Maßnahme
Myasthene Krise	Rasche Zunahme der Paresen Ateminsuffizienz	Beatmung Klinische Einweisung Cholinesterasehemmer (Tensilonprobe erst am beatmeten Patienten)
Cholinerge Krise	Rasche Zunahme der Paresen Ateminsuffizienz Eventuell Schwitzen, Diarrhö, Faszikulieren	Beatmung Klinische Einweisung Atropin (Tensilonprobe erst am beatmeten Patienten)

ger Intubation. Erst nach Sicherstellung der Vitalfunktionen darf eine weitere Differenzierung zwischen den oben genannten beiden krisenhaften Verschlechterungen in Angriff genommen werden. Die oft propagierte „Testung" mit rasch wirksamen Cholinesterasehemmern (Tensilon) sollte nur unter intensivmedizinischen Bedingungen versucht werden, weil eine Tensilongabe in einer cholinergen Krise zu einem Atemstillstand führen kann.

Über Symptomatik und Akutmaßnahmen bei myasthener bzw. cholinerger Krise orientiert die Tabelle 11.

Literatur

1. Ahnefeld FW, Bergmann H, Burri C, Dick W, Halmágyi M, Hossli G, Rügheimer E (1979) Der bewußtlose Patient. (Klinische Anästhesiologie und Intensivtherapie, Bd 19) Springer, Berlin Heidelberg New York
2. Green BA, Marshall LF, Gallagher TJ (1982) Intensive care for neurological trauma and disease. Academic Press, New York
3. Henning RJ, Jackson DL (1985) Handbook of critical care neurology and neurosurgery. Praeger, New York
4. Johnson RT (1985) Current therapy in neurologic disease 1985/1986. Decker, Philadelphia Toronto
5. Krämer G, Lüth G (1984) Neurologische Notfälle I-IV. Ärzteblatt Rheinland-Pfalz 37: 459, 503, 557, 621
6. Plum F, Posner JB (1980) The diagnosis of stupor and coma, 3rd ed. Davis, Philadelphia
7. Salcman M (1983) Neurologische Notfälle. Thieme, Stuttgart New York
8. Seminars in Neurology 3, No. 1 (1983) (Neurology in the emergency room, p 1-100)
9. Seminars in Neurology 4, No. 4 (1984) (Critical care, p 397-510)
10. Thompson RA, Green JR (1980) Critical care of neurological and neurosurgical emergencies. Raven Press, New York

Notfälle aus der Neurochirurgie

P. Oldenkott

Einleitung

Neurochirurgische Notfallsituationen sind entweder nichttraumatischer oder traumatischer Art. Die Dringlichkeit und Art der diagnostischen und allgemeinen Sofortmaßnahmen wird bei einer Mitbeteiligung des Gehirns von der Bewußtseinslage des Notfallpatienten bestimmt. Die Fähigkeit, quantitative (graduelle) Bewußtseins- oder Vigilanzstörungen beurteilen und die orientierenden neurologischen Untersuchungstechniken handhaben zu können, muß von jedem Notfallarzt gefordert werden.

Notfallmedizinische Beurteilung der Bewußtseinslage

Bewußtseinsstörungen, quantitativer oder gradueller Art, drücken sich in einer Beeinträchtigung der Vigilanz und einer Minderung der Bewußtseinsinhalte aus. Begriffe wie Apathie, Somnolenz, Sopor oder Stupor sollten bei der Einordnung der Bewußtseinslage in der Notfallsituation vermieden werden, weil ihre Interpretation von Untersucher zu Untersucher variieren und ihre Verwendung daher zu Mißverständnissen führen kann. Es hat sich bewährt, die Einordnung der Bewußtseinslage *deskriptiv* vorzunehmen und von Bewußtlosigkeit, Bewußtseinstrübung und Bewußtseinsklarheit zu sprechen.

Bewußtseinsklarheit ist die ungestörte Wahrnehmung der Umgebung und seiner selbst.

Bewußtseinstrübung ist ein Zustand verminderter Wahrnehmung der Umgebung und seiner selbst. Der Patient *öffnet die Augen* spontan oder auf Anruf oder Schmerzreize und/oder kann auf Aufforderungen hin gezielte Bewegungen ausführen. *Bewußtlosigkeit oder Koma* ist ein Zustand von Unerweckbarkeit, in welchem der Patient die *Augen geschlossen* hat und diese weder auf Anruf noch auf Schmerzreize hin öffnet und in dem er auf Aufforderungen hin keine Bewegungen ausführt. Möglich sind jedoch reflektorische, teils gezielte Abwehrbewegungen auf Schmerzreize.

Die Komatiefe wird im *Frowein-Schema* unter Einbezug wesentlicher neurologischer Funktionsstörungen differenzierter erfaßt (in Anlehnung an das World Federation of Neurosurgical Societies Coma Grading): *Koma = Bewußtlosigkeit, Augen geschlossen.*

Koma Grad I	– keine anderen zentralen neurologischen Funktionsstörungen.
Koma Grad II	– mit Paresen und/oder Pupillenstörungen, Augenbewegungen und Atmung intakt.
Koma Grad III	– mit oder ohne Pupillenstörungen, aber Augenbewegungen merklich gestört, Strecksynergismen.
Koma Grad IV	– Pupillen weit und reaktionslos, Augenbewegungen gestört, Extremitäten schlaff, noch Spontanatmung.
Hirntod	

Tabelle 1. Einordnung der Bewußtseinslage

A1	Klar	= Bewußtseinsklarheit
A2	Ansprechbar, leicht verlangsamt	
A3	Anrufbar, stark verlangsamt	= Bewußtseinstrübung
A4	Noch erweckbar (auf Schmerz)	
B1	Nicht erweckbar, prompte Reaktion auf Schmerz	
B2	Nicht erweckbar, träge Reaktion auf Schmerz	= Bewußtlosigkeit (Koma)
B3	Nicht erweckbar, keine Reaktion auf Schmerz	

Tabelle 2. Glasgow-Coma-Scale

Zu bewertende Reaktion	beobachtete Reaktion	Punktzahl
Augenöffnen	Spontan	4
	Auf Aufforderung	3
	Auf Schmerzreiz	2
	Kein Augenöffnen	1
Beste sprachliche Antwort	Voll orientiert	5
	Unvollständig orientiert	4
	Verworren	3
	Unverständlich	2
	Keine	1
Beste motorische Reaktion	Adäquat	6
	Gezielte Abwehr	5
	Unvollständige Abwehr	4
	Beugesynergismen	3
	Strecksynergismen	2
	Keine Bewegung	1

Zur Einordnung der Bewußtseinslage und zur Verlaufskontrolle kann man ein Begleitblatt verwenden, bewährt hat sich in Deutschland seit Jahren die Einteilung, wie sie in der Tabelle 1 zusammengestellt worden ist.

Daneben findet die sogenannte *Glasgow-Coma-Scale* zunehmend Verbreitung. Hierbei wird die Bewußtseinslage ebenfalls mittels dreier leicht erfaßbarer Reaktionen bestimmt: Augenöffnen, Fähigkeit zum Sprechen, Art der motorischen Reaktion. Die Gesamtpunktzahl zeigt das Bewußtseinsniveau des Patienten an (Tabelle 2).

Notfallmedizinische (orientierende) neurologische Untersuchung

Die Erstuntersuchung eines Verletzten muß zweckmäßig, systematisch und rasch erfolgen. Die Sicherstellung von Atmung und Kreislauf sowie die Erkennung akut lebensbedrohlicher Zustände hat zu diesem Zeitpunkt absolute Priorität. Die Untersuchung darf dann fortgesetzt werden, wenn die Behandlung vitaler Funktionsstörungen eingeleitet ist. Es ist jedoch grundsätzlich darauf zu achten, daß vor Verwendung von Medikamenten, die die Reaktionslage des Patienten beeinflussen, der Notarzt den klinischen Zustand des Patienten erfaßt und beurteilt haben muß.
Die Bewußtseinslage des Patienten wird durch Ansprechen oder durch Schmerzreize festgestellt: Der Patient ist ansprechbar,

erweckbar (bewußtseinsgetrübt) oder bewußtlos.

Die Prüfung der *Motorik* erfaßt bei Bewußtseinsgetrübten die Art der spontanen, auf Aufforderung (verbale Reize) oder durch Schmerzreize provozierten Bewegungen in ihrem Ablauf. Schmerzreize müssen im Gesicht, auf der linken und der rechten Körperseite gesetzt werden. Dadurch wird die Tiefe der Bewußtseinsstörung erfaßt und zugleich eine Lähmung erkannt. Das Babinski-Zeichen kann fehlen, einseitig oder doppelseitig auslösbar sein oder spontan auftreten.

Die *Pupillengröße* und *Pupillenreaktion* sowie die Stellung der Bulbi werden registriert. Bei Bewußtlosen wird beidseits der *Kornealreflex* geprüft.

Diese orientierende Befundermittlung dauert etwa 1 min.

Die erforderlichen *anamnestischen Angaben* können während der Untersuchung durch gezielte Fragen in Erfahrung gebracht werden, wobei insbesondere bei Unfallopfern zwischen primär vorhandenen und sekundär aufgetretenen Symptomen zu unterscheiden ist.

Nichttraumatische neurochirurgische Notfälle

Diese lassen sich im wesentlichen beschränken auf die Subarachnoidalblutung, intrakranielle raumfordernde Blutungen und auf akute wirbelsäulenbedingte Schmerzzustände mit oder ohne neurologischen Funktionsstörungen.

Subarachnoidalblutung (SAB) und intrakranielle Blutungen

Die SAB, am häufigsten Leit- und Erstsymptom bei einer Ruptur eines intrakraniellen Aneurysmas (50–60%), einer Sklerose der Hirngefäße (bis zu 20%), eines zerebralen Angioms (etwa 10%) und anderer seltener Gefäßerkrankungen ist aufgrund ihrer charakteristischen Symptomatologie gewöhnlich als solche zu diagnostizieren. Das Vorliegen einer SAB muß angenommen werden, wenn

- ohne äußerlich erkennbare Ursache aus voller Gesundheit heraus heftigste, bei fehlender Bewußtlosigkeit als vernichtend beschriebene Kopfschmerzen auftreten,
- begleitende vegetative Störungen (z. B. Anstieg der Herz- und Pulsfrequenz, Blutdruckerhöhung, Schweißausbruch) beobachtet werden,
- ein Meningismus nachgewiesen wird (kein obligater Befund!) und
- das Alter des Patienten zwischen dem 40. und 60. Lebensjahr liegt.

Die allgemeinen notärztlichen Sofortmaßnahmen und die weiterführenden diagnostischen Schritte richten sich nach dem neurologischen Zustand des Patienten. Mit Hilfe einer Stadieneinteilung werden individuell die Folgen der SAB nach Schweregraden unterschieden (Tabelle 3). Die Stadieneinteilung ist Grundlage für die Festlegung des Operationszeitpunktes bei Aneu-

Tabelle 3. Stadieneinteilung bei SAB

Grad I	Asymptomatisch oder minimaler Kopfschmerz und leichte Nackensteifigkeit.
Grad II	Mäßiger bis schwerer Kopfschmerz, Nackensteife, keine neurologischen Ausfälle, eventuell Hirnnervenstörungen.
Grad III	Bewußtseinstrübung, Verwirrtheit oder leichte neurologische Ausfälle.
Grad IV	Bewußtlosigkeit, mäßige bis schwere Hemiparese, möglicherweise Streckphänomene und vegetative Störungen.
Grad V	Tiefe Bewußtlosigkeit, Streckphänomene, moribunder Patient.

Risikoerkrankungen wie Hypertonie, Diabetes, schwere Arteriosklerose, chronische Lungenaffektionen, ausgeprägte Vasospasmen (angiographisch gesichert) erfordern eine Einstufung des Patienten in die nächstschlechtere Stufe.

rysmen und dient der prognostischen Beurteilung des Patienten.
Die allgemeinen Sofortmaßnahmen richten sich danach, wie der Patient nach der orientierenden neurologischen Untersuchung beurteilt worden ist (Befunddokumentation).
Die Einordnung des Patienten nach Grad I, II und (auch noch) Grad III erfordert in jedem Fall die Ruhigstellung durch Analgetika und einen schonenden Transport in die nächste Kopfklinik oder neurochirurgische Behandlungseinrichtung nach telefonischer Anmeldung. Bei Nachweis eines Aneurysmas wird heute die Sofortoperation innerhalb der ersten 72 h für die Patientengruppe I und II propagiert. Der Notarzt hat zu beachten, daß die Gabe sedierender Medikamente möglicherweise die Bewußtseinslage beeinflußt und daher die richtige Beurteilung erschwert wird. Bei Vorliegen einer Hypertonie muß von einer zu drastischen Blutdrucksenkung abgeraten werden.
Patienten, die nach Grad IV und V, in Ausnahmefällen auch nach Grad III zugeordnet worden sind, werden nach Maßgabe der bei Bewußtlosen zu treffenden allgemeinen Sofortmaßnahmen behandelt. Ihre stationäre Zuweisung erfolgt bei gleichfalls schonendem Transport in die nächstgelegene medizinische Einrichtung mit der Möglichkeit der intensivmedizinischen Behandlung und weiterführenden Diagnostik (kraniales Computertomogramm).
Die notfallmedizinische Behandlung von Patienten mit intrakraniellen raumfordernden Blutungen erfolgt in gleicher Weise, neben der Bewußtseinstrübung oder Bewußtlosigkeit haben diese Patienten gewöhnlich in Abhängigkeit vom Sitz und Ausmaß der Blutung ausgeprägte neurologische Halbseitensymptome.

Akute wirbelsäulenbedingte Schmerzzustände

Akut aufgetretene, wirbelsäulenbedingte Schmerzzustände mit oder ohne neurologische Funktionsstörungen können eine notfallmedizinische Behandlung erforderlich machen. Der Notarzt wird aber selten in der Lage sein, die genaue Ursache der Schmerzauslösung bestimmen zu können. Die Beantwortung einiger orientierender Fragen erleichtert eine mögliche Zuordnung:

- Gewalteinwirkung (Unfall, Trauma)?
- Schmerzcharakter (z. B. Einsetzen, Lokalisation, Ausstrahlung, Provokation durch Husten, Pressen und Niesen u. a. m.)?
- Wie alt ist der Patient?
- Begleiterkrankungen (z. B. Diabetes, urologische Erkrankungen, Malignom u. a. m.)?
- Kraftminderung oder Sensibilitätsstörungen?
- Miktion und Stuhlabgang?

Am häufigsten wird das Vorliegen akuter Kreuz- und Beinschmerzen beobachtet. Aus diesem Grunde ist die Kenntnis der Differentialdiagnose des akuten Kreuzschmerzes hilfreich, um die notwendigen allgemeinen Sofortmaßnahmen treffen und gegebenenfalls die notfallmäßige Krankenhauseinweisung veranlassen zu können (Tabelle 4). Diese wird erforderlich bei Vorliegen eines Konus-Kauda-Syndroms (Blasen-Mastdarm-Störungen), bei kompletter Wurzelkompressionssymptomatik mit akut aufgetretenen oder deutlich progredienten Paresen und bei Verdacht auf Wirbelkörperspontanfraktur (Metastase!) mit und ohne neurologische Funktionsstörungen.

Die allgemeinen Sofortmaßnahmen sind

- orientierende neurologische und allgemeine Untersuchung,
- Immobilisierung des Patienten (Vakuummatratze),
- Analgetika,
- Sicherstellung der Harnableitung,
- *schonender Transport.*

An die Möglichkeit extravertebraler Ursachen ist immer zu denken (z. B. perforierendes Ulcus duodeni, akute Pyelitis usw.).

Tabelle 4. Differentialdiagnose des akuten Kreuzschmerzes

Von der Bandscheibe ausgehend
Medialer Bandscheibenvorfall
(Konus-Kauda-Syndrom - selten)
Mediolateraler oder lateraler Bandscheibenvorfall („Ischias" - häufig)
Lumbago
Vom Wirbelkörper ausgehend
Metastase
Primärtumor (Plasmozytom, Hämangiom, Sarkom u. a. m.)
Spondylitis
dazu
Spinales epidurales Hämatom unter Antikoagulanzienbehandlung
Spinaler epiduraler Abszeß
Neurologische Erkrankungen
Virale Querschnittsmyelitis
Myelomalazie
Alkoholneuritis
Diabetische Neuropathie
Porphyrie
Polyneuropathie verschiedener Ursachen
Psychiatrische Erkrankungen (z. B. Konversionsreaktion)
Orthopädische Erkrankungen
Rheumatisch (z. B. Morbus Bechterew)
Mechanisch (z. B. Spondylolisthesis)
Urologische Erkrankungen
Nephrolithiasis
Akute Entzündungen (paranephritischer Abszeß, Pyelitis u. a. m.)
Internistische Erkrankungen
Gallenwegserkrankungen (Cholelithiasis, Cholezystitis)
Pankreaserkrankungen (akute Pankreatitis)
Ulkuserkrankungen (Magen, Duodenum)
Gefäßerkrankungen (Aortenaneurysma, abdominelle Gefäßthrombose)

Neurotraumatologische Notfälle

Der notärztlichen Bedeutung nach überwiegen Schädel-Hirn-Verletzungen auch in Verbindung mit Mehrfachverletzungen vor traumatischen Läsionen der Wirbelsäule mit und ohne Rückenmarksbeteiligung sowie Nervenverletzungen.

Schädel-Hirn-Verletzungen

Nach allgemeinen Schätzungen geht man davon aus, daß etwa 20% aller Verkehrsopfer zu retten wären, wenn lebenserhaltende Maßnahmen während des „therapeutischen Vakuums", d. h. in der Zeitspanne vom Unfallereignis bis zur notärztlichen Versorgung, getroffen werden könnten. Da die unmittelbaren primären zerebralen Traumafolgen kausal nicht zu behandeln sind, gilt der zielgerichtete Einsatz allgemeiner und diagnostischer Sofortmaßnahmen der Behandlung und Erkennung sekundärer Hirnverletzungsfolgen (z. B. Hirnödem, raumfordernde Blutungen). Grundsätzlich ist das notfallmedizinische Vorgehen abhängig von der Bewußtseinslage des Verletzten, dem Ausmaß von Begleitverletzungen und den zu erwartenden, das Leben des Verletzten bedrohenden Folgeerscheinungen (z. B. Lungenkomplikationen durch Aspiration bei schweren Mittelgesichtsverletzungen).
Es gilt der Grundsatz, daß jeder bewußtlose Schädel-Hirn-Verletzte auf einer Intensivstation behandelt werden muß. Aber: Die diagnostischen und therapeutischen Versäumnisse der ersten Stunden können auch durch intensivmedizinische Behandlung nicht mehr wettgemacht werden. Auf die Bedeutung der notfallmedizinischen Beurteilung der Bewußtseinslage und auf die Notwendigkeit, eine orientierende neurologische Untersuchung durchzuführen, wurde hingewiesen, dies gilt insbesondere bei *allen* Schädel-Hirn-Verletzten. Unabhängig von den das Überleben des Verletzten bestimmenden notfallmedizinischen Sofortmaßnahmen am Unfallort ist bei Nachweis stark blutender Wunden eine *temporäre Blutstillung* unverzichtbar, beispielsweise bei Verletzungen der Kopfschwarte und des Gesichts; besonders Säuglinge und Kinder können infolge unterschätzter Blutverluste rasch in einen irreversiblen Schock geraten.

Nicht bewußtlose Schädel-Hirn-Verletzte werden bei Fehlen sonstiger Verletzungszeichen in das nächstgelegene Krankenhaus zur Beobachtung eingeliefert, um sich entwickelnde intrakranielle Komplikationen durch zielgerichtete Kontrolle auf der Allgemeinstation rechtzeitig erkennen zu können. Diese Forderung gilt insbesondere bei Kindern, da sich posttraumatische Komplikationen auch ohne Nachweis einer initialen Bewußtlosigkeit entwickeln können, und bei Verletzten, die primär bewußtlos waren und das Bewußtsein beim Eintreffen des Notarztes wiedererlangt hatten.

Bewußtseinsgetrübte Schädel-Hirn-Verletzte sind gleichfalls in Abhängigkeit von Begleitverletzungen der nächstgelegenen Behandlungseinrichtung mit der Möglichkeit zur intensivmedizinischen Behandlung und Diagnostik (kraniales Computertomogramm) zuzuführen. Da sich diese Patienten auch schon im Stadium der Bewußtseinsaufhellung befinden können, ist bei Fehlen sonstiger Begleitverletzungen die Indikation zur Intubation mit Sedierung des Verletzten mit Zurückhaltung zu stellen.

Bewußtlose Patienten unterschiedlichen Komagrads mit und ohne Begleitverletzungen sind nach den Regeln notärztlicher Versorgung zu behandeln und in Behandlungseinrichtungen zu transportieren, in denen gegebenenfalls auch eine neurotraumatologische Versorgung möglich ist. Immer aber gilt der Grundsatz: Bei Primärtransporten sollte es sich um die schnellstmögliche Weiterführung des Verletzten in die nächstgelegene geeignete Behandlungseinrichtung handeln.
Bei bewußtlosen Motorradfahrern muß der Sturzhelm so rasch wie möglich sachgerecht und - wegen der Häufigkeit begleitender HWS-Verletzungen - behutsam abgenommen werden. Diese Maßnahme darf nicht aus Angst vor einer eventuellen Rükkenmarksschädigung verzögert werden. Die Gefahr einer durch Verlegung der Atemwege verursachten Asphyxie ist ungleich größer als die Gefahr, bei richtiger Abnahme des Sturzhelms das Rückenmark zu schädigen (siehe auch Beitrag Pfenninger - Rettung und Lagerung).
Unzulänglichkeiten und Versäumnisse während der ersten Phase der Versorgung am Unfallort und des Transports insbesondere von Schädel-Hirn-Verletzten mit Mehrfachverletzungen sind
- unterlassene Intubation und Beatmung,
- ungenügende Blutstillung,
- unzureichende Vorbeugung einer Aspiration,
- kritiklose Verabreichung starker und langwirkender Sedativa, die die Beurteilung von Hirnverletzungsfolgen erschweren,
- Zeitverluste durch Einlieferungen in Krankenhäuser, die nicht die notwendigen Voraussetzungen zur Versorgung Mehrfachverletzter bieten,
- mangelhafte Untersuchung und daher Unterschätzung des Schweregrades einer Verletzung oder Nichterkennen einer Mehrfachverletzung (z. B. stumpfes Bauchtrauma).

Verletzungen der Wirbelsäule

Gewalteinwirkungen auf die Wirbelsäule können ohne und mit knöchernen Verletzungszeichen und hier jeweils mit und ohne Schädigungen des Rückenmarks einhergehen. Traumatische Rückenmarksläsionen gehören allen therapeutischen Bemühungen zum Trotz unverändert mit zu den folgenschwersten Verletzungsarten. Sie sind in der Regel mit schweren Wirbelsäulenverletzungen kombiniert, wobei reversible Querschnittssyndrome ohne knöcherne Beteiligung (Commotio medullae spinalis) vorkommen, insgesamt jedoch selten sind.
Notfallmedizinische Erstmaßnahmen haben das Ziel, ausgefallene Vitalfunktionen zu kompensieren, eine weitere Schädigung des Rückenmarks zu vermeiden und querschnittsbedingten Komplikationen frühzeitig vorzubeugen. Auch schon bei Verdacht auf eine Wirbelsäulenverletzung umfassen

die notfallmedizinischen allgemeinen Sofortmaßnahmen:

- die Behandlung der selten vermißten starken Schmerzzustände mit Analgetika,
- Rückenlagerung, bei Bewußtlosen Seitenlagerung mit Unterpolsterung der Frakturstelle,
- Immobilisierung (Vakuummatratze, lagern durch wenigstens vier Personen),
- Prophylaxe von Druckstellen durch Entfernen harter Gegenstände vom Körper und Polsterung (Ferse, Sakrum, Knöchel, Fibulaköpfchen usw.),
- bei hoher Querschnittssymptomatik Magensonde und Sauerstoffapplikation, Intubation und Beatmung wenn nötig,
- telefonische Beratung und möglichst rasche schonende Überführung in die nächstgelegene Spezialklinik,
- Steroide und Osmotherapeutika, auch wenn ihre Wirkung nicht gesichert ist,
- Vermeidung einer Hyperhydratation wegen möglicherweise herabgesetzter Herzauswurfleistung,
- genaue Dokumentation von Schädigungshöhe und Muster.

Nervenverletzungen

Eine notfallmedizinische Versorgung von offenen Nervenverletzungen ist nur dann erforderlich, wenn gleichzeitig eine Mitbeteiligung größerer Arterien vorliegt. Daher betrifft die Erstversorgung die Blutstillung und die sterile sachgemäße Behandlung der offenen Wunde und die Überführung in eine geeignete Behandlungseinrichtung mit der Möglichkeit einer eventuell durchzuführenden primären Nervennaht.

Literatur

1. Frowein RA (1976) Classification of coma. Acta neurochir. (Wien) 34: 5
2. Hunt W, Hess R (1968) Surgical risk as related to time of intervention in the repair of intracranial aneurysms. J Neurosurg 28: 14
3. Krone A, Oldenkott P (1982) Der akute Kreuzschmerz. Im Mittelpunkt steht die neurologische Untersuchung. Notfallmedizin 8: 26
4. Oldenkott P, Krone A (1982) Traumatische Rükkenmarksläsion. Dtsch med Wschr 107: 944
5. Salcman M (1980) Diagnosis and management of subarachnoid hemorrhage. In: Salcman M (ed) Neurologic emergencies. Recognition and management. Raven Press, New York
6. Todorow S, Oldenkott P (Im Druck) Praktische Hirntraumatologie, 2. verb Aufl. Deutscher Ärzte-Verlag, Köln

Notfälle aus der Psychiatrie

I. Heuser

Begriffsbestimmung

1982 definierte die American Psychiatric Association eine psychiatrische Notfallsituation folgendermaßen: „Es liegt eine akute, schwerwiegende Störung des Denkens, der Stimmung, des Verhaltens oder der sozialen Beziehungen vor, und entweder vom Patienten selbst, von dessen Familie oder der Gesellschaft wird eine sofortige Intervention als notwendig erachtet" *(4)*.

In aller Regel sind nicht die körperlichen Vitalfunktionen eines psychiatrischen Notfallpatienten gefährdet (Ausnahme: Delirien unterschiedlicher Genese), sondern es besteht entweder unmittelbare Gefahr für das Leben eines Patienten durch dessen Suizidneigung, Selbstbeschädigungstendenzen oder Drogeneinnahme, oder aber die psychologische und funktionelle Integrität des Patienten ist dadurch gefährdet, daß eine situationsgerechte Realitätseinschätzung von diesem nicht mehr geleistet werden kann. Weiterhin liegt auch immer dann eine psychiatrische Notfallsituation vor, wenn durch einen Patienten das Leben oder die körperliche Unversehrtheit anderer bedroht ist.

In der psychiatrischen Notfallsituation gilt es, syndromgerichtet vorzugehen und die pharmakotherapeutischen Strategien anzuwenden, mit deren Hilfe dieses Syndrom entweder beseitigt oder zumindest soweit günstig beeinflußt werden kann, daß der Patient transportfähig wird und in eine Klinik gebracht werden kann.

Dabei ist vor jeglicher Anwendung von Psychopharmaka in der Notfallsituation auf jeden Fall zu prüfen, ob nicht - bei der weiten Verbreitung dieser Medikamente - diese selbst als Ursache für die akute Auffälligkeit in Frage kommen (z. B. Medikamentendelirien, anticholinerges Syndrom, malignes neuroleptisches Syndrom).

Leitsyndrome psychiatrischer Notfallsituationen

- Psychomotorische Erregungszustände,
- psychomotorischer Stupor,
- Suizidalität,
- Delirien und Verwirrtheitszustände,
- Bewußtseinsstörungen *(1)*.

Diese Syndrome können bei unterschiedlichen psychiatrischen und somatischen Grunderkrankungen (z. B. Schizophrenie, endogene Depression, Manie, Suchtkrankheit, neurotischen Fehlentwicklungen, Persönlichkeitsstörungen, Stoffwechselentgleisungen, Enzephalopathien, Meningitis und Sepsis, degenerativen und neoplastischen Erkrankungen, Intoxikationen) auftreten. Psychopathologische Auffälligkeiten sind somit relativ unspezifisch *(3)* und eine genauere nosologische Einordnung ist in der Notfallsituation selten möglich, sondern häufig erst nach ausführlicher körperlicher Untersuchung sowie nach Kenntnis der Eigen- und Fremdanamnese des Patienten. Soweit möglich, sollte vom herbeigerufenen Arzt aber immer versucht werden, in Erfahrung zu bringen, ob bei dem Patienten eine psychiatrische oder somatische Vorerkrankung bekannt ist und welche Medikamente eingenommen werden.

Psychomotorische Erregungszustände

Die Ursachen einer psychomotorischen Erregtheit sind vielfältig (z. B. Angsterkrankungen, depressive, manische oder schizophrene Psychosen, Intoxikationen, Rauschmittelgenuß, hirnorganische Erkrankungen), die Wahl einer geeigneten Pharmakotherapie daher oft schwierig. Folgende Entscheidungshilfen können gegeben werden:

Je erregter der Patient, desto eher sollten initial stark dämpfende Neuroleptika vom Phenothiazin-Typ gegeben werden (z. B. 50-100 mg Neurocil i. m. oder 5-10 mg Psyquil i. v.). Bei oraler Applikation muß um 50% höher dosiert werden.

Falls ein psychomotorischer Erregungszustand eine deutlich *angsthafte Färbung* hat, hilft akut am besten ein Benzodiazepin (z. B. 10-20 mg Valium i. v.). Dies gilt auch für die angsthaften Erregungszustände (*„Horrortrip“)* bei Abhängigkeit von halluzinogenen Drogen.

Bei Erregungszuständen im Rahmen *depressiver Erkrankungen* (agitierte Depression) eignet sich zur initialen Dämpfung die i. v.- oder i. m.-Applikation eines Antidepressivums mit sedierender Komponente (z. B. 25-50 mg Aponal).

Bei Erregungszuständen im Zusammenhang mit *Alkohol- oder Schlafmittelintoxikationen* sind Benzodiazepine *kontraindiziert;* überhaupt sollten in diesen Fällen dämpfende Pharmaka nicht gegeben werden. Hier empfiehlt sich die Anwendung der relativ komplikationsarmen Butyrophenon-Neuroleptika (z. B. 5-10 mg Haldol i. m. oder i. v.).

Auch bei erregten Patienten, bei denen der Verdacht auf eine zugrundeliegende *hirnorganische Erkrankung* besteht, und bei erregten *geriatrischen* Patienten sollte die Anwendung von Benzodiazepinen, Hypnotika und stark dämpfenden Neuroleptika vermieden werden und ebenfalls Butyrophenon-Neuroleptika, niedrig dosiert (z. B. 2-5 mg Haldol i. m. oder i. v.), gegeben werden.

Die wichtigste unerwünschte Wirkung der Butyrophenone ist ein medikamentös bedingtes Parkinson-Syndrom, das allerdings in der Regel erst bei chronischer Applikation auftritt. Bei akuter, einmaliger Gabe der Butyrophenone ist auf das Auftreten von Frühdyskinesien zu achten (Zungen-Schlund-Krämpfe, Blickkrämpfe). Diese lassen sich sofort mit dem Antiparkinsonmittel Biperiden (z. B. 5 mg Akineton i. m. oder i. v.) beheben. Die oft geübte Praxis, Butyrophenon-Neuroleptika von vornherein, quasi „prophylaktisch“ mit einem Antiparkinsonmittel zu kombinieren, sollte unbedingt vermieden werden, da diese letztgenannten Medikamente - als zentral wirksame Anticholinergika - eine delirogene Wirkungskomponente haben.

Die wichtigsten unerwünschten Wirkungen der Phenothiazin-Neuroleptika und der dämpfenden Antidepressiva sind die Beeinflussung der Herz-Kreislauf-Funktionen mit Hypotonie, Tachykardie, Kollapsneigung oder Rhythmusstörungen.

Psychomotorischer Stupor

Höhergradig stuporöse Patienten sind in der Regel auch mutistisch, nicht mehr kommunikationsbereit, verweigern Flüssigkeits- und Nahrungsaufnahme und zeigen fakultativ erhebliche vegetative Entgleisungen, die dann oftmals Anlaß einer notfallmäßigen Intervention sind. Solche Patienten sollten zur sofortigen Abklärung *ohne* die Gabe eines Psychopharmakons in eine Klinik gebracht werden.

Suizidalität

Die Einschätzung des akuten Suizidrisikos ist eine der schwierigsten psychiatrischen Aufgaben, die Zeit, eine geschulte Gesprächsführung und geduldiges Zuhören erfordert. In der Regel sollte der Notarzt deshalb lebensüberdrüssige Patienten zur weiteren Abklärung unverzüglich in eine Klinik einweisen. Zur Kupierung einer höhergradigen Suizidalität empfiehlt sich für den Transport die Gabe von Benzodiazepinen, gegebenenfalls hochdosiert (z. B. 5-20 mg Valium i.v. oder i.m. oder 20-40 mg oral).

Jeder bereits *erfolgte Suizidversuch* soll ernstgenommen werden, mag er auch noch so demonstrativ erscheinen. Besonders bei jugendlichen Patienten, bei Patienten mit Persönlichkeitsstörungen und bei der sogenannten High-risk-Gruppe (psychiatrische Erkrankungen in der Vorgeschichte, Suizidversuch in der Vorgeschichte. Alter unter 40 Jahren, alleine lebend, depressive Verstimmung mit Suizidalität beim letzten Klinikaufenthalt, kürzliche Entlassung aus einer psychiatrischen Klinik, Suchterkrankungen) zeigen eine hohe Rezidivneigung des suizidalen Verhaltens *(5)*.

Auch wenn keine gravierenden körperlichen Beeinträchtigungen nach Suizidversuch bestehen, sollte ein solcher Patient in eine Klinik gebracht werden, notfalls auch gegen seinen Willen (siehe unten).

Delirien und Verwirrtheitszustände

Delirien

Delirien sind gekennzeichnet durch Desorientiertheit, Verwirrtheit, optische Sinnestäuschungen in Form von szenischen Abläufen oder Tierhalluzinationen (letztere besonders beim Alkoholdelir), motorische Unruhe, angstvollen Affekt, paranoide Ideen, erhöhte Suggestibilität, Tachykardie, Hypertonie, Schwitzen und Elektrolytentgleisungen *(1)*.

Delirien können auftreten bei abruptem Entzug von Alkohol oder Medikamenten bei einem abhängigen Patienten, bei Rauschmittelgenuß und bei gleichzeitiger Einnahme verschiedener psychotroper Substanzen.

Bei Vorliegen eines Delirs sollte der Patient unverzüglich in eine Klinik eingewiesen werden. Eine bestehende motorische Unruhe kann für den Transport mit einem Butyrophenon-Neuroleptikum (z. B. 5-10 mg Haldol i.m. oder i.v.) kupiert werden.

Unter klinischer Überwachung ist die Therapie der Wahl eines Delirs die Gabe von Clomethiazol (z. B. Distraneurin) nach sofortigem Entzug der Drogen oder Medikamente, die für die Ursache des Delirs angesehen werden (Ausnahme: Barbiturate und Benzodiazepine dürfen nicht abrupt, sondern müssen schrittweise abgesetzt werden!).

Verwirrtheitszustände

Hier soll nur die Rede sein von Verwirrtheitszuständen bei geriatrischen Patienten, die meist auf dem Boden einer Zerebralsklerose zu sehen sind und selten einmal - dann aber vor allem nachts - einen psychiatrischen Notfall darstellen können.

Kennzeichnend für dieses Krankheitsbild sind vor allem die Orientierungsstörungen, die ängstliche Gereiztheit, die psychomotorische Erregung, nächtliche Durchschlafstörungen und das Fehlen vegetativer Störungen.

Als Notfallmaßnahme empfiehlt sich die Injektion eines niedrig dosierten Neuroleptikums vom Butyrophenon-Typ (z. B. 2-5 mg Haldol i.m. oder i.v.). Bei Hyper- oder Hypotonie ist eine Blutdrucknormalisierung anzustreben.

Bewußtseinsstörungen

Bei allen Graden einer Bewußtseinsstörung muß der Patient zur weiteren diagnostischen Abklärung sofort in eine Klinik eingewiesen werden, möglichst *ohne* die Gabe eines Psychopharmakons. Muß doch einmal wegen eines mit einer Bewußtseinstrübung einhergehenden Erregungszustandes (z. B. bei Intoxikationen, Delirien) ein Medikament zum Transport gegeben werden, sollten Butyrophenon-Neuroleptika, niedrig dosiert (z. B. 2-5 mg Haldol i.m. oder i.v.), eingesetzt werden.

Psychopharmaka als Ursache psychiatrischer Notfallsituationen

Hier werden zwei wichtige Syndrome erwähnt, die unter der Therapie mit Psychopharmaka auftreten können: das „anticholinerge Syndrom“ sowie das maligne neuroleptische Syndrom.

Das anticholinerge Syndrom

Dieses ist gekennzeichnet durch Tachykardie, Hypertension, Herzrhythmusstörungen, Fieber, trockene, rote Haut, verminderten Speichelfluß, Harn- und Stuhlverhalten sowie Mydriasis, Verwirrung, Erregung, Amnesie und möglicherweise zerebrale Krampfanfälle. Ursache dieses Krankheitsbildes ist entweder eine absichtsvolle oder akzidentelle Intoxikation mit anticholinergisch stark wirksamen Substanzen, wie z. B. bestimmte Antidepressiva (Amitriptylin-Typ), Antiparkinsonmittel (z. B. Biperiden) oder Antihistaminika (z. B. Diphenhydramin).
Die sofortige Klinikeinweisung zur intensivmedizinischen Behandlung ist erforderlich.

Das maligne neuroleptische Syndrom

Symptome sind eine rigorartige Muskeltonuserhöhung, Dysarthrien, Dysphagie, Stupor, wechselnde Bewußtseinslage. Ausgeprägte autonome Fehlregulationen mit Fieber und Tachykardie können Hinweise auf dieses Krankheitsbild geben *(2)*.
Das maligne neuroleptische Syndrom kann zu jedem Zeitpunkt einer Therapie mit Neuroleptika, bei jeder Dosierung und bei allen Neuroleptika auftreten. Wegen der großen Fülle klinisch ähnlicher Zustandsbilder anderer Genese ist die Diagnose eines malignen neuroleptischen Syndroms sehr schwierig, und es ist zu vermuten, daß es eher zu selten diagnostiziert wird *(2)*.
Die Mortalität des malignen neuroleptischen Syndroms wird in der Literatur mit 20% angegeben, bei Verdacht auf Vorliegen müssen sofort alle Neuroleptika abgesetzt werden. Da bisher nur wenig über die Pathophysiologie dieses Syndroms bekannt ist, können für die medikamentöse Therapie noch keine verbindlichen Richtlinien gegeben werden. Gute Erfolge sind in der Klinik sowohl von der Behandlung mit Dantrolen als auch von der Behandlung mit Diazepam berichtet worden.
Bei Verdacht auf Vorliegen dieses Syndroms ist die unverzügliche Einweisung auf eine Intensivstation notwendig.

Unterbringungsverfahren

In einem geduldigen und vertrauensvollen Gespräch sollte immer versucht werden, einen therapiebedürftigen, aber behandlungsunwilligen Patienten dazu zu bewegen, in einen stationären Aufenthalt einzuwilligen und somit eine „Zwangseinweisung“ zu umgehen.
Die zwangsweise Unterbringung eines psychisch Kranken ist zulässig, wenn Selbst- oder Fremdgefährdung vorliegt.
Die Unterbringungsgesetze sind in den einzelnen Bundesländern verschieden, alle enthalten jedoch Bestimmungen über Schutzmaßnahmen für eilige Notfälle. Für den Notarzt relevant ist das Verfahren der „sofortigen vorläufigen Unterbringung“. Zur sofortigen vorläufigen Unterbringung eines Patienten, bei dem Selbst- und/oder Fremdgefährdung besteht, ist jeder Arzt berechtigt. Hierzu empfiehlt es sich, für die aufnehmende Klinik ein Kurzgutachten zu erstellen, das Anamnese, Befund, bisherige Medikation sowie die Verdachtsdiagnose enthält. Außerdem sollte die Selbst- und/ oder Fremdgefährdung spezifiziert werden. Gesetzliche Grundlagen für dieses Kurzgutachten liegen jedoch nicht in allen Bundesländern vor. Ausführendes Organ der vorläufigen Unterbringung ist die Polizei.
Es sei jedoch noch einmal betont, daß auf alle Fälle vor der vorläufigen Unterbringung alles versucht werden sollte, den Pa-

tienten zur Aufnahme einer freiwilligen Behandlung zu veranlassen.

Literatur

1. Benkert O, Hippius H, unter Mitarbeit von H Wetzel (1986) Psychiatrische Pharmakotherapie, 4. Aufl. Springer, Berlin Heidelberg New York Tokyo
2. Hyman ST (1985) Katatonia and the neuroleptic malignant syndrome. In: Hyman ST (ed) Manual of psychiatric emergencies. Little, Brown, Boston Toronto
3. Juhasz P (1976) Akute Krankheitszustände und Notsituationen in der Psychiatrie. In: Schulze HAF, Seidel K, Göllnitz G (eds) Akute Krankheitszustände und Notsituationen in der Neurologie und Psychiatrie. Hirzel, Leipzig
4. McPherson D (1984) Teaching and research in emergency psychiatry. Canad J Psychiatry, vol 29, Febr 1984
5. Schaefer KP (1981) Lebensbedrohliche Zustände als Folge psychiatrischer Erkrankungen. In: Burchardi H (ed) Akute Notfälle: Pathophysiologie - Diagnostik - Erstbehandlung. Thieme, Stuttgart

Fortführung der Erstversorgung von Notfallpatienten in der Klinik

R. Dölp und H.-P. Schuster

Nach der Reorganisation der Rettungsdienste vor nunmehr über 15 Jahren ist es inzwischen gelungen, in Deutschland einen nahezu flächendeckenden Rettungsdienst mit Ärzten im Rettungsdienst (Notärzte) aufzubauen, der garantiert, daß Notfallpatienten innerhalb kürzester Frist am Notfallort ärztlich versorgt werden. Bei der Forderung nach einem funktionierenden Notarztdienst ließ man sich von dem medizinischen Grundsatz leiten, daß im Notfall der Arzt zum Patienten kommen müsse, und nicht der Transport des Patienten zum Arzt zu erfolgen hat.

Nachdem die Aufgabe der ärztlichen Versorgung eines Notfallpatienten am Notfallort heute im wesentlichen als gelöst gelten kann, besteht im innerklinischen Bereich nach der Aufnahme von Notfallpatienten weiterhin die Problematik einer adäquaten ärztlichen Weiterversorgung. Infolge unzureichender räumlicher Gegebenheiten, mangelnder Organisationsformen und fehlender apparativer Ausstattung gerät der vom Rettungsdienst optimal versorgte Notfallpatient in der Klinik in Gefahr, erneut zum Notfallpatienten zu werden. Als Ursache der zu kritisierenden klinischen Versorgung von Notfallpatienten sind häufig strukturelle Vorbedingungen zu nennen, die beinhalten, daß insbesondere große Krankenhäuser in zahlreiche fachspezifische Funktionseinheiten gegliedert sind, wobei die Verantwortlichkeit für den Notfallbereich entweder nicht definiert ist oder er als Anhängsel einer Abteilung ein von Improvisationen geprägtes Schattendasein führt.

Außerdem ist festzustellen, daß der Personalausbau in den Notaufnahmeeinheiten nicht an den Ausbau der Rettungsdienste adaptiert wurde. So treffen gut funktionierende außerklinische Rettungsketten auf personell mangelhaft ausgestattete Notfallaufnahmen, die eine qualifizierte Weiterbetreuung des vom Notarzt optimal versorgten Patienten nicht erlauben.

Ohne Zweifel erfordert die Aufrechterhaltung einer lückenlosen Versorgungskette während der klinischen Erstversorgung Voraussetzungen, die hier diskutiert werden sollen. Dabei steht die klinische Notfallaufnahme - sei es als zentrale interdisziplinäre Einheit oder in Großkrankenhäusern dezentral, geteilt in internistischen und operativen Bereich - als unverzichtbare Einheit im Vordergrund.

Möglichst im Eingangsbereich des Krankenhauses gelegen, sollte innerhalb der Notfallaufnahme ein Reanimationsraum ausreichender Größe zur Verfügung stehen, in dem nach Einlieferung des Patienten die akuten Therapie- und Diagnostikmaßnahmen ablaufen können, um lebensbedrohliche Erkrankungen oder Verletzungen zu erkennen und zu behandeln. Dazu bedarf es einer Ausstattung mit Geräten, Instrumenten und Medikamenten, die in Anlehnung an die Ausstattung des Notarztwagens die Fortführung erweiterter lebensrettender Maßnahmen garantiert. Es erscheint empfehlenswert, die Basisausstattung der Notfallaufnahme in einem Baukastensystem unterzubringen, das durch gleiche Farben und Symbole wie im Notarztwagen gekennzeichnet ist. Als Farbkodierung zur Orientierungshilfe in der Notfallaufnahme und im Notarztwagen empfehlen sich für:

Atmung	- blau
Herz-Kreislauf	- rot
Vergiftung	- gelb
chirurgisches Besteck	- grün
Babyreanimation	- orange.

In unmittelbarer Angliederung an die Notfallaufnahme, d.h. mit günstigen Verbindungswegen, haben Dienstleistungseinheiten wie Labor (ein Blutgasanalysator im Notfall-Labor macht dieses Gerät in der Notfallaufnahme selbst überflüssig), Radiologie, Blutbank, Endoskopie und Not-OP zur Verfügung zu stehen.
Über die personelle Besetzung der Notfallaufnahme sowohl im Pflege- als auch im Arztbereich gibt es bisher keinerlei Anhaltszahlen, obwohl die Deutsche Krankenhausgesellschaft (DKG) im Jahr 1979 zur Organisation und Personalstruktur von zentralen Notfallaufnahmeeinheiten in einem Entwurf Stellung bezogen hat, ohne jedoch klare Empfehlungen zu geben.
Es muß vorausgesetzt werden, daß ein 24-Stunden-Dienst zur Verfügung steht, wobei im *Pflegebereich* aus unserer Sicht stets mindestens eine Schwester (Pfleger) anwesend sein sollte, die eine Ausbildung als Fachschwester für Intensivpflege erfolgreich abgeschlossen hat. Wenn man bedenkt, daß an den Städtischen Kliniken Fulda (760 Betten) in der Notfallaufnahme im Jahr 1984 über 900 Patienten als Notfallpatienten im definierten Sinn erstversorgt worden sind, dann erscheint die Forderung einer fachlich qualitativ hochwertigen personellen Besetzung der Notfallaufnahme verständlich. Die prozentuale Verteilung dieser vital bedrohlichen Notfälle in Erkrankungen und Vergiftungen (72%) und Verletzungen (28%) entsprach etwa dem Verteilungsmuster, wie wir es im Notarztbereich kennen. Im Jahr 1984 wurden 2022 Einsätze mit dem Notarztwagen und Rettungshubschrauber durchgeführt, wobei diese Einsätze zu 69% Erkrankungen und Vergiftungen galten und zu 31% Verletzungen.
Aus unserer Sicht muß sichergestellt sein, daß der erstbehandelnde *Arzt* in der Notfallaufnahme über ausreichende Erfahrungen in der Notfall- und Intensivmedizin, zumindest aber über die heute geforderte Qualifikation des Notarztes entsprechend der Empfehlung der Bundesärztekammer, der DIVI und anderer ärztlicher Organisationen verfügt.
Neben den soforttherapeutischen Maßnahmen zur vitalen Sicherung haben akute dringliche diagnostische Maßnahmen abzulaufen. Dazu zählen neben anamnestischen Angaben und körperlicher Untersuchung die Feststellung von:

- Blutdruck, Herzfrequenz, Puls,
- Atemfrequenz,
- Körpertemperatur,
- neurologischer Status,
- Elektrokardiogramm,
- radiologischer Thoraxbefund,
- Laboruntersuchungen,
- für entsprechende Fälle muß die Möglichkeit der Peritoneallavage gegeben sein,
- zusätzliche Untersuchungen, wie z.B. Ultraschalluntersuchungen oder Bronchoskopie, müssen ebenfalls möglich sein.

Zur Labordiagnostik in einem Notfall-Labor gehört ein Spektrum von Basisuntersuchungen, die hier kurz genannt werden sollen:

Blutgase und Säuren-Basen-Status, Serum- oder Plasmakonzentrationsbestimmungen:
- Glukose,
- Gesamteiweiß,
- Kreatinin, Harnstoff,
- Natrium, Kalium,
- Kalzium, Chlorid.

Aktivitätsbestimmungen:
- SGOT,
- alkalische Phosphatase,

- CK (CK - MB),
- Lipase.

Hämatologische Untersuchungen:
- Hämoglobin,
- Erythrozyten,
- Leukozyten,
- Hämatokrit,
- Thrombozyten.

Gerinnungsphysiologische Untersuchungen:
- PTT,
- Thromboplastinzeit nach Quick,
- Fibrinogenbestimmung.

Urinuntersuchungen:
- Glukose,
- Eiweiß,
- Azeton.

Im Ablauf der Erstmaßnahmen ergibt sich eine Verdachtsdiagnose, die zu der Notwendigkeit eines fachspezifischen Konsiliardienstes führen kann, falls der Notfallarzt nicht selbst die fachspezifischen Untersuchungen und Therapiemaßnahmen veranlaßt. Auch hier gilt, daß der Arzt zum Patienten kommt und nicht umgekehrt der Patient in verschiedene Abteilungen transportiert werden muß. Im Rahmen der adäquaten Versorgung von Notfallpatienten ist sicherzustellen, daß bei Einlieferung eines Notfallpatienten durch den Rettungsdienst Vertreter der für die Reanimation und Sofortdiagnostik wichtigen Fachdisziplinen, das sind Innere Medizin, Anästhesie, Chirurgie bzw. Unfallchirurgie, sofort zur Verfügung stehen und daß Vertreter von Spezialdisziplinen (Gynäkologie, Urologie, Neurochirurgie und andere) innerhalb kurzer vertretbarer Frist konsiliarisch tätig werden können. Es muß betont werden, daß gerade in der Notfallaufnahme an die fachliche Qualifikation und Kompetenz der einzelnen Fachvertreter besonders hohe Anforderungen zu stellen sind.
Von medizinischer, aber auch medikolegaler Bedeutung ist die ausreichende *Dokumentation* der Befunde und Maßnahmen, die bei einem Notfallpatienten erhoben und durchgeführt werden. Aus unserer Sicht hat sich ein Protokollbogen bewährt, wobei das Original in der Notfallaufnahme verbleibt, ein Durchschlag für die Krankenakte und der zweite Durchschlag für die behandelnde Klinik bestimmt ist. Es kann nicht eindringlich genug darauf hingewiesen werden, daß der lückenlosen Protokollierung sämtlicher Maßnahmen einschließlich Nennung desjenigen Arztes, der sie angeordnet oder durchgeführt hat, ein hoher Stellenwert zukommt.
Wie eingangs kurz dargestellt, hat der zunehmende Umfang medizinischen Wissens dazu geführt, daß die Krankenhäuser in immer mehr medizinische Spezialdisziplinen gegliedert sind. Diese Strukturentwicklung beinhaltet die Gefahr, daß infolge intensiven Spezialwissens und damit einseitigen Könnens der Notfall - als den gesamten Organismus akut bedrohendes Ereignis - nicht mehr den Erfordernissen entsprechend behandelt wird. Dieser Gefahr ist zu begegnen, indem die Notfallaufnahme - zumindest aber der Reanimationsbereich als Teil der zentralen Notfallaufnahme - *organisatorisch* einem Arzt unterstellt wird, der aufgrund seiner Aufgaben im Intensivtherapiebereich täglich mit notfallmedizinischen Situationen konfrontiert wird. Ihm obliegt die Verantwortung, den raschen Ablauf parallel geschalteter Diagnostik- und Therapiemaßnahmen zu koordinieren. Ihm ist dringend anzuraten, den ärztlichen Dienst in der Notfallaufnahme durch eine Dienstanweisung zu regeln.
Die *Dienstanweisung* der Notfallaufnahme muß vorsehen, daß der in der Notfallaufnahme tätige Arzt für eine reibungslose Übernahme eines Notfallpatienten aus dem Notarztwagen bzw. Rettungshubschrauber Sorge trägt. Er hat neben primären Reanimationsmaßnahmen die Kontakte herzustellen zu den Konsiliardiensten und klinischen Einrichtungen, die für die Endversorgung des Notfallpatienten in Anspruch genommen werden. Handelt es sich bei dem Patienten, der in die Notfall-

aufnahme kommt, nicht um einen eigentlichen Notfall, so führt der diensthabende Notfallarzt dennoch die Untersuchung durch und erhebt die allgemeine Anamnese; beides wird protokolliert. Er entscheidet dann, in welche Fachklinik der Patient eingewiesen wird bzw. welcher Konsiliardienst zuzuziehen ist. Eine weitere Diagnostik oder Therapie durch den diensthabenden Notfallarzt erübrigt sich. Die Organisation von Verlegungen, Transporten innerhalb der Klinik und anderes unterliegt dann der Fachklinik, die die Endversorgung des Patienten übernommen hat.
An dieser Stelle sei ein letztes Problem angesprochen, das sich auf den innerklinischen *Transport* von Notfallpatienten bezieht.
Hier treten in vielen Krankenhäusern nicht selten Schwierigkeiten bei der kontinuierlichen Überwachung und Therapie auf, die dadurch überbrückt werden sollen, daß der Patient im Wettlauf gegen die Zeit im Laufschritt durch die Klinikflure transportiert wird. Das organisationstechnische Transportproblem läßt sich dagegen durch die Anschaffung eines geeigneten Transportsystems und die Bereitstellung von qualifiziertem Transportpersonal lösen. Anstatt für jeden Transport erneut die apparative Ausstattung zusammenzustellen, erscheint es sinnvoll, ein stets einsatzbereites Transportmittel zur Verfügung zu haben, dessen Ausstattung fest montiert ist. Neben einem geeigneten *Transporttisch* sollten folgende Geräte zum *System* gehören:

- Kleines, volumenkonstantes Beatmungsgerät,
- EKG-Sichtgerät mit Defibrillationseinheit,
- Herzschrittmachereinheit,
- Perfusorsystem,
- Sekretabsaugvorrichtung,
- montierter Infusionsständer.

Der unschätzbare Wert eines druckgasbetriebenen Respirators gegenüber einer manuellen Beatmungsform (z. B. Ambu-Beutel) zeigt sich, wenn der begleitende Arzt Komplikationen während des Transports behandeln muß und er dazu dann die Hände frei hat. Zweifelsfrei läßt sich ein Notfallpatient mit dem hier beschriebenen Transportsystem sicherer transportieren und überwachen als auf der üblichen Krankentrage unter Begleitung nicht ausreichend qualifizierten Personals.

Zusammenfassend bleibt festzuhalten, daß Notfallaufnahmeeinheiten in Krankenhäusern der Regel- und Maximalversorgung rund um die Uhr aufnahmebereit sein müssen. Sie sind räumlich, personell und apparativ so auszustatten, daß akut lebensbedrohlich erkrankte, schwerverletzte oder vergiftete Patienten ohne Zeitverzögerung unmittelbar aufgenommen und behandelt werden können. Für diese Versorgung muß innerhalb der Notfallaufnahmeeinheit zumindest ein Raum als Reanimationsraum zur Verfügung stehen, der ausschließlich und nur für diesen Zweck genutzt werden darf. Die Organisation und Leitung der Notfallaufnahme sollte ein in der Intensivmedizin erfahrener und in interdisziplinärer Zusammenarbeit erprobter Arzt erhalten.

Die Ausstattung des Notarztes

Rettungsfahrzeuge und Notfallarztkoffer

E. Pfenninger

Für die mitzuführende Ausstattung gelten einige wichtige Grundsätze:

- Die Ausstattung ist auf die Erfordernisse der Erstversorgung schwerwiegender akuter Notfälle abzustimmen.
- Das für die klassische Erste Hilfe benötigte Material (z. B. Verbände) ist auf ein Minimum zu beschränken, im Vordergrund stehen die Materialien zur Abwendung einer akuten Vitalgefährdung.
- Die Anordnung der diagnostischen und therapeutischen Geräte und Medikamente muß übersichtlich und funktionell erfolgen.

Die technischen Eigenschaften und die Mindestanforderungen an das Raumangebot und die medizinische Ausstattung sind in der Bundesrepublik Deutschland für Rettungsfahrzeuge in der DIN-Norm 75080, für Rettungshubschrauber in der DIN-Norm 13230 festgelegt.

Rettungsfahrzeuge

In den Tabellen 1 bis 8 ist die medizinische und allgemeine Ausstattung eines Rettungsfahrzeugs zusammengestellt.

Tabelle 1. Krankentrage und Zubehör

1	Krankentrage
1	Stationäre, maschinell betriebene Sekretabsaugpumpe
1	Sauerstoffinhalationsgerät, zugleich als Zusatzgerät für Beigabe von Sauerstoff bei Frischluftbeatmung
2	Sauerstoffflaschen mit mindestens 10 l Inhalt je Flasche, Füllungsdruck 200 bar
1	Waschbecken
1	Wasserbehälter (Inhalt 5 l frisches Trinkwasser)
1	Abwasserbehälter (Inhalt 5 l)
1	Abfallbehälter (Inhalt 2 l)

Tabelle 2. Transport und Lagerung

1	Krankentrage N nach DIN 13025
1	Kopfkissen ZK nach DIN 13025
1	Auflage ZU nach DIN 13025
2	Tragegurte
1	Vakuummatratze
1	Bettplatte oder Gewebe, 90 × 200 cm, wasserdicht
2	Tragenlaken 90 × 200 cm, textiles oder Einwegmaterial
2	Kopfkissenbezüge
2	Krankenhausdecken, 140 × 190 cm, kochfest und desinfizierbar oder als Einwegmaterial
1	Bezug für Krankenhausdecke, 140 × 200 cm, textiles oder Einwegmaterial
1	Rettungstuch
1	Tragsessel oder Tragsitz aus Segeltuch

Tabelle 3. Beatmung

Je 1 Guedel-Tubus Größe 1, 3 und 5
1 Gummimundkeil
1 Mundtubus für Mund-zu-Mund-Beatmung
1 Laryngoskop
1 Stethoskop
1 Klemme
1 Blockerspritze
1 Endotrachealtubus
1 Sekretabsaugpumpe, tragbar, Sog ≥ 0,3 bar
je 4 Einmalkatheter mit Endöffnung, Größe 12 und 18, steril verpackt
1 tragbare Beatmungseinheit, bestehend aus: - Sauerstoffgerät, einschließlich Maulschlüssel für Montage, Inhalt 3 l, Füllungsdruck 200 bar, mit Druckminderer - Gerät zur Frischluftbeatmung mit Anschlußmöglichkeit zur Sauerstoffgabe - Verbindungsschlauch, ≥ 1 m - Beatmungsmasken für Erwachsene und für Kinder - Tragevorrichtung

Tabelle 4. Kreislauf

1 Blutdruckmeßgerät mit Blutdruckmanschette
1 Bügelstethoskop
4 Volumenersatzmittel à 500 ml in Kunststoffbeutel
4 Infusionsgeräte
je 4 Venenverweilkanülen, Größe 0,5 und 1,0 steril verpackt
1 starre Unterlage 40 × 60 cm, für äußere Herzmassage (kann entfallen, wenn die Krankentrage oder die Krankentrageeinrichtung eine entsprechende Vorrichtung aufweist)
1 Staubinde, elastisch
1 Behältnis für mindestens 3 Beutel à 500 ml mit Thermostatregelung zur Erwärmung und Aufbewahrung bei Infundiertemperatur
1 Infusionsarmschiene
2 Venenverweilkanülen, steril verpackt
Bei Verwendung hochpotenter Katecholamine (Dopamin, Dobutamin) wird empfohlen, einen Perfusor mitzuführen. Für neonatologische Einheiten ist ein Perfusor obligat.

Tabelle 5. Ärztliches Gerät

1 Notfallarztkoffer
2 Flügelkanülen, 50 mm Länge, mit Gummifingerling armiert, steril verpackt
1 Instrumentensatz für Erste Hilfe bei einer Geburt, steril verpackt
1 Notfallarztkoffer für Frühgeborene und Kinder
1 EKG-Sichtgerät, tragbar, netzunabhängig
1 Defibrillator, tragbar, netzunabhängig
EKG-Sichtgerät und Defibrillator sind gleichzeitig erforderlich, wenn der RTW vorwiegend mit einem Notarzt besetzt werden soll. Eine Kombination von EKG-Sichtgerät und Defibrillator ist zulässig.

Tabelle 6. Verbandmaterial

1 Verbandkasten K oder VK, gefüllt
5 Verbandpäckchen G
5 Verbandtücher A
5 Verbandtücher B
4 Dreiecktücher
10 Mullbinden MB 20-8
2 Sätze Kammerschienen, aufblasbar, bestehend aus Arm- und Beinschiene
1 Erste-Hilfe-Schere
Replantatbeutel 25 × 70 cm, doppelwandig

Tabelle 7. Pflegegerät

1 Steckbecken mit Deckel
1 Urinflasche mit Verschluß oder Einwegbeutel
1 Nierenschale
10 Brechbeutel
3 Schutzmäntel, textiles oder Einwegmaterial
1 Handreinigungsmittel, desinfizierend, flüssig oder fest oder
1 Paket aseptischer Tücher
1 Paket Einweghandtücher
1 Nagelbürste
1 Akkuleuchte mit Stecker, durch Bordnetz aufladbar
1 Magenschlauch mit Trichter und Becher (kann nach Meinung der Buchautoren in Zukunft entfallen)
6 Paar Einweghandschuhe
1 Paket Zellstoff

Tabelle 8. Warn- und Rettungsgerät

1	Universal-Rettungswerkzeug mit Vereinigung der Funktionen von Beil, Brecheisen, Haueisen, Meißel, Hammer, Blechschere und Stütze
1	Klapphackspaten
2	Warndreiecke, genehmigt nach StVZO
1	Kabelleuchte mit Stecker nach DIN ISO 4165
1	Handscheinwerfer Ex-100 mit gelber Vorsteckscheibe sowie Batterien und Lampen
1	Feuerlöscher PG 6 oder HA 6 mit Fahrzeughalterung
1	Abschleppseil, entsprechend dem zulässigen Gesamtgewicht des RTW, mit rotem Warntuch 20 × 20 cm
3	Warnwesten BMI-TRL 8415-061 oder Warnkleidung DIN 30711-B aus retroreflektierendem Gewebe
3	Schutzhelme, weiße Helmschalen oder Feuerwehrhelme
4	Schutzhandschuhe D 1
	Gleitschutzketten für alle angetriebenen Räder

Notfallarztkoffer

Unabhängig von der Ausstattung der Rettungsfahrzeuge muß eine tragbare Notausrüstung (Notfallarztkoffer) mitgeführt werden, die es dem Notarzt ermöglicht, an der Notfallstelle Gefährdungen der Vitalfunktionen zu diagnostizieren und Maßnahmen zu deren Erhaltung einzuleiten. Unter dieser Prämisse läßt sich die Ausstattung des Notfallarztkoffers in vier Funktionsgruppen einteilen:

- diagnostische Hilfsmittel,
- Ausstattung zur Behandlung respiratorischer Störungen,
- Ausstattung zur Behandlung zirkulatorischer Störungen,
- Zusatzausstattung.

Für den Notfallarztkoffer liegt bis jetzt keine verbindliche Normierung vor, ein DIN-Entwurf (DIN 13 232) wird diskutiert. Im folgenden sollen die Vorschläge der Beitragsautoren dazu wiedergegeben werden. Zu beachten ist dabei, daß der Inhalt dieses Notfallarztkoffers ausschließlich für den Einsatz im Zusammenhang mit Fahrzeugen des Rettungsdienstes ausgelegt ist. Auf die Normung eines besonderen Neugeborenen-Notarztkoffers wurde verzichtet, da mit dem vorliegenden Normungsvorhaben alle zu erwartenden Erfordernisse abgedeckt sind. Der angeführte Inhalt läßt sich in einem Koffer unterbringen, alternativ ist die Verteilung auf zwei Koffer möglich.

Tabelle 9. Maße des Notfallarztkoffers

Länge:	maximal 70 cm
Breite:	maximal 40 cm
Höhe:	maximal 35 cm
Rauminhalt:	maximal 70 l
Gewicht mit Inhalt:	maximal 25 kg
Es soll ausreichend Raum für Ergänzungen vorhanden sein.	

Tabelle 10. Inhalt des Notfallarztkoffers: Behandlung respiratorischer Störungen

1	Sekretabsaugpumpe, tragbar, Sog ≥ 0,3 bar
9	Einmalabsaugkatheter mit Endöffnung, je 3 in 3 Größen, einzeln steril verpackt
1	Kornzange, gebogen mit Sperre, 18 cm lang
1	Sauerstoffinhalationsgerät mit mindestens 160 l entspanntem Sauerstoff
1	Gerät zur Frischluftbeatmung mit Nichtrückatmungsventil und Anschlußmöglichkeit zur Sauerstoffgabe
2	Beatmungsmasken für Erwachsene in 2 Größen
je 1	Beatmungsmaske für Kinder, Kleinkinder und Neugeborene
2	Guedel-Tuben für Erwachsene, 2 Größen
je 1	Guedel-Tubus für Kinder und Kleinkinder
2	Wendl-Tuben in 2 Größen
2	Paar Gummihandschuhe, 2 Größen, paarweise steril verpackt
1	Punktionskanüle für Pneumothorax, steril verpackt
1	PEEP-Ventil (maximal 10 cm H_2O), passend für Frischluftbeatmungsgerät

1	Laryngoskopgriff mit Hülle, Batterie, gegebenenfalls wiederaufladbar
3	Spatel, klein (maximal 7,5 cm Länge), mittel und groß
2	Magillzangen, groß und klein, nicht rostend
je 1	Trachealtubus ohne Ballon in den Größen Charr 12, 14, 16 und 18
je 1	Trachealtubus mit Ballon in den Größen Charr 22 und 26
je 2	Trachealtuben mit Ballon in den Größen Charr 32 und 36
je 1	Einführungsstab in den Größen 1, 2 und 3, flexibel
1	Packung Gleitmittel (Spray oder Gel)
2	Klemmen nach Pean oder Einmalklemmen

Tabelle 11. Inhalt des Notfallarztkoffers: Behandlung zirkulatorischer Störungen

1	Desinfektionsmittel zur Hautdesinfektion
15	Venenverweilkanülen in verschiedenen Größen, steril verpackt
4	Punktionssysteme für zentrale Venenpunktion, verschiedene Größen, steril verpackt
1	Volumenersatzmittel à 500 ml im Kunststoffbeutel
1	Infusionslösung à 500 ml im Kunststoffbeutel
1	Pufferlösung 250 ml
3	Infusionsgeräte

Tabelle 12. Inhalt des Notfallarztkoffers: Zusatzausstattung

je 1	Pinzette groß und klein
1	Klemme
1	Universalschere groß
1	Skalpell
8	Einmalspritzen 2 ml
5	Einmalspritzen 5 ml
4	Einmalspritzen 10 ml
2	Einmalspritzen 20 ml
10	Einmalkanülen Größe 1
10	Einmalkanülen Größe 12
Alle diese Gegenstände müssen einzeln steril verpackt sein.	
1	Schere
	Verschiedene Verbandpäckchen
2	Heftpflaster 5 × 2,5 cm
10	Mullkompressen 10 × 10 cm, Peel-Packungen zu je 2 Mullkompressen 8fach gelegt, steril verpackt
1	metallisierte Polyesterfolie, Oberfläche Aluminium, Rückseite farbig, Größe 210 × 140 cm, gefaltet, staubgeschützt verpackt

Tabelle 13. Inhalt des Notfallarztkoffers: diagnostische Hilfsmittel

1	Blutdruckmeßgerät mit je einer Blutdruckmanschette für Erwachsene und für Kinder
1	Bügelstethoskop
1	Taschenlampe
1	Reflexhammer
1	Packung Blutzucker-Teststreifen (mindestens 10 Stück)

Notfallmedikamente - Infusionslösungen - Antidota

B. Dirks

Die Medikamente, die dem Notarzt zur Verfügung stehen, müssen es gestatten, lebensbedrohliche Störungen vitaler Funktionen, die nach akuten Erkrankungen, Vergiftungen oder Traumen eingetreten sind, zu behandeln; außerdem sollte er auch Patienten in Notsituationen, also Krankheitszuständen mit gravierenden, aber nicht akut lebensbedrohlichen Störungen helfen können.

Für die folgenden Empfehlungen sind einige Gesichtspunkte zu beachten:

- Die aufgeführten Präparate stellen Beispiele dar. Sie sind durch wirkungsgleiche Pharmaka anderer Zusammensetzung oder anderer Hersteller ersetzbar.
- Die Auflistung nach Handelsnamen erfolgt wegen des größeren Bekanntheitsgrades im Vergleich zu internationalen Freinamen.
- Die Erfahrung des einzelnen mit bestimmten Medikamenten bietet die beste Gewähr für eine effektive und nebenwirkungsarme Therapie. Im Regelfall wird die Medikamentenausstattung eines Rettungswagens oder eines Notarzteinsatzfahrzeuges von mehreren Kollegen genutzt, so daß ein Kompromiß gefunden werden muß. Dieser soll auch die Therapiegewohnheiten der aufnehmenden Klinik berücksichtigen. Dabei muß die Menge der mitgeführten Pharmaka so weit wie möglich beschränkt werden. Wenige Medikamente sind überschaubarer und führen so zu einer effektiven Therapie. Eine differenzierte Infusionstherapie auf Sekundärtransporten bleibt dabei unbenommen, die Lösungen können aus der Klinik mitgenommen werden.
- Nebenwirkungen und Kontraindikationen sind im Kontext der Notfalltherapie zu bewerten.
- In der Regel werden die genannten Substanzen intravenös gegeben. Dies ist durch die therapeutische Dringlichkeit und die häufig veränderte Pharmakokinetik beim Notfallpatienten bedingt. Einige Pharmaka werden ausreichend über die Mund- und/oder Trachealschleimhaut resorbiert, der Effekt ist der i.v.-Injektion vergleichbar. Dies kann bei der Reanimation für die Gabe von Adrenalin und Xylocain hilfreich sein (in den Tubus), für Nitrolingual, Adalat und Betamimetika (z.B. Berotec) ist das der gängige Weg.

Notfallmedikamente

Substanz	Indikation	Dosis	Wirkung	Nebenwirkungen und Probleme
Adalat® Nifedipin 10 mg/Kps.	Hypertensiver Notfall Angina pectoris	10-20 mg sublingual, eventl. Kps. anstechen und im Mund ausdrücken	Blutdrucksenkung durch periphere Gefäßerweiterung, Senkung des koronaren Gefäßwiderstandes	Übermäßiger Blutdruckabfall bei Kombination mit Betablockern

Notfallmedikamente (Fortsetzung)

Substanz	Indikation	Dosis	Wirkung	Nebenwirkungen und Probleme
* Akrinor® Cafedrin/ Theodrenalin 200 mg/10 mg 2 ml Amp.	Hypotonie, vorwiegend neurogen oder orthostatisch	0,5-1 ml i. v.	Betamimetisch	Tachykardie Cave: Hypertoniker und Patienten mit koronarer Herzkrankheit, keine Indikation: Volumenmangel!
* Effortil® Etilefrin 10 mg/1 ml Amp.	Siehe oben	0,5-1 ml i. v.	Alpha- und betamimetisch	Siehe oben
* Novadral® Norfenefrin 10 mg/1 ml Amp.	Siehe oben Zur Prophylaxe der Hypotonie bei Apomorphingabe	0,5-1 ml i. v.	Alphasympathikomimetisch	Bei Volumenmangel nur in verzweifelten Fällen
Alupent® Orciprenalin 0,5 mg/1 ml Amp.	Bradykarde Rhythmusstörungen Asthma bronchiale	0,5 ml auf 5 ml verdünnen, 1 ml der verdünnten Lösung (0,1 mg) i. v.	Betasympathikomimetisch: positiv inotrop, bathmotrop, chronotrop, dromotrop Periphere Gefäßerweiterung	Tachykardie, Extrasystolie, Kammerflimmern, Blutdruckabfall
Atropin Atropinsulfat 0,5 mg/1 ml Amp.	Parasympatholyse (z. B. bei Intubation von Kindern) Bradykardie Antidot bei Alkylphosphatintoxikation	0,5-2 mg i. v.	Parasympatholytisch: positiv dromotrop, chronotrop	Tachykardie, Hyperthermie
Berotec®-Dosier-Aerosol Fenoterol 0,2 mg/ Aerosolstoß	Bronchospastik, Asthma bronchiale Tokolyse bei Geburtskomplikationen	2-3 Hübe 5 Hübe	Betasympathikomimetikum Tokolytikum	Tachykardie
Buscopan® N-butylscopolamin 20 mg/1 ml Amp.	Koliken Spastische Schmerzzustände	20 mg i. v.	Parasympatholytisch, spasmolytisch an der glatten Muskulatur	Tachykardie, Akkomodationsstörungen
Diazepam Desitin® rectal tube 5 mg/2,5 ml	Fieberkrampf, epileptischer Anfall Sedierung bei Kindern	1 Rectiole/10 kg	Zentral sedierend und krampflösend	Atemdepression
Dopamin 50 mg/5 ml Amp.	Kardiogener Schock	100 mg auf 500 ml Ringer-Laktatlösung 60-120 Tr./min (1 Tr. = 10 μg)	Stimulierung von Dopamin-, Alpha- und Betarezeptoren	Tachykardie, Verschlechterung der peripheren Gewebsdurchblutung Dopamin soll nicht über längere Zeit über einen peripheren Zugang infundiert werden

* alternativ

Notfallmedikamente (Fortsetzung)

Substanz	Indikation	Dosis	Wirkung	Nebenwirkungen und Probleme
Dobutrex®** Dobutamin	Kardiogener Schock	100 mg auf 500 ml Ringer-Laktat-lösung, 60-120 Tr./min (1 Tr. = 10 µg)	Betasympathikomimetisch: positiv inotrop; Vasodilatation und Alphaeffekt heben sich auf	Geringe Tachykardie, kein Anstieg des peripheren Widerstandes
* Ebrantil® Urapidil 50 mg/10 ml Amp.	Hypertensiver Notfall	25-50 mg langsam i. v.	Zentral bedingte Sympatholyse, peripheres Alphasympatholytikum	Folgen der Blutdrucksenkung
* Catapresan® Clonidin 0,15 mg/1 ml Amp.	Hypertensiver Notfall	0,075-0,15 mg langsam i. v.	Zentral bedingte Sympatholyse	Folgen der Blutdrucksenkung
Euphyllin® Theophyllin-äthylendiamin 0,24 g/10 ml Amp.	Asthma bronchiale, bronchospastische Zustände	0,24-0,48 g langsam i. v., Fortsetzung eventuell durch Infusion	Bronchospasmolytisch, atemstimulierend	Übelkeit, Erbrechen, Tachykardie, Erregung, Unruhe
Fortecortin® Mono-Ampullen Dexamethason			Hemmung der Freisetzung von Mediatoren, antiinflammatorisch	Immunsuppressiv
a) 40 mg/5 ml	Anaphylaktische Reaktionen Grad II	20 mg i. v.		
	Status asthmaticus			
b) 100 mg/10 ml	Prophylaxe des fokalen Hirnödems: Apoplex, Schädel-Hirn-Trauma	100 mg i. v.		
	Septischer Schock			
Rectodelt® Dexamethason 100 mg/Supp.	Siehe oben für Kinder	1 Supp. rektal		
Glukose 40% 4 g/10 ml Amp.	Hypoglykamie, hypoglykämisches Koma	Initial: 50-100 ml Weitere Dosierung nach Wirkung	Substitution	Venenreizung Kontraindikation: nachgewiesene Hyperglykämie
Heparin-Na 10000 IE/1 ml Amp.	Lungenembolie Grad II und III	10000 IE langsam i. v.	Hemmung der Thrombinbildung	Blutungsneigung Kontraindikation: starke Blutung, hämorrhagische Diathese
	Arterielle Embolie			
	Venöse Thrombose			
Isoptin® Verapamil 5 mg/2 ml Amp.	Supraventrikuläre Tachykardie, absolute Tachyarrhythmie	2,5-5 mg langsam i. v.	Kalziumantagonismus: Antiarrhythmisch, Verlängerung der AV-Refraktärzeit, Gefäßerweiterung	AV-Block, Asystolie, Blutdruckabfall Kontraindikationen: manifeste Herzinsuffizienz, kardiogener Schock (Ausnahme: Vorhoftachykardie), AV-Block, gleichzeitige Gabe von Betablockern

* alternativ
** Eine 50-mg-Konfektionierung wird ab Ende 1987 verfügbar sein

Notfallmedikamente (Fortsetzung)

Substanz	Indikation	Dosis	Wirkung	Nebenwirkungen und Probleme
Ketanest® Ketamin 50 mg/5 ml Amp.	a) Starke Schmerzzustände b) Narkoseeinleitung speziell beim Schock	0,25-0,5 mg/kg i. v. 0,5-2,0 mg/kg i. v.	Zentral analgetisch Dissoziative Anästhesie	Tachykardie, Blutdruckanstieg, Salivation Kontraindikationen: Hypertonie, dekompensierte Herzinsuffizienz, Herzinfarkt, Lungenödem, Schädel-Hirn-Trauma ohne Beatmung
Lanitop® Metildigoxin 0,2 mg/2 ml Amp.	Absolute Tachyarrhythmie	0,2-0,4 mg langsam i. v.	Negativ dromotrop, positiv inotrop	Rhythmusstörungen, bei Hypokalämie Kammerflimmern. Cave: Vollsättigung mit Digitalis, Mitralstenose, geplante Dialyse
Lasix® Furosemid 20 mg/2 ml Amp.	Lungenödem (Süßwasserertrinken), schwere Überwässerung	20-40 mg i. v.	Steigerung der Urinausscheidung durch Hemmung der Na-Rückresorption	Prä- und postrenale Anurie, Oligo-Anurie durch nephrotoxische Substanzen, Intoxikation, Gravidität (Ausnahme: Lungenödem); keine Indikation: Apoplex
Morphin Morphin HCl 10 mg/1 ml Amp.	Starke Schmerzzustände (z. B. Herzinfarkt, Thoraxtrauma) Bei Lungenödem	2,5-10 mg (0,05 mg/kg) i. v.	Zentrale Analgesie, Euphorie, Sedation	Atemdepression, Übelkeit Parasympathikomimetisch Kontraindikationen: Spastische Schmerzzustände, Asthma bronchiale
Nitrolingual®-Spray 0,4 Glyceroltrinitrat 0,4 mg/Sprayst0ß	Angina pectoris, kardiales Lungenödem Hypertensiver Notfall, Dialysepatient	2-3 Hübe Wiederholung bis 5minütlich	Vasodilatation, Senkung der Vorlast	Blutdruckabfall, Kopfschmerzen, Übelkeit Kontraindikationen: Volumenmangel, erhöhter Hirndruck
Novalgin® Metamizol-Natrium 2,5 g/5 ml Amp.	Akutes Abdomen, starke viszerale Schmerzen	1-2,5 g sehr langsam i. v.	Analgetisch, antipyretisch	Schock, Agranulozytose
Pancuronium „Organon" Pancuroniumbromid 4 mg/2 ml Amp.	a) Vorgabe bei der Intubation mit Succinylcholin b) Dauerrelaxierung	1 mg i. v. 0,1 mg/kg	Muskelrelaxierend (kompetitiver Antagonist)	Kontraindikation: Myasthenia gravis

Notfallmedikamente (Fortsetzung)

Substanz	Indikation	Dosis	Wirkung	Nebenwirkungen und Probleme
Pantolax® Succinylcholin 100 mg/5 ml Amp.	Zur Intubation	1,5-2 mg/kg i.v.	Depolarisierendes Muskelrelaxans (kurzwirksam)	Herzrhythmusstörungen Kontraindikationen: Hyperkalämie, Cholinesterasemangel
* Psyquil® Triflupromazin 10 mg/1 ml Amp.	Übelkeit, Erbrechen Singultus Zur Sedation	5 mg i.v.	Antiemetisch, sedierend, parasympatholytisch	Blutdruckabfall, Dyskinesien
* Atosil® Promethazin 50 mg/2 ml Amp.	Übelkeit, Erbrechen Singultus Zur Sedation	25-50 mg i.v.	Antiemetisch, sedierend, parasympatholytisch	Blutdruckabfall, Dyskinesien
Suprarenin Adrenalin 1 mg/1 ml Amp.	a) Anaphylaktischer Schock	1 ml auf 10 ml verdünnen, davon: 1 ml (=0,1 mg) i.v. Wiederholung nach Wirkung	Alpha- und betasympathikomimetisch: positiv inotrop, bathmotrop, dromotrop, chronotrop	Tachykardie, Extrasystolie, Kammerflimmern
	b) Kreislaufstillstand	5 ml (=0,5 mg) i.v. initial	Bronchospasmolytisch	
Adrenalin Medihaler® Dosier-Aerosol Adrenalin 0,35 mg/Hub	a) Anaphylaktischer Schock b) Status asthmaticus	1-2 Hübe, Wiederholung nach 2 min		
Syntocinon® Oxytocin 10 IE/1 ml Amp.	Postpartale atonische Nachblutung, inkompletter Abort, drohender Abort mit vital gefährdender Blutung	10 IE i.v. 50 IE in 500 ml Ringer-Laktat	Direkte kontrahierende Wirkung auf die Uterusmuskulatur	Gefäßdilatation, Reflextachykardie Kontraindikation: drohende Uterusruptur
Trapanal® Thiopental 500 mg/20 ml Amp.	Krampfanfall Narkoseeinleitung Hirndrucksenkung	1-3 mg/kg i.v.	Zentrale Dämpfung Hypnose Zerebrale Durchblutungsminderung	Kreislaufdepression Cave: Schock; Allergie Cave: Asthma; Porphyrie
Valium® Diazepam 10 mg/2 ml Amp.	Angst und Unruhe Krampfanfall	Initial 0,2 mg/kg i.v.	Sedierung, Minderung des Muskeltonus	Atemdepression, Blutdruckabfall Kontraindikation: Myasthenia gravis
Xylocain® Lidocain 100 mg/5 ml Amp.	Kammertachykardie Kammerflimmern Extrasystolie bei akuter Ischämie	Initial 1 mg/kg; Wiederholung nach 10-30 min; Prophylaxe: 500 mg/500 ml (1 mg = 1 ml), 2-5 mg/min	Verzögerung von Reizbildung und -leitung	Negativ inotrop, Bradykardie, Asystolie, ZNS-Toxizität Kontraindikationen: AV-Block Grad II und III

* alternativ

Infusionslösungen

Substanz	Indikation	Dosis	Wirkung	Nebenwirkungen und Probleme
Ringer-Laktat 500 ml	Basislösung im Rettungsdienst; Medikamententrägerlösung	100-500 ml		Überwässerung
	Dehydratation Volumenverlust	500-1000 ml nach Kreislaufverhältnissen	Rehydratation des Extrazellulärraumes, Volumenersatz	
Glukose 10% 500 ml	Hypoglykämie bei Neugeborenen	4-6 ml/kg KG/h		
Natriumbikarbonatlösung 8,4% 100 ml	Metabolische Azidose bei kardiopulmonaler Reanimation	Initial 1 mmol/kg; nach 10 min erneut 0,5 mmol/kg i. v.	Neutralisierung von H^+-Ionen	CO_2-Bildung, hyperosmolare Plasma-Natrium-Konzentration Kontraindikation: respiratorische Azidose
* Dextran 60 4,5 oder 6% 500 ml	Volumenverlust, Schock	500-1500 ml nach Kreislaufverhältnissen in 15-45 min	Intravasaler Kolloidersatz	Anaphylaktoide Reaktionen Thrombozytenaggregationshemmung Kontraindikation: manifeste Herzinsuffizienz, kardiogener Schock
Promit® Dextran 1 1,5 g/20 ml Flasche	Vor Dextraninfusionen	20 ml langsam i. v.	Bindung zirkulierender Dextranantikörper	Bei schweren Schockzuständen verzichtbar
* HAES Hydroxyethylstärke 6 oder 10% 500 ml	Volumenverlust, Schock	500-1500 ml nach Kreislaufverhältnissen in 15-45 min	Intravasaler Kolloidersatz	Anaphylaktoide Reaktionen Thrombozytenaggregationshemmung Kontraindikationen: manifeste Herzinsuffizienz, kardiogener Schock
* Gelifundol® Oxypolygelatine 5,5% 500 ml	Volumenverlust, Schock	500-2000 ml nach Kreislaufverhältnissen in 15-45 min	Intravasaler Kolloidersatz	Anaphylaktoide Reaktionen Kontraindikationen: manifeste Herzinsuffizienz, kardiogener Schock

* alternativ

Antidota

Substanz	Indikation	Dosis	Wirkung
Apomorphin Woelm® Apomorphin 10 mg/1 ml Amp.	Paraquat Blausäure	0,1 mg/kg nur zusammen mit Sympathikomimetikum	Emetikum
Atropin 100 mg/10 ml	Alkylphosphat, z. B. E 605	Initial 2-5 mg, bis 100 mg je nach Wirkung	Hemmung der muskarinartigen Azetylcholinwirkung (Orientierung: Besserung der Hypersekretion und Bronchospastik)
Auxiloson® Dosier-Aerosol Dexamethason 0,125 mg/Sprühstoß	Inhalation von Reizgasen	2-3 Hübe Wiederholung alle 5-10 min	Prophylaxe von Bronchospastik und toxischem Lungenödem
Ipecacuanha-Sirup	Orale Vergiftungen im Kindesalter Kontraindikationen: Intoxikationen durch Laugen, Säuren, Lösungsmittel; Bewußtseinstrübung	10-30 ml	Emetikum (Haltbarkeit beachten)
Kohlepulver Carbo medicinalis 50 g Beutel	Perorale Vergiftungen aller Art (nicht indiziert bei Blausäure und Ätzmitteln)	Einzeldosis: 10-30 g per os oder Sonde	Giftadsorption zur Resorptionsverhinderung
Narcanti® Naloxon 0,4 mg/1 ml Amp.	Schwere Heroinintoxikation	Initial 0,1 mg, kann mehrmals wiederholt werden	Spezifischer Opiatantagonist
Na-Thiosulfat 10% 1 g/10 ml Amp.	Zyanide, Blausäure	50-100 ml der 10%igen Lösung i. v.	Umwandlung von Zyanid in Rhodanid, langsame Wirkung
Sab-simplex® Dimethylpolysiloxan 30 ml Tropfen	Tenside (Spül- und Waschmittel)	10-30 ml	Entschäumung
Toluidinblau Tolonium 300 mg/10 ml	Methämoglobinbildner (Nitrate, Nitrite, Anilin)	2 mg/kg i. v.	Komplexbildung
4-DMAP 4-Dimethyl-p-aminophenol 250 mg/5 ml	Zyanide, Blausäure	100-250 mg i. v.	Bildung von Ferrihämoglobinzyanid, sofortige Wirkung

Rechtliche Aspekte zur Notfallmedizin

H.-D. Lippert

Der Status des Notarztes

Rechtliche Grundlagen von Notarzt- und Rettungsdienst

Notarzt- und Rettungsdienst sind die beiden Säulen des Systems „Rettungswesen". Sie haben ihre rechtlichen Grundlagen in unterschiedlichen Gesetzen.

Zur Organisation des Rettungsdienstes haben die meisten Bundesländer in einem Mustergesetzentwurf des Bund-Länder-Ausschusses „Rettungswesen" folgende Rettungsdienstgesetze erlassen oder ihre Feuerwehrgesetze ergänzt oder, wie Hessen, auf Landesebene mit den den Dienst durchführenden Organisationen vertragliche Vereinbarungen geschlossen. Obgleich gesetzlich weitgehend einheitlich ausgestaltet, läßt die Durchführung des Rettungsdienstes in der Praxis - teils historisch bedingt - erhebliche Unterschiede erkennen. So führen in einem Teil der Bundesländer die Hilfsorganisationen, im anderen Teil die Feuerwehren den Rettungsdienst durch, wird teils nach dem Subsidiaritätsprinzip verfahren, teils der Dienst als staatliche Aufgabe wahrgenommen. Der Gesetzentwurf für das Berufsbild des Rettungssanitäters ist bisher über das Entwurfsstadium nicht hinausgekommen.

Weder die Rettungsdienst- noch die Feuerwehrgesetze regeln den Notarztdienst. Die notwendige Kooperation beider Dienste wird zumeist über die Rettungsdienstgesetze hergestellt, in denen die Träger geeigneter oder leistungsfähiger Krankenhäuser zur Bereitstellung von Ärzten für den Notarztdienst verpflichtet werden (siehe auch Beitrag Mehrkens).

Die unterschiedlichen Modelle für den Notarztdienst

Aufgabe des Notarztdienstes ist es, in organisiertem Zusammenwirken mit den Organisationen des Rettungsdienstes Notfallpatienten durch notfallmedizinisch ausgebildete Ärzte ärztliche Hilfe zukommen zu lassen.

Träger des Notarztdienstes für einen bestimmten Bereich kann dabei ein hierzu bereiter Träger eines Krankenhauses sein. Nicht ausgeschlossen ist es, daß eine Gruppe hierzu bereiter und fähiger Krankenhausärzte diesen Dienst in Absprache mit den Organisationen des Rettungsdienstes in der Regel als genehmigte Nebentätigkeit durchführt, sofern der Krankenhausträger an diesem Dienst nicht teilnehmen will. Auch niedergelassene Ärzte können - wie das Beispiel Bayerns zeigt - den Notarztdienst sicherstellen. Die Frage, ob der Notarztdienst Teil des Sicherstellungsauftrages im Rahmen der kassenärztlichen Versorgung ist oder nicht und damit dem § 368 RVO unterliegt oder nicht, kann dabei dahinstehen, so lange durch entsprechende organisatorische Vorkehrungen sichergestellt ist, daß der tatsächlich benötigte und befähigte Arzt auch zum Einsatz kommt.

Alle drei Modelle lassen sich in vielfältiger Weise abwandeln und untereinander kombinieren. Diese Vielfalt möglicher Modelle hilft, den Notarztdienst den jeweils vorliegenden Gegebenheiten vor Ort angepaßt zu organisieren. Dabei sollten medizinische Notwendigkeiten (unter Beachtung der rechtlichen Konsequenzen) bei der Entscheidung für oder gegen ein Modell den Ausschlag geben.

Das Verhältnis von Notarzt und Rettungssanitäter

Werden Notarzt und Rettungssanitäter an der Notfallstelle tätig, so obliegt es dem Notarzt, diejenigen ärztlichen Maßnahmen anzuordnen, einzuleiten und durchzuführen, die er zur Beseitigung der akuten Lebensbedrohung des Notfallpatienten für notwendig, geeignet und ausreichend erachtet. Bei dieser Tätigkeit leistet ihm entsprechend vorgebildetes Personal - der Rettungssanitäter - Assistenz. Auf Anweisung und unter Anleitung des Notarztes führt der Rettungssanitäter diejenigen Maßnahmen durch, die ihm der Notarzt überträgt, soweit es sich nicht um vorbereitende oder pflegerische Maßnahmen handelt. Letztere darf der Rettungssanitäter eigenverantwortlich vornehmen.

Die arbeitsteilige Aufgabenerledigung am Notfallort führt dazu, daß der Rettungssanitäter auf ärztliche Anweisung auch Medikamente durch subkutane, intramuskuläre Injektion, intravenöse Infusion und unter bestimmten Umständen auch durch intravenöse Injektion applizieren darf, sofern er die notwendige Technik beherrscht und der Notarzt sich von den Kenntnissen und Fähigkeiten des Rettungssanitäters zuvor überzeugt hat. Aufgabe des Notarztes bleibt es in jedem Fall, die notwendigen diagnostischen und therapeutischen Entscheidungen zu treffen, die Durchführung der angeordneten Maßnahmen durch den Rettungssanitäter zu überwachen und bei Komplikationen helfend einzugreifen. Besonders invasive oder besonders riskante Maßnahmen hat der Notarzt selbst durchzuführen, weil nur er im Regelfall über das ausreichende theoretische Wissen und die notwendige ärztliche Erfahrung verfügt.

Nur wenn ärztliche Hilfe nicht oder nicht rechtzeitig erreichbar ist, ist der Rettungssanitäter im Rahmen der sich aus seiner Garantenstellung ergebenden Notkompetenz berechtigt und verpflichtet, diejenigen Maßnahmen zu treffen, die er zur Beseitigung der unmittelbaren Lebensgefahr beim Notfallpatienten für notwendig, erforderlich, aber auch für ausreichend erachtet. Es können dies - immer unterstellt, der Rettungssanitäter beherrscht sie - ausnahmsweise auch ärztliche Maßnahmen sein. Der Grundsatz der Verhältnismäßigkeit ist unbedingt zu beachten. Die Befugnisse des Rettungssanitäters können zwar durch Dienstanweisungen des Arbeitgebers näher konkretisiert werden, die Notkompetenz darf aber durch Dienstanweisungen in ihrem Kernbestand nicht tangiert werden.

In allen medizinischen Fragen ist der Notarzt dem Rettungssanitäter weisungsbefugt. Die Rettungsleitstelle kann dem Notarzt in medizinischen Angelegenheiten keine Weisungen erteilen. Er ist in diesem Bereich, wie auch sonst als Arzt, nur dem Gesetz und seinem Gewissen unterworfen.

Fachkunde des Notarztes

Folgen für den Krankenhausträger

Mit Erlaß der entsprechenden Satzungen über den Fachkundenachweis durch die Landesärztekammern dürfen Krankenhausträger, die mit ihren Ärzten am Notarztdienst teilnehmen, nur noch Ärzte einsetzen, die den Fachkundenachweis „Rettungsdienst" erworben haben oder Anspruch auf Erteilung nach der Übergangsregelung haben. Dies gilt auch für Krankenhausträger, die zwar offiziell am Notarztdienst nicht teilnehmen, ihre Ärzte aber dennoch im Rahmen des dienstlich Möglichen am Notarztdienst teilnehmen lassen. Will der Krankenhausträger am Notarztdienst teilnehmen und verfügt er nicht über eine ausreichende Zahl von Ärzten mit Fachkundenachweis, so muß er dafür sorgen, daß eine ausreichende Zahl entsprechend befähigter Ärzte zur Verfügung steht. Ob er die Ärzte, sofern möglich, selbst ausbildet oder nur noch Ärzte mit Fachkundenachweis einstellt oder entsprechend befähigten Ärzten die Möglichkeit eröffnet, sich die Fachkunde in entsprechenden Kursen innerhalb und außerhalb seines Hauses zu verschaffen, muß er in eigener Verantwortung entscheiden. Ein Krankenhausträger, der Ärzte ohne Fachkundenachweis im Notarztdienst nach Ablauf der Übergangsfrist einsetzt, kann sich schadensersatzpflichtig machen, sofern ein Notfallpatient fehlbehandelt wird und die Fehlbehandlung ihre Ursache in fehlenden notfallmedizinischen Kenntnissen hat, aber auch unter dem Gesichtspunkt des Organisationsverschuldens.

Folgen für den Krankenhausarzt

Will der Krankenhausarzt am Notarztdienst teilnehmen, so muß er über die entsprechende Fachkunde verfügen. Ohne sie darf er vom Krankenhausträger nicht eingesetzt werden. Wie er die Fachkunde erwirbt, ist, sofern ihm der Krankenhausträger die Möglichkeit dazu nicht einräumt, seine Sache. Solange der Arzt nicht über den Fachkundenachweis verfügt, darf ihn der Krankenhausträger nicht einsetzen.

Verfügt der Krankenhausarzt über die notwendige Fachkunde, läßt er dies aber nicht bescheinigen, so kann der Krankenhausträger den Arzt gleichwohl einsetzen, weil es darauf ankommt, daß die notwendige Fachkunde vorhanden ist, nicht der Nachweis in Form einer Bescheinigung. Dem Zeugnis über die Fachkunde kommt, wie jedem anderen Zeugnis auch, die Vermutung zu, die nachgewiesenen Kenntnisse seien vorhanden. Hierauf kann sich der Krankenhausträger, bis er Anhaltspunkte für das Gegenteil hat, verlassen. Der Erhalt der Kenntnisse und Fähigkeiten ist, wie sonst auch, Aufgabe des jeweiligen Arztes.

Probleme bei der Umsetzung des Fachkundenachweises

Ist der Krankenhausträger nicht imstande, alle für den Erwerb des Fachkundenachweises erforderlichen Kenntnisse und Fähigkeiten zu vermitteln, weil er etwa über keine Intensivstation oder über ein zu geringes Einsatzaufkommen verfügt, so soll er sich nicht einfach auf den Standpunkt stellen, eine Teilnahme seiner Ärzte am Notarztdienst ende mit dem Ablauf der in der Satzung vorgegebenen Übergangsfrist.

Die kontinuierliche Fortbildung in Kursen in allgemeiner und spezieller Notfallmedizin kann etwa im Verbund mit anderen Krankenhäusern gemeinsam, zentral oder dezentral organisiert und durchgeführt werden. Intensivmedizinische Erfahrungen und das Einsatzpraktikum könnten Ärzte von Krankenhäusern ohne Intensivstation oder mit zu geringen Einsatzaufkommen etwa als Volontärarzt in Blockform in einem anderen, zur Ausbildung bereiten Krankenhaus ableisten. Die arbeitszeitrechtlichen, reisekostenrechtlichen und versicherungsrechtlichen Fragen sind sicher ebenso zu lösen wie die Frage der Haftung. Am einfachsten bestreitet der abordnende Krankenhausträger derartige Kosten aus den Einnahmen der durchgeführten Notarzteinsätze und stellt den aufnehmenden Krankenhausträger von der Haftung im Schadensfall frei. Dienstunfallschutz und Dienstbefreiung sollten indessen in jedem Fall gewährt werden, sofern keine Reisekosten oder ähnliches erstattet werden, weil die Ausbildung im dienstlichen Interesse liegt. An der interdisziplinären Fortbildung in allgemeiner und spezieller Notfallmedizin könnten sich die überall gegründeten Arbeitsgemeinschaften der Notärzte in aktiver Weise beteiligen, gegebenenfalls in Zusammenarbeit mit den Kammern.

Haftungsfragen

Haftung des Krankenhausträgers/Notarztes

Gehört die Teilnahme am Notarztdienst zur Dienstaufgabe des Krankenhausarztes, so kommen mit dem ansprechbaren Notfallpatienten vertragliche Beziehungen über die ärztliche Behandlung nur mit dem Krankenhausträger zustande. Dieser rechnet die Einsätze mit dem Selbstzahler oder der Krankenkasse ab. Für ärztliche Fehlleistungen seines Personals hat er gegenüber dem Patienten einzustehen. Ein Rückgriff

bei dem schädigenden Arzt ist nur möglich, sofern dieser grob fahrlässig oder vorsätzlich dem Patienten Schaden zugefügt hat. Behandelt der Notarzt einen bewußtlosen Patienten, so wird er im Rahmen der Geschäftsführung ohne Auftrag tätig. Schädigt er den Patienten durch eine schuldhafte Fehlbehandlung, so kann der Patient (gegebenenfalls dessen Erben) den Krankenhausträger, aber auch den handelnden Arzt unmittelbar in Anspruch nehmen. Hat der Notarzt nicht grob fahrlässig gehandelt, so steht ihm gegenüber dem Krankenhausträger ein Anspruch auf Freistellung von den Ersatzansprüchen des Patienten zu. Gleiches gilt, sofern der Patient seinen Schadensersatzanspruch etwa wegen des Schmerzensgeldes auf unerlaubte Handlung stützt. Die Tätigkeit eines Notarztes stellt regelmäßig eine gefahrgeneigte Tätigkeit dar.
Ein niedergelassener Notarzt kann von einem fehlbehandelten Patienten sowohl aus dem Behandlungsvertrag (nur beim wachen Patienten), aus der Geschäftsführung ohne Auftrag (beim bewußtlosen Patienten) oder aus unerlaubter Handlung unmittelbar in Anspruch genommen werden. Die Abrechnung der geleisteten Einsätze ist in Bayern vertraglich geregelt, in anderen Bundesländern treten hier gelegentlich noch Probleme auf.

Haftung der Hilfsorganisation/Feuerwehr
Von der Organisationsform des Rettungswesens und des Notarztdienstes abhängig ist, ob und inwieweit die den Rettungsdienst durchführenden Organisationen einem geschädigten Patienten Schadensersatz leisten müssen. Sie haften in jedem Fall für schuldhafte Schädigungen des Patienten auf dem Transport oder durch den Transport. Kann die Schädigung keinem Bereich eindeutig zugeordnet werden, kommt gegebenenfalls eine gesamtschuldnerische Haftung mit dem Notarzt bzw. dem Krankenhausträger in Betracht. Stellt eine Hilfsorganisation auch den Notarzt, gilt bezüglich der Haftung für seine Fehlbehandlung das für Krankenhausträger und Notarzt Gesagte.

Versicherung des Notarztes
Gehört die Teilnahme des Notarztes am Notarztdienst zu den Dienstaufgaben, so tritt in kommunalen und meist auch in Krankenhäusern freigemeinnütziger Trägerschaft die Haftpflichtversicherung des Krankenhausträgers für die Schadensersatzleistung ein. Notärzte in Universitätskliniken - die keine Haftpflichtversicherung abschließen können - sollten eine Regreßhaftpflichtversicherung abschließen. Der niedergelassene Notarzt schließlich muß das gesamte Einsatzrisiko versichern.

Organisationsfragen

Durchführung von Notarzt- und Rettungsdienst
Führen unterschiedliche Organisationen Notarzt- und Rettungsdienst durch, so müssen beide Dienste koordiniert werden mit dem Ziel, den jeweiligen Verantwortungsbereich so genau wie möglich festzulegen, um Koordinations- und Qualifikationsmängel möglichst auszuschließen.
Das Zusammenwirken der Organisationen von Rettungs- und Notarztdienst ist dabei im Bereich organisatorischer Vorkehrungen vom Vertrauensgrundsatz geprägt, weil sich hier die Organisationen gleichberechtigt gegenüberstehen und insoweit eine vergleichbare Situation wie bei gleichberechtigt nebeneinanderstehenden medizinischen Fachgebieten gegeben ist. Fehlen Hinweise auf schwerwiegende Organisations- und Qualifikationsmängel, so kann sich der Notarzt darauf verlassen, daß die den Rettungsdienst organisierenden und durchführenden Organisationen funktionierende Geräte in einsatzbereiten Fahrzeugen mit qualifiziertem Personal zur Verfügung stellen; diese wiederum, daß der eingesetzte Notarzt vom Krankenhausträger sorgfältig ausgesucht ist und die erfor-

derliche Fachkunde besitzt. Der niedergelassene Arzt muß hierüber selbst entscheiden. Ermächtigt ihn die Kassenärztliche Vereinigung - etwa in Bayern -, so muß sich diese von der Qualifikation in geeigneter Weise überzeugen.

Organisationsfragen im Krankenhaus
Beauftragt der Krankenhausträger innerhalb des Krankenhauses einen der Ärzte mit Koordination und Organisation der Dienste, so muß er diesen sorgfältig auswählen und ihm die Möglichkeit zu zweckentsprechenden Weisungen gegenüber den eingesetzten Ärzten einräumen. Der mit der Organisation des Notarztdienstes beauftragte Arzt muß seinerseits wieder die eingesetzten Ärzte sorgfältig auswählen, gegebenenfalls anleiten und überwachen. Der Nachweis der Fachkunde erleichtert ihm diese Aufgabe, weil er das Vorhandensein eines gewissen Basiswissens unterstellen darf. In Zweifelsfällen wird er sich allerdings genauere Informationen beschaffen müssen. Nimmt ein Krankenhaus regelmäßig Notfallpatienten auf, so müssen organisatorisch die Vorkehrungen dafür getroffen werden, daß der Notfallpatient auch nach Einlieferung ins Krankenhaus die erforderliche Behandlung erfahren kann (Notfallaufnahme).
Vorstehende Grundsätze gelten auch, sofern - etwa in einer Großstadt - mehrere Notarztdienste unter Beteiligung mehrerer Krankenhäuser (möglicherweise noch unterschiedlicher Träger) zu koordinieren sind.

Rechtsprobleme aus der Tätigkeit des Notarztes

Umfang und Grenzen des notärztlichen Behandlungsauftrages

Umfang der Behandlungspflicht
Die Behandlungspflicht des Notarztes folgt aus der Garantenstellung für den Notfallpatienten. Auch der Notfallpatient bestimmt dabei den Umfang der an ihm vorzunehmenden Behandlung. Bei bewußtlosen Notfallpatienten darf der Notarzt davon ausgehen, daß die Patienten gerettet werden wollen und kann demzufolge alle Maßnahmen treffen, die geeignet und notwendig sind, die akut lebensbedrohliche Situation für den Patienten zu beseitigen. Die Behandlungspflicht endet mit der Übergabe des Patienten an den weiterbehandelnden Kollegen.
Weigert sich ein Notfallpatient, der aus der Sicht des Notarztes Herr seiner Sinne ist, sich behandeln zu lassen, muß der Notarzt diesen Willen letztlich respektieren, sofern es ihm nicht gelingt, den Patienten von seiner Behandlungsbedürftigkeit zu überzeugen. Maßgeblich ist, daß der Patient nach Ansicht des Arztes die natürliche Einsichts- und Urteilsfähigkeit besitzt, die Reichweite seiner Weigerung zu erkennen. Es empfiehlt sich, diese Weigerung bestätigen zu lassen. Die Situation ist vergleichbar derjenigen, wo ein Patient gegen den ärztlichen Rat seine Entlassung aus dem Krankenhaus verlangt.

Der Selbstmordpatient
Der Wille des Selbstmordpatienten, seinem Leben ein Ende setzen zu wollen, ist nach ständiger Rechtsprechung des BGH unbeachtlich. Der Arzt hat aus seiner Garantenstellung für den Patienten alle zur Lebenserhaltung möglichen Maßnahmen zu ergreifen, gegebenenfalls kann eine vorläufige Unterbringung des Patienten nach den Unterbringungsgesetzen der Länder erforderlich sein (siehe auch Beitrag Heuser).

Schweigepflicht
Der Notarzt hat, unabhängig von der Organisationsform, in welcher Notarzt- und Rettungsdienst betrieben werden, über Tatsachen zu schweigen, die ihm im Rahmen seiner Berufsausübung zur Kenntnis kommen. Die Verschwiegenheitspflicht hat standesrechtliche Grundlagen in den ärztlichen Berufsordnungen und steht überdies unter der strafrechtlichen Sanktion des

§ 203 StGB. Sie einzuhalten ist vertragliche Pflicht des Notarztes. Dem bewußtlosen Notfallpatienten gegenüber ist sie Nebenpflicht aus der Geschäftsführung ohne Auftrag. Sie besteht auch über den Tod des Notfallpatienten hinaus fort. Der Schweigepflicht korrespondiert ein prozessual abgesichertes Schweigerecht, von dem der Notarzt bis zur Entbindung von seiner Schweigepflicht Gebrauch machen muß, es sei denn, besondere gesetzliche Vorschriften (etwa die Bestattungsgesetze der Länder oder ähnliches) verpflichten ihn zur Offenbarung.

Ausnahmsweise kann der Notarzt unter Bruch der Schweigepflicht ihm bekanntgewordene Tatsachen offenbaren, wenn er nach gründlicher Abwägung der Rechtsgüter zur Auffassung gelangt, die Schweigepflicht müsse etwa hinter der Strafverfolgung zurückstehen (z. B. schwerste Kindesmißhandlung).

Der Rettungssanitäter unterliegt als berufsmäßiger Gehilfe des Notarztes ebenfalls der Schweigepflicht, allerdings regelmäßig einer von der des Notarztes abgeleiteten. Ist der Notarzt von der Schweigepflicht entbunden, darf auch er ihm bekanntgewordene Geheimnisse offenbaren. Werden dem Rettungssanitäter etwa in Ausübung seiner Notkompetenz Tatsachen bekannt, die dem Notarzt unbekannt bleiben, so unterliegt er insoweit einer eigenen Schweigepflicht, von der ihn nur der Notfallpatient entbinden kann. Auch Leitstellenpersonal unterliegt der Schweigepflicht als berufsmäßige Gehilfen des Notarztes. Die Verletzung der Schweigepflicht kann Schadensersatzansprüche nach sich ziehen, die gegen den jeweiligen Vertragspartner oder den Geschäftsführer ohne Auftrag (gegebenenfalls dessen Dienstherrn) zu richten sind.

Übernahme/Abgabe eines Patienten im Rahmen eines Sekundärtransports

Wird der Notarzt zur Begleitung eines Sekundärtransports gerufen, so gilt folgendes:

Zwischen abgebendem und übernehmendem Arzt gilt der Vertrauensgrundsatz. Der übernehmende Arzt kann sich darauf verlassen, daß der abgebende Arzt den abzugebenden Patienten in transportfähigem Zustand übergibt, dem übernehmenden Notarzt die wesentlichen Fakten übermittelt und ihn auf etwaige Besonderheiten hinweist. Er braucht im Regelfall keine genaue Kontrolle der Befunde vorzunehmen, solange die Umstände dies nicht geboten erscheinen lassen. Der abgebende Arzt hat die Pflicht, den Patienten für den Transport vorzubereiten und den Notarzt auf mögliche Komplikationen hinzuweisen und ihn vor allem über diejenigen Maßnahmen zu informieren, die er unterlassen hat und weshalb er dies tat.

Todesfeststellung/Leichenschau

Aufgabe des Notarztes ist es, Notfallpatienten zu helfen; den Notarzt zu bereits toten Patienten zu rufen, wäre verfehlt.

Verstirbt ein Notfallpatient vor Eintreffen des alarmierten Notarztes oder bleiben dessen Hilfsmaßnahmen letztlich ohne Erfolg, so stellt sich die Frage, ob der Notarzt verpflichtet ist, den Tod festzustellen und ob er darüber hinaus verpflichtet ist, die Leichenschau vorzunehmen.

Kann der Notarzt den Zeitpunkt des Todes des Patienten angeben (etwa mit dem Abbruch vergeblicher Reanimationsmaßnahmen), so ist er hierzu verpflichtet. Bei Opfern von Verkehrsunfällen etwa bereitet die Todesfeststellung dann keine Probleme, wenn die Verletzungen derart sind, daß sie mit dem Leben unvereinbar sind, so daß keines der eindeutigen Todeszeichen hinzukommen muß.

In anderen Fällen kann die Feststellung des Todes Schwierigkeiten bereiten, zumal die bestattungsrechtlichen Vorschriften nicht vorschreiben, wie der Tod festzustellen ist. Es gelten daher die in der Rechtsmedizin eingeführten Grundsätze. Der Notarzt sollte sich bezüglich des Zeitpunktes unbedingt auf das verlassen, was er selbst wahrgenommen hat und keine Spe-

kulationen über den Zeitpunkt anstellen, gar unter Verwertung von Zeugenaussagen. Hat er den Tod nicht selbst registriert, so sollte er in die Todesbescheinigung folgende Daten aufnehmen:
Tod (Datum und Uhrzeit), festgestellt am...... um......
Vom Notarzt kann nicht erwartet werden, daß er bei einem soeben Verstorbenen solange ausharrt, bis sichere Todeszeichen auftreten, oder daß er zu einem späteren Zeitpunkt wieder zum Verstorbenen zurückkehrt; es sei denn, er übernähme diese Aufgabe außerhalb seines Dienstes. Zur Feststellung des Hirntodes ist der Notarzt bereits apparativ nicht ausreichend ausgestattet.
Während seines Dienstes als Notarzt ist er zur Feststellung sicherer Todeszeichen und zur Leichenschau nicht verpflichtet, weil er sie nach den Regeln der Kunst nicht durchführen könnte. So würde es etwa bei einem internistischen Todesfall auf offener Straße sicher auf Unverständnis der immer reichlich vorhandenen Schaulustigen stoßen, wenn der Notarzt die Leiche entkleidete, was er im Notarztwagen nicht mehr tun darf, aber tun muß, um die Leichenschau nach den Regeln der Kunst vorzunehmen. Auch die in diesen Fällen gegebenenfalls umfangreichen und zeitaufwendigen Erkundigungen bei vorbehandelnden Ärzten und Heilpraktikern sprechen eher dagegen als dafür, dem Notarzt die *Verpflichtung* zur Leichenschau aufzuerlegen. Bei Verstorbenen der Region dürfte es leichter sein, den letztbehandelnden Hausarzt ausfindig zu machen und ihn um die Vornahme der Leichenschau zu bitten bzw. bitten zu lassen.
Der Notarzt, der die Leichenschau vornimmt, muß sich darüber im klaren sein, daß er die volle Verantwortung dafür übernimmt, sie auch nach den Regeln der Kunst durchgeführt zu haben.

Mehrere Verletzte
Kommen Notarzt und Rettungssanitäter zu einer Notfallstelle, an der mehrere Verletzte zu versorgen sind und können sie nicht allen Verletzten zugleich und gleichermaßen Hilfe leisten, so gilt folgendes:
Verfügt der Notarzt im Team über befähigte Rettungssanitäter, so kann er ihnen, sofern sie diese Maßnahmen beherrschen, auch ärztliche Aufgaben zur Durchführung delegieren. Vorausgesetzt, Notarzt und Rettungssanitäter führen ihre Maßnahmen nach den Regeln der Kunst durch, kann insbesondere dem Notarzt aus der Prioritätensetzung bei der Behandlung mehrerer Verletzter ein strafrechtlicher Vorwurf nicht gemacht werden, weil die Rechtsordnung von ihm nichts Unmögliches verlangen kann.

Unterbringung nach den Unterbringungsgesetzen der Länder (Zwangseinweisung)
Häufig wird im Zusammenhang mit der Behandlung behandlungsunwilliger, aber behandlungsbedürftiger Patienten die Frage nach der vorläufigen Unterbringung in einer hierfür geeigneten Anstalt angesprochen. Unter bestimmten näheren Voraussetzungen sehen die Unterbringungsgesetze der Länder vor, daß die sofortige vorläufige Unterbringung einer Person erfolgen kann. Dies insbesondere dann, wenn durch sie eine Gefahr für die Allgemeinheit ausgehen kann, aber auch die Gefahr der Selbstschädigung besteht.
Die sofortige vorläufige Unterbringung in einem Psychiatrischen Landeskrankenhaus, in einer Universitätsklinik oder einer anderen zugelassenen Einrichtung darf jedoch nur dann erfolgen, wenn andere, weniger einschneidende Maßnahmen nicht geeignet sind, die Gefahr zu beseitigen (siehe auch Beitrag Heuser).

Das Verhältnis des Notarztes zu staatlichen Behörden

Zu Staatsanwaltschaft und Polizei
Der Notarzt ist in erster Linie Arzt und als solcher helfend tätig. Er ist weder Helfer der Strafverfolgungsbehörden noch

braucht er sich in diese Rolle drängen zu lassen.
Auskünfte an Staatsanwaltschaft und Polizeibehörden über Tatsachen, die ihm im Rahmen seiner notärztlichen Tätigkeit bekanntgeworden sind, darf er - will er sich nicht selbst strafbar machen - nur geben, sofern eine gesetzliche Offenbarungspflicht besteht oder der Patient ihn (und seine berufsmäßigen Helfer) von der Schweigepflicht befreit hat. Auskünfte darf der Arzt auch erteilen, sofern dies dem mutmaßlichen Willen des Patienten entspricht, die Auskunft also etwa zur Ermittlung eines Schadens oder zur Verfolgung eines Schädigers des Patienten dient. Der Notarzt darf Auskünfte an die Strafverfolgungsbehörden auch nach gewissenhafter Abwägung der Schweigepflicht gegen andere Rechtsgüter geben. Das staatliche Interesse an einer Strafverfolgung alleine rechtfertigt den Bruch der Schweigepflicht noch nicht. Es müssen besondere Umstände des Einzelfalles hinzukommen, die der Notarzt bei seiner Rechtsgüterabwägung zu berücksichtigen hat.
Wird der Notarzt von Polizeibeamten als Hilfsbeamten der Staatsanwaltschaft um die Entnahme einer Blutprobe beim alkoholisierten Patienten gebeten, so hat er diesem Ersuchen nachzukommen, sofern die Behandlung des Patienten hierdurch nicht gefährdet wird. Besonders hervorzuheben ist in diesem Zusammenhang, daß dem Patienten die Blutprobe auch gegen seinen ausdrücklichen Willen abgenommen werden kann. Der ersuchte Arzt kann die Entnahme nicht unter Hinweis auf den entgegenstehenden Willen des Patienten verweigern. Allerdings kann vom Notarzt nicht verlangt werden, daß er den Widerstand des Patienten bricht.
Der Notarzt kann die Blutabnahme dann verweigern, wenn er als Zeuge vor Gericht zur Zeugnisverweigerung berechtigt wäre. Dies ist der Fall, wenn die Blutprobe etwa bei engen Verwandten oder gar beim eigenen Chef abzunehmen wäre. Er kann die Abnahme auch dann verweigern, wenn er zu einem anderweitigen Einsatz gerufen wird.

Zu Gerichten
Auch wenn der Notarzt der Schweigepflicht unterliegt oder sich auf ein Zeugnisverweigerungsrecht berufen kann, hat er einer gerichtlichen Vorladung Folge zu leisten. An eine eventuelle gerichtliche Entscheidung über das Bestehen seines Zeugnisverweigerungsrechtes ist er gebunden. Kommt ein Notfallpatient wegen seiner Verletzungen durch eine strafbare Handlung als Zeuge in Betracht, so kann nach § 81 c StPO seine Untersuchung auf Spuren und Folgen der Straftat gerichtlich angeordnet werden, soweit sie dem Patienten unter Würdigung aller Umstände zuzumuten ist. Der Notarzt, der diese Untersuchung durchführt, ist Sachverständiger und muß über die Feststellungen, die er im Auftrag des Gerichts trifft, aussagen. Wird der Notarzt als Gutachter bestellt, so ist er zur Offenbarung aller Umstände, die mit dem Gutachtenauftrag zusammenhängen können, verpflichtet.

Zu Katastrophenschutzbehörden
Einsatzkräfte des Notarzt- und Rettungsdienstes gehören nicht zu denen des Katastrophenschutzes. Werden sie im Rahmen einer Katastrophe eingesetzt, so unterstehen sie den Anweisungen des Katastrophenstabes. Ihre ursprüngliche Aufgabe, einzelnen Patienten eine möglichst optimale Behandlung zukommen zu lassen, wandelt sich dahingehend, einer Vielzahl von Verletzten überhaupt medizinische Hilfe zu leisten. Der Notarzt ist, wie in seiner Berufsausübung sonst auch, durch seine Eingliederung in die Kräfte des Katastrophenschutzes zwar an Weisungen des Katastrophenstabes gebunden, was seine ärztlichen Maßnahmen angeht, bleibt es aber dabei, daß er nur dem Gesetz und seinem Gewissen verantwortlich ist.
Um dennoch eine Konzentration und Koordination ärztlicher Maßnahmen im Katastrophenfall zu gewährleisten, sollte dem

Katastrophenstab in jedem Fall ein in Notfallmedizin erfahrener, mit der Praxis vertrauter Notarzt (Leitender Notarzt) angehören.

Literatur

1. Lippert HD, Weissauer W (1984) Das Rettungswesen - Organisation - Medizin - Recht. Springer, Berlin Heidelberg New York Tokyo
2. Lippert HD (1983) Die Rechtsstellung des niedergelassenen Arztes im Rettungs- und Notarztdienst. MedR *1*:167
3. Lippert HD (1984) Die Stellung des Notarztes bei der Durchführung von Rettungs- und Notarztdienst. MedR *2*:41
4. Lippert HD (1984) Einschränkende Dienstanweisungen des Arbeitgebers und ihre Auswirkungen auf Garantenstellung und Notkompetenz des Rettungssanitäters. Notfallmedizin *10*:1649

Rettungsmittel und organisatorischer Einsatz

B. Gorgaß

Die pathophysiologischen Prozesse vieler lebensbedrohlicher Störungen der Vitalfunktionen Atmung und Kreislauf und/oder der Funktionskreise Bewußtsein, Wasser-Elektrolyt-Haushalt, Wärmehaushalt, Stoffwechsel und Säuren-Basen-Haushalt verlaufen so dramatisch, daß die Einleitung einer wirksamen Therapie bereits am Orte des Geschehens erforderlich ist.

Diese Erkenntnis führte unter anderem zur Realisierung des Prinzips der notärztlichen Versorgung: Nicht der schwerverletzte Patient muß so schnell wie möglich zum Arzt, sondern der Arzt zum Patienten, da die akute Lebensgefahr in zeitlicher Nähe zum Unfallgeschehen am größten ist.

Da der Faktor Zeit, d.h. die zwischen dem Eintritt des medizinischen Notfalls und dem Beginn der präklinischen Therapie verstreichenden Minuten für die Prognose im Hinblick auf Überleben, Dauer der klinischen Liegezeiten und gegebenenfalls bleibende Schäden vielfach von entscheidender Bedeutung ist, müssen alle Bemühungen darauf hinauslaufen, die zeitliche Dauer der Einzelkomponenten zu reduzieren.

Melde- und Alarmsystem

Zeitspanne Notfalleintritt und Eingang der Notfallmeldung

In städtischen Regionen mit einem dichten Netz privater und öffentlicher Telefonanschlüsse gehen innerhalb von 4 min nach Notfalleintritt etwa 70% der Meldungen bei der Rettungsleitstelle ein. Die Einrichtung der einheitlichen Notrufnummern 110 und 112 sowie die Möglichkeit, zur Zeit in ca. 25% aller Telefonzellen kostenfrei Notrufeinrichtungen (Umlegen eines Hebels) nutzen zu können, werden zunehmend zu einer Verkürzung dieser zeitlichen Teileinheit beitragen.

In ländlichen Regionen mit einem ungünstigeren Koordinationsnetz erreichen zur Zeit bei Verkehrsunfällen innerhalb von 4 min erst 35% der Meldungen die Leitstelle.

Aus diesem Grund wurde zum einen auf Bundesautobahnen eine praktisch lückenlose Kette von Notrufsäulen etabliert, zum anderen hat die Björn-Steiger-Stiftung an besonders gefahrenträchtigen Bundesstraßen Streckentelefone aufgestellt.

Eine noch schnellere Alarmierung, insbesondere bei Verkehrsunfällen, wäre durch die allgemeine Installation des Autonotfunk-Systems sicherzustellen. Bei diesem System wird der Notruf durch Tastendruck über Funk an die Leitstelle übermittelt. Die Leitstelle kann die genaue Position des Fahrzeugs anpeilen, Details abfragen und Anweisungen geben.

Melde- und Abfrageschemata

Der sinnvolle Einsatz der abgestuften Rettungsmittel: Krankenwagen, Rettungswagen, Notarztwagen und Rettungshubschrauber zur präklinischen Versorgung und zum Kliniktransport hängt weitgehend vom Inhalt und der Zuverlässigkeit der Meldung ab.

Unvollständige Durchsagen des Meldenden einerseits und unzureichende Rückfragen des Leitstellenpersonals andererseits sind die häufigsten Ursachen für Fehlalarme oder den primären Einsatz unzureichender Mittel. Wenn aus der Primärmeldung die vitale Bedrohung des (der) Patienten nicht erkennbar war oder nicht abgeleitet wurde und ein Krankenwagen entsandt wird bei Notfällen, in denen sofortige qualifizierte ärztliche Behandlung erforderlich ist, tritt eine Verzögerung ein, die auf Mängel im Melde- und Alarmsystem zurückzuführen ist.

Da die bisherigen Meldeschemata (siehe Beitrag Ahnefeld) nur teilweise den an sie gestellten Anforderungen genügen, sind erweiterte und in ihrem Aufbau veränderte Gliederungen der Notfallmeldung zu erproben, die folgende Überlegungen berücksichtigen: universelle Anwendbarkeit und für Laien verständlich formulierte Fragen nach den Zeichen der Vitalgefährdung. In der Abb. 1 findet sich ein Vorschlag, der

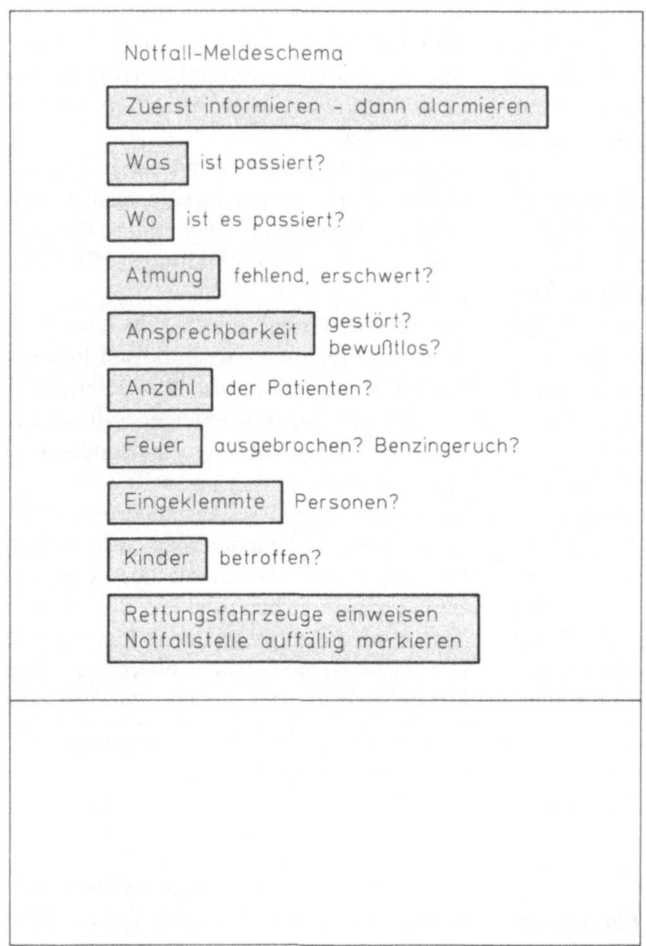

Abb. 1. Dieses Schema, das zweckmäßigerweise an allen Fernsprechern, Notrufsäulen und Funkgeräten gut sichtbar angebracht ist, soll dem medizinischen Laien als Anhalt für Aufbau und Inhalt der Notfallmeldung dienen. Wenn eine einheitliche Beschaffung aus öffentlichen Mitteln nicht möglich sein sollte, kann ein zusätzliches Feld als Werbeträger für die die Herstellung finanzierenden Organisationen und Firmen dienen

dem Laien bei der Weitergabe der Notfallmeldung helfen soll. In der Abb. 2 ist ein Abfrageschema für die Leitstelle zusammengefaßt *(1)*.

Einsatztaktik

Die Umsetzung des Notrufes erfolgt in den überörtlichen Rettungsleitstellen. Hier wird nach dem Versuch einer Wertung der medizinischen Dringlichkeit das entsprechend qualifzierte medizinische Team mit dem entsprechenden Fahrzeug - unter anderem auch unter Berücksichtigung der Entfernung zwischen Stationierungsort und Notfallort - alarmiert.

Folgende Einsatzformen des modernen Rettungsdienstes sind zu unterscheiden (Abb. 3).

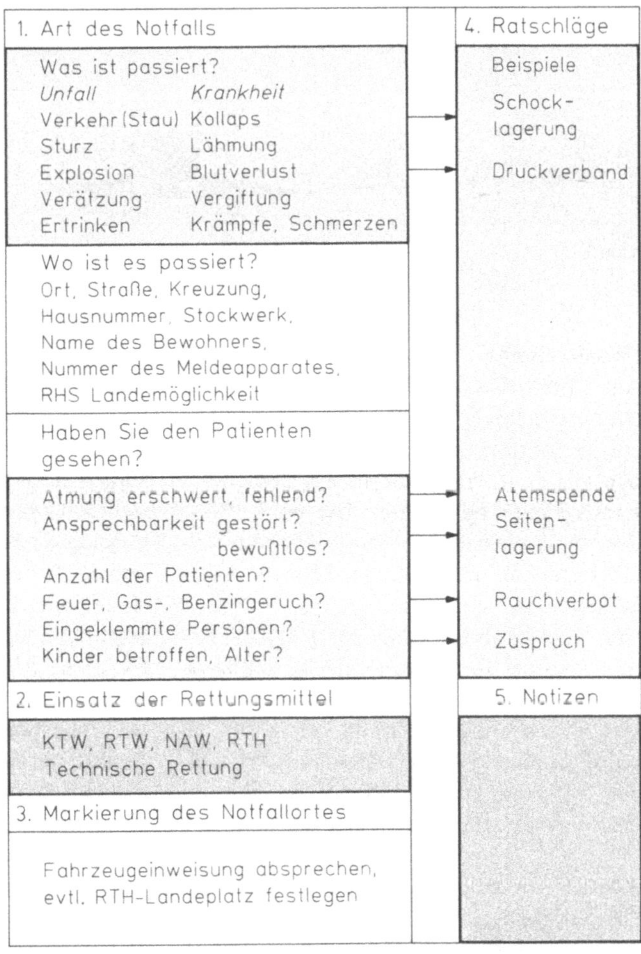

Abb. 2. Die Gliederung des Abfrageschemas berücksichtigt den Aufbau des Meldeschemas. Bei Meldungen nach einem anderen Muster oder völlig ungegliederten Aussagen muß das Leitstellenpersonal unter Berücksichtigung der speziellen Notfallsituation fehlende Informationen durch Rückfragen einholen. Details zum Zustand des/der Betroffenen oder zur Notfallsituation werden nur dann abgefragt, wenn der Anrufer angibt, den/die Patienten selbst gesehen zu haben. Durch Rasterunterteilung sind Fragen zur Notfallsituation von Punkten mit organisatorischem Schwerpunkt und Hinweisen an den Anrufer abgesetzt

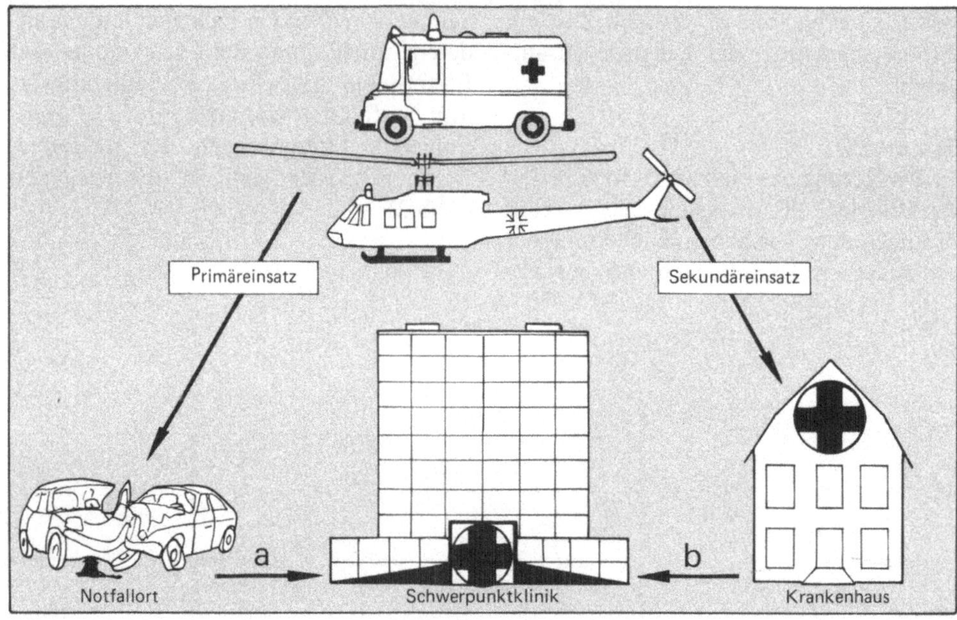

Abb. 3

Primäreinsatz
Als Primäreinsatz wird eine Alarmfahrt oder ein schneller Hinflug zum Notfallort zur Versorgung des Patienten und gegebenenfalls zum Transport in ein geeignetes Krankenhaus bezeichnet. Die erste Phase des Primäreinsatzes bis zur ärztlichen Notfalldiagnostik und Therapie ist stets dringlich.
Erst nach Stabilisierung der Vitalfunktionen beginnt der schonende Kliniktransport, in der Regel mit Normalgeschwindigkeit. Eine schnelle Rückfahrt zur Klinik ist nur in wenigen Fällen (weniger als 5%, z. B. bei schweren intraabdominellen oder intrathorakalen Blutungen) erforderlich.

Sekundäreinsatz
Als Sekundäreinsatz bezeichnet man den Transport eines Notfallpatienten aus einem Krankenhaus, dessen Kapazität für die Versorgung nicht ausreicht, in eine Klinik, die für die Endbehandlung medizinisch, personell und organisatorisch genügend ausgerüstet ist.

Dringlich heißt in diesem Zusammenhang, daß weiterhin akute Lebensgefahr besteht und die ganze Einsatzabwicklung mit der gleichen Schnelligkeit wie bei Primäreinsätzen stattfinden muß. Häufig sind Schädelverletzungen, die nur in einer Neurochirurgischen Klinik, oder schwere Störungen der Atmung, die auf großen Intensivstationen mit Langzeitbeatmungsmöglichkeiten behandelt werden können, die Ursache für diese dringlichen Sekundäreinsätze.
Nicht dringlicher Sekundäreinsatz heißt, der Transport in eine Spezialklinik ist zur definitiven Behandlung erforderlich, es besteht aber keine akute Lebensgefahr.
Eine entscheidende organisatorische Besonderheit des Sekundäreinsatzes liegt darin, daß in diesem Fall der Anrufer, ein Klinikarzt, genaue Angaben über den Zustand des Patienten, die Gründe der Verlegung und das Ausmaß der zeitlichen Dringlichkeit machen kann.
Nach Möglichkeit sollte die Leitstelle eine direkte Gesprächsverbindung zwischen dem Arzt im abgebenden Krankenhaus

und dem den Transport durchführenden Notarzt schalten.
In diesem Gespräch müssen die medizinischen Probleme und Besonderheiten des jeweiligen Falles kurz, aber umfassend abgeklärt werden, damit sich der Notarzt medizinisch, zeitlich und organisatorisch auf den Patienten einstellen kann. Der Arzt in der abgebenden Klinik wird danach Empfehlungen des Notarztes für die Transportvorbereitungen des Patienten berücksichtigen. Die beiden Ärzte sollten nach Wertung der Gesamtsituation weiterhin festlegen, ob der Patient im abgebenden Krankenhaus oder am Landeplatz des Rettungshubschraubers übernommen werden soll.

Rettungsmittel

Rettungswagen (RTW)

In der Norm DIN 75080 ist der Rettungswagen als ein Fahrzeug festgelegt, das von der Kabinengröße und von der medizinisch-apparativen Seite alle Voraussetzungen bietet, die im präklinischen Bereich anwendbaren Maßnahmen „zum Herstellen und Aufrechterhalten der Transportfähigkeit von Notfallpatienten vor und während des Transports“ durchzuführen.

Notarztwagen (NAW)

Jeder der zuvor beschriebenen Rettungswagen wird durch Hinzusteigen eines Notarztes zum Notarztwagen. Die Ausstattung der regelmäßig als Notarztwagen eingesetzten Fahrzeuge geht meist über die in der Norm DIN 75080 festgelegten Minima hinaus. Dies gilt insbesondere für EKG-Monitor, Defibrillator, Narkose- und Beatmungsgeräte und für die medikamentöse Bestückung.

Notarzteinsatzfahrzeug (NEF)

Das Notarzteinsatzfahrzeug ist ein Spezialfahrzeug für den Rettungsdienst, das sich zum Antransport des Notarztes an den Notfallort eignet und die medizinisch-technischen Möglichkeiten einer Primärversorgung von Notfallpatienten bietet.
Während die medizinische Ausstattung in der DIN 75079 im wesentlichen festgeschrieben ist, hängt die Typenauswahl oder die Geländegängigkeit von den örtlichen Gegebenheiten ab.

Rettungshubschrauber (RTH)

In der DIN 13230 sind die Einsatzanforderungen, Raumminima und die medizinisch-technische Ausstattung der im organisierten Rettungsdienst eingesetzten Hubschrauber festgelegt. Während das Raumangebot der Versorgungskabine letztlich aus ökonomischen Gründen das der Notarztwagen unterschreitet, entspricht die medizinische Ausstattung der der Notarztwagen und Notarzteinsatzfahrzeuge.

Krankenwagen (KTW)

Krankenwagen sind hinsichtlich ihrer Kabinengröße und ihrer medizinischen Ausstattung „grundsätzlich für den Transport von Nicht-Notfallpatienten bestimmt“ (DIN 75080). Sie stellen aber in einem gewissen Umfang bei besonderen Notlagen, wie dem Massenanfall Verletzter oder Erkrankter, eine Fahrzeugreserve dar, die dann für den Transport bereits am Notfallort stabilisierter Patienten genutzt werden kann.

Transporttraumata

Folgende Faktoren können während des Transportes in den modernen Boden- und Luftfahrzeugen des Rettungsdienstes auf den Notfallpatienten einwirken:
- Beschleunigungskräfte,
- mechanische Schwingungen,
- Lärm.

Es ist schwierig, die generelle Bedeutung dieser Einflüsse zu objektivieren oder gar gegen die Vorteile oder Notwendigkeiten eines zügigen Transportes zur klinischen Therapie abzuwägen. Die Eindrücke erfahrener Notärzte lassen aber erkennen, daß es notwendig ist, diese Störfaktoren möglichst weitgehend zu eliminieren.

Beschleunigungskräfte

Durch plötzlich einsetzende Geschwindigkeitsänderungen in horizontaler oder vertikaler Richtung (Hubschrauber) werden die Durchblutung und die Lage von Organen beeinflußt. Je nach Ausmaß der Beschleunigungskräfte können die Vorgänge Störungen des vegetativen Nervensystems, unter anderem Übelkeit, Blutdruckabfälle, Schweißausbrüche etc., und bei Verletzungen, besonders bei Knochenbrüchen, erhebliche Schmerzen verursachen. Starke Geschwindigkeitsänderungen sollten daher beim Transport von Notfallpatienten nach Möglichkeit vermieden werden.

Mechanische Schwingungen

In Boden- und Luftfahrzeugen entstehen während des Transports mechanische Schwingungen in einer vertikalen und zwei horizontalen Richtungen. Der liegende Patient reagiert besonders empfindlich auf vertikale Schwingungen im Bereich von 6-60 Hz und horizontale Schwingungen unterhalb von 5 Hz. Bei diesen Frequenzen schwingen der Körper als ganzes oder einzelne Körperteile besonders stark mit, d. h. sie geraten in Resonanz. Die Resonanzbereiche verschiedener Körperabschnitte sind innerhalb der oben angeführten Grenzen sehr unterschiedlich. In den heute üblichen RTW und NAW wirken bei fahrzeugspezifischen Resonanzbereichen auf den liegenden Patienten horizontale Schwingungen unter 3 Hz und vertikale Schwingungen von 1-60 Hz ein.

In den Hubschraubern herrschen unter anderem in Abhängigkeit von der Zahl der Rotorblätter Schwingungsfrequenzen um 5-10 Hz vor. Ähnlich wie bei den zuvor geschilderten Beschleunigungskräften kommt es je nach Ausmaß zu Störungen des vegetativen Nervensystems und bei Verletzungen zu schmerzhaften Verschiebungen an Frakturen und Weichteilwunden. Die Vakuummatratze sollte daher nicht nur zur Schienung von Frakturen, sondern generell als Tragenauflage bei allen Notfallpatienten verwendet werden, da sie besonders in nicht evakuiertem Zustand Schwingungen der Trage dämpft.

Lärm

Lärm entsteht durch Luftschwingungen verschiedener Frequenzen. Schallpegelmessungen in Rettungswagen und Rettungshubschraubern ergaben Werte von über 80-100 dBA während der Fahrt bzw. während des Fluges. Auch starker Lärm führt bei wachen und oberflächlich bewußtlosen Patienten zu vegetativen Störungen.

Unnötige Lärmeinflüsse auf Notfallpatienten sind während des Transports mit bodengebundenen Fahrzeugen (Sondersignal) zu vermeiden. Wache und somnolente Patienten sollen während des Rettungshubschraubertransports mit Gehörschutz versorgt werden.

Besonderheiten des Lufttransports

Die Behandlungs- und Überwachungsmöglichkeiten in den Versorgungskabinen der meisten zur Zeit im Rettungsdienst eingesetzten Hubschrauber sind im Vergleich zu bodengebundenen Transportmitteln erschwert durch

- ein geringeres Raumangebot,
- durch höheren Lärmpegel,
- flugphysiologische Besonderheiten.

Die für die Behandlungskabine bei Rettungswagen geforderten Mindestmaße sind in aller Regel bei Rettungshubschraubern zur Zeit nicht gegeben. Daraus ergeben sich verschiedene Forderungen:

Alle Maßnahmen zur Überprüfung und Sicherung der Vitalfunktionen sind vor dem Beginn des Hubschraubertransports durchzuführen.

Mögliche, für den jeweiligen Notfall typische Zwischenfälle auf dem Flug sind vor dem Transportbeginn zu bedenken und entsprechende prophylaktische Maßnahmen zu ergreifen. Hierzu zählen die großzügig gestellte Indikation zur Intubation bei bewußtlosen Patienten und die Thoraxdrainage beim Pneumothorax oder einer Pneumothoraxgefahr.

Der Fluglärm in den Versorgungskabinen erschwert sowohl die auskultatorische Blutdruckmessung als auch die Belüftungskontrolle der Lungen. Vor Flugbeginn ist deshalb eine weitestgehende Stabilisierung des Blutdrucks anzustreben, alternative Blutdruckmeßverfahren (z. B. oszillometrisch) sollten für die Zukunft erprobt werden.

Der Trachealtubus ist gegen ein versehentliches Tiefertreten besonders gut zu sichern, die korrekte Lage muß vor dem Flugantritt sichergestellt sein.

Da mit zunehmender Flughöhe der Luftdruck abnimmt, dehnen sich Gasansammlungen während des Steigfluges aus, beim Sinkflug tritt der umgekehrte Vorgang ein. Gasvolumina nehmen bei 3000 m Steigflug um ca. 50% zu.

Bedeutung hat dies für den unbehandelten Pneumothorax sowie für Luftansammlungen im intrakraniellen Raum nach einem Schädel-Hirn-Trauma (Pneumenzephalus).

Beim nicht-intubierten Patienten mit Ileus kann es zur Regurgitation kommen, die Atmung wird zusätzlich durch die Ausdehnung des Bauchraums eingeschränkt. Deshalb dürfen z. B. Magensonden während des Fluges keinesfalls abgeklemmt werden.

Die aufgezeigten Probleme haben im Flachland bei normaler Hubschrauberflughöhe zwar wenig Bedeutung, können aber in Gebirgsgegenden durchaus relevant werden.

Systeme des bodengebundenen Notarzteinsatzes

Die verschiedenen Organisationsmodelle des bodengebundenen Notarzteinsatzes, deren wichtigste Modifikationen im Anschluß dargestellt werden sollen, lassen sich in zwei Grundsysteme einordnen:

- das Stationssystem,
- das Rendezvoussystem (siehe auch Beitrag Ahnefeld).

Klinikgebundener Notarztwagen

Die Leitstelle gibt den einlaufenden Notruf an den in der Klinik tätigen Notarzt und an die im Ambulanzbereich eingesetzten Rettungssanitäter weiter. Das Team erreicht gemeinsam den Notfallort, versorgt gemeinsam den Notfallpatienten und fährt gemeinsam zur Klinik zurück.

Vorteile

Die Rettungssanitäter arbeiten zu Ausbildungs- und Fortbildungszwecken in der Klinik, das Team ist aufeinander eingestellt und erreicht anschließend gemeinsam den Notfallort. Wegen der engen Zusammenarbeit sind nach dem Einsatzende Analysen des Geschehens, Besprechungen möglicher Fehler und Komplikationen sowie Verbesserungen der medizinischen Ausrüstung durchführbar. Diese Möglichkeit der abschließenden Einsatzanalyse ist für Notärzte und Rettungssanitäter von hohem Wert.

Nachteile

Der Notarzt ist während der gesamten Einsatzzeit - auch bei Fehleinsätzen - an diesen Einsatz und dieses Fahrzeug gebunden.

Rendezvoussystem Klinik - Rettungswache

Der bei der Leitstelle eingehende Notruf wird an den Kliniknotarzt und an die Rettungs- oder Feuerwache (soweit Feuerwehren für den Rettungsdienst zuständig sind) weitergeleitet. Zwei Fahrzeuge fahren zum Notfallort, das Notarzteinsatzfahrzeug von der Klinik, der Rettungswagen von der Rettungswache. Nach der Patientenversorgung begleitet der Notarzt, je nach Zustand des Patienten, diesen zur Klinik.

Vorteile

Die Arztbegleitung ist erfahrungsgemäß bei ca. 50% aller Einsätze erforderlich. Bei nicht indizierten Alarmierungen bzw. nach Beseitigung der Lebensbedrohung steht der Notarzt sofort wieder für weitere Einsätze zur Verfügung. Er kann außerdem mehrere Rettungswachen betreuen bzw. in mehreren Rettungswagen arbeiten. Damit läßt sich eine erhebliche Zeit- und Kostenersparnis erzielen.

Nachteile

Da zwei Fahrzeuge mit entsprechendem Personal erforderlich sind, ergibt sich ein relativ hoher personeller Aufwand.

Als Sonderformen des Rendezvoussystems sind folgende Stationierungsorte denkbar: NEF und RTW gemeinsam am Krankenhaus oder an der Rettungswache. Bei der letzteren ergibt sich jedoch der Nachteil, daß sowohl Arzt als auch Sanitäter in der einsatzfreien Zeit dem Krankenhaus nicht zur Verfügung stehen.

Rendezvoussystem praktischer Arzt – Rettungswache

Ist die Anbindung an ein Krankenhaus (z. B. in ländlichen Gebieten) nicht möglich oder ist die Krankenhausdichte zu gering, hat sich ein Rendezvoussystem niedergelassener Arzt - RTW bewährt. Voraussetzungen hierfür sind das Engagement der niedergelassenen Ärzte und die Bereitschaft, den täglichen Praxisbetrieb notfalls zu unterbrechen sowie die entsprechenden notfallmedizinischen Qualifikationen. Der Notruf wird dabei von der Leitstelle zum praktischen Arzt und zur Rettungswache weitergeleitet. Der niedergelassene Kollege fährt zum Notfallort, gleichzeitig rückt der Rettungswagen aus.

Vorteile

Sicherung der eingangs dargestellten Grundforderung des modernen Rettungsdienstes nach notärztlicher Versorgung in Gegenden, in denen die zuvor geschilderten Verfahren nicht anwendbar sind.

Nachteile

Zum Teil häufige Unterbrechung des täglichen Routinebetriebs des niedergelassenen Kollegen, eventuell längere Anfahrtszeiten.

Hubschrauberrettungsdienst

Die Hubschrauber des medizinischen Rettungsdienstes sind immer mit einem Notarzt besetzt. Daher sind Hubschrauberpilot und Sanitäter während der Einsatzzeit in der Regel an der Klinik stationiert. Die Klinik stellt den geeigneten Notarzt.

Vorteile

Die Vorteile des Hubschraubers treten besonders dann zutage, wenn Arzt und Sanitäter über relativ große Distanzen zum Notfallort geflogen werden und der Patient gegebenenfalls wiederum über größere Distanzen und ohne Zeitverlust direkt in die geeignete Klinik transportiert werden muß. Das gilt sowohl für einen Primär- als auch für einen Sekundäreinsatz.

Nachteile

Die Hubschrauber sind zur Zeit und in überschaubarer Zukunft bei Nacht und bei schlechten Sichtbedingungen auch tagsüber nicht einsetzbar. Die Versorgungskabine der Rettungshubschrauber ist erheblich kleiner als die der Rettungs- und Notarztwagen. Die Kosten dieses Systems sind besonders hoch.

Mit zunehmendem Ausbau des bodengebundenen Notarztdienstes werden Rettungshubschrauber - zumindest in dichtbesiedelten Regionen - seltener zu Primäreinsätzen benötigt.

Der Anteil an Sekundäreinsätzen, auch über größere Distanzen, wird dagegen zunehmen und damit für die Luftrettung einen größeren Stellenwert bekommen.

Literatur

1. Rickli R, Gorgaß B (1977) Vorschlag für ein neues Melde- und Abfrageschema. Notfallmedizin 3: 161

Personelle Qualifikation – Fortbildungskonzepte für den Notarzt

H.-H. Mehrkens

Die Reorganisation des Rettungswesens in den 60er Jahren führte in logischer Konsequenz auch zur Einrichtung von organisierten Notarztdiensten, von denen die ältesten bereits seit mehr als 25 Jahren existieren *(6)*. Mit dem Wandel der Aufgabenstellung für den Rettungsdienst vom reinen Transport zur qualifizierten präklinischen Erstversorgung des Notfallpatienten am Orte des Geschehens gelang es, die bahnbrechende Forderung von Kirschner aus den 30er Jahren *(7)* wirkungsvoll in die Realität umzusetzen.

Unabhängig von dem immer noch bestehenden überflüssigen Streit um Definitionen und Zuordnungen steht außer Zweifel, daß die Erkenntnisse der modernen Notfallmedizin eine besondere Qualifikation gerade auch der im Rettungsdienst tätig werdenden Ärzte verlangen. Forderungen und Vorschläge in dieser Richtung wurden in der Vergangenheit wiederholt unterbreitet *(1, 2, 5)*, ohne daß allgemein verbindliche Konsequenzen daraus erwuchsen. Erst mit dem Inkrafttreten des 45. Änderungsantrages zum BAT vom 1.1. 1980 änderte sich diese Situation: Die Teilnahme am organisierten Notarztdienst wurde zur Dienstaufgabe der Krankenhausärzte erhoben, mit der Maßgabe, daß Ärzte, die nicht über eine mindestens einjährige klinische Tätigkeit nach der Approbation verfügen, zu dieser Aufgabe nicht heranzuziehen seien.

Auch wenn diese Festlegung als völlig unzulänglich für die Qualifikation eines Notarztes zu betrachten war, muß im Nachhinein wohl festgestellt werden, daß daraus für das Gesamtproblem zumindest ein gewisser katalysatorischer Effekt resultierte. Wesentliche Schrittmacherdienste wurden hier in erster Linie von der Deutschen Gesellschaft für Anästhesiologie und Intensivmedizin sowie der Sektion Rettungswesen der Deutschen Interdisziplinären Vereinigung für Intensivmedizin geleistet. Bereits 1979 wurde auf der Jahrestagung des Berufsverbandes Deutscher Anästhesisten von Dick ein umfangreicher Aus- und Weiterbildungskatalog für den Notarzt vorgelegt und diskutiert *(5)*.

In einer anschließenden Stellungnahme der Deutschen Gesellschaft für Anästhesiologie und Intensivmedizin (DGAI) zur Organisation des Rettungswesens heißt es unter anderem: „... im organisierten Notarztdienst sollten nur Ärzte eingesetzt werden, die spezielle notfallmedizinische Kenntnisse und Erfahrungen besitzen, wie in der Regel Anästhesisten, Chirurgen, Internisten und Pädiater. Ärzte in Weiterbildung für diese Fachgebiete sollten nicht vor Abschluß des ersten Weiterbildungsjahres und dem Erwerb praktisch klinischer Erfahrungen zum selbständigen Notarztdienst herangezogen werden."

Weiterhin wird dort ausgeführt:

„... Die Notfallmedizin ist eine interdisziplinäre ärztliche Aufgabe und sollte dies bleiben. Es gibt keine Monopole eines oder einzelner Fachgebiete für notfallmedizinische Methoden. Zur Entwicklung ihrer theoretischen und praktischen Grundlagen haben insbesondere die Anästhesiologie, die Chirurgie, die Innere Medizin sowie die Pädiatrie beigetragen".

Darüber hinaus hat nahezu jedes Fachgebiet spezielle notfallmedizinische Metho-

den für seinen Bereich entwickelt. Diese lebendige Verbindung der einzelnen Fachgebiete untereinander sollte erhalten bleiben. Es empfiehlt sich deshalb für die Notfallmedizin weder die Entwicklung eines selbständigen Fachgebietes noch eines Teilgebietes.
1982 veröffentlichte die DGAI dann ihre Empfehlung für die Weiter- und Fortbildung des Anästhesisten in der Notfallmedizin *(4)*. Diese grundlegende Vorarbeit fand schließlich Eingang in die gemeinsamen Empfehlungen der Sektion Rettungswesen der Deutschen Interdisziplinären Vereinigung für Intensivmedizin (DIVI) zur Qualifikation des Notarztes, die im November 1983 verabschiedet wurden *(11)*.

Empfehlungen der Sektion Rettungswesen der DIVI zur Qualifikation des Notarztes:

Grundvoraussetzungen für den Einsatz als Arzt im Rettungsdienst

Fortbildungsrahmen

1. Mindestens einjährige Weiterbildung nach der Approbation. Dabei muß gewährleistet sein, daß in dieser Zeit die grundlegenden Kenntnisse und praktischen Erfahrungen in der Erkennung vital bedrohlicher Zustände sowie in der Aufrechterhaltung und Wiederherstellung bedrohter Vitalfunktionen mit den spezifischen Methoden der Notfallmedizin erworben werden, wie Beatmung, Intubation, Schockbehandlung, Schaffung eines zentralvenösen Zuganges, Pleurapunktion.
2. Möglichst halbjährige Tätigkeit in der Intensivtherapie gleich welchen Fachgebietes oder vergleichbare Tätigkeit, die ganz oder teilweise auch innerhalb der nach Ziffer 1 vorgesehenen Weiterbildungszeit abgeleistet werden kann.
3. Eine theoretische Fortbildung mit dem im folgenden aufgeführten Inhalt. Sie ist
   a) in die fachspezifische Weiterbildung zu integrieren und/oder
   b) in gesondertem, eventuell interdisziplinärem praktischem und theoretischem Unterricht zu vermitteln.

Fortbildungsinhalt

Die Fortbildung sollte nach dem folgenden Themenkatalog durchgeführt werden:

Allgemeine notfallmedizinische Kenntnisse und Methoden

Erkennen und Behandeln von akuten lebensbedrohlichen Zuständen

a) Herz- und Kreislaufinsuffizienz (Kreislaufstillstand),
b) Ateminsuffizienz (Atemstillstand),
c) Schock,
d) Bewußtseinsstörung (Bewußtlosigkeit),
e) zerebrale Anfälle,
f) Blutungen,
g) Schmerzzustände.

Indikation und Durchführung notärztlicher Maßnahmen

a) Methoden zum Freimachen und Freihalten der Atemwege,
b) Methoden der Reanimation,
c) Methoden der Intubation,
d) Methoden der Beatmung,
e) Venenpunktionstechniken (peripher und zentral),
f) elektrische Defibrillation,
g) Schmerzbekämpfung,
h) medikamentöse Dämpfung und Kurznarkose,
i) Sondeneinführung (Ösophagus, Magen, Blase),
j) transtracheale Kanülierung und Notkoniotomie,
k) Thoraxpunktion,
l) mögliche Blutstillung,
m) medikamentöse Notfalltherapie,
n) Rettung, Sichtung, Lagerung und Transport,
o) Organisation und Kommunikation.

Spezifische Kenntnisse und Methoden der Notfallversorgung
Chirurgie - Neurochirurgie

Diagnostische und therapeutische Kenntnisse für die Verdachtsdiagnose folgender Erkrankungen und Verletzungen:

- Schädel - Wirbelsäule
  a) Gedeckte Schädel-Hirn-Verletzung,
  b) offene Schädel-Hirn-Verletzung,
  c) Gesichtsschädel-Verletzung,
  d) intrakranielle Blutung,
  e) Wirbelsäulenschädigung mit oder ohne radikuläre und/oder medulläre Ausfälle,
- Thorax
  f) offene oder geschlossene Brustkorbverletzung mit respiratorischer Insuffizienz, z. B. Spannungspneu, instabiler Thorax,
  g) thorakoabdominale Kombinationsverletzung, z. B. mit Milz- und/oder Leberruptur,
- Abdomen
  h) offene oder geschlossene Verletzung des Abdomens und Beckens,
- Extremitäten
  i) offene und geschlossene Luxationen und Frakturen mit oder ohne Ischämie,
  j) Wunden,
  k) drohender Extremitätenverlust,

  Erkrankungen
  l) akutes Abdomen, z. B. Organperforation und Verschlüsse, Harnverhaltung,
  m) gastrointestinale Blutung,
  n) arterieller Gefäßverschluß,
  o) thermische Schädigungen, z. B. Verbrennungen, Erfrierungen, Strom,
  p) thermische und chemische Schädigung nach Strahleneinwirkung,
  q) chemische Schädigung, z. B. Verätzungen.

Spezielle notärztliche Maßnahmen
- Festlegung der Behandlungsprioritäten beim Polytrauma,
- Notamputation (Vollendung einer Spontanamputation),
- Aufhebung der Achsenverschiebung bei offenen/geschlossenen Frakturen und Luxationen mit/ohne Durchblutungsstörungen,
- Wärmeschutz, z. B. bei arterieller Durchblutungsstörung, Polytrauma,
- Konservierung von Amputaten.

Innere Medizin

Diagnostische und therapeutische Kenntnisse für die Verdachtsdiagnose folgender Erkrankungen:

a) *Kardial:*
   Myokardinfarkt,
   Lungenembolie,
   tachykarde und bradykarde Rhythmusstörungen,
   akute Herzinsuffizienz durch Lungenödem,
   hypertensive Krise,
   kardiogener, anaphylaktischer Schock.

b) *Pulmonal:*
   obstruktive Atemwegserkrankungen,
   Spontanpneumothorax,
   extrakardiales Lungenödem (Aspiration, Vergiftung).

c) *Andere:*
   Ösophagusvarizenblutung,
   Coma diabeticum,
   hypoglykämischer Schock,
   Intoxikation und ihre Antidotbehandlung, z. B. Alkylphosphat,
   Morphin, Heroin, Alkohol u. a.

Neurologie - Neurochirurgie

Diagnostische und therapeutische Kenntnisse für die Verdachtsdiagnose folgender Erkrankungen:

a) Zerebraler Schlaganfall, subarachnoidale Blutung, Ischämie und/oder Massenblutung,

b) spinale Notfallsituation (radikuläre, medulläre Ausfälle, z. B. Bandscheibenvorfall),
c) akute Hirnfunktionsstörung durch andere Prozesse (Meningitis, intrakranieller raumfordernder Prozeß, akute Liquorpassagebehinderung),
d) Hirntod.

Pädiatrie
Diagnostische und therapeutische Kenntnisse für die Verdachtsdiagnose folgender Erkrankungen:

- bei Neugeborenen
  a) Asphyxie,
  b) Hypothermie,
- bei Säuglingen
  c) Pseudokrupp,
  d) Epiglottitis,
  e) Fremdkörperaspiration,
  f) tachykarde und bradykarde Rhythmusstörungen,
  g) Toxikose,
  h) Verbrennungen und Verbrühungen.

Spezielle notärztliche Maßnahmen:
- Schutz vor Wärmeverlust, z. B. Folie, Inkubator,
- Nabelvenenkatheter.

Gynäkologie - Geburtshilfe

a) *Diagnostische und therapeutische Kenntnisse für die Verdachtsdiagnose:*
   - akutes Abdomen (Extrauteringravidität, Pelviperitonitis),
   - Blutungen in der Schwangerschaft (z. B. Fehlgeburt; ab der 24. Schwangerschaftswoche: Placenta praevia, vorzeitige Lösung der Plazenta),
   - EPH-Gestose, Eklampsie,
   - Geburt (ohne regelwidrige Geburt),
   - akute respiratorische Insuffizienz und Schock bei Fruchtwasserembolie.
b) *Spezielle notärztliche Maßnahmen:*
   - Maßnahmen zur Festlegung kindlicher Herztöne,
   - Halten des Uterus, Dammschutz,
   - Durchtrennung der Nabelschnur,
   - Maßnahmen zur Kontraktion der Gebärmutter,
   - Absaugen der Atemwege und Beatmung,
   - Wärmeschutz.

Spezielle Rechtsfragen im Notarzt- und Rettungsdienst

Diese Empfehlungen der Sektion Rettungswesen der DIVI fanden vollinhaltlich Berücksichtigung in dem einstimmig gefaßten Beschluß des Vorstandes der Bundesärztekammer vom September 1983 zur Einführung der Fachkunde „Rettungsdienst". Auch wenn dieser Beschluß bisher nur von vier Landesärztekammern verbindlich in die Tat umgesetzt wurde (Baden-Württemberg, Rheinland-Pfalz, Hessen und Schleswig-Holstein, Stand 1985), werden die hierin festgelegten Anforderungen - zumindest inhaltlich - auch in den übrigen Länderkammern zur Grundlage der Voraussetzungen für die im Rettungsdienst einzusetzenden Ärzte genommen. Damit sind für die Notarzttätigkeit Maßstäbe gesetzt, an denen sich alle Verantwortlichen für die Notarztdienste, aber auch die Notärzte selbst orientieren müssen.

Eine konkrete gesetzliche Basis für die Qualifikation des Notarztes existiert bisher nur in Baden-Württemberg *(8)*. In der Novellierung des Rettungsdienstgesetzes vom 1.9. 1983 heißt es im § 7, Abs. 1:

„Im Rettungsdienst wirken geeignete Ärzte mit. Die Eignungsvoraussetzungen werden durch Satzung der Landesärztekammer festgelegt. Die Krankenhausträger sind im Rahmen ihrer Leistungsfähigkeit verpflichtet, Ärzte gegen Kostenausgleich zur Verfügung zu stellen. Bei Bedarf wirken auch niedergelassene Ärzte im Rettungsdienst mit."

Die entsprechende Satzung der Landesärztekammer Baden-Württemberg über die Eignungsvoraussetzungen für die im Rettungsdienst mitwirkenden Ärzte ist seit dem 18. 1. 1984 in Kraft *(9)*:

§ 1 Fachkundenachweis:

Ärzte sind zur Mitwirkung im Rettungsdienst nach § 7, Abs. 1, Satz 1 und 2 des Gesetzes über den Rettungsdienst geeignet, wenn sie besondere Kenntnisse und Erfahrungen in der Diagnostik und Therapie lebensbedrohlicher Zustände bei akuten Erkrankungen und nach Verletzungen aller Art besitzen und die Methoden zur Wiederherstellung und Aufrechterhaltung der Vitalfunktionen beherrschen. Über die Erfüllung dieser Voraussetzungen erteilt die Bezirksärztekammer auf Antrag eine Bescheinigung nach dem Muster der Anlage zu dieser Satzung (Fachkundenachweis).

§ 2 Eignungsvoraussetzungen:

1) Voraussetzungen für die Erteilung des Fachkundenachweises sind:
   1. Eine klinische Tätigkeit nach Erteilung der Approbation oder Erlaubnis zur Ausübung des ärztlichen Berufs von mindestens einem Jahr. Dabei muß gewährleistet sein, daß in diesem Jahr die grundlegenden Kenntnisse und praktischen Erfahrungen in der Therapie vital bedrohlicher Zustände, insbesondere in der Aufrechterhaltung und Wiederherstellung bedrohter Vitalfunktionen mit den Methoden der Notfallmedizin wie Beatmung, Intubation, Schockbehandlung, Schaffen eines zentralvenösen Zuganges, Pleurapunktion, erworben sind.
   2. Die Teilnahme an interdisziplinären Kursen über spezielle und allgemeine Notfallmedizin von insgesamt 80 h,
   3. ein Praktikum im Notarztwagen oder Rettungshubschrauber unter Leitung eines erfahrenen Notarztes von mindestens zehn Einsätzen mit lebensrettenden Sofortmaßnahmen.
2) Die Teilnahme an den Kursen und am Einsatzpraktikum ist durch Zeugnisse des Kursleiters und des für den Rettungsdienst verantwortlichen Arztes nachzuweisen.

§ 3 Fortbildung:

Der Fachkundenachweis entbindet den Arzt, der im Rettungsdienst mitwirkt, nicht von seiner Verpflichtung, sich regelmäßig in rettungsdienstlichen Maßnahmen fortzubilden.

Anlage: Voraussetzungen für die Erteilung des Fachkundenachweises Rettungsdienst

I. Mindestens einjährige klinische Tätigkeit (nach der Approbation - mit Erwerb grundlegender Kenntnisse und praktischer Erfahrungen der Diagnostik und Therapie lebensbedrohlicher Zustände).

II. A. Seminar „Allgemeine Notfallmedizin" I (25 h)
   1. Aufgabenstellung, Definition, Voraussetzungen der Notfallmedizin.
   2. Rechtliche Grundlagen, Versicherungsschutz, rechtsmedizinische Aspekte.
   3. Organisation des Notarztdienstes und Zusammenarbeit mit den Rettungsorganisationen.
   4. Einsatzkriterien der verschiedenen Rettungsmittel, Auswahl des geeigneten Krankenhauses.
   5. Grundsätze der Ausstattung (Geräte, Medikamente).
   6. Untersuchung der Notfallpatienten, Dokumentation.
   7. Maßnahmen der Elementartherapie.
      7.1 Rettung, Sichtung, Lagerung, Transport.
      7.2 Freimachen und Freihalten der Atemwege, Methoden der Beatmung, endotracheale Intubation, Koniotomie, Pleurapunktion.
      7.3 Venöser Zugang, Infusion.
      7.4 Kardiopulmonale Reanimation, elektrische Defibrillation.
      7.5 Blutstillung, Wundversorgung (Eröffnung von Körperhöhlen, Pfählungsverletzungen), Reposition von Frakturen und Luxatio-

nen, Notamputation, Konservierung von Amputaten.
7.6 Schmerzbekämpfung, Sedierung, Narkose.
8. Basismaßnahmen der kardiopulmonalen Reanimation (praktische Übungen am Phantom, Gruppenarbeit).

B. Seminar „Allgemeine Notfallmedizin" II (25 h).
9. Respiratorische Notfälle
- Ursachen, Leitsymptome, Diagnostik und Therapie häufiger und wichtiger Krankheitsbilder (mit Fallbeispielen).
10. Kardiozirkulatorische Notfälle
- Ursachen, Leitsymptome, Diagnostik und Therapie häufiger und wichtiger Krankheitsbilder (mit Fallbeispielen).
11. Schockformen
- Ursachen, Leitsymptome, Diagnostik und Therapie häufiger und wichtiger Krankheitsbilder (mit Fallbeispielen).
12. Zerebrale Notfälle
- Ursachen, Leitsymptome, Diagnostik und Therapie häufiger und wichtiger Krankheitsbilder (mit Fallbeispielen).
13. Notfälle im Kindesalter
- Ursachen, Leitsymptome, Diagnostik und Therapie häufiger und wichtiger Krankheitsbilder (mit Fallbeispielen).
14. Prinzipien der Erstversorgung
- beim Polytrauma,
- beim Massenanfall von Verletzten.
15. Kasuistiken aus der gesamten Notfallmedizin (Gruppenarbeit).

C. Seminar „Spezielle Notfallmedizin" (30 h)
Integriert in fachspezifische Weiterbildung und/oder dezentrale Fortbildungsveranstaltungen.
1. Besonderheiten des traumatisierten Patienten bei Schädel-Hirn-, Thorax-, Abdominal-, Wirbelsäulen- und Extremitätenverletzungen.
2. Akute chirurgische Erkrankungen (z. B. akutes Abdomen, gastrointestinale Blutung, akuter Gefäßverschluß).
3. Spezielle Verletzungsarten (Verbrennungen, Hitze- und Kälteschäden, Elektrounfall, Blitzschlag, Beinahe-Ertrinken, Barotrauma, Strahlenunfall).
4. Besonderheiten akuter kardialer, pulmonaler, Stoffwechsel- und endokrinologischer Erkrankungen.
5. Intoxikationen.
6. Akute neurologische, neurochirurgische und psychiatrische Erkrankungen, Drogennotfälle.
7. Akute geburtshilfliche und gynäkologische Erkrankungen.
8. Akute urologische Erkrankungen.
9. Akute Erkrankungen und Verletzungen des Auges sowie im HNO- und Kieferbereich.

III. Einsatzpraktikum NAW/RTH
(Mindestens zehn Einsätze unter Anleitung eines erfahrenen Notarztes).

Nach den bisher vorliegenden Erfahrungen hat sich dieses Fortbildungsprogramm als praktikabel und erfolgversprechend erwiesen. Ein ähnliches Konzept mit geringerem Zeitaufwand und unterschiedlichem Aufbau existiert neuerdings in Bayern aufgrund einer Vereinbarung zwischen der Landesärztekammer, der Kassenärztlichen Vereinigung und der Arbeitsgemeinschaft Bayerischer Notärzte (AGBN) *(10):*

I. Stufe: Grundkurs für Ärzte, die im Rettungsdienst eingesetzt werden.
Voraussetzung für die Teilnahme:
Mindestens einjährige Weiterbildung (Akutkrankenhaus).
Zeitbedarf: zwei Samstage ganztägig.
Themen:
1. Organisation des Notarztdienstes
a) Organisationsformen,

b) Stellung des Notarztes,
c) Aufgaben des Hilfspersonals.
2. Einführung in das Bayerische Rettungsdienstgesetz.
3. Ausrüstung der Fahrzeuge des Rettungsdienstes.
4. Aufgaben des Notarztes.
5. Untersuchung des Notfallpatienten.
6. Symptomatische Notfalltherapie
   a) Störungen der Atmung und deren Erstversorgung,
   b) Störungen des Kreislaufs und dessen Erstversorgung,
   c) Störungen des Bewußtseins und dessen Erstversorgung,
   d) Behandlung von Schmerzzuständen und Sedierung.
7. Kardiopulmonale Reanimation.

II. Stufe: Aufbaukurs für Notärzte
Voraussetzungen zur Teilnahme:
Mindestens einjährige kontinuierliche Tätigkeit im Rettungsdienst oder vollständig absolvierter Grundkurs.
Zeitbedarf: zwei Samstage ganztägig.
Themen:
1. Chirurgie
   a) Die Untersuchung des traumatisierten Notfallpatienten,
   b) Besonderheiten bei Verletzungen des Schädels, der Wirbelsäule, des Thorax, des Abdomens und der Extremitäten.
2. Innere Medizin
   a) Kardiale Erkrankungen und deren Erstversorgung,
   b) pulmonale Erkrankungen und deren Erstversorgung,
   c) Stoffwechsel- und endokrinologische Erkrankungen,
   c) Intoxikationen und notärztliche Maßnahmen.
3. Neurologie - Neurochirurgie
   a) Zerebraler Schlaganfall im Notarzteinsatz,
   b) spinale Notfallsituation im Notarzteinsatz,
   c) akute Hirnfunktionsstörung und deren Erstversorgung.
4. Pädiatrie
   a) Notfälle bei Neugeborenen,
   b) Notfälle bei Säuglingen und Kleinkindern: Ursachen - Leitsymptome - Diagnostik - Therapie.
5. Gynäkologie - Geburtshilfe
   a) Akute gynäkologische Erkrankungen,
   b) akute Notfallsituationen im Zusammenhang mit einer Schwangerschaft: Ursachen - Leitsymptome - Diagnostik - Therapie.
6. Spezielle Probleme im Rettungsdienst
   a) Verletzung und Verätzung des Auges,
   b) Feststellung des Todes.

III. Stufe: Fallsimulation für aktiv tätige Notärzte.
Voraussetzung für die Teilnehmer:
Vollständig absolvierte Kurse I und II oder mindestens kontinuierliche zweijährige Tätigkeit im Rettungsdienst mit mindestens 150 Einsätzen.
Zeitbedarf: ein Samstag ganztägig
Themen:
Reelle Fallbesprechung anhand von Beispielen.
Aus der Vielzahl der notfallmedizinischen Fortbildungsveranstaltungen sind insbesondere die seit 1983 veranstalteten Seminare der Arbeitsgemeinschaft Norddeutscher Notärzte (AGNN) hervorzuheben. Gerade die mittlerweile im gesamten Bundesgebiet bestehenden regionalen Notärzte-Arbeitsgemeinschaften haben es sich zur Aufgabe gesetzt, durch entsprechende Aktivitäten und Initiativen einen entscheidenden Beitrag zur Verbesserung der Qualifikation der im Rettungsdienst eingesetzten Ärzte zu leisten.
Es kann kein Zweifel daran bestehen, daß das Interesse und die Bereitschaft zur notfallmedizinischen Fortbildung bei allen Betroffenen überaus groß ist. Mit den jetzt bestehenden - und zum Teil auch bereits praktizierten - Fortbildungskonzepten sind mit Sicherheit wesentliche Fortschritte erreicht worden.
Problematisch bleibt allerdings die Ver-

mittlung der notwendigen praktischen Erfahrungen, die unter Anleitung eines erfahrenen älteren Kollegen erworben werden sollten.

Daß hier die geforderten fünf oder zehn Notarzteinsätze keine umfassende Sicherheit für den jungen Arzt am Beginn seiner Einsatztätigkeit im Rettungsdienst gewährleisten können, ist allen Beteiligten bewußt. Deshalb scheint es unbedingt notwendig, daß insbesondere in den größeren Notarztzentren nicht nur für die eigenen Mitarbeiter, sondern darüber hinaus auch für Ärzte der umliegenden Krankenhäuser und Umgebung Möglichkeiten geschaffen werden, praktische Erfahrungen im Notarztdienst unter sachkundiger Anleitung zu sammeln.

Die personelle Qualifikation des im Rettungsdienst eingesetzten Personals muß nicht zuletzt auch die nichtärztlichen Hilfskräfte (Rettungssanitäter) mit einschließen. Deshalb gehören die Bemühungen um eine Verbesserung der Ausbildung des rettungsdienstlichen Personals und in Verbindung damit die unabdingbar notwendige Schaffung des Berufsbildes für Rettungssanitäter zu den essentiellen Voraussetzungen, um den anerkannt hohen Standard unseres Rettungswesens weiter anzuheben und auf Dauer zu sichern.

Literatur

1. Ahnefeld FW (1982) Die Qualifikation für den Notarzt. Notfallmedizin 8: 937
2. Ahnefeld FW, Dick W, Kilian J, Mehrkens HH, Spilker ED (1982) Der Notarzt im Rettungsdienst. Analyse, Definitionen und Anforderungen aus der Sicht der Anästhesiologie. Teil I, II Notfallmedizin 8: 931, 1062
3. Deutsche Gesellschaft für Anästhesiologie und Intensivmedizin und Berufsverband Deutscher Anästhesisten (1980): Empfehlung zur Organisation des Rettungswesens. Anästh. Intensivmed 21: 20
4. Deutsche Gesellschaft für Anästhesiologie und Intensivmedizin und Berufsverband Deutscher Anästhesisten (1982): Empfehlung für die Weiter- und Fortbildung des Anästhesisten in der Notfallmedizin. Anästh Intensivmed 23: 213
5. Dick W (1980) Die Qualifikation des Notarztes. Anästh. Intensivmed 21: 257
6. Friedhoff E (1983) Zur Geschichte des Kölner Notarztdienstes. In: Engelhardt GH (ed) Praktische Notfallmedizin 1. de Gruyter, Berlin New York, p 9
7. Kirschner M (1938) Die fahrbare chirurgische Klinik. Chirurg 10: 713
8. Rettungsdienstgesetz Baden-Württemberg vom 1.9.1983. Gesetzblatt Baden-Württemberg 1983, p 573
9. Satzung der Landesärztekammer Baden-Württemberg über die Eignungsvoraussetzungen für die im Rettungsdienst mitwirkenden Ärzte vom 18.1.1984 (1985). Der Notarzt 1: 11
10. Sefrin P (1984) Stand der Fortbildung von Notärzten in der Bundesrepublik. Der Notarzt 0: 8
11. Sektion „Rettungswesen" der DIVI (1984) Empfehlung zur Qualifikation des Arztes im Rettungsdienst. Anästh Intensivmed 25: 282

Anhang

Informationszentren für Vergiftungsfälle der Bundesrepublik

Zentren mit durchgehendem 24-Stunden-Dienst

1000 Berlin 19
Reanimationszentrum
der Freien Universität Berlin
im Klinikum Charlottenburg
Spandauer Damm 130
Tel.: Vorwahl 030
Durchwahl 3035-466, 3035-2215, 3035-436

1000 Berlin 19
Beratungsstelle
für Vergiftungserscheinungen
Universitätskinderklinik KAVH
Heubnerweg 6
Tel.: Vorwahl 030
Durchwahl 3023022

5300 Bonn
Informationszentrale gegen Vergiftungen
Universitätskinderklinik
Adenauerallee 119
Tel.: Vorwahl 0228
Zentrale 2606-1
Durchwahl 2606-211

3300 Braunschweig
Städtisches Klinikum
Medizinische Klinik II
Salzdahlumer Straße 90
Tel.: Vorwahl 0531
Durchwahl 62290 und 6880

2800 Bremen
Kliniken der Freien Hansestadt Bremen
Zentralkrankenhaus
Klinikum für Innere Medizin
Intensivstation
St.-Jürgen-Straße
Tel.: Vorwahl 0421
Durchwahl 497-3688

7800 Freiburg
Universitäts-Kinderklinik
Mathildenstraße 1
Tel.: Vorwahl 0761
Pforte 270-4300, 270-4301
Durchwahl 270-4361

3400 Göttingen
Universitätskinderklinik und -Poliklinik
Humboldtallee 38
Tel.: Vorwahl 0551
Pforte 39-6210, 39-6211
Durchwahl 39-6239, 39-6241

2000 Hamburg 60
Giftinformationszentrale Hamburg
I. Med. Abteilung
Allgemeines Krankenhaus Barmbek
Rübenkamp 148
Tel.: Vorwahl 040
Zentrale 6385-1
Durchwahl 6385-345, 6385-346

6650 Homburg (Saar)
Universitätskinderklinik
im Landeskrankenhaus
Tel.: Vorwahl 06841
Zentrale 16-0
Durchwahl 16-2257, 16-2846, 16-4012

2300 Kiel 1
Zentrale zur Beratung bei Vergiftungsfällen
I. Medizinische Universitätsklinik
Schittenhelmstraße 12
Tel.: Vorwahl 0431
Zentrale 597-1
Durchwahl 597-4268

5400 Koblenz
Städtisches Krankenhaus Kemperhof
Intensivstation der I. Medizinischen Klinik
Entgiftungszentrale
Koblenzer Straße
Tel.: Vorwahl 0261
Durchwahl 499-648

6700 Ludwigshafen (Rhein)
Städtische Krankenanstalten
Entgiftungszentrale
Bremserstraße 79
Tel.: Vorwahl 0621
Zentrale 503-1
Durchwahl 503-431

6500 Mainz
Beratungsstelle bei Vergiftungen
des Landes Rheinland-Pfalz
II. Medizinische Klinik und Poliklinik
der Johannes Gutenberg-Universität
Langenbeckstraße 1
Tel.: Vorwahl 06131
Zentrale 17-1
Durchwahl 232466, 232467

8000 München 80
Giftnotruf München (Toxikologische
Abteilung der II. Medizinischen Klinik
rechts der Isar der TU)
Ismaninger Straße 22
Tel.: Vorwahl 089
Durchwahl 4140-2211
Telex 0524404 Klire d

4400 Münster
Beratungs- und Behandlungsstelle
für Vergiftungserscheinungen
Medizinische Univ.-Klinik Abt. B
Albert-Schweitzer-Straße 33
Tel.: Vorwahl 0251
Zentrale 83-1
Pforte 83-6201
Durchwahl 83-6245, 83-6188

8500 Nürnberg 90
2. Medizinische Klinik
der Städt. Krankenanstalten
Toxikologische Intensivstation
Flurstraße 17
Tel.: Vorwahl 0911
Zentrale 398-0
Durchwahl 398-2451

Zentren mit noch nicht durchgehendem 24-Stunden-Dienst

2990 Papenburg (Ems)
Marienhospital
Kinderklinik
Tel.: Vorwahl 04961
Zentrale 83-0

Mobile Gegengift-Depots

8000 München 80
Toxikologische Abteilung
der II. Medizinischen Klinik
rechts der Isar der TU
Ismaninger Straße 22
Tel.: Vorwahl 089
Durchwahl 4140-2211
oder über Berufsfeuerwehr München
(innerhalb des Ortsnetzes) Tel. 112

4200 Oberhausen 1
Berufsfeuerwehr
Brücktorstraße 30
Tel.: Vorwahl 0208
Durchwahl 8851
oder Notruf (innerhalb des Ortsnetzes)
Tel. 112

8460 Schwandorf
Freiw. Feuerwehr
Ettmannsdorfer Straße 30a
Tel.: Vorwahl 09431
Durchwahl 4440

Sachverzeichnis

Abdominaltrauma 229f.
Abort, drohend 272
-, septisch 273
Adalat 155, 251, 275, 337
Addison-Krise 255
-, Symptome 256
-, Therapie 256
ADH 157
Adrenalin 72, 113, 138, 341
- Medihaler 341
Ajmalin 150
Akrinor 338
akutes Abdomen 222
- -, Differentialdiagnose 226
- -, Lagerung 51
- -, Symptome 224, 226
- -, Therapie 225f.
- -, Untersuchung 40
- -, Ursachen 222f., 227f.
akutes Herzversagen 152
- -, Kinder 156
- -, Symptome 154
- -, Therapie 155
- -, Ursachen 153
Alarmsymptom 25
-, akutes Abdomen 40
-, Atmung 28f., 57
-, Bewußtsein 39f.
-, Kreislauf 33f.
-, Trauma 39f.
Alkalose 162
Alloferin 89
Alupent 113, 125, 130, 150, 338
Amaurosis fugax 306
Amputationsverletzung 93
Anästhesie bei Notfallpatienten 88
Analgetika 83f.
-, Intoxikation 205
anaphylaktischer Schock 136
Angina pectoris 139
Antiarrhythmika 150
anticholinergisches Syndrom 322
Anticholium 203, 205
Antidota 203
Anurie 296
- bei Urolithiasis 295
Aortenaneurysma 229
aortokavales Syndrom 274
Apomorphin 203, 343
Apoplex 238f., 305
-, Dexamethason 239
-, Hypertonus 239
-, Symptome 306
Arrhythmie 35f., 124, 145f.
Arterienverschluß, akuter 237
-, Differentialdiagnose 240
-, Symptome 237
-, Therapie 238
Aspiration 210, 292
Aspisol 84, 86
Asthma bronchiale 180
- - bei Kindern 263
Asystolie 70, 125, 147
-, Medikamente 77
Atemfunktionsstörung
-, Untersuchung 25f., 28f., 288f.
-, Ursachen 18f.
Atemspende 61
Atemwegsobstruktion 184, 288f.
-, Insektenstich 263
- bei Kindern 262f.
-, Therapie 290
-, Tracheostoma 185
Atosil 341
Atropin 37, 73, 113, 130, 150, 203, 207, 338, 343
aufnehmende Klinik 13, 16
Augenverletzungen 280f.
Auxiloson-Aerosol 203, 207, 217, 343
Avafortan 84
Azidose 162

Baralgin 84
Barbiturate 86
Barotrauma 231
-, Lunge 231
-, Schädel 233f.
-, Symptome 231f.
-, Unterdruckkammer 233
Beatmung 65f.
Beatmungsbeutel 63f.
Beckenendlage 277
Begleitsymptom 25
-, akutes Abdomen 40
-, Atmung 29
-, Bewußtsein 39f.

Begleitsymptom, Kreislauf 33f.
-, Trauma 40f.
Benzodiazepine 87, 138, 302, 338
Berotec-Spray 275, 338
Betasympathikolytika 74, 150
Betasympathikomimetika 180
Bewußtlosigkeit 298f., 312f.
Bewußtseinsstörung
-, Untersuchung 26f., 37f., 313f.
-, Ursachen 21f., 298, 321
Bing-Horton-Syndrom 304
Blasenruptur 296
Blasensprung, vorzeitig 275
Blasentamponade 296
Blausäure 205
Blindpufferung 198
Blitzunfall 219
Blutprobenentnahme 354
Blutstillung 53f.
-, Abbinden 53f.
-, digitale Kompression 53
-, Druckverband 53
Blutzuckerbestimmung 225, 254
Bolusaspiration
-, Heimlich-Handgriff 59f., 185
Bracht-Handgriff 277f.
Bradykardie 125, 148, 151, 243
Bronchiolitis 263
Bronchusverletzung 191
Buscopan 84, 86, 338

Carbo medicinale 203, 265, 343
Catapresan 251, 339
Colitis ulcerosa 222f.
Coma diabeticum 253f.
- -, hyperosmolar 254
- -, ketoazidotisch 253
- -, Therapie 254
- - und Gravidität 274
Cor pulmonale 153

Defibrillation 75
-, EKG 77
Dehydratation
-, hyperton 159, 160
-, hypoton 159, 160
-, isoton 159, 160
- bei Kindern 264
Dekompressionsunfall 235
Dekontamination 203
Delir 321
Detoxikation 202
Dextran 137, 342
-, Promit 137, 198, 342
Dextrostix 225, 254
Dialysekomplikation 245
-, Hypotonie 246
-, Infektion 246
-, Shuntverschluß 246
Dialysepatient
-, Herzinsuffizienz 245
-, Hypertonus 245
-, urämisches Syndrom 244
Diazepam Desitin 338
digitale Kompression 53f.
Digitalis 125, 130
-, Intoxikation 205
Digoxin 150, 340
Dipidolor 85
4-DMAP 203, 206, 343
Dobutamin 124, 130, 155, 339
Dokumentation 14f.
Dolantin 85
Dolo-Adamon N 84
Dopamin 124, 130, 155, 338
Druckverband 53f.

E 605 183
Ebrantil 339
Effortil 338
Einsatztaktik 10f.
Eklampsie 274f.
Embolie 128, 236
-, Lokalisation 236
endotracheale Intubation 63
Entbindung, außerklinisch 104
Enzephalitis 305
Enzephalopathie, hypertensive 250, 308
EPH-Gestose 274
Epiglottitis 262
Epilepsie 301
-, Gravidität 274
-, Ursachen 301
Erblindung, akut 284
Erosio corneae 281
Erstmaßnahmen 12
Ertrinken 210
-, Hämolyse 210
-, Immersionsschock 210
-, Salzwasser 211
-, Süßwasser 211
-, Tauchreflex 210
-, Wirbelsäulenverletzung 213
erweiterte Sofortmaßnahmen 61
Esmarchscher Handgriff 58
Euphyllin 339
Extrasystolie 151
Extrauteringravidität 273

Fachkundenachweis 349f., 351, 369f., 373f.
Fehlgeburt 272f.
Fentanyl 85, 89
Feuerwehr 11
Fieberkrampf 261
Fortecortin 339
Fortral 85

Frakturen
-, Erstmaßnahmen 91f.
-, Lagerung 93
-, Untersuchung 91
Freihalten der Atemwege 59f.
Freimachen der Atemwege 57f.
Fremdkörperaspiration 59, 185, 292
- bei Kindern 263
-, Ösophagus 292
Fruchtwasserembolie 276

Gasaustauschstörung 19
gastrointestinale Blutung 223f.
Geburt, außerklinisch 104, 275, 277f.
Gefäßverschluß, akuter
-, Symptome 237
Gelatine 137, 342
Gesichtsverletzung 286
Glasgow-Koma-Index 38, 196, 199, 313
- bei Kindern 268
Glaukomanfall 283
Glukokortikoide 138, 181, 307
Glukose 10% 342
Glukose 40% 339
Gravidität
-, Blutung 272
-, Eklampsie 274
-, Epilepsie 274
-, Trauma 273
Guedel-Tubus 59f.
Guillain-Barré-Syndrom 309
gynäkologische Blutungen 271f.

Hämatothorax 193
hämorrhagische Diathese 247
- -, Symptome 248
Hämostasestörung 247
-, Antikoagulanzien 249
-, Diagnostik 248
-, Therapie 248
Haftung
-, Hilfsorganisation 350
-, Krankenhausträger 349
-, Notarzt 349
Haldol 321
Harnverhaltung, akut 296
Heimlich-Handgriff 59f., 185
Heparin 183, 238, 240, 339
Herzbeschwerden, funktionell 140f.
Herzbeuteltamponade 129
Herzinfarkt 122, 139, 142f.
-, Symptome 35f., 123f.
Herzinsuffizienz
-, Ursachen 19f., 123f., 146f.
Herzklappenfehler
-, Schock 126
Herzmassage 71f.
-, Druckpunkt 71
-, Komplikationen 71
-, Technik 71f.
Herzrhythmusstörungen 20, 35f., 131f., 145f., 242
Hirnprotektion 77, 199
Hirnvenenthrombose 307
Hitzeerschöpfung 167f.
Hitzekrampf 167
Hitzeschäden 165
Hitzesynkope 166
Hitzschlag 169f.
Hodentorsion 297
Hornhautfremdkörper 281
Hydrokortison 256
Hydroxyäthylstärke 137, 342
hyperglykämisches Koma 121, 225, 254f.
- -, Symptome 255
- -, Therapie 255
Hyperhydratation 159, 161
Hyperkalämie 162
-, Therapie 245
-, urämisches Syndrom 244
hyperkalzämische Krise
- -, Symptome 257
- -, Therapie 258
hypertensiver Notfall 250
- -, Enzephalopathie 250
- -, Linksherzinsuffizienz 250
- -, Therapie 251
Hyperthermie, maligne 166
Hypertonie, maligne 250
Hyperventilationssyndrom 181
Hypnoanalgetika 84
Hypnomidate 89
hypoglykämisches Koma 121, 225, 254f.
- -, Symptome 255
- -, Therapie 255
Hypothermie 172f.
-, akzidentell 176
-, Organfunktionen 174f.
-, RGT-Regel 174
-, Stadien 172
-, Therapie 177
Hypoventilation 18
Hypovolämie
-, Maßnahmen 79
-, Symptome 134f.
Hypoxie
-, Ursachen 18f.

Ileus
-, mechanisch 228
Immersionsschock 210
Insektenstich 208
inspiratorischer Stridor 29f.
instabiler Thorax 188
Insulin 254
Intoxikation 200
-, Analgetika 205
-, Blausäure 205

Intoxikation, E 605 207
-, Insekten 208
-, Kardiaka 205
- bei Kindern 264f.
-, Kohlenmonoxyd 206
-, Laugen 206, 265, 292
-, Lösungsmittel 206
-, Pilze 208
-, Psychopharmaka 204
-, Reizgase 207
-, Säuren 206, 265, 292
-, Schlafmittel 204, 264
-, Schlangen 208
-, Untersuchung 202
-, Ursachen 200, 264
-, Wirkung 201
Intubation
-, Medikamente 65
-, Technik 63f.
inverse Atmung 184
Ipecacuanha-Sirup 203, 264, 343
Isoptin 125, 130, 150, 339

Kaliumchlorid 74
Kaliummangel 158, 162
Kaltwasserbehandlung 217
- bei Kindern 266
Kalzium 74
Kammerflattern 68, 147
-, Defibrillation 77
-, Medikamente 77
Kammerflimmern 68, 125, 147
-, Defibrillation 77
-, Medikamente 77
Kammertachykardie 151
kardiogener Schock 122, 130
kardiozirkulatorische Störung
- -, Untersuchung 33f.
Katastrophenschutzbehörde 354
Kavakatheter 80
Kehlkopfverletzungen 280
Keratoconjunctivitis photoelectrica 281
Ketamin 85, 89, 268, 340
Ketoazidose 162, 254
Kindererstversorgung 110f.
-, Epiglottitis 262
-, Fremdkörperaspiration 263
-, Intoxikation 264f.
-, Intubation 111
-, Krampfanfall 261
-, Polytrauma 269f.
-, Pseudokrupp 262
-, respiratorische Insuffizienz 110, 262f.
-, Schädel-Hirn-Trauma 267f.
-, Verbrennung 266f.
-, Verbrühung 266f.
-, Volumensubstitution 112
Kohabitationsverletzung 271
Kohlenmonoxyd 206
Kohlepulver 265, 343
Koliken 222f.
Kolloide 137, 342
Koma (s. auch Coma) 117, 298f., 313f.
-, Untersuchung 38f.
-, Ursachen 118, 298f.
Koniotomie 67f.
Kopfschmerz, akut 303
-, Differentialdiagnose 304, 314
koronare Herzkrankheit 152
Krampfanfall 261
-, Therapie 261
-, Ursachen 261
Kreislaufinsuffizienz
-, Untersuchung 26f., 33f., 79
-, Ursachen 19f.
Kreislaufstillstand 21
-, Diagnostik 69
-, Ursachen 69
Kreuzschmerzen 315
-, Differentialdiagnose 316

Lachgas 86
Lagerung 45f.
-, akutes Abdomen 51
-, Herzinfarkt 48
-, hypertensiver Notfall 251
-, Schädel-Hirn-Trauma 51
-, Thoraxtrauma 46
-, Volumenmangelschock 48
-, Wirbelsäulenverletzung 51
Laktazidose 162
Landry-Paralyse 309
Lanitop 340
Lasix 155, 251, 258, 340
Leichenschau 352
Lidocain 74, 125, 130, 150
-, Reanimation 74
Linksherzinsuffizienz 153
-, hypertensiver Notfall 250
Lown-Ganong-Levine-Syndrom 147
Lufttransport 364
-, Komplikationen 365
Lungenembolie 32, 122, 128, 183
-, Therapie 183
Lungenkontusion 191
Lungenödem 32
-, hypertensiver Notfall 250
-, Lagerung 47

Magenspülung 203, 207
Makrohämaturie 296
Marcumar 249
Massenunfall 12, 353
Mastoiditis 286
Mendelson-Syndrom 186
Ménière-Syndrom 235
Meningismus 303f.

Meningitis 305
mesenteriale Durchblutungsstörung 229
Migräne 304
Morphin 85, 89, 123, 138, 155, 225, 340
Mund-zu-Mund-Beatmung 61
Mund-zu-Nase-Beatmung 61
Myasthenie 310
-, Symptome 310
-, Therapie 310f.
Myokardinfarkt 122, 139, 142f.
Myokarditis 126f.

Nabelschnurvorfall 275
Narcanti 203, 205, 343
Nasenbluten 287
Natriumbikarbonat 74, 254, 342
-, Reanimation 74, 113
Natriumthiosulfat 203, 343
Nebennierenrindeninsuffizienz 255
Neo-Gilurytmal 150
Nepresol 275
Neugeborenenreanimation 97f.
-, Diagnostik 97
-, Hypoglykämie 103
-, Intubation 100
-, Medikamente 101f.
-, Technik 99
-, Transport 106f.
Neuroleptika 87
-, Intoxikation 204
Nierensteinkolik 295
Nierentrauma 295
Nitroglyzerin 36, 143, 155, 340
Norcuron 89
Notarzt 7, 347, 369f.
-, Behandlungspflicht 351
-, Fachkunde 349f., 369f.
-, Haftung 349
-, Organisation 350
-, rechtliche Stellung 347f.
-, Schweigepflicht 351, 353
Notarzteinsatz 365
-, Rendezvous-System 8, 365
-, Stationssystem 8, 365
Notarzteinsatzfahrzeug 8, 363, 365
Notarzteinsatzprotokoll 14f.
Notarztwagen 13, 363
Notfallarztkoffer
-, Ausstattung 335f.
-, Farbkodierung 328
-, Neugeborene 103
Notfallaufnahme, zentral 327f.
-, -, Diagnostik 328f.
-, -, Dienstanweisung 329
-, -, Konsiliardienst 329
-, -, Notfall-Labor 328
Notfallmedizin
-, Aufgaben 4
-, Weiterbildung 369f.
Notfallmeldung 8, 359
-, Schema 360f.
Notfallpatient 17f.
-, Anästhesie 88f.
-, Schweregrad 27f.
-, Untersuchung 25f.
Notsituation 4
Novadral 338
Novalgin 84, 340

Oberlippenfurunkel 288
okulozephaler Reflex 299
Opiat 37, 85, 198, 237
Orbitaphlegmone 284
Orbitaverletzung 283
Osmolalität 158
-, Salzwasserertrinken 211
Ovarialtumor
-, akute Stieldrehung 272

Pancuronium 89, 340
Pankreatitis, akute 222f.
Pantolax 89, 341
paroxysmale supraventrikuläre Tachykardie 147, 149
- - - bei Säuglingen 150
Partusisten 275
PEEP-Ventil 66
Peritonitis 228, 272
-, gynäkologische Ursachen 272f.
Pfählungsverletzung 230
-, Genitale 271
-, Ohr 286
Phlebothrombose 239
-, Differentialdiagnose 240
-, Symptome 240
-, Therapie 240
Phlegmasia coerulea dolens 237, 240
Pilzintoxikation 208
Placenta praevia 276
Plazentalösung, vorzeitig 276
Pneumothorax 32, 181, 189f.
-, einseitige Intubation 189
-, Symptome 189
-, Therapie 67, 182, 190
Polizei 11
Polytrauma 194f., 269
- bei Kindern 269f.
-, präklinische Versorgung 196
-, Schädel-Hirn-Trauma 316f.
-, Untersuchung 39f., 195f., 269
Porphyrie, akute intermittierende 225
postpartale Blutung 278f.
Postreanimationsphase 77
-, Hirnprotektion 77
präkordialer Schlag 70
Promit 137, 198, 342
provoziertes Erbrechen 203

Pseudokrupp 262
psychomotorischer Erregungszustand 320
psychomotorischer Stupor 320
Psychopharmaka
-, Intoxikation 204
Psyquil 341
Pupillenreaktion 299, 314
-, Medikamente 300

Querschnittslähmung 308, 317f.
-, Symptome 308

Rautek-Rettungsgriff 42f.
Reanimation
-, Effektivitätskontrolle 72
-, Einhelfermethode 72
-, Einstellung 78
-, Kinder 112
-, Medikamente 73f., 113
-, Neugeborenes 97f.
-, Zweihelfermethode 72
Rechtsherzinsuffizienz 153
Rectodelt 339
Reinigungsmittel 207
Reizgasinhalation 182, 207, 217
Renin-Angiotensin-Aldosteron 157, 159
respiratorische Insuffizienz 180f., 184f.
- -, Untersuchung 25f., 28f.
- -, Ursachen 18f., 180f., 185f.
Rettungsdienstgesetz 7, 347
Rettungseinsatz
-, Lufttransport 364
-, Primäreinsatz 362
-, Sekundäreinsatz 352, 362
-, Taktik 11, 361
Rettungshubschrauber 13, 333, 363, 364, 366
Rettungskette 5
Rettungsleitstelle 7, 348, 361
Rettungsmittel 7
-, Ausstattung 333f.
-, Krankenwagen 363
-, Notarzteinsatzfahrzeug 363
-, Notarztwagen 363
-, Rettungshubschrauber 333, 363
-, Rettungswagen 363
-, Transporttraumata 363
Rettungssanitäter 6, 348
-, Delegation von Aufgaben 348
-, Garantenstellung 348
Rettungswagen 13
RGT-Regel 174
Rhythmusstörungen 124, 145, 242
Ringer-Laktatlösung 81, 138, 164, 254, 264, 267, 342
Rytmonorm 150

SAB simplex 203, 265, 343
Sauerstoffinsufflation 63, 72, 181
Schädel-Hirn-Trauma 199, 316
- bei Kindern 267f.
-, Lagerung 51, 199, 268
-, Polytrauma 317
-, Symptome 316f.
Schlafmittelintoxikation 204
Schlangenbiß 208
Schock
-, anaphylaktisch 136, 138
-, geburtshilflich 276f.
-, hypovolämisch 134f., 136
-, kardiogen 122, 130
-, neurogen 137
-, septisch 135, 138
Schrittmacherstörung
-, Therapie 243
-, Ursachen 242
Schulterdystokie 277
Schutzhelmabnahme 44
schwerer Atemschutz 11
septischer Schock 135
- -, Dialysepatient 246
Silent lung 180
Sinus-cavernosus-Thrombose 285, 307
Sirup Ipecacuanhae 203, 264, 343
Somnolenz 117
Sonnenstich 166
Sopor 117
Spannungspneumothorax 32, 182, 190
-, Therapie 190
stabile Seitenlagerung 45f.
Status asthmaticus 263
Status epilepticus 261
- -, Therapie 261f., 302f.
Stoffwechselentgleisung 222f.
Strahlenunfall 219f.
Stromunfall 218
-, Hochspannung 11, 218
-, Niederspannung 218
stumpfes Bauchtrauma 230
Subarachnoidalblutung 303, 314
Suction booster 59
Suizidgefährdung 320, 351
Suprarenin 72, 113, 138, 341
Synkopen 131f.
Syntocinon 278, 341

Tachykardie, kritische 149, 242
Taschenmesserposition 49
Tauchunfall
-, Gerätetauchen 231
-, Schnorcheltauchen 231
Technisches Hilfswerk 11
Temgesic 85
Theophyllin 180, 339
thermische Schäden 214
Thermoregulation 165

Thoraxschmerz 139f.
Thoraxtrauma 186f.
-, Diagnostik 187
- bei Kindern 269
-, Lagerung 47
-, offen 187f.
-, Schußverletzung 188
Thromboembolie 128, 236
thyreotoxische Krise 256
- -, Symptome 256
- -, Therapie 257
Todesfeststellung 352
Toluidinblau 343
Toxogonin 203, 207
Trachealtubus
-, Größe 65
Tracheaverletzung 191, 280
Tracheostoma 281
Tramal 85
Tranquilizer 87
Transporttisch 330
Transporttraumata 363f.
Trapanal 87, 341
Triage 13, 353
Tubarruptur 273

Unterbringungsverfahren 322, 351, 353
urämisches Syndrom 244
Urethraruptur 297
Urosepsis 294
Uterusatonie 278
Uterusruptur 276

vaginale Blutung 278
Valium 341
Vena-cava-Kompressionssyndrom 274
Venenpunktion 79
-, Komplikationen 80
Ventilpneumothorax 188
Verätzung 206, 265, 292
Verblitzung 281
Verbrennung 214
-, Gradeinteilung 214
-, Kaltwasserbehandlung 217, 266
- bei Kindern 266f.
-, Neunerregel 216, 267
-, Reizgasinhalation 217, 267
-, Therapie 216f., 267
Verbrennungszentren 217
Verbrühung 214
- bei Kindern 266f.
Vergewaltigungsverletzungen 271
Volumenersatzlösungen 81, 137, 217
Volumenmangelschock 20, 40, 134
-, Lagerung 48
-, Symptome 134f.
-, Therapie 79, 137
Vorhofflattern 149
Vorhofflimmern 149

Wärmeregulation 172f.
Wärmestau 166
Warnsymptom 25
-, akutes Abdomen 40
-, Atmung 29f., 57
-, Bewußtsein 39f.
-, Kreislauf 33f.
-, Trauma 40
Wendl-Tubus 60f.
Wiederbelebungsmaßnahmen 70f.
-, Einstellung 78
-, Medikamente 72
Wirbelsäulenschmerzen 315
-, Differentialdiagnose 316
Wirbelsäulenverletzung 317
-, Ertrinkungsunfall 213
-, Lagerung 51, 93
Wolff-Parkinson-White-Syndrom 147
Wundverband 53

Xylocain 74, 125, 130, 150, 341

zentrale Leitstelle 7
- -, Notfallmeldung 8
Zentrale Notaufnahme 7
Zwangseinweisung 322, 351, 353

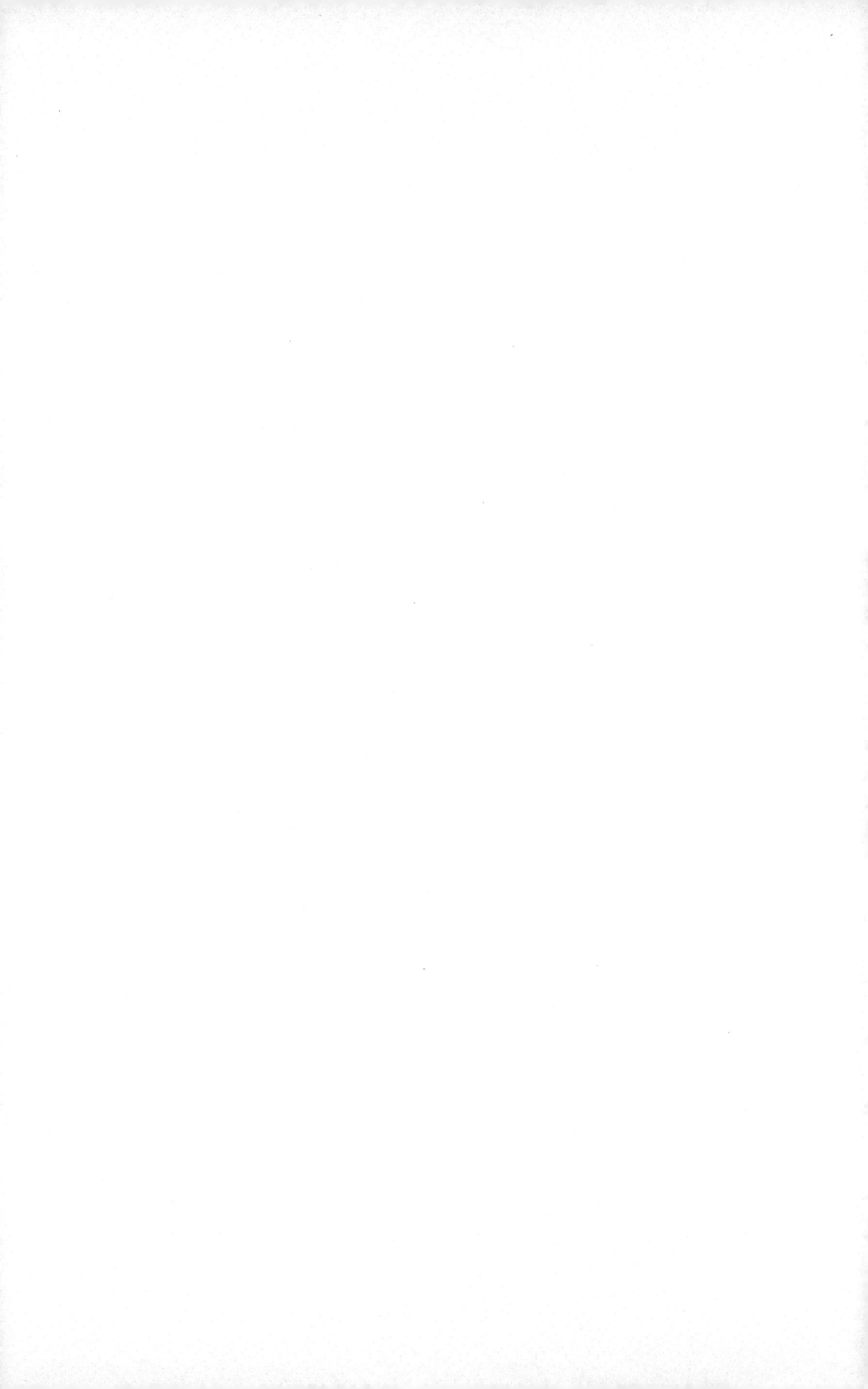